上颈椎与颅脊交界区重建

Reconstruction of Upper Cervical Spine and Craniovertebral Junction

原　著	Petr Suchomel
	Ondřej Choutka
主　译	夏　虹　尹庆水　吴增晖
主　审	钟世镇　刘景发　刘　坚
副主译	欧阳钧　马向阳　艾福志　王建华　昌耘冰
译　者	（以姓氏笔画为序）

马向阳	王　非	王建华	王智运	王新宇
尹庆水	艾福志	白朝晖	许俊杰	李　青
李凭跃	李宝丰	杨双石	杨进城	肖　进
吴　优	吴增晖	张　宇	张　余	张　涛
陈加荣	陈博来	欧阳钧	昌耘冰	郑小飞
夏　虹	夏远军	黄华扬	曹正霖	章　凯
章　莹	戴建强			

秘　书	麦小红　陈　娜
统　筹	何保华

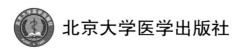

北京大学医学出版社

上颈椎与颅脊交界区重建 /（捷克）祖霍梅尔
(Suchomel，P.)，（美）舒提卡（Choutka，O.）著；夏虹，
尹庆水，吴增晖译. —北京：北京大学医学出版社，2015.1
书名原文：Reconstruction of Upper Cervical
Spine and Craniovertebral Junction
ISBN 978-7-5659-0968-9

Ⅰ．①上…　Ⅱ．①祖…②舒…③夏…④尹…⑤吴…
Ⅲ．①颈椎 - 脊椎病 - 外科手术　Ⅳ．① R681.5

中国版本图书馆 CIP 数据核字（2014）第 242726 号

北京市版权局著作权合同登记号：图字：01-2014-6827

Translation from the English language edition：
Reconstruction of Upper Cervical Spine and Craniovertebral Junction
By Petr Suchomel，Ondřej Choutka
Copyright © Springer-Verlag Berlin Heidelberg 2011
Springer is a part of Springer Science + Business Media.
All rights reserved.

This translation is published by arrangement with Springer-Verlag GmbH.
This book may not be sold outside the People's Republic of China.
Simplified Chinese translation Copyright ©2014 by Peking University Medical Press.
All rights reserved.

上颈椎与颅脊交界区重建

主　　译：夏　虹　尹庆水　吴增晖
出版发行：北京大学医学出版社
地　　址：（100191）北京市海淀区学院路 38 号　北京大学医学部院内
电　　话：发行部 010-82802230；图书邮购 010-82802495
网　　址：http：//www.pumpress.com.cn
E-m a i l：booksale@bjmu.edu.cn
印　　刷：北京佳信达欣艺术印刷有限公司
经　　销：新华书店
责任编辑：冯智勇　　责任校对：金彤文　　责任印制：李　啸
开　　本：889mm×1194mm　1/16　　印张：17　　字数：497 千字
版　　次：2015 年 1 月第 1 版　2015 年 1 月第 1 次印刷
书　　号：ISBN 978-7-5659-0968-9
定　　价：188.00 元
版权所有，违者必究
（凡属质量问题请与本社发行部联系退换）

中文版序言

"没有金刚钻，不揽磁器活"，没有炉火纯青的过硬技术，一般不敢在太岁头上动土。这是我曾经为广州军区总医院骨科学者们编写出版《临床颈椎外科学》和《颅脊交界外科手术学》时所写序文中的感言。颅脊交界外科属于脊柱外科与神经外科的交叉范畴，该部位结构复杂、功能重要，外科干预的风险极大。是他们率先在国内开展了经口咽前路难复性寰枢椎脱位的减压手术，创造性地研制了经口咽前路寰枢椎脱位即时复位钢板系统（TARP系统），解决了难复性寰枢椎脱位治疗的世界性难题。

"欲穷千里目，更上一层楼"，广州军区总医院骨科学者们并没有满足于已经取得的成绩，他们高瞻远瞩，放眼世界，关注国际骨科领域的发展动态。"他山之石，可以攻玉"，他们对 Petr Suchomel、Ondřej Choutka 主编，Springer 出版社出版的 *Reconstruction of Upper Cervical Spine and Craniovertebral Junction*（《上颈椎与颅脊交界区重建》）一书情有独钟，组织翻译了这本世界级的关于上颈椎与颅脊交界区重建领域的专著。该书紧密联系临床，既有成熟的经典和规范、缜密的手术原则和思路，又有具体的重建技术操作方法，适合从事骨科和神经外科的临床医生阅读和参考。

"不到园林，怎知春色如许"。这部译著能够让读者们开阔眼界，领悟"有比较才有鉴别""操千曲而后晓声，观千剑而后识器"之真谛，进而通中法外，舍短取长，有所增益。故推荐此书，并为之序。

钟世镇

中国工程院资深院士
南方医科大学教授
2014年秋于广州

译者前言

脊柱外科近 20 年发展迅速，作为脊柱外科的分支，上颈椎与颅脊交界外科这一新兴的交叉学科亦呈现蓬勃发展之势。目前在治疗该领域疾患时，骨科医生与神经外科医生往往是"术业有专攻"，各行其是，各有侧重，共同合作的局面尚未真正形成；但他们都有这样的共识，那就是，向着既追求"完美"的颅脊交界区结构重建手术、又重视"精细"的显微外科神经减压技术的目标而努力。在我国，新一代脊柱外科医生不仅能在以往所谓的"禁区"或"危险区域"进行各种矫形减压手术，而且也开始注重本专业领域与神经外科技术的融合；但在研究的深度和广度上与国际先进水平还有一段不小的差距。

由 Petr Suchomel、Ondřej Choutka 主编，Springer 出版社出版的 *Reconstruction of Upper Cervical Spine and Craniovertebral Junction*（《上颈椎与颅脊交界区重建》）是继 Thieme 出版社 *Surgery of the Craniovertebral Junction*（《颅脊交界外科学》）之后又一部具有国际顶尖水平的上颈椎与颅脊交界外科学英文版专著。

该书细致地描述和复习了上颈椎与颅脊交界区的解剖学、生物力学和放射影像学知识，重点讨论该区域结构的重建技术原则，系统介绍该区域各部位的创伤、疾患、畸形、炎症、肿瘤等外科治疗的手术指征以及重建手术的具体操作方法。

作为一部高度、广度、深度兼备的临床专著，该书既有紧密相关的基础知识，又有实用的外科技术体系；不仅阐述了重建技术原则、手术指征和手术策略，还介绍了各位学者自己丰富的经验、独到的观点和具体的建议。它体现了著者严谨的科学态度，具有很强的科学性、实用性和指导性，是骨科和神经外科临床医生不可多得的参考书。

我们作为上颈椎与颅脊交界外科领域的积极实践者，有幸应北京大学医学出版社之邀翻译此书。作为国内首部该领域中文版译著的译者，我们既感荣幸，也深知责任之重大。故在欣然允诺之后，不敢稍有延怠，迅速组织分工，耗时 5 月余，终有所成。我们秉承"信、达、雅"的原则，希望可以达成既忠实于原文、又通顺易懂的效果，但翻译水平有限，专业知识和经验不足，谬误和疏漏在所难免，敬请各位专家同道不吝赐教，并加以斧正，不胜谢忱！

夏　虹　尹庆水　吴增晖

2014-11-1

原著前言

　　脊柱是维持人体直立和在中枢神经系统与周围运动器之间传递信息之脊髓的"支架"。如果没有良好的信号传导，没有完整的"支架"，人类将无法自如行走。自20世纪以来，众多外科医生日益关注失稳脊柱的重建以及对脊髓传导神经信号的改善。颅脊交界区是指头颅与脊柱的连接区域，不仅起到结构性支撑的作用，还承担了颈部活动的功能。

　　既往骨科医生和神经外科医生在治疗脊柱疾患时往往各自为政，鲜有共同合作的经历。前者对脊柱这一"支架"的结构和功能更感兴趣，而后者更关心脊髓传递信息的质量和减压效果；前者拥有完美的重建和融合技术，后者则精通显微脊柱外科减压技术。但他们都不能忽视各自的不足，对于想要下地行走、享受高质量生活的脊柱疾病患者而言，两种技术都是必不可少的。多节段减压手术可能导致脊柱失稳，因而良好的解剖对线和稳固的结构支撑是非常必要的。那个只羡慕完美重建手术而不考虑神经结构，抑或是仅重视显微外科减压而不考虑良好结构支撑的时代已经结束了。脊柱外科手术在过去30多年发展迅速，在以往视为禁区或危险的区域，如今术者能够进行安全有效的操作。影像学手段、手术器械、外科植入物、术中监测以及麻醉技术的发展，更令脊柱外科技术如虎添翼，手术安全性和临床疗效大为改善。目前新一代的脊柱外科医生正在逐步消除脊柱结构和神经系统之间的人为界限。

　　日常工作中，我们经常要处理一系列常见的脊柱疾患，但其实这无疑要经历一个较为复杂的诊治过程，即使是脊柱护理，也同样需要专门的专业知识、技巧和设备。

　　对于一些特别专业的问题，诸如先天性胸腰椎畸形矫形手术、脊髓病变神经外科显微手术等，在我们看来，属于脊柱外科和神经外科各自研究的范畴；而另外一些基于脊柱创伤、退行性疾病、肿瘤和炎症等其他可手术治疗的脊柱疾病则属于"普通脊柱外科"的研究范围，亦未收入本书。

　　本书编写基于作者300余例上颈椎重建手术的经验，读者群既包括初涉该领域手术的医生，也面向已从事这些工作的术者，为他们提供上颈椎重建手术现有成果的综合信息，以及目前颅脊交界区疾患治疗选择的详细指南。

　　感谢Petr Polda的精美插图以及Liberec地区医院（Liberec Regional Hospital）放射科主任Ladislav Endrych博士提供的影像学图片。最后要感谢 Jan Hradil、Vladimir Benes、Pavel Buchvald、Radek Frič（目前在奥斯陆国家大学医院）、Pavel Barsa、Robert Frohlich、Lubomir Jurak、Miroslav Kaiser 和 Radim Brabec 医生对本书的重要贡献，他们的不懈努力体现了 Liberec 神经外科的团队精神。

Liberec，Czech Republic　　Petr Suchomel
Cincinatti，Ohio，USA　　Ondřej Choutka

缩略语

AAD	Atlantoaxial dislocation	寰枢椎脱位
AADI	Anterior atlantodental interval	寰齿前间隙
AAI	Atlantoaxial instability	寰枢椎不稳
AAOA	Atlantoaxial osteoarthritis	寰枢骨关节炎
AARF	Atlantoaxial rotatory fixation	寰枢椎旋转固定
ABC	Aneurysmal bone cyst	动脉瘤样骨囊肿
ACDF	Anterior cervical discectomy and fusion	颈前路椎间盘切除融合术
AOD	Atlantooccipital dislocation	寰枕关节脱位
ASA	Anterior spinal artery	脊髓前动脉
BAI	Basion-posterior axial line interval	颅底 - 枢椎后缘间隙
BDI	Basion-dental interval	颅底 - 齿突间隙
CCI	C1-condyle interval	C1- 枕骨髁间隙
CTA	CT angiography	CT 血管造影
DRA	Dynamic reference array	动态参考阵列
EEA	Expanded endonasal approach	扩大鼻内入路
ETO	Endoscopic transcervical odontoidectomy	经颈内镜下齿突切除术
GCT	Giant cell tumor	巨细胞瘤
IAAD	Irreducible atlantoaxial dislocation	难复性寰枢椎脱位
IAR	Instantaneous axis of rotation	瞬时转动轴
iMRI	Intraoperative MRI	术中 MRI
IOM	Intraoperative electrophysiological monitoring	术中电生理监测
Iso-C	Isocentric C-arm	等中心 C 臂
LCH	Langerhans cells histiocytosis	朗格汉斯细胞组织细胞增多症
LTA	Ligamental tubercle avulsion	韧带结节撕脱
MDCT	Multi-detector row CT	多排螺旋 CT
MEP	Motor evoked potential	运动诱发电位
MRA	Magnetic resonance angiography	磁共振血管造影
MRI	Magnetic resonance imaging	磁共振成像
MVA	Motor vehicle accident	机动车辆事故
NPV	Negative predictive value	阴性预测值

NSAID	Nonsteroidal antiinflammatory drug	非甾体抗炎药
OCF	Occipital condyle fracture	枕骨髁骨折
OS	Osteogenic sarcoma	成骨性肉瘤
PADI	Posterior atlantodental interval	寰齿后间隙
PICA	Posterior inferior cerebellar artery	小脑后下动脉
PMA	Posterior meningeal artery	脑膜后动脉
PMMA	Poly-methyl-methacrylate	聚甲基丙烯酸甲酯
PSA	Posterior spinal artery	脊髓后动脉
RA	Rheumatoid arthritis	类风湿关节炎
rIGS	"Real time" image-guided surgery	实时影像引导手术
SAC	Space available for the spinal cord	脊髓可用空间
SAS	Space available for screw	螺钉可用空间
SCM	Sternocleidomastoid muscle	胸锁乳突肌
SOMI	Sternal occipital mandibular immobilizer	胸骨 - 枕骨 - 下颌骨固定
TAL	Transverse atlantal ligament	寰椎横韧带
TBI	Traumatic brain injury	外伤性颅脑损伤
VAAII	Vertical atlantoaxial instability index	纵向寰枢椎不稳指数
vIGS	Virtual image-guided surgery	虚拟影像引导手术

（白朝晖 译 夏 虹 审校）

目 录

第一部分
解剖学、生物力学和放射影像学

第 1 章　外科解剖学

P. Suchomel, O. Choutka, P. Barsa

外科解剖学的目的是为了避免"纯形态学"的描述，重点研究病理条件和手术入路下的重要结构。

在对骨结构系统解剖学的研究中，我们必须认识到数据来源的重要性。显然，解剖学数据存在性别差异（如女性的相关数值更低），种族和年龄等因素也同样影响解剖变异。例如，由于人群身高的关系，亚洲人群所呈现出的数据整体偏低；早期的解剖数据较近期轻度偏低，则是由于在较长一段时期内人群平均身高增加所致。差异还可能源自研究设计，CT 数据测量往往是在其他脊柱部位遭受创伤的年轻个体上进行，而尸体数据测量通常取自椎体可能偏小的老年人或患病个体。总之，精确的描述性解剖数据只适用于给出解剖学比例关系，绝对性数值应谨慎使用，不能盲目用于个体患者。

只有对每个患者进行确切的影像学检查和精准的测量，才能获得纯粹的解剖学信息。骨性结构目前可通过 CT 三维重建技术清晰展示，软组织（脊髓、椎间盘及韧带）状态可借助磁共振成像（magnetic resonance imaging，MRI）加以了解，血管结构则可通过 CT 血管造影（CT angiography，CTA）和（或）磁共振血管造影（magnetic resonance angiography，MRA）得以清楚显示。X 线平片检

P. Suchomel（✉），P. Barsa
Department of Neurosurgery,
Neurocenter, Regional Hospital Liberec,
Husova St. 10, 46063 Liberec, Czech Republic

O. Choutka
Department of Neurosurgery,
University of Cincinnati College of Medicine,
231 Albert Sabin Way,
Cincinnati, OH 45267-0515, USA

查是一个很好的初筛工具，但在手术规划中帮助不大。现代外科解剖学应当具备全面、综合、操作性强的特点，人们在日常工作中可按照指南进行操作，并证实数据的准确性。本章中我们提供有关颅脊交界区的外科解剖学指导。

1.1　骨性结构

1.1.1　枕骨

由于后鳞部经常被用作枕 - 颈重建中的颅骨锚定点，因此认识枕骨（occipital bone，CO）的解剖非常重要。枕骨大孔是颅骨的出口孔，是手术经常涉及的部位；枕骨髁是唯一连接脊柱与颅骨的关节突起；前方的斜坡也是减压和重建手术经常涉及的部位。

1.1.1.1　枕鳞

这部分枕骨具有外凸表面，在颅脊交界区背侧入路下可以直视。从外科角度来看，无论是骨的厚度，还是颅内静脉窦、神经组织与外部标志的对应关系，对枕骨而言都具有至关重要的意义。

术中可见的外部标志较少——上项线和下项线、枕外隆凸、枕外正中嵴和枕骨大孔缘。上项线位置变异较大，不能准确反映横窦的内部位置；窦汇与枕外隆凸对应关系更加一致 [47]。根据 Nadim 等的研究 [39]，避免横窦和窦汇损伤的安全区域位于枕外隆凸和上项线下方 2 cm 以外。枕外隆凸部位骨最厚，向四周呈放射状变薄 [11,61]。大多数作者描述白种人群男性枕外隆凸厚度约为 15 mm、女性约为 12 mm，但小脑半球区骨厚度大约只有

6 mm 或更小[11,14,42]。8 mm 枕鳞螺钉置入的安全区域为枕外隆凸外侧 2 cm 并向下变窄的区域。因此，在枕外隆凸下 1 cm 处，安全区域仅为中线旁 1 cm 内；而在枕外隆凸下 2 cm 处，安全区域缩窄至中线旁 0.5 cm 内（图 1.1）。骨最薄处（有时 < 1 mm）位于下项线和枕骨大孔间正中线外侧[47]。外板皮质区占骨厚度的 45%，而内板皮质只占 10%[61]。

实用小结：骨质最厚的部位位于上项线和枕外隆凸周围，并沿枕嵴正中线分布，但需注意避免损伤该区域的颅内静脉窦。每位拟行枕骨固定的患者均需通过术前 CT 准确了解骨的厚度及主要静脉窦的位置。

1.1.1.2　枕骨髁

枕骨髁的形状和大小各异。通常情况下枕骨髁呈肾形，两面凸起，是位于枕骨大孔前半部略为内倾的骨性结构。两髁后部之间的平均距离为 41.6 mm、前部为 21 mm[38]。

枕骨髁的平均长度为 23.6 mm（15 ~ 30.6 mm）、宽度为 10.5 mm（6.5 ~ 15.8 mm），高度为 9.2 mm（5.8 ~ 18.2 mm）[28.29.36.38]。

两髁在横断面上呈 50° ~ 60° 夹角，在冠状面（寰枕关节角）上呈 124° ~ 127° 夹角[29]。成人单个枕髁轴线与中心线成角平均为 30°（10° ~ 54°）[36.38]。

舌下神经管在枕骨髁前外侧轴向 45° 位置横行穿过其基底部上方骨质，行程略向上倾，自舌下神经孔至髁下缘之间的平均距离为 11.5 mm[36]。舌下神经管本身长 6.2 mm，呈卵圆形，内径为 4 mm[28]。

颈静脉孔及其重要内容物（颈静脉，第 IX、X、XI 脑神经）位于枕骨髁前外侧 12 ~ 25 mm 处。

剥离枕髁外上部背侧边缘时可见髁导静脉。颈动脉常位于枕骨髁前皮质前外侧 5 mm 以外[28]。枕骨髁在 6 岁前被枕内软骨联合分为前、后两个部分，有些人直至成年仍保留双关节面。第 3 枕骨髁（condylus tertius）是斜坡远端第 4 生骨节的下软骨弓骨化遗迹形成、偶尔在 C1 椎弓前方和上方发现的单块或多块小骨。

实用小结：枕骨髁的长度（约 20 mm）通常是宽度（约 10 mm）的 2 倍，向内倾 20° ~ 30°。鉴于其变异性大，每个病例均需行 CT 扫描，以明确其形状、方向、大小以及与邻近结构的关系。

1.1.1.3　斜坡

斜坡的上部属于蝶骨，而下部属于枕骨的基底部。在男性 16.5 岁（13 ~ 18 岁）、女性 14.4 岁（12 ~ 15 岁）之前，这两部分被蝶 - 枕软骨联合分开[50]。中间的骨缝允许颅骨生长和发育矫正。正常成人的斜坡长度为 4.5 cm（3.7 ~ 5.2 cm），其中枕骨基底部长约 3.1 cm（SD = 0.3 cm）。在枕骨发育不良的情况下，基底部可短至 1.7 cm[29]。斜坡的较厚部分属于松质骨，位于前上方；较薄的部分仅由皮质骨构成，位于枕骨大孔区域。通常外板皮质骨较内板皮质骨更结实、更厚[29]。

实用小结：斜坡的形状和尺寸在发育异常情况下可能出现多种差异。作为紧密连接颅骨的部分，术中可使用颅骨测量数据进行导航。

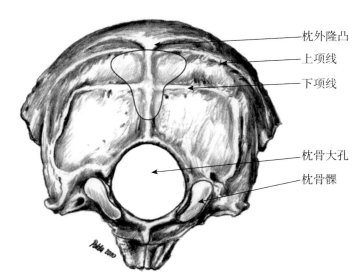

枕外隆凸
上项线
下项线
枕骨大孔
枕骨髁

图 1.1　枕骨外表面及枕鳞螺钉植入安全区示意图

1.1.2　寰椎（C1）

寰椎是一个环形的、无椎体和椎间盘附着的特殊椎骨，由较短的前弓和较长的后弓连接两个侧块构成（图 1.2）。寰椎的解剖完整性对于颅脊交界区稳定和头部运动至关重要。

在早前欧洲有关寰椎的研究中发现，男性前后结节的外径（长度）平均为 46.3 mm、女性为 43.2 mm。男女性的外横径（宽度）分别为 83 mm 和 72 mm[6]。后来 Doherty[7] 对 80 例欧洲人的 C1 标本进行精确测量，总体上与早期数据吻合：寰椎平均外径长度为 45.8 mm（SD = 2.9 mm）、外径宽度为 78.6 mm（SD = 8.1 mm），内径宽度为 32.2 mm（SD = 2.3 mm）、内径长度为 31.7 mm（SD = 2.2 mm）。Kandziora 对 50 具干燥标本的测量[25] 以及后来 Rocha 对 20 例颈椎的电子测量[48] 都得出了类似结果：寰椎是内径最宽的椎骨，内径长宽分别为 32.6 mm（29.6 ~ 36.4 mm）和 29.7 mm（25.7 ~ 32.2 mm）[48]；作为韧带附着点，横韧带结节位于侧块的内侧壁；Rocha 测得的内结节间距是 22.9 mm（18.7 ~ 27.9 mm）[48]。已发表的最大样本的解剖数据研究是由 Christensen 完成的[4]，对

120 例特定美国人群（平均年龄 52.9 岁，平均身高 169.7 cm）的寰椎干骨采用电子游标卡尺进行测量，外径宽度为 75.61 mm（SD = 5.94 mm）、长度为 45.67 mm（SD = 3.61 mm）。

前弓结构坚固，前结节位于正中线上，前结节通常在侧位平片上可见，术中特别是器械固定时往往被作为解剖学和影像学标志。

前弓内侧壁与齿突连接处形成小关节面（齿突凹）。前环高度 15.4 mm（SD = 3.2 mm）[7]、长度 30 mm[25,29]、中线处厚度 6 mm[4]，是整个 C1 皮质骨中最厚的部分，可以满足生物力学载荷的需要。

后弓较长，通常占 C1 周长的 2/5，由于存在椎动脉水平段走行的骨沟而较薄弱。在整个椎体中，后弓皮质最薄[7]。正中线后弓高为 9.58 mm（SD = 2.26 mm），厚度为 7.82 mm（SD = 2.64 mm）[4]，在椎动脉沟区域高度为 4.5 mm（4.3 ~ 6.1 mm）[48]，后正中结节和椎动脉沟最内侧面之间的距离约为 15 mm[37,48]。

侧块实际上是寰椎骨体积最大的部位，形成 4 个关节面。上关节与下关节在形状和尺寸上都有所不同。中部平均长 16.82 mm（SD = 1.0 mm）、

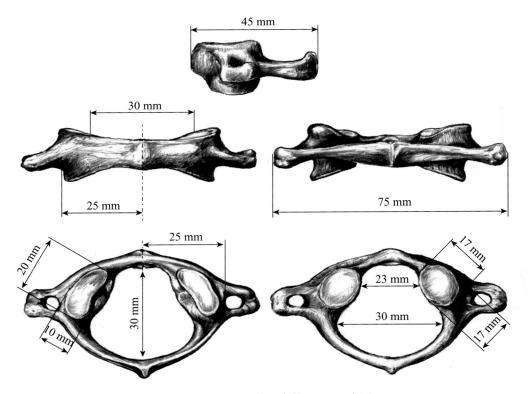

图 1.2　标有实用性简化参数的 C1 示意图

宽 16.06 mm（SD = 0.91 mm）、高 15.68 mm（SD = 0.98 mm）[51]。侧块在冠状面呈斜向内倾斜的锥形，在矢状面呈向后倾斜的楔形。内侧壁高 11 mm（SD = 1.21 mm）、外侧壁高 22 mm（SD = 1.89 mm）[25]，平均前高为 18.5 mm（SD = 2.38 mm）、后高为 10.2 mm（SD = 2.0 mm）[1]。

上关节面向内侧倾斜，呈椭圆形凹向上（肾形），大约 20 mm 长、10 mm 宽[4,29,56]。其形状和大小与枕骨髁的关节面自然吻合。冠状面上其与下方小关节面重合，有时因发育原因可能分为 2 个接触面；水平面上测得其与中线的夹角为 22.4°（SD = 1.52°）[25]。

下关节面呈较为平坦的圆形，面积较上关节面小，一般长 17 mm（14 ～ 23 mm）、宽 17 mm（14 ～ 23 mm）[1,13,29,32]。其与后弓之间的支柱常用于固定螺钉。"操作窗"高度 3.6 mm（2.13 ～ 4.09 mm）、宽度 9.5 mm（6.98 ～ 13.34 mm）[15]。在对非印度人群的研究中参数值范围更大，平均高度为 4.5 mm（4.1 ～ 6.1 mm）[48,51]。

正常而言，横突上有椎动脉穿过的横突孔。其直径和位置变化较大，可从前外侧方打开。在 C1 动脉沟处约 15.6% 的椎动脉（图 1.3）部分或全部由骨覆盖（弓形孔），形成一个所谓的"后桥"[20,30,60]。这一结构在骨膜下 C1 椎板显露和 C1 侧块螺钉置入时非常重要，如假设椎板够宽而错误设计进钉点，则可能导致椎动脉损伤。横突内缘至中线的距离大约为 25 mm[19,25,54]。

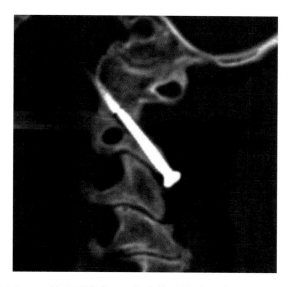

图 1.3　C1 的弓形孔和 C2 高跨椎动脉（VA）。矢状 CT 重建图片。注意断裂的横突螺钉（来自另一科室的翻修病例）

实用小结： 寰椎平均外径宽度约为 75 mm、长度约为 45 mm、前后内径通常为 30 mm。前弓是其中最强的骨结构，约 30 mm 长、15 mm 高、6 mm 厚。后弓是寰椎环最薄弱的部分，中央高度约 10 mm，椎动脉沟处仅为 5 mm 甚至更小。侧块在矢状面和冠状面上呈楔形。上关节面长约 20 mm、宽约 10 mm，轴向角内偏 20°～ 30°；下关节面为圆形，直径为 17 mm。后弓下方的侧块支柱呈矩形，形成 1 个 4.5 mm 高、10 mm 宽的矩形操作窗，可用于置钉操作。横突孔内的椎动脉距中线约 25 mm，但椎动脉沟处的椎动脉距中线仅 15 mm。

1.1.3　枢椎（第二颈椎，C2）

第二颈椎也具有独特的椎体结构。它由椎体和向上凸起的齿突构成，齿突与 C1 前弓的后面形成关节（图 1.4）。椎体与侧块借短粗的椎弓根相连。上下关节突之间的侧块柱称为关节间部，其最狭窄的部位称为峡部。横突孔的形态和大小变异较多。一般来说，C2 的后弓与其他下颈椎的椎弓相似，但形态稍大。棘突末端通常分叉。齿突的前面、顶端及椎体前面的皮质骨非常厚，特别是在前正中嵴区域，被 Doherty 命名为"岬"[17]。该区域皮质骨厚度约为 1.7 mm，而齿突两侧、后部以及椎体表面仅被 1.0 mm 或更薄的皮质骨覆盖。齿突内部由小梁骨形成，主要是为了抵抗来自前后和侧方的力。上关节面到下方骨性终板之间呈扇形分布的强壮骨小梁有助于承受和传递轴向载荷；骨密度最小的是齿突基部下方的椎体[17]。枢椎外部宽度为 56 mm（48 ～ 69 mm）[25]，长度约为 55 mm。

椎体通过椎间盘与 C3 相连。C2 终板的形状在矢状位后凹，且前缘显著突出。该缘到齿突基底部的平均距离是 22 mm（17 ～ 31 mm）[25]。椎体下方宽度为 18 ～ 19 mm，前后径为 15 ～ 17 mm[25,27,59]；这两个数据均较椎体上方小，因此 C2 椎体下缘椎管前后径（14.8 mm）亦小于齿突附着平面的前后径（17.35 mm）[59]，椎管平均宽度 21.6 mm，不随椎体高度的变化而改变[59]。

齿突基部（腰部）的直径通常比中部小。齿突是由较厚的皮质骨包绕内部的松质骨而成，内径达 4.3 ～ 6.2 mm[18]，一般长 20 mm（15 ～ 25.4 mm），相

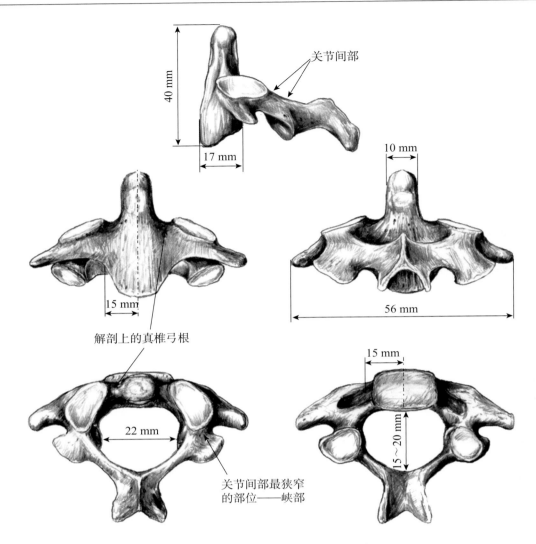

图 1.4 标有实用性简化参数的 C2 示意图

对于终板向后倾斜 64°[25,59]。其前表面与寰椎形成 1 个关节，基部（腰部）直径约 9 mm（7.8 ~ 14.1 mm），最大可达 11 mm（8.4 ~ 14.1 mm）[25,59]。

C2 椎弓根非常短，负责连接椎体和侧块，是颈椎中最结实、最宽的椎弓根，与矢状面呈直角。从手术角度来看，椎动脉水平的横向椎弓根直径最具临床价值，约为 6.4 mm（2.09 ~ 13.2 mm）[35]。

侧块为上下关节面之间的斜形柱状结构，是螺钉可能置入的重要部位，解剖类文献中通常被称为关节间部。椎动脉沟最狭窄的部位称为峡，侧块柱则因为峡部的存在而或多或少地变细。

尽管上述命名能够准确对应脊柱其他区域的相应部位，但我们在引用文献，甚至是广为接受的作者文献时仍然要小心[11,26,31,33,34,46,53,59]，他们通常把关节间部描述为 C2 椎弓根，该部位内倾

35.2°（29° ~ 41°）、头尾侧倾 38.8°（22° ~ 52°）[21]。在横突孔水平，峡部的宽和高分别是 7.9 ~ 8.6 mm 和 6.9 ~ 7.7 mm[59]；然而，18% ~ 23% 的患者至少有一侧 < 3.5 mm[23,45,46]。

上关节面向外上微凸，形状和大小与 C1 下关节突一致。在冠状面外倾角约为 24°[25]。关节面的长度和宽度相似，与性别、椎体大小有关，约为 17 mm[25]。非典型的关节面则直接起于 C2 椎弓根侧方。

下关节面是一个典型的、前向的枢椎下关节表面，与 C3 构成关节。

C2 椎弓是颈椎中最强壮的椎弓，通常含松质骨较多，可容纳直径 3.5 mm 的椎板螺钉。椎板的平均厚度为 5.77 mm（1.35 ~ 9.77 mm）[3]。Xu 等[58]在 37 具成人标本上测得 C2 椎板高度 11.2 mm（SD

= 1.1 mm）、单侧长 15.6 mm（SD = 1.2 mm）、平均厚度 4.3 mm（SD = 0.9 mm）。两侧椎板长度之和称为椎板宽度，夹角为 99.1°（SD = 8.0°），是脊柱最狭窄的部位；椎板下倾角为 111.7°（SD = 9.3°）。棘突同样也是一个坚固的结构，为枕骨下三角肌肉和项韧带等重要结构提供附着点。

横突孔包绕椎动脉，具有非常重要的手术意义。通常，椎动脉垂直进入距正中线 15 mm 的 C2 横突孔，向颅底走行过程中外偏 45°，向上环绕横突后到达垂直位的 C1 横突孔。在 80% 的人群中，椎动脉急剧外转进入 C2 的椎动脉沟，使峡部具有足够的骨质置入经峡螺钉或经椎弓根螺钉。椎动脉弯曲部位正好位于 C2 上关节突下方，偶尔会比预计的更偏上、更靠近背侧或中间，进而直接影响关节间部和椎弓根的大小。在颅颈手术中，高达 23% 的患者至少一侧出现这种"高跨 VA"的现象 [34,40,45]。尽管如此，骨性椎动脉管和孔显然都不能代表真实的动脉外径 [2,35]，动脉周围有静脉丛、结缔组织和骨膜组织，这一结构允许置钉过程中有一定程度的孔破坏。

实用小结：枢椎的平均外部宽度约 56 mm、长 55 mm；前后内径从 C2/3 椎间盘水平的 15 mm 增加到齿突基底水平的 17 mm；内横径相对较恒定，约为 22 mm。齿突平均直径为 10 mm，与 C2 终板水平约呈 60° 后倾角，与水平面呈 10° 夹角。从 C2 椎体下缘前嵴到齿突顶部的距离约为 40 mm（女性较短）。C2 椎体前后径向上逐渐减小。峡部直径为 7 ～ 8 mm，但 18% ～ 23% 的患者此部位因存在高跨椎动脉而更加薄弱。

1.2　韧带和关节

上颈椎和颅脊交界区之间的韧带连接非常复杂（图 1.5），能为人类提供最复杂的运动方式。寰枕和寰枢关节总是以一种同步的方式协同运动。上颈椎结构独特，是整个脊柱中最灵活的部位，没有椎间盘和黄韧带，其运动不仅受到椎骨形状的限制，更多的是受到坚强韧带的限制。

枢椎与枕骨牢固结合，寰椎相对自由地浮在二者之间。

与枢椎下方椎弓间黄韧带相比，寰枕与寰枢后部的薄膜结构较为薄弱。前纵韧带与下颈椎的椎体连接疏松，但其与每个节段的纤维环紧密连接，最终止于寰椎前结节。前部的寰枕膜结构代替了寰椎与斜坡间的前纵韧带。

C2 椎体和齿突后面由覆膜覆盖，覆膜实为后纵韧带在颅部的强韧延续。在头侧，覆膜止于斜坡并向侧方延伸至舌下神经管；在尾侧，覆膜连接 C2 椎体并向下移行进入后纵韧带。作为整个复合体中最强大的韧带，寰椎横韧带（tansverse atlantal ligament，TAL）附着于寰椎侧块内面的骨结节上，是保持寰枢关节移动稳定性最重要的结构。横韧带高 10 mm、厚 2 mm、平均长度 23 mm[29,48]。附着于 C2 椎体后面与枕骨大孔前缘的纵行纤维束与 TAL 共同构成寰椎交叉韧带。枢椎与枕骨间还借助其他 3 条韧带相连。齿突尖韧带可能是脊索的遗迹，它连接齿突尖与枕骨大孔前缘；这条相对较弱的韧带束前倾 20° 走行，约 8 mm 长、2 ～ 5 mm 宽[29,43,44]。对称的翼状韧带在齿突尖外侧与枕骨髁内面之间延伸，这些长 10 mm

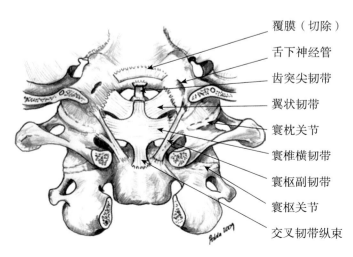

覆膜（切除）
舌下神经管
齿突尖韧带
翼状韧带
寰枕关节
寰椎横韧带
寰枢副韧带
寰枢关节
交叉韧带纵束

图 1.5　上颈椎韧带结构示意图（内部后视图）

的韧带有少部分规律连接于寰椎侧块上[9,10]。寰枢副韧带长约 30mm、厚约 5 mm[57]，不规律地分布于寰枢椎两侧，除了连接寰椎与枢椎外，也向头侧延伸至枕骨。偶有学者发现连接齿突基部与寰椎前弓的寰齿韧带[9,10]。

1.2.1 寰枕关节

与其他上颈椎关节相类似，2 个寰枕关节均为真正的滑膜关节。枕骨髁与 C1 上关节突构成的关节主要允许屈伸运动，其关节面形状、角度和吻合度自然限制了关节其他方向的运动。关节包括滑膜及其周围的关节囊韧带。

1.2.2 寰枢外侧关节

这两个脊柱中运动度最大的关节主要提供旋转运动，但也允许其他方向和平面上的运动。由于关节面之间吻合度不一，起限制作用的韧带结构松弛，因此该关节任何方向上的运动均未受限。它们由 C1 下关节突和 C2 上关节突间所包绕的滑膜关节构成，其囊韧带由内、外侧副韧带加强。

1.2.3 寰齿关节

此滑膜关节由齿突 C1 前弓关节面和 TAL 构成。TAL 显然在任何情况下都能非常牢固地将齿突固定于 C1 前弓，因此齿突的侧方运动非常受限；儿童的寰齿关节弹性较大，关节活动度更大。

1.3 颅脊交界区和上颈椎肌肉

附着于上颈椎的几组复杂肌肉主要有 3 个功能：为稳定头部位置提供肌肉张力；附着在颅骨、C1 和 C2 上的小肌肉群保证头部各个方向上的运动；大块的后部肌肉层能保护颅脊交界区免受外部暴力损伤。对肌肉附着点知识的熟练掌握可使术者在颅脊交界区显露过程中能够进行解剖剥离而不致造成软组织不必要的损伤。

与脊柱其他区域相似，颅脊交界区和上颈椎肌肉可分为仅连接单个运动节段的短肌（固有肌）和连接两个或多个运动节段的长肌。与下颈椎比较，上颈椎的短肌更为重要，也更加发达（图 1.6）。

项韧带由两部分组成。深面两层之间存在脂肪蜂窝组织，了解到这一点有助于我们在显露颈

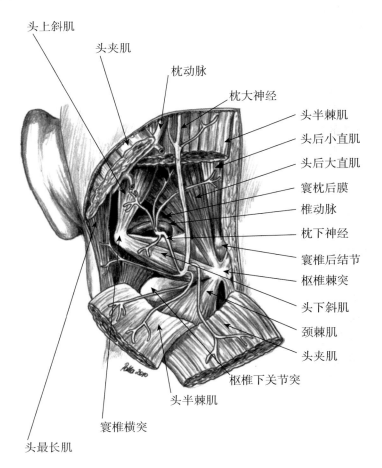

图 1.6 枕下三角解剖结构示意图

椎后部结构时避免失血[24]。

大的颈后浅群肌包括斜方肌、半棘肌、胸锁乳突肌（sternocleidomastoid muscle，SCM）和头夹肌。它们跨过或附着于颅脊交界区域，是后方、后外侧和侧方进入该区域的必经之地。颈部深层的短肌在结构和功能上更具特异性，可使头部后伸、旋转和侧弯。寰椎通过一系列短头肌（头后小直肌和头上斜肌）与颅骨相连；枢椎借头下斜肌连于寰椎，借头后大直肌连于颅骨；头后大直肌在C2棘突上的附着点与头下斜肌的附着点相互融合。这些肌肉提供了大部分的旋转和后伸运动。

颅脊交界前群肌包括连接寰椎和斜坡的成对短肌——头前直肌，头外直肌则在C1横突和枕骨颈静脉突之间垂直走行，以上两个肌肉被第一颈神经的前支分开。头长肌起自下颈椎的横突，从前方越过颅脊交界后附着于颅骨基底部。前群肌的功能主要是将颅骨稳定在脊柱上。

1.4　颅脊交界和上颈椎的血管解剖

1.4.1　椎动脉

椎动脉在颈椎的行程可分为4段（V1～V4）。第一段由锁骨下动脉起始点至C6横突孔（绝大多数）；第二段是椎动脉行程的颈椎横突孔部（C1～C6）；椎动脉水平部（V3）自寰椎横突孔至硬脊膜入口，椎动脉行于C1椎板沟内，周围包绕静脉丛，最终绕过髁突后壁在侧方穿入寰枕后膜；椎动脉的第四段（V4）——硬膜内段终止于此，并与对侧椎动脉汇合形成基底动脉。

左侧优势型椎动脉在患者中占35.8%、先天发育不全占5.7%、缺如占1.8%；右侧优势型椎动脉在患者中占23.4%、先天发育不全占8.8%、缺如占3.1%。40.8%的个体左、右侧椎动脉优势相当；但这些百分比也存在很大的差异[55]。

椎动脉在上颈椎的行程迂曲，长度冗余，特别是在C1和C2之间，不仅允许头部做屈伸运动，也可以完成该节段的主要运动——旋转（图1.7）。椎动脉长度冗余随年龄增加而减少[8]。

对正常上颈椎CTA的研究结果显示，81.8%的椎动脉在颅脊交界区可见典型的5个弯曲行程[8]。其余人群中可见椎动脉在颅脊交界区走行过程中存在各种变异，令人惊讶的是，多达15.6%的患

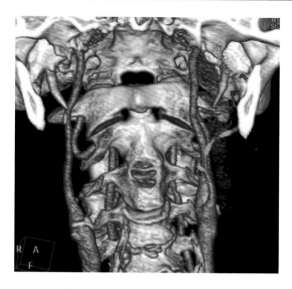

图1.7　CT血管造影显示C1进入点下方的椎动脉长度冗余，允许C1-2间的自由旋转

者其椎动脉水平段部分或完全被骨性结构，即所谓的"后桥"包绕（弓形孔）[4,20]。

恒定存在的第一颈椎节间动脉是一个相当危险的变异，需要引起足够重视。这个变异动脉可部分或完全替代椎动脉，走行于C1后弓下方，这样的行程增加了弓下入路至C1侧块后方置入螺钉的难度。Hong等对1 013例患者进行大样本CTA研究，发现单侧存在恒定第一节间动脉者占3.8%、双侧者占0.8%[20]。亦有报道描述扭曲的椎动脉行于寰椎后弓下方而不穿过横突孔[22]。

1.4.1.1　椎动脉的分支

椎动脉的某些分支起点发生异常，在颅脊交界手术中易受到损伤。小脑后下动脉（posterior inferior cerebellar artery，PICA）一般情况下由硬膜内的椎动脉第四段发出，而硬膜外起源的PICA可能占到5%～20%[12]，可见这是一种相当常见的变异。硬膜外起源部位的变异很大，PICA的起点可能靠近椎动脉进入硬膜处，也可能远至椎动脉寰枢部，然后走行于C1后弓下方。一般情况下，硬膜外起源的PICA不供应前延髓。PICA也可能起源于这个区域的其他血管，如咽升动脉、颈内动脉等。

脑膜后动脉（posterior meningeal artery，PMA）不可与硬膜外PICA相混淆。它一般起自椎动脉颅外段，供应颅后窝的硬脑膜和大、小脑镰。由左

椎动脉发出的 PMA 在人群中占 17% ～ 30%，由右侧椎动脉发出的占 8% ～ 40%[16,41]；如 PICA 一样，它也可起自该区域的其他血管（咽升动脉、颈内动脉和枕动脉）。

脊髓后动脉（posterior spinal artery，PSA）通常起自椎动脉，50% 起于硬膜内段，46% 起于硬膜外的 V3 段[52]。亦有报道称 PSA 由 PICA 发出，起点一般位于硬膜外。

脊髓前动脉（anterior spinal artery，ASA）总是由椎动脉的硬膜内段发出，其起点与 PICA 和椎 - 基底动脉汇合处的关系变异较大。尸体解剖结果发现，ASA 直接由左侧椎动脉发出的占 30%，右侧椎动脉发出的占 8%，直接由基底动脉发出的占 2%。脑干解剖研究中发现，双侧 ASA 在延髓腹侧汇合成一条 ASA 的"典型"方式仅占 18%[49]。

1.4.2　颈内动脉

尽管颈内动脉不直接供应上颈椎和颅脊交界，但它的毗邻位置在上颈椎重建术中十分重要。80% 的颈内动脉管在 C1 横突孔的内侧[5]（图 1.8），位于 C1 侧块的正前方。由于颈内动脉迂曲，血管甚至可能位于 C2 椎体前方。了解颈内动脉变异具有重要意义，因为在前路或前侧路显露颅脊交界，或后路器械重建上颈椎时可能穿破椎体前缘皮质，存在损伤颈内动脉的潜在风险。

1.5　神经解剖

1.5.1　脊髓

神经结构位于漏斗状的颅颈连接腔内。延髓

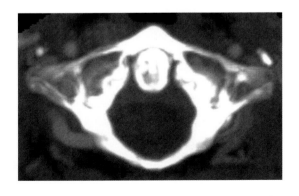

图 1.8　轴向 CT 增强显影显示寰椎前方颈动脉的正常位置

在颅脊交界延续为脊髓。解剖学者定义脊髓的上界为：C1 最上神经根纤维的穿出点或延髓锥体束交叉下端。脊髓在各节段的形态不同，大小也存在显著的个体差异。脊髓前后向稍扁，横径通常较大，其表面被纵行浅沟和几条裂隙划分。前正中裂和后正中沟纵行将脊髓分成对称的两半。中央管起自第四脑室，纵贯脊髓，周围有蝴蝶形的灰质包绕。灰质由细胞柱构成，向侧后方延伸接近脊髓表面（后角），向侧前方延伸但未抵达脊髓表面（前角）。后角包含躯体感觉神经元，前角包含躯体运动神经元。灰质联合将环绕中央管的灰质连接在一起。

白质由上行和下行的纤维组成不同的束。从解剖学来看，白质分为后柱、外侧柱和前柱 3 个柱，对称位于脊髓两半内。后柱属于上行纤维束，位于灰质后角之间；后正中沟在正中将后柱分为对称的两半，向上止于脑干第四脑室尾侧尖。外侧柱位于前、外神经根进入区之间，包含介导自主独立精细运动功能的皮质脊髓侧束和传导对侧躯体痛温觉的脊髓丘脑束。前柱位于前神经根入口区之间，被前正中裂分为左右对称的两半。前柱最重要的结构是与精细运动功能有关的下行皮质脊髓束。位于前柱中的下行皮质脊髓束有 75% ～ 90% 的纤维交叉，组成有纤维交叉的皮质脊髓侧束以及无纤维交叉的皮质脊髓前束。

1.5.2　颈神经

脊神经由前、后神经根的根丝组成。前根丝从前外侧沟中的脊髓前外侧发出，该区域称为前根出口区，前根丝全部是运动纤维。后根丝从后根入口区进入脊髓，该区域沿后外侧沟走行，是感觉区。根丝在颅脊交界区的椎管内斜行向外下方进入根袖，感觉纤维和运动纤维在此处被硬脊膜侧方伸出的根间隔膜分开。在靠近或进入椎间孔处背侧有一个无根的椭圆形膨大是脊神经节。在神经节远端，前根和后根合成一条脊神经。颈神经根约占椎间孔面积的 1/3，通常位于下部；椎间孔内还填充有脂肪和静脉。第一颈神经经枕骨和 C1 之间穿出椎管，其余颈神经经由同序数颈椎上方的椎间孔穿出。

（欧阳钧译　夏　虹审校）

参考文献

1. Blagg, S.E., Don, A.S., Robertson, P.A.: Anatomic determination of optimal entry point and direction for C1 lateral mass screw placement. J Spinal Disord Tech **22**, 233–239 (2009)

2. Cacciola, F., Phalke, U., Goel, A.: Vertebral artery in relationship to C1-C2 vertebrae: an anatomical study. Neurol India **52**, 178–184 (2004)

3. Cassinelli, E.H., Lee, M., Skalak, A., et al.: Anatomic considerations for the placement of C2 laminar screws. Spine (Phila Pa 1976) **31**, 2767–2771 (2006)

4. Christensen, D.M., Eastlack, R.K., Lynch, J.J., et al.: C1 anatomy and dimensions relative to lateral mass screw placement. Spine (Phila Pa 1976) **32**, 844–848 (2007)

5. Currier, B.L., Maus, T.P., Eck, J.C., et al.: Relationship of the internal carotid artery to the anterior aspect of the C1 vertebra: implications for C1-C2 transarticular and C1 lateral mass fixation. Spine (Phila Pa 1976) **33**, 635–639 (2008)

6. Debreuil-Chambardel, L.: Variations sexuelles de l'Atlas. Bull Soc Anthropologie de Paris **5**, 399 (1907)

7. Doherty, B.J., Heggeness, M.H.: The quantitative anatomy of the atlas. Spine (Phila Pa 1976) **19**, 2497–2500 (1994)

8. Duan, S., Lv, S., Ye, F., et al.: Imaging anatomy and variation of vertebral artery and bone structure at craniocervical junction. Eur Spine J **18**, 1102–1108 (2009)

9. Dvorak, J.: Rotation of the cervical spine by using computerized-tomography (CT). Spine (Phila Pa 1976) **13**, 595–597 (1988)

10. Dvorak, J., Panjabi, M.M.: Functional anatomy of the alar ligaments. Spine (Phila Pa 1976) **12**, 183–189 (1987)

11. Ebraheim, N.A., Lu, J., Biyani, A., et al.: An anatomic study of the thickness of the occipital bone. Implications for occipitocervical instrumentation. Spine (Phila Pa 1976) **21**, 1725–1729 (1996). discussion 1729–1730

12. Fine, A.D., Cardoso, A., Rhoton Jr., A.L.: Microsurgical anatomy of the extracranial-extradural origin of the posterior inferior cerebellar artery. J Neurosurg **91**, 645–652 (1999)

13. Francis, C.C.: Variations in the articular facets of the cervical vertebrae. Anat Rec **122**, 589–602 (1955)

14. Grob, D., Dvorak, J., Panjabi, M.M., et al.: The role of plate and screw fixation in occipitocervical fusion in rheumatoid arthritis. Spine (Phila Pa 1976) **19**, 2545–2551 (1994)

15. Gupta, T.: Cadaveric morphometric anatomy of C-1 vertebra in relation to lateral mass screw placement. Surg Radiol Anat **30**, 589–593 (2008)

16. Hawkins, T.D., Melcher, D.H.: A meningeal artery in the falx cerebelli. Clin Radiol **17**, 377–383 (1966)

17. Heggeness, M.H., Doherty, B.J.: The trabecular anatomy of the axis. Spine (Phila Pa 1976) **18**, 1945–1949 (1993)

18. Heller, J.G., Alson, M.D., Schaffler, M.B., et al.: Quantitative internal dens morphology. Spine (Phila Pa 1976) **17**, 861–866 (1992)

19. Hong, X., Dong, Y., Yunbing, C., et al.: Posterior screw placement on the lateral mass of atlas: an anatomic study. Spine (Phila Pa 1976) **29**, 500–503 (2004)

20. Hong, J.T., Lee, S.W., Son, B.C., et al.: Analysis of anatomical variations of bone and vascular structures around the posterior atlantal arch using three-dimensional computed tomography angiography. J Neurosurg Spine **8**, 230–236 (2008)

21. Howington, J.U., Kruse, J.J., Awasthi, D.: Surgical anatomy of the C-2 pedicle. J Neurosurg **95**, 88–92 (2001)

22. Jian, F.Z., Santoro, A., Wang, X.W., et al.: A vertebral artery tortuous course below the posterior arch of the atlas (without passing through the transverse foramen). Anatomical report and clinical significance. J Neurosurg Sci **47**, 183–187 (2003)

23. Jun, B.Y.: Anatomic study for ideal and safe posterior C1-C2 transarticular screw fixation. Spine (Phila Pa 1976) **23**, 1703–1707 (1998)

24. Kadri, P.A., Al-Mefty, O.: Anatomy of the nuchal ligament and its surgical applications. Neurosurgery **61**, 301–304 (2007). discussion 304

25. Kandziora, F., Schulze-Stahl, N., Khodadadyan-Klostermann, C., et al.: Screw placement in transoral atlantoaxial plate systems: an anatomical study. J Neurosurg **95**, 80–87 (2001)

26. Kazan, S., Yildirim, F., Sindel, M., et al.: Anatomical evaluation of the groove for the vertebral artery in the axis vertebrae for atlanto-axial transarticular screw fixation technique. Clin Anat **13**, 237–243 (2000)

27. Koller, H., Kammermeier, V., Ulbricht, D., et al.: Anterior retropharyngeal fixation C1-2 for stabilization of atlantoaxial instabilities: study of feasibility, technical description and preliminary results. Eur Spine J **15**, 1326–1338 (2006)

28. La Marca, F., Zubay, G., Morrison, T., et al.: Cadaveric study for placement of occipital condyle screws: technique and effects on surrounding anatomic structures. J Neurosurg Spine **9**, 347–353 (2008)

29. Lang, J.: The cranio-cervical junction – Anatomy. In: Voth, D., Glees, P. (eds.) Diseases in the cranio-cervical junction. Anatomical and pathological aspects and detailed clinical accounts, pp. 27–61. Gruyter, Berlin, New York (1987)

30. Lee, M.J., Cassinelli, E., Riew, K.D.: The feasibility of inserting atlas lateral mass screws via the posterior arch. Spine (Phila Pa 1976) **31**, 2798–2801 (2006)

31. Lee, J.H., Jahng, T.A., Chung, C.K.: C1-2 transarticular screw fixation in high-riding vertebral artery: suggestion of new trajectory. J Spinal Disord Tech **20**, 499–504 (2007)

32. Lu, J., Ebraheim, N.A., Yang, H., et al.: Anatomic considerations of anterior transarticular screw fixation for atlantoaxial instability. Spine (Phila Pa 1976) **23**, 1229–1235 (1998). discussion 1236

33. Madawi, A.A., Casey, A.T., Solanki, G.A., et al.: Radiological and anatomical evaluation of the atlantoaxial transarticular screw fixation technique. J Neurosurg **86**, 961–968 (1997)

34. Madawi, A.A., Solanki, G., Casey, A.T., et al.: Variation of the groove in the axis vertebra for the vertebral artery. Implications for instrumentation. J Bone Joint Surg Br **79**, 820–823 (1997)

35. Moftakhar, P., Gonzalez, N.R., Khoo, L.T., et al.: Osseous and vascular anatomical variations within the C1-C2 complex: a radiographical study using computed tomography angiography. Int J Med Robot **4**, 158–164 (2008)

36. Muthukumar, N., Swaminathan, R., Venkatesh, G., et al.: A morphometric analysis of the foramen magnum region as it relates to the transcondylar approach. Acta Neurochir (Wien) **147**, 889–895 (2005)

37. Naderi, S., Cakmakci, H., Acar, F., et al.: Anatomical and computed tomographic analysis of C1 vertebra. Clin Neurol Neurosurg **105**, 245–248 (2003)

38. Naderi, S., Korman, E., Citak, G., et al.: Morphometric analysis of human occipital condyle. Clin Neurol Neurosurg **107**, 191–199 (2005)

39. Nadim, Y., Lu, J., Sabry, F.F., et al.: Occipital screws in occipitocervical fusion and their relation to the venous sinuses: an anatomic and radiographic study. Orthopedics **23**, 717–719 (2000)

40. Neo, M., Matsushita, M., Iwashita, Y., et al.: Atlantoaxial transarticular screw fixation for a high-riding vertebral artery. Spine (Phila Pa 1976) **28**, 666–670 (2003)

41. Newton, T.H.: The anterior and posterior meningeal branches of the vertebral artery. Radiology **91**, 271–279 (1968)

42. Olivier, G.: Biometry of the human occipital bone. J Anat **120**, 507–518 (1975)

43. Panjabi, M., Dvorak, J., Crisco 3rd, J.J., et al.: Effects of alar ligament transection on upper cervical spine rotation. J Orthop Res **9**, 584–593 (1991)

44. Panjabi, M., Dvorak, J., Crisco 3rd, J., et al.: Flexion, extension, and lateral bending of the upper cervical spine in response to alar ligament transections. J Spinal Disord **4**, 157–167 (1991)

45. Paramore, C.G., Dickman, C.A., Sonntag, V.K.: The anatomical suitability of the C1-2 complex for transarticular screw fixation. J Neurosurg **85**, 221–224 (1996)

46. Resnick, D.K., Lapsiwala, S., Trost, G.R.: Anatomic suitability of the C1-C2 complex for pedicle screw fixation. Spine (Phila Pa 1976) **27**, 1494–1498 (2002)

47. Roberts, D.A., Doherty, B.J., Heggeness, M.H.: Quantitative anatomy of the occiput and the biomechanics of occipital screw fixation. Spine (Phila Pa 1976) **23**, 1100–1107 (1998). discussion 1107–1108

48. Rocha, R., Safavi-Abbasi, S., Reis, C., et al.: Working area, safety zones, and angles of approach for posterior C-1 lateral mass screw placement: a quantitative anatomical and morphometric evaluation. J Neurosurg Spine **6**, 247–254 (2007)

49. Santos-Franco, J.A., de Oliveira, E., Mercado, R., et al.: Microsurgical considerations of the anterior spinal and the anterior-ventral spinal arteries. Acta Neurochir (Wien) **148**, 329–338 (2006). discussion 338

50. Schmidt, H., Fisher, E.: Die okzipitale Dysplasie. Thieme, Stuttgart (1960)

51. Seal, C., Zarro, C., Gelb, D., et al.: C1 lateral mass anatomy: proper placement of lateral mass screws. J Spinal Disord Tech **22**, 516–523 (2009)

52. Seckin, H., Ates, O., Bauer, A.M., et al.: Microsurgical anatomy of the posterior spinal artery via a far-lateral transcondylar approach. J Neurosurg Spine **10**, 228–233 (2009)

53. Solanki, G.A., Crockard, H.A.: Preoperative determination of safe superior transarticular screw trajectory through the lateral mass. Spine (Phila Pa 1976) **24**, 1477–1482 (1999)

54. Tan, M., Wang, H., Wang, Y., et al.: Morphometric evaluation of screw fixation in atlas via posterior arch and lateral mass. Spine (Phila Pa 1976) **28**, 888–895 (2003)

55. Tokuda, K., Miyasaka, K., Abe, H., et al.: Anomalous atlantoaxial portions of vertebral and posterior inferior cerebellar arteries. Neuroradiology **27**, 410–413 (1985)

56. Tsusaki, T.: Über den Atlas und Epistropheus bei den eingeborenen Formosanern. Folia Anatomica Japonica **2**, 221–246 (1924)

57. Tubbs, R.S., Salter, E.G., Oakes, W.J.: The accessory atlantoaxial ligament. Neurosurgery **55**, 400–402 (2004). discussion 402–404

58. Xu, R., Burgar, A., Ebraheim, N.A., et al.: The quantitative anatomy of the laminas of the spine. Spine (Phila Pa 1976) **24**, 107–113 (1999)

59. Xu, R., Nadaud, M.C., Ebraheim, N.A., et al.: Morphology of the second cervical vertebra and the posterior projection of the C2 pedicle axis. Spine (Phila Pa 1976) **20**, 259–263 (1995)

60. Young, J.P., Young, P.H., Ackermann, M.J., et al.: The ponticulus posticus: implications for screw insertion into the first cervical lateral mass. J Bone Joint Surg Am **87**, 2495–2498 (2005)

61. Zipnick, R.I., Merola, A.A., Gorup, J., et al.: Occipital morphology. An anatomic guide to internal fixation. Spine (Phila Pa 1976) **21**, 1719–1724 (1996). discussion 1729–1730

第 2 章　生物力学评述

P. Suchomel, P. Buchvald

掌握正常颈椎生物力学的知识十分重要，因为不同的病理状态均可改变其生物力学性质。损伤过程中发生的改变，和（或）其他病理状态或手术操作带来的变化均会对这个最重要脊柱关节复合体的稳定性产生实质上的影响。

颈椎的正常运动范围较难判断，其主要影响因素包括个体或标本的尺寸、重量、解剖形态、退化程度、骨质量和年龄。尽管如此，前期的在体或离体研究都为生物力学积累了重要的临床数据。离体研究测试了不同的新鲜尸体脊柱标本，通常评价屈 / 伸、轴向旋转、侧弯以及 3 个轴向位移等 6 个运动状态。现已有一系列的技术方法用来施加载荷和测量这些运动状态。Panjabi 等最早在该领域开展了先驱性的工作[21]，利用基于立体摄影测量术原理的光电系统监测三维运动。在体的运动分析通常基于 CT 检查[27]、相位指示器测量技术[11] 或立体摄影测量术[25]。

枕寰枢复合体（C0-C1-C2）的结构非常复杂，其运动取决于骨形态和关节突位置，并受韧带和关节囊的约束。它由枕寰关节（C0-C1）与寰枢关节（C1-C2）复合体组成，需要强调的是，这两部分结构紧密连接，其运动也是耦合的。

寰枕关节（C0-C1）朝向前内侧，其凹球面关节与紧密的关节囊相连接，力学性质主要由骨性结构的形状决定。据研究报道，屈伸是寰枕关节主要的运动，最大运动范围是 13° ～ 25°[10,23,26,30,33]。前屈受限于齿突尖与枕骨大孔前缘间的挤压作用，后伸主要受限于附着于枢椎和枕骨大孔前缘的覆膜，但覆膜的确切功能依然存在争论[18,30,31,33]。正常状态下寰枕关节的平移是非常小的，其矢状位移的变化不超过 1 mm[24,37]。侧弯的范围是一侧 3° ～ 5°[23,26,30]。尽管"可能存在轴向旋转"的这个观点在过去一直被否认，但最近一些学者的报道证实寰枕关节存在非常小的轴向旋转。寰枕关节一侧的旋转范围是 1° ～ 7.2°[4,10,23,27]。其旋转和侧弯主要由关节囊和翼状韧带控制，瞬时转动轴（instantaneous axis of axial rotation，IAR）位于枕骨大孔腹侧。

寰枢复合体（C1-C2）由 4 个关节组成：2 个寰枢外侧关节、寰枢正中关节（寰椎前弓和枢椎齿突之间）以及齿突后面与齿突横韧带之间的关节。寰枢关节是一个高度活动的关节，其稳定性主要取决于韧带结构。多个研究报道寰枢关节矢状平面运动（屈 / 伸）范围的均值是 20°（10° ～ 30°）[7,16,33]。一些作者认为，寰枢复合体正常状态下侧弯时翼状韧带的限制作用并不重要[33]，亦有作者提出正常的侧弯范围是一侧 7° ～ 10°[23,27]。在枕寰枢复合体中，85% ～ 90% 的轴向旋转由寰枢关节完成[10,23]。Penning 和 Wilmink[27] 发现颈椎轴向旋转有 56% 是由寰枢关节完成的。C1 和 C2 间正常旋转范围的均值约为一侧 40°[3,17,34]。研究显示 C1-C2 复合体的单侧轴向旋转范围介于 23°[10] 和 47°[33] 之间，实验方法的不同以及在体和体外实验的差别是导致结果差异较大的主要原因。如 Dvorak 等报道，在体 CT 试验表明轴向旋转范围的均值为 32.2°，最大为 43.1°[4]。寰枢关节囊松弛以及翼状韧带约束较小导致旋转运动的范围较大。翼状韧带含大量胶原纤维，将枢椎齿突与枕骨髁、寰椎前弓连接起来，主要作用是限制向对侧的过度轴向旋转[6,22,33]。这些韧带和覆膜一起同

P. Suchomel (✉) and P. Buchvald
Department of Neurosurgery,
Neurocenter, Regional Hospital Liberec,
Husova St. 10, 46063 Liberec, Czech Republic

样限制了枕骨的前屈，并在侧弯时提供轴向耦合旋转力[3]。交叉韧带是由水平方向的寰椎横韧带（TAL）和垂直方向的纵向纤维构成（第1章图1.5）。在齿突和横韧带之间有一层薄的软骨，这一结构使得TAL在旋转时能够自由移动，避免了摩擦损伤。TAL由胶原纤维组成，抗断裂性能好。Spence等在人体标本上测得，TAL平均破坏载荷为580 N（相当于38 ～ 104 kg）[29]；Dvorak等的实验则表明，TAL的破坏载荷为170 ～ 700 N（相当于17 ～ 70 kg）[8]。TAL的主要作用是在头前屈运动中限制寰椎的前移，同时能够维持其沿齿突轴向旋转；第二个限制寰椎前移的结构是翼状韧带的寰齿部分；第三个稳定结构是寰枢椎副韧带和关节囊韧带[5,6]。TAL还同时起到保护C1-C2关节避免旋转脱位的作用。C1前弓在齿突上的力学支撑作用限制了寰椎的后移。齿突尖韧带较为松弛，可能在限制运动方面作用不大[15]。IAR矢状平面运动时位于齿突的中1/3区，轴向旋转运动时位于齿突中心轴[33]。

2.1　颅脊交界和上颈椎轴向载荷分布

上颈椎运动方式独特，而在整个脊柱中，颅脊交界处的轴向载荷分布是独特和不可复制的（图2.1）。头部的重量以及加载在头部的轴向负荷通过2个枕骨髁传递到两侧寰枕关节，C1的楔形侧块则是遵循向外侧分散的原则将重量再向下转移。如果C1环和TAL正常，那么载荷会进一步传至C2的两个关节面上；但C2椎体上的进一步载荷由2个力学矢量变为C2-C3界面上的3个力学矢量[14]。就这样，大部分载荷传递至C2-C3椎间盘，少部分传递至后部的C2/C3小关节面。压力分散传送的过程中有几个临界位置，在压力过大时容易发生骨折（图2.2）。第一个临界位置是寰椎。楔形侧块和C1自由漂浮"垫圈"环必须缓冲轴向压力，否则一旦过度负荷，寰椎爆裂将会导致Jefferson样骨折（第10章）。第二个临界位置是C2关节间部，主要位于峡部，是抵抗力较弱的部位。轴向过载会导致骨抵抗力过度紧张，最终导致Hangman骨折。当然，前述的模型状态可以伴随旋转、矢状面侧弯得到进一步修正，这种生理性的颅脊交界和上颈椎载荷分布在重建过程中亦应给予重视。

2.2　颅脊交界和上颈椎临床及形态学不稳定

判断上颈椎稳定与否最为重要，它关系到该区域不同病理损害情况下正确治疗方法的确定。

C0-C1和C1-C2关节的临床稳定性与其功能解剖学密切相关。临床不稳定可由多种因素引起，

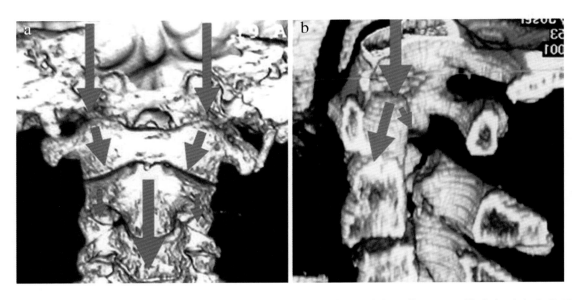

图2.1　图示C2水平的轴向载荷分布由2个力学矢量转变为3个力学矢量。（a）冠状面CT三维重建；（b）矢状面CT三维重建。注意随之发生的Hangman骨折

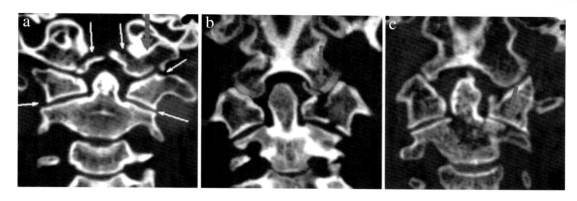

图 2.2　冠状面 CT 重建显示创伤后颅脊交界和上颈椎非典型性轴向载荷分布。（a）枕骨髁骨折；（b）C1 侧块骨折伴枕骨髁骨折；（c）C2 侧柱关节面骨折。注意寰椎横韧带撕裂和Ⅲ型齿突骨折

如创伤、退行性变、肿瘤、炎症以及手术；但其定义依然存在争议，甚至在专家中也存在严重分歧。White 和 Panjabi[35] 定义临床不稳定为在生理负荷下脊柱丧失了维持骨间关系的能力，这种关系可避免脊髓或神经根遭受初始或继发性损伤，亦不致进一步发展为失能性畸形或严重疼痛。他们进一步对生理负荷、失能性畸形和严重疼痛的定义进行描述：生理负荷为正常活动过程中产生的负荷，失能性畸形为患者不能忍受、肉眼可见的畸形，严重疼痛为非鸦片类止痛药不能控制的疼痛。

简而言之，临床不稳定即脊柱承受生理负荷时伴有疼痛畸形，有或没有伴随神经病学缺陷。如此广泛的定义，实际上几乎包括了上颈椎可见的所有病理情况。

力学不稳定的定义较临床不稳定更精确详细。

事实上无论是静态位置还是动力位置，只要超越了上颈椎的生理活动范围，都被认为是不稳定的。

对静态位和动力位 X 线平片进行连续精确的测量，可以为我们提供判断脊柱稳定与否的必要信息（参见第 3 章）。见表 2.1。

表2.1　上颈椎失稳的形态学标准[35]

> 8°	C0-C1 单侧轴向旋转（仅能在 CT 测量）
> 1mm	C0-C1 移位（仅能在 CT 测量）
> 7mm	C1-C2 悬挂（前后位 X 线片的左右两侧）
> 45°	C1-C2 单侧轴向旋转
> 3mm	C1-C2 在寰齿前间隙（anterior atlantodental interval，AADI）的移位
> 13mm	后寰齿间隙（posterior atlantodental interval，PADI）

横韧带撕裂

2.3　寰枕关节的稳定与不稳定

寰枕关节的稳定性主要由以下结构来保障：紧密的关节囊，前、后寰枕膜以及枕骨和枢椎之间的韧带（覆膜、翼状韧带和齿突尖韧带）[13]。C1-C2 水平的关节不稳较 C0-C1 关节常见，不稳定的原因通常有创伤、类风湿关节炎（rheumatoid arthritis，RA）、感染、肿瘤或外科手术造成的失稳。

Vishteh 等的实验证明切除枕骨髁将导致寰枕关节过度运动。在 50% 枕骨髁切除手术后，伸屈、侧弯、轴向旋转运动分别增加了 15.3%、40.8% 和 28.1%[32]。

寰枕关节由于其结构特点和韧带松弛，在儿童期相对不稳定。随着韧带弹性的逐渐减弱，成年后寰枕关节稳定性增加[24]。寰枕关节脱位（atlantaloccipital dislocation，AOD）可以是向前、向后或纵向脱位。通常情况下，寰枕关节矢状位移应小于 1 mm，在旁矢状面 CT 上 C1- 枕骨髁间隙（C1-condyle interval，CCI）的最大拉伸距离可达 2 mm[19,20,36]。可以通过其他参数来评估 AOD，其中 Powers 比率是最常用的[28]；然而，颅底 - 齿突间隙（basion-dental interval，BDI）以及颅底 - 枢椎后缘间隙（basion-posterior axial line interval，BAI）都不超过 12 mm（"12 法则"）被认为是最准确的 AOD 特异性指标[2,11,12]。不稳定的指征还包括单侧轴向旋转超过 8°，但只能通过 CT 重叠平扫片才得以测量[4,6]。颅底凹陷症伴或不伴颅底压迫均表明垂直方向的不稳，最常见于发育异常和 RA，也可发生于肿瘤或创伤患者。颅脊交界垂直失稳的判断方法详见相关章节（第 3 章和第 20 章）。

2.4 寰枢关节的稳定与不稳定

TAL 在保持寰枢关节稳定性方面具有关键作用，翼状韧带、寰枢副韧带、齿突尖韧带以及关节囊提供的保障作用仅次于 TAL[13,22]。寰枢关节的失稳通常表现为异常移位伴或不伴轴向旋转，也可能有其他脱位情况。TAL 主要限制 C1 相对于 C2 的前移，这将在下面的章节中描述。Fielding 等[9]提出正常情况下 AADI 不超过 3 mm，AADI 为 3 ～ 5 mm 提示横韧带受损，≥ 5 mm 则提示辅助稳定系统（尤其是翼状韧带）也已经受损；PADI < 13 mm 亦提示存在前移位失稳。横韧带断裂后单独的翼状韧带无法阻止过度的水平前移。如果齿突发育不全、发生骨折或被切除，韧带也将无法维持稳定的功能。寰枢椎体后移少见，可见于创伤、肿瘤或其他导致齿突 -TAL 稳定系统病理性破坏的情况。各种类型的旋转脱位发生率更高[3,4,6]。

Dvorak 等在尸体标本上研究翼状韧带限制旋转的能力[6]，发现当对侧翼状韧带损伤时，平均轴向旋转增加了 9° 或 30%，且平均地分布在 C0-C1（+5°）和 C1-C2（+4°）复合体上。Dvorak 和 Panjabi 的实验室通过 9 例健康成年人和 43 例颈椎失稳患者的临床 CT 研究得以证实，翼状韧带受创伤损伤后枕寰枢复合体（C0-C1-C2）轴向旋转活动度增加[5]。总之，以上研究表明翼状韧带的主要功能是限制对侧的轴向旋转。横韧带还可保护寰枢关节免于旋转脱位。Fielding 等[9]提出，即使横韧带完整，当旋转达到或超过 65° 时也会导致完全的双侧旋转性寰枢关节脱位；而如果横韧带破坏，旋转 45° 时就会发生脱位。人体标本实验表明，C1 侧块相对于 C2 关节面的侧向位移超过 6.9 mm 时，可以确认横韧带断裂或撕裂[29]。

2.5 实用小结

寰枕 - 寰枢关节复合体的运动总是耦合的。上颈椎承担整个颈椎 60% 的旋转功能和 40% 的屈伸功能。寰椎是脊柱中活动范围最大的椎体，它几乎自由地悬浮于枕骨和 C2 之间，缓冲头部对脊柱的轴向载荷。

寰枕关节主要提供 20° 范围内的伸屈运动，侧弯最大可达 10°，几乎不能旋转；超过 1 mm 的移位即可视为病理情况，牵引下关节间隙的 CT 测量结果应不超过 2 mm。

寰枢关节承担上颈椎复合体 90% 的轴向旋转功能，单侧旋转的平均范围是 40°，屈伸的平均范围是 20°，侧弯最大可达 10°。

任何超出生理范围的参数都应视为力学不稳。在完成复杂的上颈椎重建时，该脊柱区的典型载荷分布需要引起重视，而未受到影响的节段则应当保留尽可能多的运动功能。

（欧阳钧 译 夏 虹 审校）

参考文献

1. Alund, M., Larsson, S.E.: Three-dimensional analysis of neck motion. A clinical method. Spine (Phila Pa 1976) **15**, 87–91 (1990)
2. Bono, C.M., Vaccaro, A.R., Fehlings, M., et al.: Measurement techniques for upper cervical spine injuries: consensus statement of the Spine Trauma Study Group. Spine (Phila Pa 1976) **32**, 593–600 (2007)
3. Dvorak, J., Froehlich, D., Penning, L., et al.: Functional radiographic diagnosis of the cervical spine: flexion/extension. Spine (Phila Pa 1976) **13**, 748–755 (1988)
4. Dvorak, J., Hayek, J., Zehnder, R.: CT-functional diagnostics of the rotatory instability of the upper cervical spine. Part 2. An evaluation on healthy adults and patients with suspected instability. Spine (Phila Pa 1976) **12**, 726–731 (1987)
5. Dvorak, J., Panjabi, M.M.: Functional anatomy of the alar ligaments. Spine (Phila Pa 1976) **12**, 183–189 (1987)
6. Dvorak, J., Panjabi, M., Gerber, M., et al.: CT-functional diagnostics of the rotatory instability of upper cervical spine. 1. An experimental study on cadavers. Spine (Phila Pa 1976) **12**, 197–205 (1987)
7. Dvorak, J., Panjabi, M.M., Novotny, J.E., et al.: In vivo flexion/extension of the cervical spine. J Orthop Res **9**, 824–834 (1991)
8. Dvorak, J., Schneider, E., Saldinger, P., et al.: Biomechanics of the craniocervical region: the alar and transverse ligaments. J Orthop Res **6**, 452–461 (1988)
9. Fielding, J.W., Cochran, G.B., Lawsing 3rd, J.F., et al.: Tears of the transverse ligament of the atlas. A clinical and biomechanical study. J Bone Joint Surg Am **56**, 1683–1691 (1974)
10. Goel, V.K., Clark, C.R., Gallaes, K., et al.: Moment-rotation relationships of the ligamentous occipito-atlanto-axial complex. J Biomech **21**, 673–680 (1988)
11. Harris Jr., J.H., Carson, G.C., Wagner, L.K.: Radiologic diagnosis of traumatic occipitovertebral dissociation: 1. Normal occipitovertebral relationships on lateral radiographs of supine subjects. AJR Am J Roentgenol **162**, 881–886 (1994)
12. Harris Jr., J.H., Carson, G.C., Wagner, L.K., et al.: Radiologic diagnosis of traumatic occipitovertebral dissociation: 2. Comparison of three methods of detecting occipitovertebral relationships on lateral radiographs of supine subjects. AJR Am J Roentgenol **162**, 887–892 (1994)

13. Hecker, P.: Appareil ligamenteux occipito-atloidoaxoidien: étude d'anatomie comparée. Arch Anat Hist Embryol **2**, 57–95 (1923)

14. Jeszenszky, D., Fekete, T.F., Melcher, R., et al.: C2 prosthesis: anterior upper cervical fixation device to reconstruct the second cervical vertebra. Eur Spine J **16**, 1695–1700 (2007)

15. Lang, J.: The cranio-cervical junction – Anatomy. In: Voth, D., Glees, P. (eds.) Diseases in the cranio-cervical junction. Anatomical and pathological aspects and detailed clinical accounts, pp. 27–61. Gruyter, Berlin, New York (1987)

16. Lin, R.M., Tsai, K.H., Chu, L.P., et al.: Characteristics of sagittal vertebral alignment in flexion determined by dynamic radiographs of the cervical spine. Spine (Phila Pa 1976) **26**, 256–261 (2001)

17. Monckeberg, J.E., Tome, C.V., Matias, A., et al.: CT scan study of atlantoaxial rotatory mobility in asymptomatic adult subjects: a basis for better understanding C1-C2 rotatory fixation and subluxation. Spine (Phila Pa 1976) **34**, 1292–1295 (2009)

18. Oda, T., Panjabi, M.M., Crisco 3rd, J.J., et al.: Role of tectorial membrane in the stability of the upper cervical spine. Clin Biomech **7**, 201–207 (1992)

19. Pang, D., Nemzek, W.R., Zovickian, J.: Atlanto-occipital dislocation: part 1 – normal occipital condyle-C1 interval in 89 children. Neurosurgery **61**, 514–521 (2007). discussion 521

20. Pang, D., Nemzek, W.R., Zovickian, J.: Atlanto-occipital dislocation – part 2: The clinical use of (occipital) condyle-C1 interval, comparison with other diagnostic methods, and the manifestation, management, and outcome of atlanto-occipital dislocation in children. Neurosurgery **61**, 995–1015 (2007). discussion 1015

21. Panjabi, M.M., Duranceau, J., Goel, V., et al.: Cervical human vertebrae. Quantitative three-dimensional anatomy of the middle and lower regions. Spine (Phila Pa 1976) **16**, 861–869 (1991)

22. Panjabi, M., Dvorak, J., Crisco 3rd, J.J., et al.: Effects of alar ligament transection on upper cervical spine rotation. J Orthop Res **9**, 584–593 (1991)

23. Panjabi, M., Dvorak, J., Duranceau, J., et al.: Three-dimensional movements of the upper cervical spine. Spine (Phila Pa 1976) **13**, 726–730 (1988)

24. Panjabi, M.M., Yue, J.J., Dvorak, J., et al.: Cervical spine kinematics and clinical instability. In: Clark, C.R., Benzel, E.C., Currier, B.L., et al. (eds.) The cervical spine, vol. 4, pp. 55–78. Lippincott, Philadelphia (2005)

25. Pearcy, M.J., Whittle, M.W.: Movements of the lumbar spine measured by three-dimensional X-ray analysis. J Biomed Eng **4**, 107–112 (1982)

26. Penning, L.: Normal movements of the cervical spine. AJR Am J Roentgenol **130**, 317–326 (1978)

27. Penning, L., Wilmink, J.T.: Rotation of the cervical spine. A CT study in normal subjects. Spine (Phila Pa 1976) **12**, 732–738 (1987)

28. Powers, B., Miller, M.D., Kramer, R.S., et al.: Traumatic anterior atlanto-occipital dislocation. Neurosurgery **4**, 12–17 (1979)

29. Spence Jr., K.F., Decker, S., Sell, K.W.: Bursting atlantal fracture associated with rupture of the transverse ligament. J Bone Joint Surg Am **52**, 543–549 (1970)

30. Steinmetz, M.P., Mroz, T.E., Benzel, E.C.: Craniovertebral junction: biomechanical considerations. Neurosurgery **66**, A7–A12 (2010)

31. Tubbs, R.S., Kelly, D.R., Humphrey, E.R., et al.: The tectorial membrane: anatomical, biomechanical, and histological analysis. Clin Anat **20**, 382–386 (2007)

32. Vishteh, A.G., Crawford, N.R., Melton, M.S., et al.: Stability of the craniovertebral junction after unilateral occipital condyle resection: a biomechanical study. J Neurosurg **90**, 91–98 (1999)

33. Werne, S.: Studies in spontaneous atlas dislocation. Acta Orthop Scand Suppl **23**, 1–150 (1957)

34. White, A.P.M.: Kinematics of the spine. Lippincott, Philadelphia (1990)

35. White, A.A., Panjabi, M.M.: Clinical biomechanics of the spine. Lippincott, Philadelphia (1990)

36. Wiesel, S., Kraus, D., Rothman, R.H.: Atlanto-occipital hypermobility. Orthop Clin North Am **9**, 969–972 (1978)

37. Wiesel, S.W., Rothman, R.H.: Occipitoatlantal hypermobility. Spine (Phila Pa 1976) **4**, 187–191 (1979)

第3章　特殊影像学

O. Choutka, P. Suchomel

颅脊交界区的解剖学和病理学较为复杂，但可以通过各种影像学方法可视化，主要包括 X 线平片、CT 和 MRI。各临床情况需要不同的成像方式，多个成像方式的结合或更为常见。本章介绍颅脊交界区的成像方式，具体疾病将在单独的章节中讨论。

自从 1895 年威廉·伦琴分享了其妻子手部的第一张放射片[23]，一百多年来，X 线平片一直是影像学大体评估脊柱的金标准，也是当今评价脊柱的基本组成部分。骨组织和部分软组织异常在 X 线平片上清晰可见。颈椎侧位片是对颈椎快速评估的最常用方法。例如，当患者还在担架上时，就可利用颈椎侧位片评估疾患，进而决定下一步需要如何处理，这对于意识丧失的患者更为重要。最常漏诊的创伤是低位颈椎的损伤[44]；而不同方法（如"飞燕"）摄片可以增强颈胸交界处的可见性。颅脊交界区也同样有多种摄片方式，以清晰显示该区域。直立侧位片可以很好地评价脊柱的骨序列以及矢状面的平衡。发现任何骨椎管的异常（骨折、半脱位）都需要进一步检查，以明确其原因。

椎前软组织肿胀通常提示骨折继发性血肿的存在，可以帮助我们明确损伤部位。前后位片通常被下颌遮挡，所以张口位平片在评估齿突病变以及寰枢、寰枕关系的完整性方面尤为有用。

O. Choutka
Department of Neurosurgery,
University of Cincinnati College of Medicine,
231 Albert Sabin Way, PO Box 670515,
Cincinnati, OH 45267-0515, USA

P. Suchomel
Department of Neurosurgery,
Neurocenter, Regional Hospital Liberec,
Husova St. 10, 46063 Liberec, Czech Republic

Allesandro Vallebona 提出所谓断层摄影术，该技术直到 20 世纪 70 年代后期仍保持其在放射学中的支柱地位[32]。Godfrey Hounsfield 和 Allan McLeod Cormack 利用计算机及横向轴位扫描技术促使 CT 成功问世[36]。自此，多层螺旋 CT 使横截面成像发生革命性改变，如今扫描时间可缩短到一个单次屏气时间。各向同性三维像素可以将二维数据重新编排形成高质量的三维图像，在评价颅脊交界复杂骨骼畸形时特别有用。CT 的缺点是辐射剂量增加，给患者带来更多后遗症，特别是对于儿童患者[4]。

虽然脊髓造影和 CT 可以很好地显示神经结构的轮廓以及与骨骼之间的关系，但很大程度上已被 Paul Lauterbur 和 Peter Mansfield 研制的 MRI 技术所取代，他们还因此获得 2003 年诺贝尔奖，尽管获奖存在一些争议[40]。MRI 对于神经、韧带和椎间盘结构的评估是非常优异的，其矢状图像对于颅脊交界区的序列评估以及对各种颅骨线和角度的评价特别有用。

对于直立负重情况下可能发生变化的脊柱病变，站立位影像检查（X 线平片甚至 MRI）是一种有用的辅助评估方法[13,47]。

当考虑到颅脊交界区可能存在不稳时，在适当的保护下可进行平片、CT 和 MRI 动态检查，从而提供颅脊交界区软组织及骨动力学的进一步信息。多个基于静态和动态影像学的参数已被用于该区域的临床分级和不稳定分级。

颅脊交界区的血管解剖可通过多种方式进行评估。1927 年 Egas Moniz 研发的血管造影术一直是显示血管的标准，后来发展为数字减影血管造影技术[43]。随着 CT 和 MRI 血管造影的发展和应用，目前只有在非常特殊的情况下[51]，才需要患者去冒风险接受传统血管造影术检查。

3.1 影像学数据分析

神经影像技术的发展，为颅脊交界区和上颈椎提供了良好的可视化。为防止不必要的继发性神经系统后遗症 [如创伤性寰枢椎脱位 (atlantoaxial dislocation，AAD) 漏诊所导致的脊髓损伤]，需要建立有效的诊断方法。X 线平片仍然是大多数医院对颈椎进行早期评估的主要方法，但必须清楚的是，侧位颈椎片的投照以 C3 椎骨为中心，由于投射到寰枢椎的 X 线束出现倾斜，因而对颅脊交界区的显示可能出现偏差。上颈椎或头颅侧位片中的锥形向下显像可以阐述这一关系[8]。虽然平片在该部位的成像质量已被其他检查所超越，但仍有多个间接征象可提示颅颈交界区异常。这些异常包括椎前软组织肿胀、齿突尖缺乏乳突覆盖以及上颈椎椎板破坏等[31]。一旦发现异常，必须进行进一步的检查。

多年来，研究者们描述了诸多颅骨测量参数（线、面、角及相互关系）并在实践中进行测试，以评估颅脊交界区结构的影像学序列（表 3.1）。影像中特殊的骨性解剖标志必须可见，以便获得颅骨线 / 角度，对异常进行检测和量化。这些骨性标志包括鼻根、鞍结节、颅底部（枕骨大孔前缘）、枕后点（枕骨大孔后上缘）、硬腭后缘、寰椎前弓、寰椎后弓、齿突和 C2 椎体（图 3.1）。

3.1.1 基底 / 斜坡参数

Welcher 基底角可在平片、正中矢状 CT 片或 MRI 图像上进行测量，是由鼻根 - 鞍结节和鞍结节 - 颅底点两线形成[45]，是对 Landzert 角（蝶骨平台和斜坡之间的角度）的改良。Welcher 基底角平均 132°，应始终 < 140°[10]；Lanzert 角在胚胎发育过程中发生变化，成人平均为 113.9°[16,55]。当扁平颅底伴或不伴颅底凹陷时这两个角度都会异常增加（图 3.2）。

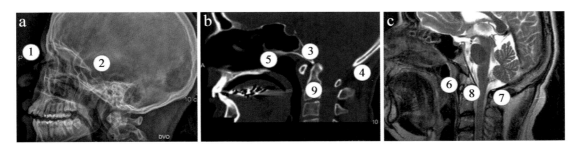

图 3.1 颅脊交界区颅骨测量参数分析中需要可视的相关解剖标志：1 鼻根，2 鞍结节，3 基底部（骨大孔前缘），4 枕后点（枕骨大孔后上缘），5 硬腭后缘，6 寰椎前弓，7 寰椎后弓，8 齿突，9 C2 椎体。(a) 侧位平片；(b) 矢状位 CT；(c) 矢状位 MRI

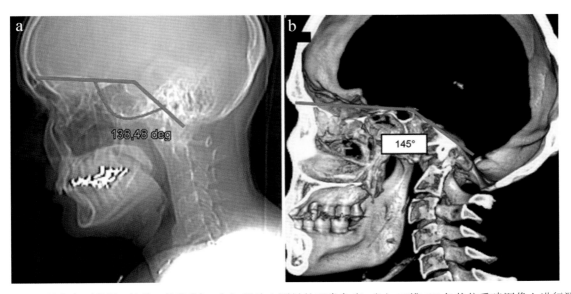

图 3.2 Welcher 基底角（鼻根 - 结节 - 基底角）。(a) 平片上测量的正常角度；(b) 三维 CT 矢状位重建图像上进行测量，提示扁平颅底

表3.1 颅骨参数

线/角	位置	解剖标志/关系	正常值	病理学提示
Wackenheim 线	L	斜坡和齿突的后表面	切线在齿突后缘,可穿过其后 1/3	BI
Chamberlain 线	L	硬腭、枕后点和齿突	齿突超过此线 < 5 mm	BI
McRae 线（FM 线）	L	颅底点、枕后点和齿突	齿突低于此线	BI
McGregor 线	L	硬腭、枕骨基底部和齿突	齿突超过此线 < 7 mm	BI
Ranawat 线/标准	L	齿突正中冠状面上寰椎横轴与枢椎椎弓根中点的距离	男性 > 15 mm 女性 > 13 mm	BI
Redlund-Johnell 和 Pettersson 距离	L	McGegor 线至 C2 下终板中点	男性 > 34 mm 女性 > 29 mm	BI
Fischgold 和 Metzger	AP	乳突尖和齿突之间的连线	齿突在此线下	BI
Klaus 后窝高度指数	L	齿突 - 鞍结节连线至枕内隆凸连线间的垂直距离	> 30 mm	BI 扁平颅底
Welcher 基底角	L	鼻根 - 鞍结节连线与鞍结节 - 颅底点连线的夹角	< 140°	扁平颅底
斜坡椎管角	L	Wachenhein 线和后缘轴线的夹角	150° ~ 180°	BI 扁平颅底
颈髓角	L	MRI 上测量前延髓线和颈脊髓线的夹角	> 135°	BI 颅骨下沉
BDI	L	颅底点与齿突尖之间的距离	< 12 mm	AOD
BAI	L	颅底点和后轴线的垂直距离	< 12 mm	AOD
ADI	L	齿突到 C1 前弓的距离	成人 < 3 mm 儿童 < 5 mm	AAI
PADI SAC	L	齿突到 C1 后弓的距离	无神经症状患者: > 18 mm 如 < 14 mm,常提示神经受损	AAI 患者存在神经损害
寰枕关节轴向角	AP	寰枕关节两条平行线的夹角	124° ~ 127°	枕骨髁发育不全
枕骨髁 -C1 间隙（枕寰关节间隙）	AP 或 L	C1 侧块与枕骨髁的距离	成人 < 2mm 儿童 < 5mm	AOD
Clark 法	L	寰枢椎纵向关系 寰椎前环相对于枢椎轴的高度分成垂直相等的 3 份	寰椎环对应枢椎的上 1/3	BI

L: 侧位；BI: 颅底凹陷；AP: 前后位；FM: 横突孔；BDI: 颅底 - 齿突间隙；BAI: 颅底 - 枢椎后缘间隙；AOD: 寰枕关节脱位；ADI: 寰齿前间隙；AAI: 寰枢椎不稳；PADI: 寰齿后间隙；SAC: 脊髓可用空间

3.1.2 颅颈椎参数

Wackenheim 斜坡线沿斜坡后表面引出并向下延伸[52](图 3.3)，该线描绘斜坡和齿状突之间的关系。在正常颅脊交界序列中，斜坡基线在齿突尖后侧下降，或可能穿过后 1/3。任何程度的齿状突高于此线均被认为是颅底凹陷或 AAD。由 Wackenheim 线与后轴线形成的夹角代表斜坡椎管角——颅脊角（图 3.4），依颈椎屈曲 / 伸直位的不同，介于 150° ~ 180° 之间，当此角度 < 150° 时提示有脊髓受压的可能[50]。对于扁平颅底 / 颅底凹陷，有时前述的 Wackenheim 斜坡基线是正常的，但斜坡椎管角往往变得相当小（甚至达 90°），因此这一参数在描述上述病理状态时显得非常重要。由于斜坡椎管角测量所要求的骨性结构可视化常常比较困难（尤其是在减压术后），以及通过骨参数描述神经受影响的非直接性，Bundschuh 等通过描述颈髓角来直接显示类风湿伴颅底凹陷症或颅骨下沉患者脑干和脊髓的受压程度[5]，与 50 例正常人的数值进行比较并得出结论，颈髓角 < 135° 的所有患者均有脑干受压，是脊髓型颈椎病或 C2 神经根痛的证据。该角通过测量 MRI 图像上平行于延髓及上颈段脊髓腹侧表面直线的交点得来（图 3.5）。此后，很多文献将颈髓角与临床症状、治疗适应证和结果相关联[39,54]。最大规模的研究对 200 例无颅脊畸形患者进行 MRI 测量，

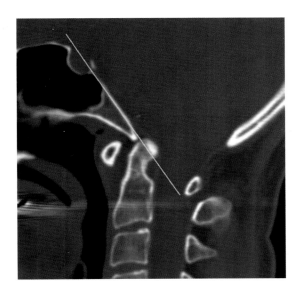

图 3.3　一例寰椎下沉、齿突轻度凹陷患者的 Wackenheim 斜坡线

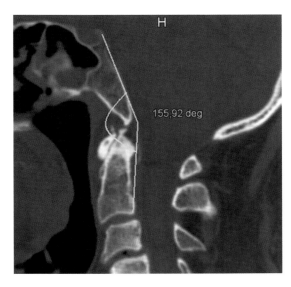

图 3.4　斜坡椎管（颅脊）角

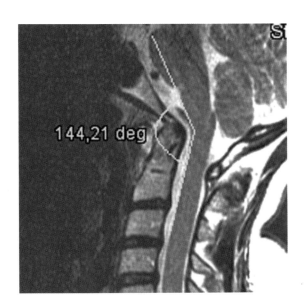

图 3.5　MRI 图像上测量颈髓角

结果发现颈髓角正常值约为 158°（139° ~ 175°）[53]；作者们还发现颈髓角具有良好的观察间信度和观察者内在信度。

与 Wackenheim 斜坡基线相似，用于检测类风湿患者颅底凹陷或颅骨下沉的原始测颅线最初大都基于平片影像学评估。由于骨性结构在 CT 正中矢状面清晰可见，因此这些测量变得更加容易。历史上最有用的侧位片参数测量包括 Chamberlain 线、McGregor 线、McRae 线（图 3.6）以及 Klaus 高度指数。其他评价参数列于表 3.1 中（Clark 法、

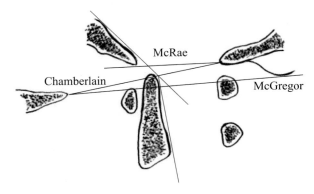

图 3.6　颅底线示意图

Redlund-Johnell 和 Pettersson 距离、Ranawat 标准、Fischgold-Metzger 线）。所有这些参数不太适用于创伤的情况。

在 X 线平片上，当齿突尖超过 Chamberlain 线（硬腭至枕后点的连线）至少 2 mm 以上[6]、高出 McGregor 线（硬腭后上方至枕骨鳞部最低点的连线）4.5 mm 以上[28] 或只要超过 McRae 线（颅底点 - 枕后点的连线）[29]（图 3.6），就可以诊断为颅底凹陷或压迫。Reddundol-Johnell 标准是指 C2 椎体下中点至 McGregor 线的距离，男性 < 34 mm 或女性 < 29 mm 都提示存在颅底凹陷[38]。同样，根据 Ranawat 标准，第二颈椎椎弓根中心与沿齿突寰椎横轴之间的距离，男性 < 15 mm、女性 < 13 mm 提示颅底凹陷[37]。经口前后位平片上双乳突尖端连线为 Fischgold-Metzger 线，齿突高出此线亦表明颅底凹陷[3,30]。对于类风湿患者，任何需要确切显示齿突的评价标准测量都较为困难，此时可采用上述其他标志点评价标准来代替齿突。确实，在一项对 131 例类风湿患者展开的研究中[41]，93% 的患者可观察到硬腭，其次是寰椎（88%），只有 34% 的患者可以观察到齿突[41]。学者们继续研究这些评价标准对颅底凹陷症诊断的敏感性和特异性，结果发现，其灵敏度或阴性预测值（negative predictive value，NPV）均未超过 90%，甚至不及那些不要求显示齿突的方法（如 Redlund-Johnell 和 Ranawat 标准）。但是，联合运用 Clark 法、Redlund-Johnell 标准和 Ranawat 标准评估平片的敏感性和 NPV 分别达到 94% 和 91%。实际上，对于采用联合标准评估后疑有颅底凹陷症的类风湿患者，研究者们建议行进一步影像学检查，在他们看来，运用联合标准，可以使 55% 的患者免于接受不必要的 MRI 评估。Klaus 高度

指数是指齿突尖到鞍结节与枕内粗隆连线的垂直距离[24]，如在小脑幕清晰可见的 MRI 图像上测量，数据将更加准确，如颅后窝的高度 < 30 mm，则提示扁平颅底和颅底凹陷。

上述提到的所有标准 / 线都是利用某种形式的颅骨和颈椎之间的解剖关系，寰椎的 Clark 法则是运用垂直的寰枢椎关系来预测颅底凹陷症[7]。它在矢状面上将枢椎分成 3 个相等的部分，如果寰椎前弓横过中部或尾部 2/3，则提示有颅底凹陷症存在。事实上在 Riew 等的研究中，这种方法对颅底凹陷症诊断的灵敏度和 NPV 分别为 83% 和 85%。纵向寰枢椎指数也说明了寰椎和枢椎之间的关系，这种关系让我们明白，部分颅底凹陷症患者的问题实际上来自寰枢关节，而并非寰枕关节[26]。这些患者只需行后路寰枢关节松解、撑开、植骨或放置融合器及内固定手术，避免了经口手术治疗。前后位片上通过寰枕关节平行线而形成的寰枕关节轴向角可用于检测枕骨髁发育不全，正常值范围 124°～ 127°，在一定条件下角度可增加甚至超过 180°[45]。

上述参数大多数适用于非创伤性情况，最常用于颅脊交界区受累的类风湿患者，因其病理生理过程将导致颅骨下沉 / 颅底凹陷症。在创伤情况下，建立具有高度敏感度和特异性的评估标准非常必要，可以发现易漏诊的寰枕、寰枢脱位和不稳。创伤会导致颅脊交界区各结构间的分离、移位或旋转，因此绝大多数创伤患者使用上述标准失效。

但人们还是提出多个评价指数和比值，以提醒医生注意颅脊交界区损伤的征象，这些征象通常较为细微，易被遗漏。从幸存的寰枕分离患者入手，最常用的颅骨测量参数包括 Harris 测量、Powers 比率、Lee X 线和枕骨髁移位。

Harris 等提出正常成人脊柱的所谓 "12 法则"（图 3.7），用之前 Wholey 等[57] 提出的颅底 - 齿突间隙（BDI）和颅底 - 枢椎后缘间隙（BAI）来描述成人和儿童的正常值[17]。结果发现，成人 BDI 和 BAI 小于 12 mm 时，提示颅脊交界区完好；但由于小儿的齿突骨化尚未完成，因此 BDI 不适用于儿童。Harris 等随后应用这些法则对 37 例寰枕关节脱位（AOD，基于 Lee X 线、Powers 比率和 BDI/BAI 确诊）患者的 X 线平片进行回顾性分析[18]，其中 23 例真性 AOD 患者 BDI、BAI 均

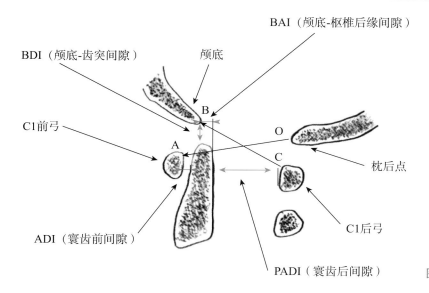

BAI（颅底-枢椎后缘间隙）

BDI（颅底-齿突间隙）

颅底

C1前弓

枕后点

ADI（寰齿前间隙）

C1后弓

PADI（寰齿后间隙）

图 3.7　颅脊交界和上颈椎序列的不同测量方法

> 12 mm。46%（17/37）的患者因解剖变异而无法测量 Powers 比率或 Lee X 线；其余 20 例患者中 Powers 比率诊断寰枢椎半脱位分型的正确率只有 60%，而 Lee X 线只有 20%。寰枢椎半脱位分为单纯前脱位、单纯分离脱位、前脱位合并分离脱位以及单纯后脱位。Powers 比率由颅底点和 C1 后弓之间的距离除以 C1 前弓和枕后点之间的距离计算得来，特异性较差[35]。此值 < 1 时被认为正常（图 3.7）；而寰枕关节发生单纯纵向脱位和后脱位时，该值仍然正常，从而导致延误诊断。有学者采用 Lee X 线[27] 对 12 例 AOD 患者和 100 例颅脊交界区正常患者进行评估，比较其与 Powers 比率、Wholey's BDI、Dublin 法以及寰枕关节直接测量的评价效果。结果发现在采用平片进行评估的方法中，Lee X 线最为准确，准确率为 75%，其他方法的准确率 ≤ 50%；最后对所有患者进行 2 mm 层厚 CT 扫描重建，如果颅底轴和棘突椎板连线与 C2 不相交，枕骨轴线与 C1 不交叉的话，Lee X 线被认为是异常的。根据 Wholey 等直接测量的寰枕关节宽度（寰椎 - 枕骨髁间隙和寰枕间隙），成人应 < 2 mm，儿童应 < 5 mm[57]。

3.1.3　寰枢参数

寰枢关系可以通过平片上的寰齿前间隙（AADI，齿突前间隙）来描述[20]，亦与寰齿后间隙（PADI）密切相关（图 3.7）。动态平片上对这两个参数的测量可用于验证由于类风湿关节炎

（RA）、发育异常和（或）慢性创伤引起的寰枢椎不稳（atlantoaxial instability，AAI）。但由于创伤性 AAI 相对少见，因此急性创伤患者不需经上述参数验证[2]。动力位平片上成人 AADI 应 < 3 mm，儿童应 < 5 mm。即使没有神经症状和体征，PADI ≤ 14 mm 结合异常 AADI 亦提示需行 MRI 评估。

在应用多层螺旋 CT 的时代，对颅颈关系的重新研究使前述的 X 线平片参数受到挑战。Rojas 等采用多排螺旋 CT（multidetector row CT，MDCT）对 200 例患者进行研究，并对 Harris 测量、Powers 比率及寰齿间隙、寰枕间隙进行重测[42]，结果发现与之前公认的正常值之间存在显著差异。首先，参数无性别差异；其次，虽前述的"12 法则"仍然有效，但 BDI 的 CT 值更小（< 8.5 mm），BAI 结果不可信。MDCT 片上测得的 Powers 比率 < 0.9，与平片结果无明显不同。Pang 等发现，89 例儿童正常 CCI < 2 mm[34]，当患者 CCI 增宽至 > 4 mm 时建议行手术治疗。CT 与 X 线平片颅骨测量参数的差异可能是放大率不同、标志显示困难以及患者体位不同所造成的结果；MRI 对颅底凹陷症颅骨测量参数的验证结果与平片结果同样存在显著差异[48]。

既往判定寰椎横韧带（TAL）损伤所致 AAI 最常用的指标是 Spence 法则[46]，即如果 C1 侧块相对 C2 侧向移位总和超过 7 mm，TAL 很可能断裂（第 10 章图 10.2）。必须清楚的是，这是针对尸体标本的研究，故当进行平片评估时，实际上此数值 > 8.1 mm[19]。在步入 CT 时代的今天，尽

管 MRI 可直接评估 TAL 的完整性，但在 CT 冠状位重建影像上能够直接通过测量移位而获得的 6.9 mm Spence 实际值仍可使用[9]。

3.2 动态影像

颅脊交界和上颈椎的一些动态异常需要在加载条件（即屈曲、伸展或旋转）下进行检测，这些异常包括可复性颅骨下沉、AAI、游离齿突、骨折畸形愈合等。与静态图像相似，人们提出几种放射线指数来描述颅脊交界结构的动态关系。Abe 等[1]提出一种 AAI 指数，用于定义屈曲和伸展时脊髓容积的改变率；他们还建议对所有神经功能缺失或不稳定指数 > 20% 或最大脊髓空间不足 14 mm 的患者行手术治疗。该指数适用于评估矢状不稳定，但不可用于多向不稳（如游离齿突）的患者。Watanabe 对 37 例 AAI 患者的动态断层图像进行研究，试图定义一个矢状面旋转角度和不稳定指数，提出不稳定指数超过 40% 且旋转角度超过 20° 也是对脊髓症状和体征的预测指标[56]。无论采用何种动态测量手段，清醒状态下测得的不稳定程度均较麻醉状态下所看到的要被低估。

前面提及的由 Kulkarni 和 Goel 提出的纵向寰枢椎不稳指数（vertical atlantoaxial instatiblity index，VAAII）是提示寰枢椎纵向不稳的良好指标。Goel 等借助 VAAII 评估纵向动力性不稳患者，成功预测了单纯纵向不稳定情况下患者施行复位

内固定手术但不经口减压的可行性[14]。

到目前为止，虽然大多数寰枢椎病变对寰枢复合体在纵向、前后或冠状面上都有影响，但最主要是影响复合体的旋转运动。寰枢椎旋转固定（atlantoaxial rotatory fixation，AARF）是近年来基于颅脊交界动态影像获得的一种表述病理现象的标准化定义。Pang 等通过旋转位动态 CT 扫描来定义正常人的寰枢椎旋转，就是一个可仿效的例子[34]。他们对整个旋转运动期间 C1 相对于 C2 的动态关系进行描述，发现均值变化很小。当 C1 在 C2 上旋转时，自 0° 独自旋转至 23°；然后 C1 与 C2 共同旋转直至 C1 达 65°，期间 C1 的转动速度较 C2 快；之后他们一起以 43° 的最大夹角旋转。作者基于诊断原则将 AARF 分为 3 个亚型，并据此利用 3 个位置的 CT 生成生理运动曲线（图 3.8）[33]。I 型 AARF 表示畸形固定，而 III 型则是 C1 沿 C2 轴向对侧旋转严重程度最轻的类型。

近年来有学者通过 MRI 评估进一步观察颅脊交界区在屈伸状态下的软组织压迫或不稳的变化情况。对于动态平片无法显示的骨性不稳，Epstein 等首先使用"动态"MRI 这一术语[12]，用以记录屈伸状态下 MRI 脊髓压迫的情况（图 3.9）。Gupta 等通过中立位、屈曲位和过伸位 MRI 和 CT，对各种原因引起的 25 例疑似颅脊交界区异常患者进行研究，发现对于那些中立位脊髓受压不明显的患者，动态 MRI 在负载情况下可以观测到每次的脊髓受压情况[15]。其他作者还利用动态 MRI 检查来

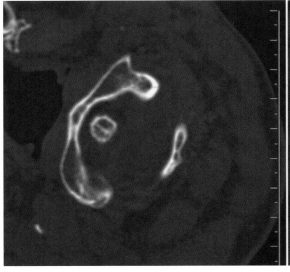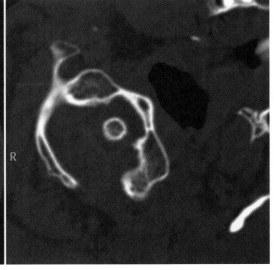

图 3.8 寰枢椎旋转固定（AARF）由正常 3 个位置的 CT 评估来确定，旋转时会产生寰枢椎关系变化的生理曲线

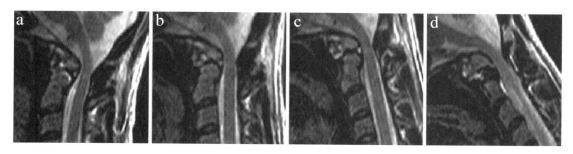

图 3.9 动态 MRI，屈伸位 MRI 可见其他方式无法清晰显示的神经受压（a ~ d）

评估 RA 患者和疑似 AAI 患者[22]，并与 X 线平片上的结果进行比较。Krodel 等甚至认为，在治疗类风湿性上颈椎不稳时，动态 MRI 检查对手术规划起到一定的作用[25]。在其研究中，动态 MRI 提示 11 例患者中 3 例脊髓压迫并未解除，需要进一步清除齿突周围的滑膜增生组织。

3.3 血管成像

传统脑血管造影术、CTA 和 MRA 目前被用来评估颅脊交界区域的血管情况，尤其是 CTA 和 MRA，彻底改变了对颅脊交界区域血管树的术前评估，使患者免于接受有创性血管造影（图3.10）。对外科重建技术而言，我们特别感兴趣的是椎动脉的解剖变异以及其与骨的解剖关系。有关椎动脉解剖、变异以及与周围关系等内容的讨论详见第 1 章。尽管如此，本章还是要谈及椎动脉的动态血管造影，原因是骨刺、AAI 或颅骨下沉等可导致罕见的颅脊交界区域椎动脉动态受压，对此类罕见病例需要进行动态血管造影。1966 年Janeway 等描述 1 例颅底凹陷症患者，通过动态血管造影发现患者转头时出现体位性椎动脉闭塞[21]。我们的案例中有 1 例患周期性后循环卒中的 16 岁男孩，旋转时骨刺导致椎动脉压迫 V3 节段受压，动态血管造影证实头部转动时血管闭塞（图3.11），通过 C1 部分椎板切除成功治愈。文献报道中亦有类似病例，如 1 例 34 岁男性患者，转头过程中椎动脉动态受压引起椎基底动脉供血不足和复发性栓塞性卒中，通过骨性减压成功获得治愈[49]。动态血管造影是一个非常少用的检查，只是针对颅脊交界区的特定问题才可能需要；然而，对于那些罕见病例的诊断及治疗过程中，其又是必须的。Dumas 等运用动态 MRA 和 CTA 对健康志愿者和有确实症状的患者进行研究，进一步评估头部转动时椎动脉的受压情况[11]。但这些无创性动态血管成像技术还未得到进一步的验证。

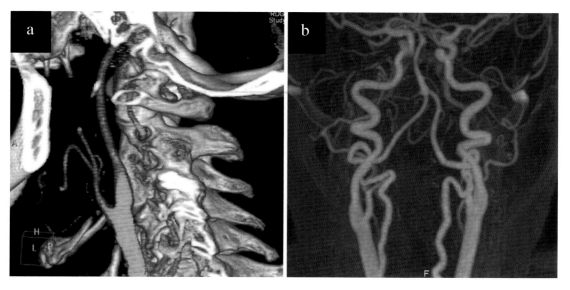

图 3.10 颅脊交界区血管评估。（a）CTA 在显示椎动脉与骨骼关系时非常有用；（b）MRA

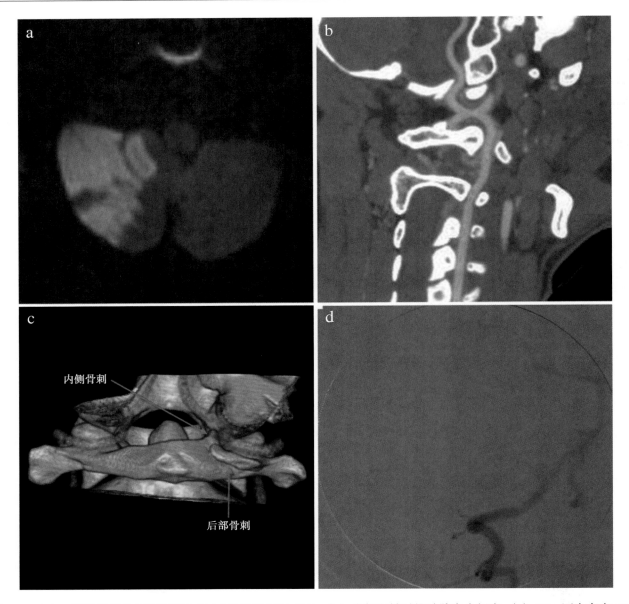

图 3.11　(a) 1 例患周期性后循环卒中的 16 岁男孩 MRI 所见；(b) 头部左转时椎动脉完全闭塞；(c) CTA 证实存在 C1 后弓骨刺；(d) 术中动态血管造影显示旋转时压迫完全缓解（致谢辛辛那提 Mayfield 诊所的 T. Abruzzo 博士）

3.4　我们的建议

颅脊交界区疾患的影像学评估并不复杂，但需要了解患者的临床细节，以指导选择一个适当的检查方法，而不是对每个病例都使用所有的影像学检查方法。我们倾向于将患者划分为创伤、退行性变 / 炎症和肿瘤等几类。

3.4.1　进展性 / 退行性变 / 炎症

大多数类风湿患者属于此类，多具有相关病史，伴颈部疼痛和（或）神经系统症状，转诊前拍摄过平片。需要对患者行标准中立位 MRI 平扫，尤其是对于有神经损害症状的患者。如对 X 线平片上的骨性关系存疑，则需要进行薄层 CT 扫描，以获取矢状面、冠状面和三维图像。这是颅脊交界区域任何手术实施之前都必须采取的检查方法，另外还需辅以动态屈伸侧位 X 线平片。可直接在 CT 和 X 线平片上测量前述颅骨测量参数，以评估疾病的严重程度，做好术前规划。

很明显，由于个体解剖差异及临床情况的不同，没有任何一个参数可以单独评价颅脊交界区的结构序列。如果有异常的话，利用临床状况相关的多个参数的组合评价会评估得更为精细。对于非创伤性病例，随着疾病的进展会导致颅骨下沉、颅底压迫 / 凹陷或扁平颅底，我们发现以下参数最有用：Wackenheim 基底斜坡线、颈髓角和基底角、McRae 线和 Chamberlain 线、BDI。对于可疑病例，我们选择使用多个参数组合进行评估，但由于颅脊交界结构可视化的局限性，有时不得不使用一个特定的参数。正中矢状位 CT 重建无疑将使评估过程变得更容易。

3.4.2 创 伤

对于外伤性患者，颅底压迫的相关参数不是非常有用，因为我们最关心的是：（1）枕颈交界区的牵拉损伤；（2）继发于骨或韧带损伤的 AAI；（3）寰椎损伤时冠状面的序列；（4）枢椎 / 齿突

矢状面序列。在我们医院，所有创伤患者的搬运均采取保护脊柱及佩戴硬颈围的预防措施，直至放射学和临床诊断排除脊髓损伤。对大多数疑有脊髓损伤的急诊入院创伤（尤其是多发伤）患者，我们直接行螺旋 CT 检查，并予以适当的重建。对于那些转自其他医院或无神经功能障碍的单纯上颈椎损伤患者，则先行 X 线平片评估。

对于有部分脊髓损伤或根据受伤机制、临床症状和 CT 评估，损伤仍有疑问的情况，适合行急诊 MRI 检查（图 3.12）。

3.4.3 肿 瘤

对于怀疑颅脊交界肿瘤性疾病的病例，需要在上述影像学检查的基础上增加 MRI 增强扫描。

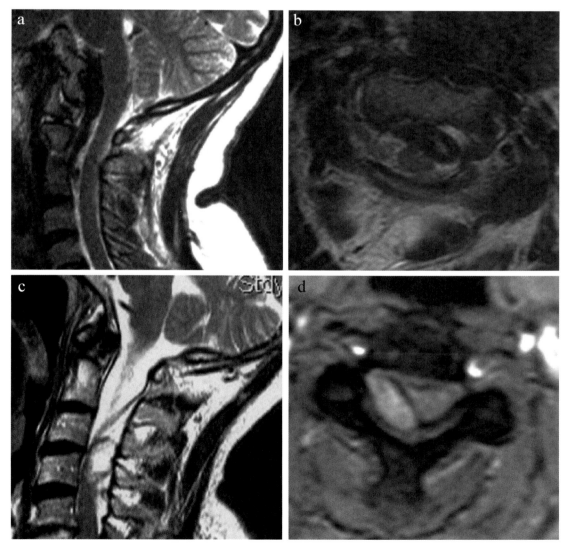

图 3.12 MRI 显示创伤后椎管内髓外血肿。（a，b）无临床症状的颅脊交界创伤后硬膜下血肿；（c，d）另一患者颈椎中段早期无临床症状、后失代偿的创伤后硬膜外血肿

由于转移性或原发性肿瘤常导致骨侵蚀和不稳，因此上述相关指标仍然适用。但需要通过 CT 仔细评估骨性结构，动力位平片观察稳定性，MRI 评价神经压迫情况。有时对于浸润性肿瘤，需要通过 CTA/ MRA 或 DSA 评估血管浸润 / 闭塞情况。

总之，在成像方式不断完善的今天，许多颅骨测量参数已经过时。然而，当颅脊交界外科医生定义颅脊交界和上颈椎复合关节的"正常"关系时，对这些知识的了解仍然非常重要。

（张　涛　黄华扬 译　夏　虹 审校）

参考文献

1. Abe, H., Tsuru, M., Mitsumori, K.: Atlanto-axial dislocation–instability index and indications for surgery (author's transl). No Shinkei Geka **4**, 57–72 (1976)

2. Bono, C.M., Vaccaro, A.R., Fehlings, M., et al.: Measurement techniques for upper cervical spine injuries: consensus statement of the Spine Trauma Study Group. Spine (Phila Pa 1976) **32**, 593–600 (2007)

3. Boudin, G., Fischgold, H., Pepin, B., et al.: Syringomyelitic syndrome and associated complex malformations, especially of the atlanto-occipital joint and of the cervical vertebrae. Rev Neurol (Paris) **87**, 347–352 (1952)

4. Brenner, D., Elliston, C., Hall, E., et al.: Estimated risks of radiation-induced fatal cancer from pediatric CT. AJR Am J Roentgenol **176**, 289–296 (2001)

5. Bundschuh, C., Modic, M.T., Kearney, F., et al.: Rheumatoid arthritis of the cervical spine: surface-coil MR imaging. AJR Am J Roentgenol **151**, 181–187 (1988)

6. Chamberlain, W.E.: Basilar impression (platybasia): A bizarre developmental anomaly of the occipital bone and upper cervical spine with striking and misleading neurologic manifestations. Yale J Biol Med **11**, 487–496 (1939)

7. Clark, C.R., Goetz, D.D., Menezes, A.H.: Arthrodesis of the cervical spine in rheumatoid arthritis. J Bone Joint Surg Am **71**, 381–392 (1989)

8. Deliganis, A.V., Mann, F.A., Grady, M.S.: Rapid diagnosis and treatment of a traumatic atlantooccipital dissociation. AJR Am J Roentgenol **171**, 986 (1998)

9. Dickman, C.A., Greene, K.A., Sonntag, V.K.: Injuries involving the transverse atlantal ligament: classification and treatment guidelines based upon experience with 39 injuries. Neurosurgery **38**, 44–50 (1996)

10. Dolan, K.D.: Cervicobasilar relationships. Radiol Clin North Am **15**, 155–166 (1977)

11. Dumas, J.L., Salama, J., Dreyfus, P., et al.: Magnetic resonance angiographic analysis of atlanto-axial rotation: anatomic bases of compression of the vertebral arteries. Surg Radiol Anat **18**, 303–313 (1996)

12. Epstein, N.E., Hyman, R.A., Epstein, J.A., et al.: "Dynamic" MRI scanning of the cervical spine. Spine (Phila Pa 1976) **13**, 937–938 (1988)

13. Gilbert, J.W., Wheeler, G.R., Lingreen, R.A., et al.: Open stand-up MRI: a new instrument for positional neuroimaging. J Spinal Disord Tech **19**, 151–154 (2006)

14. Goel, A., Shah, A., Rajan, S.: Vertical mobile and reducible atlantoaxial dislocation. Clinical article. J Neurosurg Spine **11**, 9–14 (2009)

15. Gupta, V., Khandelwal, N., Mathuria, S.N., et al.: Dynamic magnetic resonance imaging evaluation of CVJ abnormalities. J Comput Assist Tomogr **31**, 354–359 (2007)

16. Guyot, L., Richard, O., Adalian, P., et al.: An anthropometric study of relationships between the clival angle and craniofacial measurements in adult human skulls. Surg Radiol Anat **28**, 559–563 (2006)

17. Harris Jr., J.H., Carson, G.C., Wagner, L.K.: Radiologic diagnosis of traumatic occipitovertebral dissociation: 1. Normal occipitovertebral relationships on lateral radiographs of supine subjects. AJR Am J Roentgenol **162**, 881–886 (1994)

18. Harris Jr., J.H., Carson, G.C., Wagner, L.K., et al.: Radiologic diagnosis of traumatic occipitovertebral dissociation: 2. Comparison of three methods of detecting occipitovertebral relationships on lateral radiographs of supine subjects. AJR Am J Roentgenol **162**, 887–892 (1994)

19. Heller, J.G., Viroslav, S., Hudson, T.: Jefferson fractures: the role of magnification artifact in assessing transverse ligament integrity. J Spinal Disord **6**, 392–396 (1993)

20. Hinck, V.C., Hopkins, C.E.: Measurement of the atlanto-dental interval in the adult. Am J Roentgenol Radium Ther Nucl Med **84**, 945–951 (1960)

21. Janeway, R., Toole, J.F., Leinbach, L.B., et al.: Vertebral artery obstruction with basilar impression. An intermittent phenomenon related to head turning. Arch Neurol **15**, 211–214 (1966)

22. Karhu, J.O., Parkkola, R.K., Koskinen, S.K.: Evaluation of flexion/extension of the upper cervical spine in patients with rheumatoid arthritis: an MRI study with a dedicated positioning device compared to conventional radiographs. Acta Radiol **46**, 55–66 (2005)

23. Kevles, B.: Body imaging. How doctors learned to peer beneath our skin to see what might be wrong without using surgery. Newsweek **130**, 74–76 (1997)

24. Klaus, E.: Roentgen diagnosis of platybasia & basilar impression; additional experience with a new method of examination. Fortschr Geb Rontgenstr Nuklearmed **86**, 460–469 (1957)

25. Krodel, A., Refior, H.J., Westermann, S.: The importance of functional magnetic resonance imaging (MRI) in the planning of stabilizing operations on the cervical spine in rheumatoid patients. Arch Orthop Trauma Surg **109**, 30–33 (1990)

26. Kulkarni, A.G., Goel, A.H.: Vertical atlantoaxial index: a new craniovertebral radiographic index. J Spinal Disord Tech **21**, 4–10 (2008)

27. Lee, C., Woodring, J.H., Goldstein, S.J., et al.: Evaluation of traumatic atlantooccipital dislocations. AJNR Am J Neuroradiol **8**, 19–26 (1987)

28. McGregor, M.: The significance of certain measurements of the skull in the diagnosis of basilar impression. Br J Radiol **21**, 171–181 (1948)

29. McRae, D.L., Barnum, A.S.: Occipitalization of the atlas. AJR Am J Roentgenol **70**, 23 (1953)

30. Metzger, J., Fischgold, H., Appel, L.: Special radiographical examinations in fractures of the base of the skull. Ann Med Leg Criminol Police Sci Toxicol **42**, 5–12 (1962)

31. Monu, J., Bohrer, S.P., Howard, G.: Some upper cervical spine norms. Spine (Phila Pa 1976) **12**, 515–519 (1987)

32. Oliva, L.: Alessandro Vallebona (1899–1987). Radiol Med **76**, 127129 (1988)

33. Pang, D.: Atlantoaxial rotatory fixation. Neurosurgery **66**, A161–A183 (2010)

34. Pang, D., Nemzek, W.R., Zovickian, J.: Atlanto-occipital dislocation: part 1 – normal occipital condyle-C1 interval in 89 children. Neurosurgery **61**, 514–521 (2007). discussion 521

35. Powers, B., Miller, M.D., Kramer, R.S., et al.: Traumatic anterior atlanto-occipital dislocation. Neurosurgery **4**, 12–17 (1979)

36. Raju, T.N.: The Nobel chronicles. 1979: Allan MacLeod Cormack (b 1924); and Sir Godfrey Newbold Hounsfield (b 1919). Lancet **354**, 1653 (1999)

37. Ranawat, C.S., O'Leary, P., Pellicci, P., et al.: Cervical spine fusion in rheumatoid arthritis. J Bone Joint Surg Am **61**, 1003–1010 (1979)

38. Redlund-Johnell, I., Pettersson, H.: Radiographic measurements of the cranio-vertebral region. Designed for evaluation of abnormalities in rheumatoid arthritis. Acta Radiol Diagn (Stockh) **25**, 23–28 (1984)

39. Reijnierse, M., Bloem, J.L., Dijkmans, B.A., et al.: The cervical spine in rheumatoid arthritis: relationship between neurologic signs and morphology of MR imaging and radiographs. Skeletal Radiol **25**, 113–118 (1996)

40. Riederer, S.J.: MR imaging: its development and the recent Nobel Prize. Radiology **231**, 628–631 (2004)

41. Riew, K.D., Hilibrand, A.S., Palumbo, M.A., et al.: Diagnosing basilar invagination in the rheumatoid patient. The reliability of radiographic criteria. J Bone Joint Surg Am **83-A**, 194–200 (2001)

42. Rojas, C.A., Bertozzi, J.C., Martinez, C.R., et al.: Reassessment of the craniocervical junction: normal values on CT. AJNR Am J Neuroradiol **28**, 1819–1823 (2007)

43. Sassard, R., O'Leary, J.P.: Egas Moniz: pioneer of cerebral angiography. Am Surg **64**, 1116–1117 (1998)

44. Scher, A., Vambeck, V.: An approach to the radiological examination of the cervico-dorsal junction following injury. Clin Radiol **28**, 243–246 (1977)

45. Smoker, W.R.: CVJ: normal anatomy, craniometry, and congenital anomalies. Radiographics **14**, 255–277 (1994)

46. Spence Jr., K.F., Decker, S., Sell, K.W.: Bursting atlantal fracture associated with rupture of the transverse ligament. J Bone Joint Surg Am **52**, 543–549 (1970)

47. Suzuki, F., Fukami, T., Tsuji, A., et al.: Discrepancies of MRI findings between recumbent and upright positions in atlantoaxial lesion. Report of two cases. Eur Spine J **17**(Suppl 2), S304–S307 (2008)

48. Tassanawipas, A., Mokkhavesa, S., Chatchavong, S., et al.: Magnetic resonance imaging study of the craniocervical junction. J Orthop Surg (Hong Kong) **13**, 228–231 (2005)

49. Tominaga, T., Takahashi, T., Shimizu, H., et al.: Rotational vertebral artery occlusion from occipital bone anomaly: a rare cause of embolic stroke. Case report. J Neurosurg **97**, 1456–1459 (2002)

50. van Gilder, J.C., Menezes, A.H., Dolan, K.A.: Radiology of the CVJ and its abnormalities, pp. 29–68. Futura Mount Kisco, New York (1987)

51. Vates, G.E., Wang, K.C., Bonovich, D., et al.: Bow hunter stroke caused by cervical disc herniation. Case report. J Neurosurg **96**, 90–93 (2002)

52. Wackenheim, A.: Radiologic diagnosis of congenital forms, intermittent forms and progressive forms of stenosis of the spinal canal at the level of the atlas. Acta Radiol Diagn (Stockh) **9**, 759–768 (1969)

53. Wang, C., Wang, S.: Letter to the Editor concerning "The single transoral approach for Os odontoideum with irreducible atlantoaxial dislocation" by Wang X, Fan CY, Liu ZH, Eur Spine J. 2009 Jul 14. Eur Spine J **19**, 502–504 (2009). author reply 505–507

54. Wang, C., Yan, M., Zhou, H.T., et al.: Open reduction of irreducible atlantoaxial dislocation by transoral anterior atlantoaxial release and posterior internal fixation. Spine (Phila Pa 1976) **31**, E306–313 (2006)

55. Watanabe, I.S., Madeira, M.C., Watanabe, I.S., et al.: The clivus-sphenoidale angle in children (postnatal flexion of the cranial base). Rev Bras Pesqui Med Biol **10**, 325–329 (1977)

56. Watanabe, M., Toyama, Y., Fujimura, Y.: Atlantoaxial instability in os odontoideum with myelopathy. Spine (Phila Pa 1976) **21**, 1435–1439 (1996)

57. Wholey, M.H., Bruwer, A.J., Baker Jr., H.L.: The lateral roentgenogram of the neck; with comments on the atlanto-odontoid-basion relationship. Radiology **71**, 350–356 (1958)

第二部分
重建技术原则

第4章 手术入路

P. Suchomel, J. Hradil, R. Frič

在进行颅脊交界区大多数手术的体位摆放时，术野应略高于或与右心房等高，选择可以调整高度的手术床，以免出现难以控制的出血或静脉空气栓塞。当颅脊交界区高于心脏水平时，患者易发生静脉空气栓塞，术者需采取足够的预防措施，如留置中心静脉导管和经食管超声心动图监测；相反，当手术野低于心脏平面时，则易引起硬膜外静脉丛或C2神经根周围的静脉丛出血。大部分上颈椎手术需在X线透视的指导下进行，因而应注意避免手术台或其他设备对目标骨性结构的阻挡；此外，摆放体位时还应注意麻醉设备位置可能造成的干扰，尤其是使用加强型导管确保气道安全时。为保证头部稳定，减少可能发生的上颈椎位置改变，术前往往将头固定在Mayfield三点式头架上（图4.1）。头部固定确切后需再次确认体位是否合适，尤其应当考虑患者体重的影响。如术中需进行颅骨轴向牵引，使用Halo头环或其他可自由调节的颅骨固定夹较Mayfield头架更为合适。最后的要点是，手术医师应站在一个操作无阻挡的舒适位置；手术室的整体配置应保证术中所需，包括外科显微镜，以及其他的常用外科设备（C臂机、导航工作台、电生理检测仪等）。目前，神经外科医生可采用多种手术入路及各种改良手术入路到达上颈椎或颅脊交界区，以治疗肿瘤、血管畸形及其他颅脊交界区疾病。但这些术式多用于

P. Suchomel（✉）and J. Hradil
Department of Neurosurgery，
Neurocenter，Regional Hospital Liberec，
Husova St. 10，46063 Liberec，Czech Republic

R. Frič
Department of Neurosurgery，
Rikshospitalet，Oslo University Hospital，
Sognsvannsveien 20,0027 Oslo，Norway

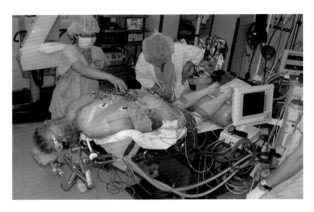

图4.1 后路上颈椎手术患者的准备。注意放置了术中电生理监测电极

解除神经压迫，并不适用于脊柱和颅脊交界区域的重建。在此我们仅详细介绍适用于脊柱重建外科的手术入路。

4.1 后正中入路

后正中入路（图4.2）是上颈椎及颅脊交界区最传统、最简单，也是最常用的手术入路。该术式不仅适用于简单的神经结构减压（创伤、Chiari畸形等），也是到达脊髓和后颅窝常用的手术入路。后正中入路是各种后路固定技术（第6章）中最简单、最安全的入路方式，也是最常用于上颈椎重建和（或）稳定的手术入路。

4.1.1 手术方法

患者体位在很大程度上取决于手术的类型，特定的手术类型需要特定的体位。所谓的"飞机着陆"式体位要求患者身体及四肢处于较低位置

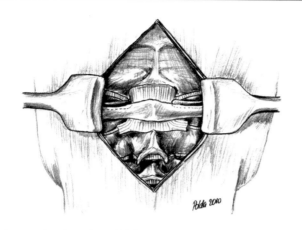

图 4.2　后正中入路显露结构图

并保持下肢膝部屈曲，可有效降低静脉出血的风险。"勒马"式体位要求患者颈部伸直，下颌部向颈前靠拢，这种体位能够保证行 C1-C2 经关节螺钉固定时，可以借助侧位 X 线调整进钉角度。然而，对于体位没有规范的要求，常取决于手术医生的个人喜好和经验。

典型的后正中切口从枕骨隆凸延续到 C3 棘突，常使用单极电刀沿项韧带向下显露，与颅骨手术的显露步骤类似，向上逐步分离至后颅底并适当显露枕骨鳞，确定枕外隆凸后切断上项线和下项线肌肉附着点，并用自动拉钩向两侧拉开，继续沿正中线向下显露，通常可清楚触及 C2 的棘突，向下显露 C2 椎板侧壁，用直角拉钩向两侧牵开显露术野。

寰椎后结节是最重要的解剖标志，锐性切断并在骨膜下向两侧分离肌肉组织，需先沿着 C1 后弓下缘分离，这对于避免损伤在 C1 后弓上方椎动脉沟中走行的椎动脉非常重要，特别是寰椎后弓存在骨桥时（如第 1、6 章所述）。

对于肌肉组织的显露和剥离应仅限于需要显露的手术目标结构。C2 棘突附着的肌肉对维持颈椎的生物力学稳定性具有非常重要的意义，但对于这些区域的绝大多数手术操作和外科技术而言，肌肉组织的剥离是不可避免的。

4.2　后路旁正中入路

此入路主要用于下颈椎的微创手术，上颈椎区域较少使用这种手术入路。但由于微创技术越来越普及，侧方旁正中切口可用于通过管状撑开器置入螺钉，尤其适用于经皮微创技术（第 7 章

图 7.6、图 7.7）。

4.3　侧方入路

临床有许多种侧方、后外侧入路以及相应的改良入路，如远外侧入路和极外侧入路。在神经外科领域，远外侧入路是指低位枕骨下入路，可延伸显露枕骨髁及寰椎，但并不包括对这些结构的切除[32]，在其基础上继续向远外侧显露是专为上颈椎手术而设计的。

4.3.1　后外侧入路

这些入路最初是为了减压和肿瘤切除手术而设计的。术中注意不要破坏上颈椎的稳定性。该区域解剖结构复杂，椎动脉的走行也是其中的一大障碍。不同的手术操作方法已有文献详细报道，且大部分是由神经外科医生提出的[3,9,22,23,54,61,69]，然而，一旦手术影响到脊柱的自身稳定性，其重建将会很麻烦。切除 50% 的枕骨髁会增加 153% 的前屈 / 后伸、41% 的侧屈和 28% 的旋转[73]。所有的后外侧入路稳定性重建只能采用单侧枕颈固定术，然而这不能提供足够的早期术后稳定性，而如果保留寰枕关节，术后的功能恢复就好得多。由于上述的原因，我们不考虑将后外侧入路作为上颈椎重建的常规入路。

4.3.2　外侧入路 C1–C2 经关节固定术

早期有几篇报道介绍过上颈椎外侧入路。1957 年 Henry 将胸锁乳突肌（SCM）外翻以显露上颈椎的重要结构[31]。1966 年 Whitesides 设计一种用于上颈椎融合的手术入路[76]。Barbour 于 1973 年描述了从 1956 年就开始应用的 C1-C2 经关节固定技术，并指出单侧固定牢固性不足，必须采取双侧同时固定[8]。同年，Du Toit 和 Blignaut 应用了 Barbour 技术[20]，但发现其难以保证置钉的准确性，因而建议采用其他几种改良术式[20,62]。

4.3.2.1　手术技术

患者取仰卧位。为便于显露，可将患者头部偏向一侧，但在内固定之前头部需保持中立位。

最初的 Barbour 手术入路是非常直接的，斜形切口起自乳突前缘，经可触及的 C1 横突抵达下颌角后缘 [8]。确认 SCM 前缘，切开筋膜暴露寰椎横突。分离后下方走行的副神经，切除部分横突，分离椎旁肌肉，显露 C1/C2 关节前方。进行 C1-C2 经关节螺钉固定前将头部置于中立位。需要注意的是，分离过于靠后容易损伤椎动脉或周围静脉丛。

经过详细的尸体解剖学研究后，Du Toit 提出了一些改良方法。建议于乳突基底部上方行横切口，向外下沿颈部皮纹向前行弧形切口，可获得较好的外形效果；将耳垂向前推开并将 SCM 颅骨侧止点切开分离可获得理想的显露。

Roy-Camille 尝试从 SCM 后入路置钉以避免损伤 SCM[58]。不过，Roy-Camille 指出这一操作在攻丝及置钉时常受到乳突阻挡。Du Toit 设想通过 SCM 前缘显露 C1 的横突，但由于听神经和颈外静脉在该区域呈向前上斜交叉，需特别注意避免在显露 SCM 前缘过程中损伤这些结构。

副神经位于乳突尖下 2 ～ 3 横指宽并向后下方走行，分离过程中不太可能会碰到。为了充分暴露寰椎横突尖，需将二腹肌后腹向前上方牵开；同时牵开经过横突尖的枕动静脉。将横突的椎前筋膜切开并沿寰椎横突前方向侧块行骨膜下分离，最后清楚显露寰椎侧块的前侧面及进钉点，重新将头部恢复至中立位并适当调整寰枢关节，确保克氏针经 C1/2 关节做临时固定。

水平面向下 25°、冠状面向后 10° 置钉（图 4.3），在置钉过程中术者需用特殊的引导装置来

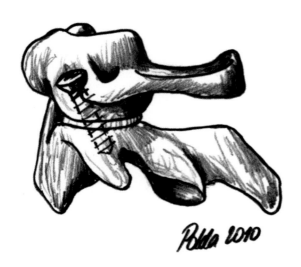

图 4.3　侧方入路 C1-2 经关节螺钉置入示意图

获得合适的角度并保护周围结构。为了避免损伤椎管内容物，向后 20° 被认为是最大的安全角度。置入舟状骨螺钉，拧紧螺钉前需刮除关节面软骨，准备植骨床，填充自体骨进行融合。同样方法处理对侧，以获得寰枢椎的牢靠固定。

4.3.2.2　我们的建议

上颈椎区域解剖结构复杂且需双侧显露，因此我们不使用该方法进行上颈椎重建。但是，外侧入路的经验在某些情况下（如肿瘤根治性切除）是有用的。

4.4　高位前外侧入路

高位颈椎前外侧入路源于显露 C3-T1 的下颈椎入路 [64]。DeAndrade 和 McNab[16] 将传统入路向头侧延伸以显露 C1-C2 区域。McAfee 等建议横断二腹肌及切除颌下腺以扩大颈前入路的显露范围 [45]。Vacaro 等采用扩大的右侧高位颈椎入路并辅以左侧小切口，以直接显露寰枢关节，进行关节内软骨切除以及 C1/C2 经关节螺钉的前方置入 [71]。尽管有学者支持采用此入路（单侧或双侧）治疗不同的病变 [55,63]，但真正用于治疗涉及 C1 以上水平的病例很少 [35]，最近成功用于内镜下的齿突切除术 [77]。

也可通过颈总动脉后方入路到达上颈椎前外侧 [31,75]。相比于以上描述的"动脉前方"入路，该入路并不那么直接，虽可避免动静脉损伤，但神经血管束向内侧牵拉移位较为困难，临床上未得到广泛应用。

4.4.1　手术技术

如果仅行上颈椎简单减压，头部可稍微旋转至对侧，以便获得更好的显露；但如果后续需行固定融合，则应将头部摆回至中立位。行下颌下切口或沿 SCM 行垂直切口，沿肌纤维分离颈阔肌，分离 SCM 前缘并将其向外牵开。沿神经血管束及食管壁间隙到达椎体前方，向上牵开含面神经束的腮腺，横断二腹肌并结扎面部静脉和颈外动脉分支。游离舌下神经的下行颈袢即可向头端牵开舌下神经。最后锐性切开椎前筋膜，利用双极电

凝骨膜下分离颈长肌，充分松解颈长肌以便于安放颈椎前路撑开器。钝性牵开咽部食管壁，显露 C1 前弓。

4.4.2　我们的建议

高位颈椎前外侧入路的最大优势在于其与下颈椎前入路的解剖学相似性，脊柱外科医生大多非常熟悉；不需切开任何潜在感染性腔隙，使用金属植入物非常安全。但是，当下颌位置较低或脊柱退变活动不良时，该入路会有一定困难。术后吞咽困难较为常见，但绝大部分是临时性的。

我们最常将高位前外侧入路用于上颈椎外伤，经典的应用是前路 C2/C3 间隙植骨钢板固定治疗 Hangman 骨折脱位（第 12 章图 12.14、12.18）。在行齿突螺钉固定时不需要大范围显露，仅在 C4/5 水平作一斜形切口即可满足手术要求。几乎所有 C2 椎体疾患的手术都可采用此咽后入路完成，包括肿瘤姑息性切除术、炎症组织清除、C1-C2 甚至 C0-1-2 不稳经关节固定的病例（第 14 章图 14.2、114.3）。该入路最大的缺点是脊柱侧方斜形显露，中线确认可能较为困难（图 4.4），不能显露斜坡，肿瘤根治较为困难，且显露常受下颌角的限制。

4.5　经口入路

经口手术是指经口腔到达上颈椎及颅脊交界

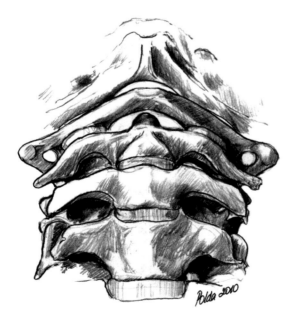

图 4.4　高位颈椎前外侧入路倾斜显露上颈椎，显露范围受限

中线结构的手术，在正常情况下，显露的范围从斜坡下缘直至 C2-C3 椎间盘水平。

简单的经口入路可以通过向上切开上颌骨或向下劈开下颌骨来扩大显露。当前，这一入路开始广泛用于内镜技术和微创技术。

4.5.1　经口咽入路

有文献记载的首例经口手术是 1919 年 Kanavel 将位于寰椎前弓和颅底之间子弹取出的手术[39]。Scoville 和 Sherman 于 1952 年进行经口入路尸体解剖学研究，并推荐采用该入路显露枕骨大孔前缘，Southwick 及 Robinson 成功进行了经口入路的 C2 骨瘤切除及脓肿切开引流术[64]。

首先报道经口入路手术治疗系列病例的是来自香港的 Fang 和 Ong，他们在 1962 年分别报道了 6 例创伤后 C1-C2 脱位及枕颈交界区炎症经口手术的病例；Mullan 等采用经口入路进行颅脊交界区肿瘤切除术[51]；Sukoff 等报道了首例经口椎管减压术成功治愈的风湿性疾病所致脊髓受压病例[68]。

随后有多篇关于经口入路的论文发表[17,33,44,56,65]，但大部分是个案或小样本病例报道。经口入路推广的主要障碍在于：（1）需要特殊的器械；（2）照明设备落后；（3）手术野深在。当需要切开蛛网膜下腔时，感染是个必须考虑的大问题。由于文献对于脑膜炎、脑脊液瘘等并发症的高发生率及其可能灾难性后果的报道，临床上对这种入路的选择逐渐减少。出现高致残率/死亡率报道后[36,38] 只有少数医生继续开展经口入路手术，并试图减少并发症的发生率[13-15,28,47,48]。1993 年 Crockard 报道 350 余例经口手术[13-15]，介绍了其在丰富手术经验中所吸取的教训[14]，他明确指出经口入路的手术指征，描述了手术技术，强调了可能存在的风险。在其所报道的病例中，感染率低于 3%，Hadley 等则将围术期死亡率降低到 0[28]。

经口入路常用于不可复性颅脊交界区畸形合并脊髓前方受压的病例[48]。这种情况可由多种疾病引起，回顾以往资料可发现大多数病例是由类风湿关节炎（RA）所致。风湿样血管翳压迫脊髓，齿突后脱位使症状进一步加重。目前对此类患者采取经口手术已不常见，原因是单纯寰枢椎融合不但可以防止齿突纵向移位[26]，还可减少血管翳的大小，甚至致其消失 [27,49,80,82]。

其他常用的经口入路指征包括发育性或后天性畸形，不能通过简单复位而去除脊髓前方压迫；齿突及其周围感染也是经口入路的指征之一，可通过此入路进行脓肿切开引流及感染组织清除；肿瘤活检或切除亦是经口入路的指征之一。

经口前路减压可导致上颈椎和（或）颅脊交界多方向的明显不稳定，这种情况在本身已存在部分失稳的病例尤其突出，如齿突全切除或寰椎韧带断裂等情况 [18-19]。同样，寰椎前弓切除可影响颅脊交界区的平移稳定性，尤其是垂直方向的稳定性 [52]。寰椎失去前方张力韧带后，由于侧块形状似楔形，单纯受到头部重量和（或）寰枢椎关节旋转的垂直负荷时可产生水平方向的分离，易导致进展性颅底凹陷。这种情况可发生在经口减压而未进行融合的齿突切除病例，即便采用垂直不稳后路固定技术（如钢丝固定的 Lugue 棒），也有可能出现上述情况 [53]。预防寰椎不稳的方法有两个：第一，采用由 Spetzler 推荐的方法 [65]，即不完全切除寰椎前弓；第二，采用现代后路固定系统（钢板 / 钢棒和螺钉）。有学者试图一期用钢板从前方稳定上颈椎 [30,41]，但这种固定方法在生物力学方面不够稳定 [40]，加上内植物可能导致感染等弊端，更多学者采用上颈椎后路固定。对个别复杂的病例如肿瘤切除，将导致整个颅脊交界区不稳定，需要行 360° 固定以实现稳定性重建 [57,67]。

当前的观点是：经口手术更适用于硬膜外减压，而不适合硬膜内病变的治疗。硬膜囊的闭合仍是个棘手的问题，脑脊液漏的潜在风险及伴随的感染率非常高。

4.5.1.1 解剖学

由于没有重要组织结构，经口咽入路至中线区域是很安全的（图 4.5）。然而，掌握详细的解剖学知识是非常必要的，尤其是术中遇见解剖变异的情况时。咽部黏膜、缩肌、椎前筋膜和前纵韧带覆盖着手术操作区域。咽后壁的厚度在 C1 结节水平约为 4 mm，在侧块和 C2 椎体中央部分以上为 6 mm[1]。大多数学者使用软腭悬雍垂定位正中线切开。从中线入路到上颈椎前部区域是安全的，一旦切口偏离中线，术者就必须沿骨膜下分离，以保护重要的组织结构。头侧应避免损伤在

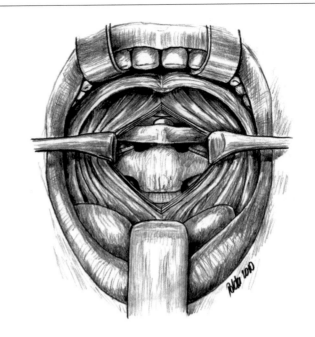

图 4.5   单纯经口入路显露结构图

枕骨髁基底部及颈静脉孔神经出口处走行的舌下神经；此外，一旦颈动脉位置发生变异（因基底下缠绕或卷曲而出现畸形），情况会非常危险（第 6 章图 6.8）。寰椎前结节是安全切开的关键点。此外，颈长肌和头长肌的附着强度比前纵韧带要弱。

寰椎前弓大约长 30 mm、高 15 mm、厚 6 mm。通常切除前弓所能提供的操作空间不大，在 12 ～ 15 mm。前弓后方则为可能含有关节液的寰齿滑膜关节，齿突通常长 20 mm（15 ～ 25.4 mm），稍向后倾斜，基底部（"腰部"）的直径约 9 mm（7.8 ～ 14.1 mm），最大直径为 11 mm（8.4 ～ 14.1 mm）。椎动脉在 C1 水平距中线约 25 mm，C2 水平 11 ～ 15 mm。松解齿突或多或少会切除受累的翼状韧带及齿突尖韧带，交叉韧带、覆膜和硬脑膜位于切除的齿突后面。当显露至斜坡时，需注意其边缘的静脉窦及可能发生的静脉丛出血。

4.5.1.2 外科技术

神经外科医生倾向于先行神经结构的减压，再行颅脊交界区的固定，而骨科医生通常相反。颅颈交界和上颈椎前方的显露范围，很大程度上取决于术前成像和待处理的病变范围。正如上文所强调，所有相关的放射学检查应在经口手术前完成；术前还需确定上颈椎稳定所需的潜在固定

点，评估口腔可撑开的宽度，以确定是否允许工具操作。口腔的最小张开宽度需超过 2 ~ 3 cm[14,48]。RA 患者下颌关节正常活动受限，其张口的大小就显得尤为重要。口腔必须保证无感染，并清除牙齿可能存在的病灶。术前预防性使用抗生素，应用皮质类固醇以防止软组织肿胀和潜在的脊髓继发性损伤。

多数外科医生建议使用术中电生理监测（intraoperative electrophysiological monitoring，IOM）。患者在清醒状态下用纤支镜引导经鼻插管，只有在预计手术非常复杂、术后处理困难时才考虑气管切开[50]。一些外科医生用 Mayfield 头架固定头部，也有患者只用"马蹄"垫固定。仔细消毒口腔；口腔撑开器张开口腔，将舌部向下推开；一般情况下软腭会阻碍视野，可以在中线处做切开，使腭垂位于一侧[48]，或者将软腭缝合固定于经鼻腔插入的橡胶管上，向咽部牵开扩大显露[14,28]。

切口部位通常用局麻药和肾上腺素混合剂浸润麻醉。黏膜的最佳切开方式仍然存在争议。为了目标结构区域能获得更好的视野、更大的侧方显露范围及伤口更容易闭合，有学者建议使用宽基的黏膜肌瓣[59]。这种所谓的 U 形瓣基底可在头端[37]或尾端[43]，但无法向侧方做更广泛的分离。手术过程中还可能造成缺血，导致伤口不易愈合。目前大多数作者推荐使用起于寰椎前结节的简单正中切口[13-15,28,47,48]。利用侧位 X 线透视确定将要进行手术的目标骨性结构，预估最终需要切除的范围，使用造影剂充填切除腔隙则更有帮助。大多数医生坐在患者头部后方进行手术。必须应用显微外科技术，骨膜下侧方分离的最大安全显露范围在 C1 水平为 40 mm、C2 水平为 30 mm[1]。通常用高速磨钻去除寰椎前弓以暴露齿突前缘，然后从齿突尖或基底部开始采用蛋壳法逐步切除齿突，最后切除齿突后方残余结构。如打开硬脑膜，则在严密缝合硬膜后需辅助使用贴片和胶水。术后腰大池穿刺置管引流术似乎是必需的，可最大限度地减少发生脑脊液漏和脑膜炎的风险，根据大多数学者的经验，腰大池引流推荐持续 4[28] ~ 10 天甚至更长时间[13-15,47,48]。尽管有切口全层缝合成功的报道，我们还是建议分为肌层及黏膜层两层进行伤口缝合。术后胃管鼻饲饮食约 10 天，根据手术的类型和大小，术后气管插管留管 2 ~ 3 天。视病情需要行一期后路固定或二期固定，二期固

定前需使用 Halo 架过渡固定。

4.5.2 经口扩大入路

正常解剖情况下，经典的经口入路（有或无劈开软腭）向头侧可显露斜坡下缘，尾侧可达 C2/3 椎间盘高度。部分张口较大的患者可显露斜坡下 1/3 和部分 C3 椎体前侧。多数患者采用经典切口显露充分，但还是很有必要了解和掌握扩大入路。

采用扩大经口入路对上颈椎和颅脊交界区进行更加复杂的手术时，需考虑以下几个因素：患者特殊的解剖变异，病变大小、位置及生物学特性，是整块切除还是分块切除，最后是医生个人的经验及其最熟悉的手术方式等。解剖学研究证明，向头侧或尾侧扩大的经口入路不仅能在纵向扩大手术视野，而且使手术视野更为表浅[81]。但另一方面，扩大手术入路代表切开范围更广，对包括口腔系统在内组织结构的潜在手术创伤更大，导致术后并发症的风险增加，预后更差。

4.5.2.1 经口经上颌骨入路

该手术入路是向头侧延伸，用来处理硬腭平面以上的病灶，如部分原发或继发性的颅底凹陷 / 压迫，扁平颅底致斜坡变平而造成枕骨大孔向头侧上移，肿瘤（典型的如脊索瘤）向头侧浸润、需完整显露斜坡以完成肿瘤根治性手术切除的病例（第 7 章图 7.1、第 20 章图 20.13）。

经面入路在颌面外科手术的运用具有悠久的历史，但近几年才作为显露斜坡上 2/3 的入路方式[4]。为到达斜坡，Archer 等[6]对 Le Fort Ⅰ 型截骨术（"Cheever 术"）进行改良。Crockard[34]设计了一种复杂术式，在 Le Fort 型上颌骨截骨术的基础上劈开中线上颌骨以显露斜坡下端，并将这一操作称为"开门式上颌骨劈开术"。在已报道的最大宗经口手术患者（伴大量发育畸形）中，约 3% 需要做上颌骨扩大入路手术[10]。

4.5.2.2 经口经下颌骨入路

这种入路方式仅用于 C2 到 C3 椎体水平出现病损的成年患者，最常见于肿瘤患者；还可用于张口困难（< 2 cm）、无其他可能入路的患者。经下

颌骨路径是古老的手术入路方式，最初用来治疗口咽恶性肿瘤；外科医生将其用于上颈椎手术可追溯到 20 世纪 80 年代早期 [5,17]。一些学者使用舌体中线切开术 [78,81]，但亦有学者不主张使用 [12,24,25]。是否切开通常取决于病变的特征，需要仔细进行术前影像学分析。最近有报道将这种方法用于治疗患有复杂发育畸形的儿童病例 [11]。

4.5.2.3　我们的建议

我们倾向于先减压后固定，对于牵引或单纯后路固定不能复位的脊髓腹侧压迫患者采用经口前路减压。一旦出现或预计可能很快出现神经损害的情况，应急诊行减压手术。对于一些特殊病例（肿瘤、感染），经口活检是获取组织标本最简便的方法。

术前患者需行常规放射学检查及 MRI 扫描，有些病例需行 CTA 了解与椎动脉和颈动脉走行相关的重要信息。

经口手术前需仔细检查口腔、张口程度以及颈椎的活动度。一些特殊的检查也需实施，如对清醒患者实施舌背部和口咽局麻后，透视下利用钝性金属棒模拟手术可能达到的范围。该检查可能会使患者感到不舒服，但对于一部分特殊的患者而言，该方法是评估手术入路可及范围最客观、最有价值的方法（图 4.6）。术前还可在透视下了解后伸位上颈椎情况。相对于复杂的计算，我们发现透视更为安全可靠。上颈椎手术常需行 IOM，脊髓腹侧部分更接近手术区域，因此监测运动诱发电位（motor evoked potential，MEP）比体感诱发电位更有意义。在某些情况下，电生理监测能够提供至关重要的信息，增强手术医生的信心；同时有助于控制前路脊髓减压效果，保证后路融合术前体位改变时的安全。可通过气管导管确保气道通畅，对于复杂手术或术后可能长时间需要呼吸机辅助通气的患者需行气管切开。我们对鼻腔和口腔黏膜表面局部使用滴鼻净（萘甲唑啉）收缩血管，局部使用类固醇软膏防止嘴唇肿胀，麻醉前根据医院规定预防性使用抗生素。在有或没有纤维支气管镜引导下进行弹簧管经口插管。对于有明显压迫和（或）存在神经损害的患者，建议在患者清醒状态下插管。尽管清醒患者对经鼻插管耐受性较好，但这种插管方式会经过手术切口区，可能限制术中向侧方的显露，并可能增加感染的风险，因此我们一般不建议使用。

单纯减压手术时仅需将头部固定在"马蹄"垫上，若一期同时行固定术则常用 Mayfield 头架（图 4.7）。头部固定的位置对于手术显露非常重要，颈椎轻度后伸有利于显露斜坡边缘，在头部最后固定之前，需在透视下用金属棒测量经口入路可能达到的上下范围；在透视下检查寰椎前结节及其他重要解剖标志；用简单的喉镜彻底消毒口腔；硅胶半管保护切牙，如果牙列不齐，则口腔撑开器固定不稳；术前可用聚甲基丙烯酸酯做一上腭模板，以便于上颌骨的撑开固定。在第一次消毒铺巾后，置入 Crockard 口腔撑开器（Codman™）。撑开器的置入及稳定对手术的顺利进行至关重要。

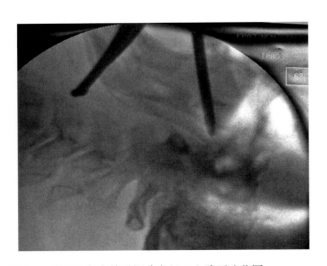

图 4.6　清醒患者术前透视确定经口入路可达范围

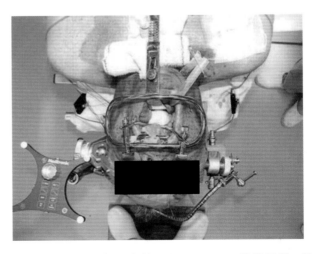

图 4.7　Mayfield 头架固定并置入 Crockard 口腔撑开器。注意采用了动态参考阵列导航系统

以撑开器下端抵住下颌骨，注意舌头不能置于牙齿与撑开器下叶片之间。气管导管位于大的下叶片一侧（我们位于右侧），腭垂被固定于经鼻孔插入咽部的橡皮管上，并向头侧牵拉（图 4.8）。另有叶片可将软腭向上挡开以更好地显露头侧。如有需要可劈开软腭以显露头侧更高的结构，但只能增加不到 1 cm，劈开后需将腭垂牵向一侧。我们一直试图避免在软腭做任何切口，因为这样很可能造成术后软腭功能不全，引起发音不清和鼻咽部反流。在我们施行的经口手术中，从未有任何一例患者切开硬腭的任何部分；如有必要，开门式上颌骨劈开术是更为方便的选择。在 Codman 口腔撑开器固定后，再次消毒铺巾（图 4.9）。触诊寰椎前结节以确定中线，在寰椎旋转脱位时悬雍垂也可以作为替代的定位点。在寰椎前结节水平的咽后黏膜表面做一纵形划痕，局部注射麻醉剂和肾上腺素后可造成自然解剖结构扭曲，利用划痕标记可确保切口始终保持在中线位置。在前结节没有重要的解剖结构，可直接切开黏膜到骨表面，分离作为重要标志的寰椎前结节，但需明确寰椎不存在旋转脱位，未造成前结节位置的变化，这一点至关重要！长柄尖刀锐性分离附着在前结节的前纵韧带，骨膜下向两侧分离寰椎前弓（正常情况下椎动脉距中线两侧 2 cm 以上，两侧显露范围约 1 cm），继续向下锐性分离至 C2 椎体。如果要行齿突切除术，C2/3 椎间盘是最尾端的解剖标志，其位置可通过剥离子触探或术中透视来确认。如有必要，可显露至 C3 椎体上半部

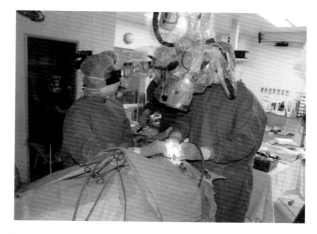

图 4.9　显微经口齿突切除术的最后准备

分。C2 水平的侧方显露范围受椎动脉位置（C2 水平距中线 10 ~ 15 mm）所限。寰椎和枕骨斜坡之间侧方的硬脑膜仅由寰枕膜保护，故头侧分离要特别小心，在骨膜下分离前需确认斜坡的边缘。用薄骨膜剥离子上下分离寰椎前弓，肉眼下用咬骨钳（图 4.10）或显微镜下用磨钻很容易切除前弓，12 ~ 15 mm 的间隙可从前方充分显露齿突。如有必要，经口入路可安全地向两侧分离显露 C1 侧块。下一步切除齿突的操作取决于是否有齿突畸形。如果显露良好，在切断齿突基底部之前可锐性切断齿突尖韧带在齿突尖部的附着点，由此可抵后纵韧带（图 4.11a、b、c），游离齿突尖端，用扁平骨钩（Caspar 骨赘钩）将齿突提起直到基底部骨质断裂，从而可将已游离的齿突整块移除（图 4.11d）。如果齿突不易分离、脱位太深在，甚

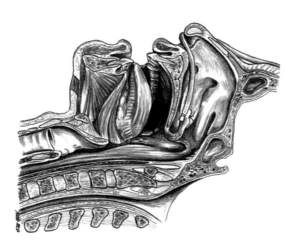

图 4.8　通过牵拉与腭垂缝合的经鼻腔置入导管，将软腭翻转拉入鼻咽部

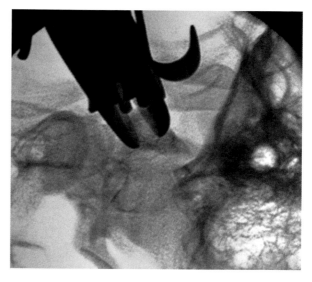

图 4.10　寰椎前弓切除前用咬骨钳咬住

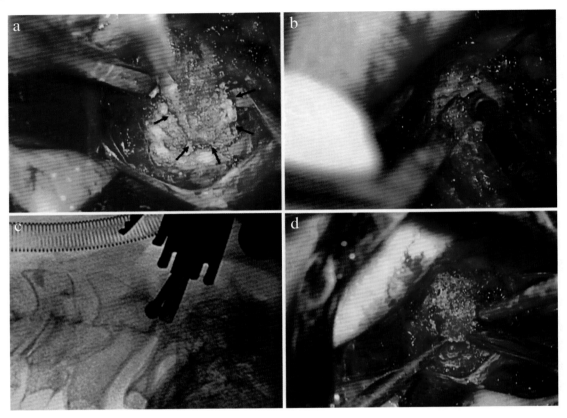

图 4.11　经口齿突切除。（a）标记齿突；（b）高速磨钻切除基底部；（c）透视下磨除齿突基底部；（d）向外取出齿突

至位于斜坡后方时，可采用"蛋壳技术"，即用高速磨钻将齿突逐渐磨除至只剩后方单层皮质骨。通常从齿突尖部开始向尾侧磨除，这样可避免在打磨过程中骨折后齿突尖骨折块的漂浮。去除齿突后可见后方的寰椎横韧带（TAL），类风湿关节炎（RA）或发育畸形会导致横韧带松弛，切除较容易；但如果横韧带强韧且不压迫脊髓，则可原位保留，如此有助于最终抵消寰椎的分离力及其纵向移动。一般齿突切除后减压已足够，对于 RA 或齿突假关节患者，如果计划行一期后路稳定手术，则没必要切除齿突后方的软组织。

上述操作不适用于发育畸形、感染性骨质破坏和肿瘤患者，应根据手术和病变类型，对标准经口入路进行适当调整，如部分保留寰椎前弓、切除斜坡边缘、整个枢椎椎体前方切除（用/或不用融合器或用假体代替切除的 C2 椎体）等。

经口入路可以向颅侧（上颌骨劈开术）和（或）尾侧（下颌骨劈开术）延伸，但这种扩大入路的选择最好是术前有计划的步骤，而不是术中临时做出的决定。蛛网膜下腔的切开必须非常慎重，主要用于切除肿瘤（斜坡脊索瘤）的病例。任何可能的情况下，我们更愿意采用远侧方入路来切除颅脊交界中线硬膜内肿瘤。

采用硬脑膜补片进行严密的硬脑膜缝合是必需的，但操作起来很困难，通常需辅助应用黏合剂及自黏剂，硬膜切开术后必须行腰大池引流，但应保持脑脊液压力为正压，以避免因负压而将包括微生物病原体在内的口腔内容物倒吸入硬膜囊内。正常情况下术后腰椎穿刺脑脊液引流7～10 天。减压完成后分一或两层缝合咽壁伤口，置管鼻饲 5～7 天。

经口手术后大部分患者存在原发不稳或减压后不稳的情况，所以常需进行稳定手术，我们倾向于在缝合口腔切口后行一期后路稳定手术。

俯卧位和仰卧位时使用 Mayfield 头架固定头部具有无须更换头钉的优势（图 4.1），必须严密监测 MEP，避免在变换体位时出现电位改变。

只有在少数情况下才需采用经口扩大入路，如常规经口无法到达病变部位和（或）口腔张开的程度不足以插入手术器械等。通常需要采用向头侧的扩大入路。对成人肿瘤（脊索瘤、肉瘤、软骨瘤、成骨细胞瘤）和（或）先天性或获得性畸形导致颅底扁平的患者可采用上颌骨劈开术（第 7 章图 7.1、第 20 章图 20.13）。如果口腔张开不够，可考虑不伴舌劈开的下颌骨劈开术。上颈椎肿瘤多为转移性肿瘤，彻底的根治性切除基本上是不可能的。对于大多数行姑息性肿瘤切除及上颈椎稳定手术的病例，采用高位颈椎前外侧入路就已足够。我们经常邀请颌面外科医生来协助处理扩大入路。

4.5.3　上颈椎咽后微创入路

熟悉大脑内镜手术和图像引导手术的神经外科医生将内镜技术引入上颈椎区域。Veres 等运用导航技术为 3 例患者实施经口手术，通过佩戴 Halo 架进行术前扫描，轻易克服了患者移动导致的上颈椎移位问题，结果显示影像与实际解剖结构的误差为 1.5 ～ 3 mm[72]。

其他作者也报道图像引导经口手术的成功经验[70-74]。图像引导脊柱外科手术的主要问题是，如何对活动的椎体进行准确标记并将其作为定位标志，术中 X 线透视原位定位技术的运用使这个问题得到了解决。这些代表未来方向的技术目前可用于脊柱外科治疗，尤其对于复杂的外科病例特别有用。

最初引进内镜的目的是为了增强手术的可视性和手术野的照明，以及避免在标准经口入路基础上切开软腭[21]。神经外科医生得益于内镜技术的普及和垂体手术中所获得的经验，将其运用到斜坡及颅脊交界手术中。基于 Alfieri 等的尸体解剖学研究[2]，Kasam 等采用鼻内镜技术对 1 例 73 岁女性 RA 患者进行双鼻孔入路齿突切除手术[42]，其基底在尾侧的黏膜瓣位于软腭水平上方，可调节长器械由图像和透视进行引导和控制，患者术后情况很好，CT 可清楚显示齿突切除情况，目前学者将此方法称为"扩大鼻内入路（enpanded endonasal approach，EEA）"。同样，Hansen 等对 1 例颅底凹陷症患者进行经鼻入路减压手术[29]，Wu 等[79] 通过单鼻孔内镜及自动把持器对 3 例患者（2 例 RA、1 例外伤）进行齿突切除术。经斜坡通路可保留寰椎前弓，降低了广泛失稳的风险。

为了避免经口或经鼻手术（经腔隙入路）的感染并发症，Wolinsky 等[77] 设计了图像引导下

经颈内镜下齿突切除术（endoscopic transcervical odontoidectomy，ETO），对 3 例颅底压迫患者成功实施手术，仅 1 例患者出现脑脊液漏并发症。通过可调节的管状牵开器（METRx™，Medtronic）引入内镜，其到达 C2 基底部的方式与齿突螺钉固定相类似。通过术中 C 臂机透视进行解剖标志的定位，接下来的手术步骤在图像引导下进行，内镜下逐步用磨钻对颅脊交界区进行减压。ETO 技术随后被用于同样的情况，成功治愈 4 例颅底凹陷症和颅下沉患儿[46]。虽然 ETO 和 EEA 都是微创手术，但并非纯粹的内镜手术，因为内镜是需要通过管道系统或鼻孔导入的，同时需要磨钻和吸引器。近来 Baird 等[7] 通过 9 例尸体标本对比研究了 3 种内镜技术，发现 3 种方法到达手术目标的平均距离相近，经鼻入路为 94 mm、经口入路为 102 mm、经颈入路为 100 mm，但这些方法到达目标结构所需的入路角度有显著性差异。他们的结论是经口内镜入路可获得最大的手术野；经颈入路适用于齿突切除，但不适合斜坡下部分的安全切除。

4.5.3.1　我们的建议

微创入路的理念是施行图像引导或内镜辅助下的小切口手术，这与追求最大显露范围的传统外科理念相对立。具有代表性的是经下颌中线劈开咽膜入路，我们医院还没有用内镜处理上颈椎和颅脊交界区手术的经验，但我们认为在手术适应证的选择上内镜技术有其一席之地，可视化图像引导微创技术的长远发展是值得期待的。

（杨进城　译　马向阳　审校）

参考文献

1. Ai, F., Yin, Q., Wang, Z., et al.: Applied anatomy of transoral atlantoaxial reduction plate internal fixation. Spine (Phila Pa 1976) **31**, 128–132 (2006)
2. Alfieri, A., Jho, H.D., Tschabitscher, M.: Endoscopic endonasal approach to the ventral cranio-cervical junction: anatomical study. Acta Neurochir (Wien) **144**, 219–225 (2002). discussion 225
3. al-Mefty, O., Borba, L.A., Aoki, N., et al.: The transcondylar approach to extradural nonneoplastic lesions of the craniovertebral junction. J Neurosurg **84**, 1–6 (1996)
4. Alonso, W.A., Black, P., Connor, G.H., et al.: Transoral transpalatal approach for resection of clival chordoma. Laryngoscope **81**, 1626–1631 (1971)

5. Arbit, E., Patterson Jr., R.H.: Combined transoral and median labiomandibular glossotomy approach to the upper cervical spine. Neurosurgery **8**, 672–674 (1981)

6. Archer, D.J., Young, S., Uttley, D.: Basilar aneurysms: a new transclival approach via maxillotomy. J Neurosurg **67**, 54–58 (1987)

7. Baird, C.J., Conway, J.E., Sciubba, D.M., et al.: Radiographic and anatomic basis of endoscopic anterior craniocervical decompression: a comparison of endonasal, transoral, and transcervical approaches. Neurosurgery **65**, 158–163 (2009). discussion 163–154

8. Barbour, J.R.: Screw fixation in fracture of the odontoid process. S Aust Clin **5**, 20–24 (1971)

9. Bertalanffy, H., Seeger, W.: The dorsolateral, suboccipital, transcondylar approach to the lower clivus and anterior portion of the craniocervical junction. Neurosurgery **29**, 815–821 (1991)

10. Bhangoo, R.S., Crockard, H.A.: Transmaxillary anterior decompressions in patients with severe basilar impression. Clin Orthop Relat Res **359**, 115–125 (1999)

11. Brookes, J.T., Smith, R.J., Menezes, A.H., et al.: Median labiomandibular glossotomy approach to the craniocervical region. Childs Nerv Syst **24**, 1195–1201 (2008)

12. Cocke Jr., E.W., Robertson, J.H., Robertson, J.T., et al.: The extended maxillotomy and subtotal maxillectomy for excision of skull base tumors. Arch Otolaryngol Head Neck Surg **116**, 92–104 (1990)

13. Crockard, H.A.: Transoral approach to intra/extradural tumors. In: Sekhar, L.N., Janecka, I.P. (eds.) Surgery of cranial base tumors, pp. 225–234. Raven, New York (1993)

14. Crockard, H.A.: Transoral surgery: some lessons learned. Br J Neurosurg **9**, 283–293 (1995)

15. Crockard, H.A., Johnston, F.: Development of transoral approaches to lesions of the skull base and craniocervical junction. Neurosurg Q **3**, 61–82 (1993)

16. de Andrade, J.R., Macnab, I.: Anterior occipito-cervical fusion using an extra-pharyngeal exposure. J Bone Joint Surg Am **51**, 1621–1626 (1969)

17. Delgado, T.E., Garrido, E., Harwick, R.D.: Labiomandibular, transoral approach to chordomas in the clivus and upper cervical spine. Neurosurgery **8**, 675–679 (1981)

18. Dickman, C.A., Crawford, N.R., Brantley, A.G., et al.: Biomechanical effects of transoral odontoidectomy. Neurosurgery **36**, 1146–1152 (1995). discussion 1152–1143

19. Dickman, C.A., Locantro, J., Fessler, R.G.: The influence of transoral odontoid resection on stability of the craniovertebral junction. J Neurosurg **77**, 525–530 (1992)

20. Du Toit, G.: Lateral atlanto-axial arthrodesis. A screw fixation technique. S Afr J Surg **14**, 9–12 (1976)

21. Frempong-Boadu, A.K., Faunce, W.A., Fessler, R.G.: Endoscopically assisted transoral-transpharyngeal approach to the craniovertebral junction. Neurosurgery **51**, S60–S66 (2002)

22. George, B., Laurian, C.: Surgical approach to the whole length of the vertebral artery with special reference to the third portion. Acta Neurochir (Wien) **51**, 259–272 (1980)

23. Gilsbach, J.M., Eggert, H.R., Seeger, W.: The dorsolateral approach in ventrolateral craniospinal lesions. In: Voth, D., Glees, P. (eds.) Diseases in the cranio-cervical junction. Anatomical and pathological aspects and detailed clinical accounts, pp. 359–364. Gruyter, Berlin, New York (1987)

24. Grime, P.D., Haskell, R., Robertson, I., et al.: Transfacial access for neurosurgical procedures: an extended role for the maxillofacial surgeon. I. The upper cervical spine and clivus. Int J Oral Maxillofac Surg **20**, 285–290 (1991)

25. Grime, P.D., Haskell, R., Robertson, I., et al.: Transfacial access for neurosurgical procedures: an extended role for the maxillofacial surgeon. II. Middle cranial fossa, infratemporal fossa and pterygoid space. Int J Oral Maxillofac Surg **20**, 291–295 (1991)

26. Grob, D.: Atlantoaxial immobilization in rheumatoid arthritis: a prophylactic procedure? Eur Spine J **9**, 404–409 (2000)

27. Grob, D., Wursch, R., Grauer, W., et al.: Atlantoaxial fusion and retrodental pannus in rheumatoid arthritis. Spine (Phila Pa 1976) **22**, 1580–1583 (1997). discussion 1584

28. Hadley, M.N., Spetzler, R.F., Sonntag, V.K.: The transoral approach to the superior cervical spine. A review of 53 cases of extradural cervicomedullary compression. J Neurosurg **71**, 16–23 (1989)

29. Hansen, M.A., da Cruz, M.J., Owler, B.K.: Endoscopic transnasal decompression for management of basilar invagination in osteogenesis imperfecta. J Neurosurg Spine **9**, 354–357 (2008)

30. Harms, J., Schmelze, R., Stolze, D.: Osteosynthesen im occipito-cervikalen Übergang vom transoralen Zugang aus, XVII SICOT World Congress Abstracts. Demeter Verlag, Munich (1987)

31. Henry, A.K.: Extensile exposure, pp. 58–74. E & S Livingstone, Edinburgh and London (1957)

32. Heros, R.C.: Lateral suboccipital approach for vertebral and vertebrobasilar artery lesions. J Neurosurg **64**, 559–562 (1986)

33. Hitchcock, E., Cowie, R.: Transoral-transclival clipping of a midline vertebral artery aneurysm. J Neurol Neurosurg Psychiatry **46**, 446–448 (1983)

34. James, D., Crockard, H.A.: Surgical access to the base of skull and upper cervical spine by extended maxillotomy. Neurosurgery **29**, 411–416 (1991)

35. Jiang, L.S., Shen, L., Wang, W., et al.: Posterior atlantoaxial dislocation without fracture and neurologic deficit: a case report and the review of literature. Eur Spine J **28**, 28 (2009)

36. Jones, R.E., Bucholz, R.W., Schaefer, S.D., et al.: Cervical osteomyelitis complicating transpharyngeal gunshot wounds to the neck. J Trauma **19**, 630–634 (1979)

37. Jones, D.C., Hayter, J.P.: The superiorly based pharyngeal flap: a modification of the transoral approach to the upper cervical spine. Br J Oral Maxillofac Surg **35**, 368–369 (1997)

38. Jones, D.C., Hayter, J.P., Vaughan, E.D., et al.: Oropharyngeal morbidity following transoral approaches to the upper cervical spine. Int J Oral Maxillofac Surg **27**, 295–298 (1998)

39. Kanavel, A.B.: Bullet locked between atlas and the base of the skull: Technique for removal through the mouth. Surg Clin **1**, 361–366 (1919)

40. Kandziora, F., Kerschbaumer, F., Starker, M., et al.: Biomechanical assessment of transoral plate fixation for atlantoaxial instability. Spine (Phila Pa 1976) **25**, 1555–1561 (2000)

41. Kandziora, F., Mittlmeier, T., Kerschbaumer, F.: Stage-related surgery for cervical spine instability in rheumatoid arthritis. Eur Spine J **8**, 371–381 (1999)

42. Kassam, A.B., Snyderman, C., Gardner, P., et al.: The expanded endonasal approach: a fully endoscopic transnasal approach and resection of the odontoid process: technical case report. Neurosurgery **57**, E213 (2005). discussion E213

43. Kingdom, T.T., Nockels, R.P., Kaplan, M.J.: Transoral-transpharyngeal approach to the craniocervical junction. Otolaryngol Head Neck Surg **113**, 393–400 (1995)

44. Lee, S.T., Fairholm, D.J.: Transoral anterior decompression for treatment of unreducible atlantoaxial dislocations. Surg Neurol **23**, 244–248 (1985)

45. McAfee, P.C., Bohlman, H.H., Riley Jr., L.H., et al.: The anterior retropharyngeal approach to the upper part of the cervical spine. J Bone Joint Surg Am **69**, 1371–1383 (1987)

46. McGirt, M.J., Attenello, F.J., Sciubba, D.M., et al.: Endoscopic transcervical odontoidectomy for pediatric basilar invagination and cranial settling. Report of 4 cases. J

Neurosurg Pediatr **1**, 337–342 (2008)

47. Menezes, A.H.: Anterior approaches to the craniocervical junction. Clin Neurosurg **37**, 756–769 (1989)

48. Menezes, A.H., VanGilder, J.C.: Transoral-transpharyngeal approach to the anterior craniocervical junction. Ten-year experience with 72 patients. J Neurosurg **69**, 895–903 (1988)

49. Milbrink, J., Nyman, R.: Posterior stabilization of the cervical spine in rheumatoid arthritis: clinical results and magnetic resonance imaging correlation. J Spinal Disord **3**, 308–315 (1990)

50. Mouchaty, H., Perrini, P., Conti, R., et al.: Craniovertebral junction lesions: our experience with the transoral surgical approach. Eur Spine J **18**(Suppl 1), 13–19 (2009)

51. Mullan, S., Naunton, R., Hekmat-Panah, J., et al.: The use of an anterior approach to ventrally placed tumors in the foramen magnum and vertebral column. J Neurosurg **24**, 536–543 (1966)

52. Naderi, S., Crawford, N.R., Melton, M.S., et al.: Biomechanical analysis of cranial settling after transoral odontoidectomy. Neurosurg Focus **6**, e7 (1999)

53. Naderi, S., Pamir, M.N.: Further cranial settling of the upper cervical spine following odontoidectomy. Report of two cases. J Neurosurg **95**, 246–249 (2001)

54. Oya, S., Tsutsumi, K., Shigeno, T., et al.: Posterolateral odontoidectomy for irreducible atlantoaxial dislocation: a technical case report. Spine J **4**, 591–594 (2004)

55. Park, S.H., Sung, J.K., Lee, S.H., et al.: High anterior cervical approach to the upper cervical spine. Surg Neurol **68**, 519–524 (2007). discussion 524

56. Pasztor, E., Vajda, J., Piffko, P., et al.: Transoral surgery for craniocervical space-occupying processes. J Neurosurg **60**, 276–281 (1984)

57. Rhines, L.D., Fourney, D.R., Siadati, A., et al.: En bloc resection of multilevel cervical chordoma with C-2 involvement. Case report and description of operative technique. J Neurosurg Spine **2**, 199–205 (2005)

58. Roy-Camille, R., de la Caffiniére, J.H., Saillant, G.: Les traumatismes du rachis cervical superieur C1-C2. Masson et Cie, Paris (1973)

59. Ruf, M., Melcher, R., Harms, J.: Transoral reduction and osteosynthesis C1 as a function-preserving option in the treatment of unstable Jefferson fractures. Spine (Phila Pa 1976) **29**, 823–827 (2004)

60. Scoville, W.B., Sherman, I.J.: Platybasia, report of 10 cases with comments on familial tendency, a special diagnostic sign, and the end results of operation. Ann Surg **133**, 496–502 (1951)

61. Sen, C.N., Sekhar, L.N.: An extreme lateral approach to intradural lesions of the cervical spine and foramen magnum. Neurosurgery **27**, 197–204 (1990)

62. Simmons, E.H., Du Toit Jr., G.: Lateral atlantoaxial arthrodesis. Orthop Clin North Am **9**, 1101–1114 (1978)

63. Skaf, G.S., Sabbagh, A.S., Hadi, U.: The advantages of submandibular gland resection in anterior retropharyngeal approach to the upper cervical spine. Eur Spine J **16**, 469–477 (2007)

64. Southwick, W.O., Robinson, R.A.: Surgical approaches to the vertebral bodies in the cervical and lumbar regions. J Bone Joint Surg Am **39-A**, 631–644 (1957)

65. Spetzler, R.F., Selman, W.R., Nash Jr., C.L., et al.: Transoral microsurgical odontoid resection and spinal cord monitoring. Spine (Phila Pa 1976 **4**, 506–510 (1979)

66. Steinmetz, M.P., Mroz, T.E., Benzel, E.C.: Craniovertebral

junction: biomechanical considerations. Neurosurgery **66**, A7–A12 (2010)

67. Suchomel, P., Buchvald, P., Barsa, P., et al.: Single-stage total C-2 intralesional spondylectomy for chordoma with three-column reconstruction. Technical note. J Neurosurg Spine **6**, 611–618 (2007)

68. Sukoff, M.H., Kadin, M.M., Moran, T.: Transoral decompression for myelopathy caused by rheumatoid arthritis of the cervical spine. Case report. J Neurosurg **37**, 493–497 (1972)

69. Ture, U., Pamir, M.N.: Extreme lateral-transatlas approach for resection of the dens of the axis. J Neurosurg **96**, 73–82 (2002)

70. Ugur, H.C., Kahilogullari, G., Attar, A., et al.: Neuronavigation-assisted transoral-transpharyngeal approach for basilar invagination – two case reports. Neurol Med Chir (Tokyo) **46**, 306–308 (2006)

71. Vaccaro, A.R., Lehman, A.P., Ahlgren, B.D., et al.: Anterior C1-C2 screw fixation and bony fusion through an anterior retropharyngeal approach. Orthopedics **22**, 1165–1170 (1999)

72. Veres, R., Bago, A., Fedorcsak, I.: Early experiences with image-guided transoral surgery for the pathologies of the upper cervical spine. Spine (Phila Pa 1976 **26**, 1385–1388 (2001)

73. Vishteh, A.G., Crawford, N.R., Melton, M.S., et al.: Stability of the craniovertebral junction after unilateral occipital condyle resection: a biomechanical study. J Neurosurg **90**, 91–98 (1999)

74. Vougioukas, V.I., Hubbe, U., Schipper, J., et al.: Navigated transoral approach to the cranial base and the craniocervical junction: technical note. Neurosurgery **52**, 247–250 (2003). discussion 251

75. Whitesides, TEj: Lateral retropharyngeal approach to the upper cervical spine. In: Sherk, H.H., Dunn, E.J., Eismont, F.J., et al. (eds.) The cervical spine, pp. 796–804. Lippincott, Philadelphia (1989)

76. Whitesides, T.E., Kelly, R.P.: Lateral approach to the upper cervical spine for anterior fusion. South Med J **59**, 879–883 (1966)

77. Wolinsky, J.P., Sciubba, D.M., Suk, I., et al.: Endoscopic image-guided odontoidectomy for decompression of basilar invagination via a standard anterior cervical approach. Technical note. J Neurosurg Spine **6**, 184–191 (2007)

78. Wood, D.E., Good, T.L., Hahn, J., et al.: Decompression of the brain stem and superior cervical spine for congenital/acquired craniovertebral invagination: an interdisciplinary approach. Laryngoscope **100**, 926–931 (1990)

79. Wu, J.C., Huang, W.C., Cheng, H., et al.: Endoscopic transnasal transclival odontoidectomy: a new approach to decompression: technical case report. Neurosurgery **63**, ONSE92–ONSE94 (2008). discussion ONSE94

80. Young, W.F., Boyko, O.: Magnetic resonance imaging confirmation of resolution of periodontoid pannus formation following C1/C2 posterior transarticular screw fixation. J Clin Neurosci **9**, 434–436 (2002)

81. Youssef, A.S., Guiot, B., Black, K., et al.: Modifications of the transoral approach to the craniovertebral junction: anatomic study and clinical correlations. Neurosurgery **62**, 145–154 (2008). discussion 145–154

82. Zygmunt, S., Saveland, H., Brattstrom, H., et al.: Reduction of rheumatoid periodontoid pannus following posterior occipito-cervical fusion visualised by magnetic resonance imaging. Br J Neurosurg **2**, 315–320 (1988)

第5章 重建技术的基本原则

O. Choutka, P. Suchomel

颅脊交界是脊柱的一个特殊功能区。相对于颈椎其他节段，颅脊交界承载颈椎大部分重要的活动功能，特别是屈曲、后伸及旋转功能。在生理状态下，颅脊交界区的稳定和运动籍由上颈椎的独特解剖结构完成，它主要通过韧带及周围肌肉的共同制约来达到运动平衡。寰枕及寰枢关节为这些复杂运动功能的枢轴。病理状态下如关节炎、肿瘤及外科减压术等可引起颅脊交界结构平衡的严重破坏，造成该区域的不稳、功能丧失、疼痛及神经功能损害。因此，在进行任何可能引起颅脊交界不稳的操作之前，都需制定一个合适的重建稳定计划。独特的上颈椎椎体结构不仅为上颈椎提供了刚性稳定，同时多样的骨接合设计提供了节段间的多方向运动功能。总体而言，颅脊交界区的这些解剖结构可影响前路、后路内固定以及前后路联合内固定的手术设计。在上颈椎内固定时，必须对上颈椎以及任何内植物产生作用力的生物力学原理充分认识，该理念也将贯穿于本书的其他部分。任何以稳定、保持运动及合适对线为目的的内固定都必须与颅脊交界区的生物力学特性相匹配。本章将讨论几个基本的重建技术，而生物力学原则和特殊重建技术的相关介绍可分别参考第2章和第6章。

O. Choutka
Department of Neurosurgery,
University of Cincinnati College of Medicine,
231 Albert Sabin Way,
Cincinnati, OH 45267-0515, USA

P. Suchomel
Department of Neurosurgery,
Neurocenter, Regional Hospital Liberec,
Husova St.10, 46063 Liberec, Czech Republic

5.1 缺损/不稳/减压

头部的大部分轴向旋转（60%）、部分前屈后伸（40%）及侧屈运动都发生在上颈椎（C0-C2）[14,30,39]。此区域高度特殊的解剖结构及骨韧带完整性提供了一套看似矛盾的动力学系统，既有提供充分活动度的序列结构，以确保上述运动的运动范围；又可保持足够的张力，防止脊髓、神经及椎动脉损伤。任何破坏上颈椎结构完整性的病理状态（创伤、肿瘤、炎症、退变或医源性减压等）都可引起不稳。White及Panjabi将临床不稳定义为"脊柱在生理载荷下保持椎间关系的能力丧失，其中不包括脊髓或神经根的损伤，也不包括进行性畸形及严重疼痛"[40]。有关不同类型上颈椎不稳的生物力学概述在第2、3章已有介绍。不论什么原因引起的急性或慢性上颈椎力学不稳，医生都应该对病情发展的生物力学机制有清楚的认识，从而决定是否有必要进行内固定以恢复该区域的平衡和稳定，以及如有需要，何种内固定可以承受骨融合期间的承载力。

5.2 内固定设计

1891年Hadra提出脊柱骨折手术固定的概念[19]，采用钢丝捆绑棘突固定椎体的方法治疗1例颈椎骨折脱位伴进行性脊髓损害的患儿。"将断裂或病损的骨头绑在一起"，这一当时崭新的脊柱骨折治疗理念随后获得了广泛采用，直至1911年人们首次将脊柱融合用于治疗Pott病[3,23]。Albee及Hibbs各自在治疗Pott病时设计了一种脊柱融合方法，Albee利用胫骨皮质骨而Hibbs采用棘突进行手术融合。自此脊柱内固定重建技术发生巨变，但治疗脊柱不稳的主要理念仍然是固定与融合，上颈椎及颅脊交界区也不例外。螺钉、融合器及钢丝/钢缆技术均可应用于该区域，但必须能承受寰枕及寰枢关节屈伸、旋转活动所产生的载荷。

上颈椎金属植入物固定的多项基本原则业已阐明，颅脊交界植入物的应用则因手术方式的不同而不同，主要包括前路、后路内固定技术以及根据不同临床情况而采取的个性化手术方式。前路内固定植入物包括直接的齿突拉力螺钉、齿突切除术/椎体次全切除术/椎体切除术后应用的融合器或寰枢椎经关节螺钉；后路内固定植入物包括枕颈及寰枢融合内固定所用的不同钉棒/钢板系统、直接接骨螺钉及钢丝/钢缆（见第 6 章）。支撑体、张力带和平衡原则常用于指导颅脊交界区的重建[2]，以达到即时的牢固固定，为骨融合创造有利的环境。

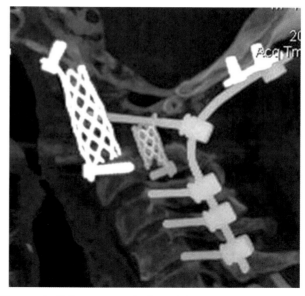

图 5.1　矢状位 CT 示 C2 椎体切除术后置入复杂的上颈椎融合器/螺钉系统。其中前路融合器不仅作为前柱主要的载荷装置，还作为固定在斜坡与 C3 椎体间的支撑体

5.2.1　颅脊交界钉板固定

支撑用的内置物可防止脊柱轴向变形并可放置于负荷侧[2]，如 Caspar 提出的用于治疗颈椎外伤患者的颈椎前路钢板[8]。该技术应用广泛，尤其是在下颈椎，能够提供即时的稳定固定，无须外固定支具辅助。但前路钢板的稳定有赖于椎体螺钉的置入，一开始 Caspar 设想通过双皮质螺钉固定阻止术后螺钉切割，锁定螺钉板出现后单皮质螺钉已能提供足够的固定，故双皮质螺钉逐渐被弃用[6,27]。在脊柱外科应用之前，钉板系统遵循 20 世纪 50 年代 AO 组织提出的骨折固定原则[15]，应用于各类长、短骨骨折的治疗。该系统在上颈椎前方的应用仅限于 Hangman 骨折治疗中的 C2-C3 融合[37]，配合使用前路螺钉时前方融合器同样遵循支撑原理，如我们采用这一方式对 C2 脊索瘤切除术患者进行前路斜坡 -C3 重建，疗效已获证实[36]（图 5.1）。

对于后路而言，带钉或钢丝的钢板系统也是利用支撑原理。体外生物力学研究表明，侧块螺钉及钢板系统与其他后路颈椎内固定具有相似的强度[12]，其至有作者发现前后联合固定的强度与单纯后路固定之间没有显著性差异。需要重申的是内固定强度更多依赖于螺钉而非钢板本身。

Magerl 侧块螺钉技术在生物力学上优于 Roy-Camille 方法，很大程度上可能是由于螺钉长度和

轨迹的差异[10]。后路颈椎钢板并发症低，较为安全，但仍有关于钉板固定失败的情况出现，影响螺钉抗拔出强度的因素是螺钉 - 骨界面而并非螺钉外形是锥形还是圆锥形[17]。Wellman 等观察 43 例患者侧块螺钉固定手术的安全性及并发症[38]，得出的结论是：尽管侧块螺钉双皮质固定可提高抗拔出力，但在该病例组中双皮质螺钉并未降低生物力学失败率，因此不值得冒神经血管损伤的风险而植入双皮质螺钉。Heller 等认为远侧皮质固定可增加 28% 的抗拔出强度[20]，而神经根压迫风险小于 2%[21]。

单皮质固定或双皮质固定的选择是进行上颈椎内固定时经常争论的问题，或许其中的关键是对双皮质螺钉与双皮质穿透螺钉差异的认识（图 5.2）。两者均可提供潜在的双皮质螺钉固定生物力学稳定性，但后者将增加神经血管损伤的概率。对于每一种临床情况，评估风险 / 效益比，以及权衡骨质良好与骨质疏松时置入双皮质螺钉的真实必要性是明智的。双皮质螺钉的争论还涉及枕骨螺钉[22]和齿突螺钉[35]的置入。

前路齿突螺钉固定是公认的可直接加压接骨的内固定方法，不同类型的齿突螺钉均可使骨折对位、对线及断端加压良好，因而可创造一个骨折愈合的良好环境[11,29]。所有改良的前路齿突螺钉，如全螺纹螺钉[7]、双螺纹螺钉[9,25]以及克氏针

引导螺钉[11]等，在使用过程中都需遵守同样的加压、复位和对位原则。然而，即使术中能达到良好的复位，前路齿突螺钉固定术后仍有高达19%的畸形愈合率[11]。通过不同的螺纹设计，近端扩大

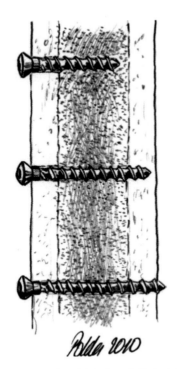

图5.2　单皮质螺钉具有切割风险，在许多内固定中双皮质螺钉置入可增加抗拔出力，但双皮质螺钉可能增加神经血管损伤的风险，接近穿透的双皮质螺钉可能更可取

攻丝或标准拉力螺钉设计均可获得加压拉力螺钉的效果（图5.3、图5.4）。但如果使用全螺纹且近端不扩大攻丝，则螺钉无拉力作用，只能作为简单的中立位固定螺钉，其提供的骨愈合环境与加压螺钉有明显不同。全螺纹螺钉通过最小化扭转弯曲力及剪切力，在自然状态下提供稳定性，可实现间接成骨愈合（即形成骨痂，而不是通过骨表面组织分化和吸收达到成骨）的目的[32]。

　　一些上颈椎后路固定技术也遵循同样的加压和拉力原则。Judet[26]描述的Hangman骨折直接接骨愈合就是1个典型的例子（第12章图12.12、图12.19）。我们将这些原则应用于1例单侧C1侧块骨折并脱位的患者（第7章图7.5～图7.8），在CT引导下使用克氏针中空拉力螺钉，骨折获得良好的复位和固定。

　　还有一些独特的后路固定方式，如1979年Magerl提出的寰枢椎经关节螺钉。对于有明显旋转及侧方不稳定的Ⅱ型齿突骨折或寰椎横韧带（TAL）损伤，最初单独使用后路钢丝捆绑技术会降低术后融合率，而在该节段采取任何形式的坚强内固定都能提高融合成功率（见第6章）。经关节螺钉可以提供术中即刻稳定性，优于Gallie、Sonntag、Brooks等其他后路融合技术，避免了单纯后路钢丝/钢缆固定后产生新的轴向、旋转及侧移等异常活动[13]，具有较好的抗剪切力，减少

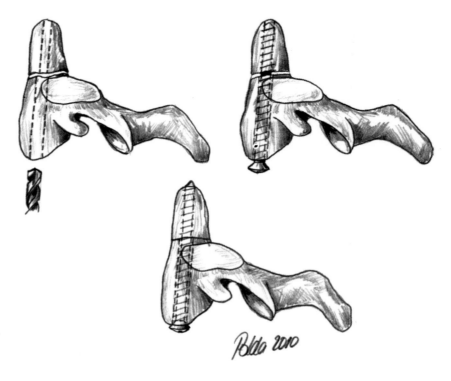

图5.3　拉力螺钉原理——近端钉道需扩大攻丝的全螺纹螺钉

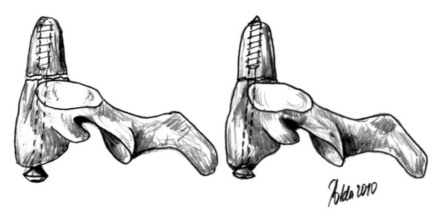

图 5.4 拉力螺钉原理——近端钉道不需扩大攻丝的部分螺纹螺钉

假关节的形成[18]。寰枢椎经关节螺钉可维持寰枢椎复合体在自然位置，且具有加压效果。理论上讲，由于寰椎后弓保持完整时寰枢之间的融合点距寰枢关节较远，经关节螺钉无需对寰枢关节进行加压，而且 4 层皮质固定的经关节螺钉相对于 3 层皮质固定能提供更强的把持力（图 5.5），当然，如第 6 章所述，4 层皮质螺钉固定时 C1 前方血管神经损伤的风险明显增加。

如上所述，4 层皮质固定螺钉具有抗拔出和抗旋转作用，或者可作为补救措施，C2 椎弓根螺钉固定就是其中一个典型代表。其技术（第 6 章）及解剖（第 1 章）方面的原因在相应章节讨论。

但有时由于 C2 椎弓根较小，无法置入 3.5 mm 椎弓根螺钉，此时可作一定的调整，螺钉置入可稍向内部分穿过椎管侧壁，这样就可能穿过 4 层骨皮质，实现螺钉的坚强固定（图 5.6）。

5.2.2 前方结构重建

颅脊交界前柱的重建和脊柱其他部位一样，必须恢复稳定的负荷承重柱，在足够长的时间内保持适当的高度及矢状位对线，以确保植骨融合。最终，内植物整体失去作用并为活骨所替代。可用的支撑内植物包括三面皮质自体移植骨或同种

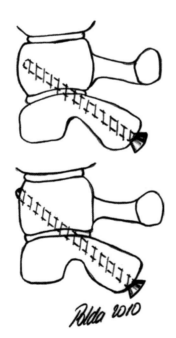

图 5.5 为达到足够稳定，寰枢椎螺钉需在 C1 侧块置入足够深度（3 层皮质螺钉）或甚至穿破远方皮质（4 层皮质螺钉）。神经血管损伤风险随螺钉长度的增加而增加

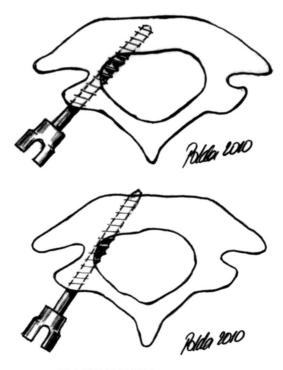

图 5.6 C2 4 层皮质椎弓根螺钉

异体骨加融合器。由于 C1 缺乏椎体，加之上颈椎独特的生物力学特性，使前路支撑体结构较少见。与下颈椎不同，头部向 C2 的轴向载荷传导是通过双侧枕骨髁、C1 侧块、寰枢关节中柱再传导至 C2/3 椎间盘。所以，从生物力学角度看，如果没有后路固定，颅脊交界区单纯的前柱支撑（除外 C2/3 椎间融合器 / 植骨）是没有意义的，且大部分可能失败。如果同时使用后路固定技术，前路支撑体则可用于因肿瘤、炎症或感染治疗所造成的骨缺损。前方有坚强的支撑体承载负荷，后路利用张力带原理对前柱进行动态加压，促进骨的愈合[4]。

颅脊交界区前柱重建的困难在于支撑体上面与斜坡和 C1 之间相对缺乏支撑点而无法承载头部负荷。有些学者试图用特制的 C2 假体取代 C2 椎体前方结构[24]，该假体为基于支撑钢板原理的可载荷椎间融合器，随后逐渐改良为更符合头部负荷分配的植入物，即从 C0-C1-C2 节段的两柱系统到下颈椎的三柱系统。在行 C2 椎体次全切或全切手术时，必须制订一个清晰的重建方案。在我们看来，主要有两个重建策略：（1）重建将包括从枕骨 / 斜坡到下颈椎的前路和后路固定（图 5.1），螺钉将前方融合器锚定在枕骨斜坡，C1 和 C3 之间关节面间融合器可构成中柱支撑；（2）前后路固定 C1（图 5.7），保留正常的 C0-C1 节段，降低对支撑体产生较大杠杆力臂的头部载荷，缩短术后制

动的时间[33]。

如果枢椎前柱没有重建，那么后方需运用桥接固定的原则[4]。采用后路多点固定以增加应力传导并尽可能减少疲劳性内固定失败，在颅脊交界区，就意味着需要扩大内固定节段至没有病变的下颈椎[16]。随着时间的推移，若没有前方支持，即使后路扩大固定仍可能发生疲劳性内固定失败，内固定植入后每年需要承受约 300 万次的循环负荷[4]。从远期效果来看，后方内固定融合不能替代前柱完全缺损的重建。

不管采用何种内固定方式，基本原则是手术节段需保持坚强固定以达到融合，最终目标是内固定能为前后路或侧路的骨生长提供充分条件，保持颅脊交界区的解剖学对位及平稳，获得坚强稳定的骨融合。

5.3　骨折愈合 / 骨融合

既往脊柱内固定[19]的目的是达到融合[3,23]，但两者其实是相辅相成的。如果没有骨性融合，通常脊柱重建就不能视为成功。骨折的间接愈合[32]涉及一系列过程，如组织分化、骨折面吸收、骨痂形成以及骨内重建等[31]，因此可以说，骨折的治疗就是使骨折对线复位并保持在复位状态，直至骨性融合。另一方面，内固定可为骨折愈合提供坚强稳定的条件，直到出现骨愈合，这种直接

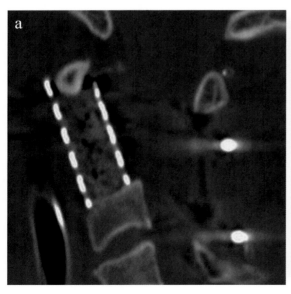
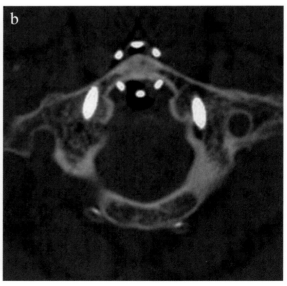

图 5.7　C2 椎体切除术后重建：前方寰颈椎椎体间支撑及后路双皮质螺钉固定。与图 5.1 比较，保留了正常的 C0-C1 节段。（a）矢状位 CT 重建；（b）轴位图像（致谢 R. Bohinski 博士，俄亥俄辛辛那提 Mayfield 诊所）

骨愈合方式是在加压条件下进行的，可跳过间接骨愈合的中间环节而直接对哈弗系统进行内部重建，因此不产生骨痂。如果内固定术后仍有骨痂形成，则可以理解为内固定并未达到预期水平[32]。骨折缝隙完全刚性固定使骨痂形成缺乏机械诱导作用（应变理论）[111]。当采用直接接骨内固定方法（如齿突螺钉、C2 加压椎弓根螺钉）治疗颅脊交界区骨折时，上述从长骨骨折所获得的基本骨科理念也适用于颅脊交界区骨折愈合的评估。此外，血管供应对骨折部位的愈合也有影响[34]。

与普通骨折不同的是，颅脊交界区融合技术（Brooks、Gallie、Sonntag、前路融合器等）是在节段间置入无生物活性的新骨来促进骨形成。同寰枢椎螺钉联合后路融合治疗寰枢椎不稳一样，内固定可明显提高骨融合率[18]，但远期将出现稳定失败。融合率受植骨受体、技术、环境及局部因素等多方面的影响。内固定因素对骨愈合的影响已在前面讨论过，移植骨特性（骨诱导、骨传导和骨生成）及类型（自体骨、异体骨及异种骨）、机械稳定性、植骨床的准备等是决定骨是否融合的局部因素[5]，尼古丁、骨质疏松症、激素分泌失调及某些药物治疗也可对骨融合造成干扰，生长因子及电刺激[5]等也可促进骨移植材料与骨的融合，但这些因素都超出了本章的讨论范围。

5.3.1　我们的建议

颅脊交界区结构复杂，运用基本的生物力学和生物学原理时需因人而异，对于上颈椎前路减压手术，我们倾向于使用带孔融合器及前路钢板进行重建。前方融合器填充自体骨结合前路支撑钢板可起到前路支撑作用，有助于稳定前柱、减少沉降并促进前路融合。

双皮质螺钉固定可提高内固定的稳定，我们的目标是内植物的每一部分都得到良好的固定。克氏针引导的中空齿突螺钉可能会导致灾难性并发症（图 5.8），应用时应慎重。

若经济条件允许，在我院可选择性使用骨形成促进因子，但所有患者均需筛查影响愈合的潜在因素。

（杨进城　译　马向阳　审校）

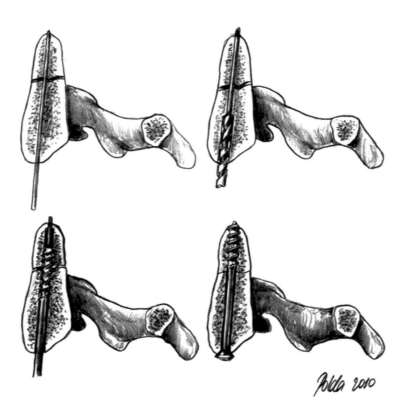

图 5.8　克氏针引导的拉力螺钉。请注意如果齿突顶端被克氏针钻穿而呈现游离状态，在螺钉置入时齿突尖则可能有头侧移位的风险

参考文献

1. Aebi, M., Etter, C., Coscia, M.: Fractures of the odontoid process. Treatment with anterior screw fixation. Spine (Phila Pa 1976) **14**, 1065–1070 (1989)
2. Aebi, M., Thalgott, J.S., Webb, J.K.: Principles of surgical stabilization. AO ASIF principles in spine surgery, pp. 5–12. Springer, New York (1998)
3. Albee, F.H.: Transplantation of portion of the tibia into the spine for Pott's disease. JAMA **57**, 885 (1911)
4. Arlet, V., Datta, J.C.: Upper cervical spine. In: Aebi, M., Arlet, V., Webb, J.K. (eds.) AO spine manual: principles and techniques, vol. I, pp. 265–288. Thieme Verlag, New York, Stuttgart (2007)
5. Babat, L.B., Boden, S.D.: Biology of spine fusion. In: Benzel, E.C. (ed.) Spine surgery, techniques, complication avoidance, and management, pp. 169–177. Elsevier, Philadelphia (2005)
6. Benzel, E.C.: Upper cervical and occipitocervical arthrodesis. In: Benzel, E.C. (ed.) Spine surgery, techniques, complication avoidance, and management, pp. 329–340. Elsevier, Philadelphia (2005)
7. Bohler, J.: Anterior stabilization for acute fractures and non-unions of the dens. J Bone Joint Surg Am **64**, 18–27 (1982)
8. Caspar, W., Barbier, D.D., Klara, P.M.: Anterior cervical fusion and Caspar plate stabilization for cervical trauma. Neurosurgery **25**, 491–502 (1989)
9. Chang, K.W., Liu, Y.W., Cheng, P.G., et al.: One Herbert double-threaded compression screw fixation of displaced type II odontoid fractures. J Spinal Disord **7**, 62–69 (1994)
10. Choueka, J., Spivak, J.M., Kummer, F.J., et al.: Flexion failure of posterior cervical lateral mass screws. Influence of insertion technique and position. Spine (Phila Pa 1976) **21**, 462–468 (1996)
11. Claes, L.E., Heigele, C.A.: Magnitudes of local stress and strain along bony surfaces predict the course and type of fracture healing. J Biomech **32**, 255–266 (1999)
12. Coe, J.D., Warden, K.E., Sutterlin 3rd, C.E., et al.: Biomechanical evaluation of cervical spinal stabilization methods in a human cadaveric model. Spine (Phila Pa 1976) **14**, 1122–1131 (1989)
13. Dickman, C.A., Crawford, N.R., Paramore, C.G.: Biomechanical characteristics of C1-2 cable fixations. J Neurosurg **85**, 316–322 (1996)
14. Dvorak, J., Panjabi, M.M., Novotny, J.E., et al.: In vivo flexion/extension of the cervical spine. J Orthop Res **9**, 824–834 (1991)
15. Egol, K.A., Kubiak, E.N., Fulkerson, E., et al.: Biomechanics of locked plates and screws. J Orthop Trauma **18**, 488–493 (2004)
16. Fourney, D.R., York, J.E., Cohen, Z.R., et al.: Management of atlantoaxial metastases with posterior occipitocervical stabilization. J Neurosurg **98**, 165–170 (2003)
17. Griffith, S.L., Zogbi, S.W., Guyer, R.D., et al.: Biomechanical comparison of anterior instrumentation for the cervical spine. J Spinal Disord **8**, 429–438 (1995)
18. Grob, D., Jeanneret, B., Aebi, M., et al.: Atlanto-axial fusion with transarticular screw fixation. J Bone Joint Surg Br **73**, 972–976 (1991)
19. Hadra, B.E.: Wiring of the vertebrae as a means of immobilization in fractures and Pott's disease. Med Times Reg **22**, 423 (1891)
20. Heller, J.G., Estes, B.T., Zaouali, M., et al.: Biomechanical study of screws in the lateral masses: variables affecting pull-out resistance. J Bone Joint Surg Am **78**, 1315–1321 (1996)
21. Heller, J.G., Silcox 3rd, D.H., Sutterlin 3rd, C.E.: Complications of posterior cervical plating. Spine (Phila Pa 1976) **20**, 2442–2448 (1995)
22. Heywood, A.W., Learmonth, I.D., Thomas, M.: Internal fixation for occipito-cervical fusion. J Bone Joint Surg Br **70**, 708–711 (1988)
23. Hibbs, R.A.: An operation for progressive spinal deformities. NY State J Med **93**, 1013–1016 (1911)
24. Jeszenszky, D., Fekete, T.F., Melcher, R., et al.: C2 prosthesis: anterior upper cervical fixation device to reconstruct the second cervical vertebra. Eur Spine J **16**, 1695–1700 (2007)
25. Knoringer, P.: Osteosynthesis of injuries and rheumatic or congenital instabilities of the upper cervical spine using double-threaded screws. Neurosurg Rev **15**, 275–283 (1992)
26. Leconte, P.: Fracture et luxation des deux premieres vertebres cervicales. In: Judet, R. (ed.) Luxation Congenitale de la Hanche. Fractures du Cou-de-pied Rachis Cervical. Actualites de Chirurgie Orthopedique de l'Hospital Raymond-Poincare, vol. 3, pp. 147–166. Masson et Cie, Paris (1964)
27. Lehmann, W., Briem, D., Blauth, M., et al.: Biomechanical comparison of anterior cervical spine locked and unlocked plate-fixation systems. Eur Spine J **14**, 243–249 (2005)
28. Magerl, F., Seemann, P.S.: Stable posterior fusion of the atlas and axis by transarticular screw fixation. In: Kehr, P., Weidner, A. (eds.) Cervical spine, pp. 322–327. Springer, Wien (1987)
29. Montesano, P.X., Anderson, P.A., Schlehr, F., et al.: Odontoid fractures treated by anterior odontoid screw fixation. Spine (Phila Pa 1976) **16**, S33–S37 (1991)
30. Penning, L., Wilmink, J.T.: Rotation of the cervical spine. A CT study in normal subjects. Spine (Phila Pa 1976) **12**, 732–738 (1987)
31. Perren, S.M.: Physical and biological aspects of fracture healing with special reference to internal fixation. Clin Orthop Relat Res **138**, 175–196 (1979)
32. Perren, S.M.: Evolution of the internal fixation of long bone fractures. The scientific basis of biological internal fixation: choosing a new balance between stability and biology. J Bone Joint Surg Br **84**, 1093–1110 (2002)
33. Piper, J.G., Menezes, A.H.: Management strategies for tumors of the axis vertebra. J Neurosurg **84**, 543–551 (1996)
34. Schiff, D.C., Parke, W.W.: The arterial supply of the odontoid process. J Bone Joint Surg Am **55**, 1450–1456 (1973)
35. Stulik, J., Suchomel, P., Lukas, R., et al.: Primary osteosynthesis of the odontoid process: a multicenter study. Acta Chir Orthop Traumatol Cech **69**, 141–148 (2002)
36. Suchomel, P., Buchvald, P., Barsa, P., et al.: Single-stage total C-2 intralesional spondylectomy for chordoma with three-column reconstruction. Technical note. J Neurosurg Spine **6**, 611–618 (2007)
37. Tuite, G.F., Papadopoulos, S.M., Sonntag, V.K.: Caspar plate fixation for the treatment of complex hangman's fractures. Neurosurgery **30**, 761–764 (1992). discussion 764-765
38. Wellman, B.J., Follett, K.A., Traynelis, V.C.: Complications of posterior articular mass plate fixation of the subaxial cervical spine in 43 consecutive patients. Spine (Phila Pa 1976) **23**, 193–200 (1998)
39. Werne, S.: Studies in spontaneous atlas dislocation. Acta Orthop Scand Suppl **23**, 1–150 (1957)
40. White, A.A., Panjabi, M.M.: Clinical biomechanics of the spine. Lippincot, Philadelphia (1990)

第6章 上颈椎和颅脊交界区特殊重建技术

P. Suchomel, O. Choutka

由于上颈椎骨骼、神经与血管结构的变异率较高，进行内固定操作时，对该区域解剖结构的全面掌握是非常重要的。单纯的轴向CT检查往往是不够的，通常还需要多种手段进行检查，以便于进行综合评价和手术规划。在大多数情况下，CT重建和MRI检查是必要的，但有时还需要用到诸如CTA或CT椎管造影等检查手段。如果直视或在术中透视辅助下置入3.5 mm直径螺钉，一般要求骨性通道的直径超过5 mm[153,232]。当使用图像导航时，骨性通道的直径可以缩小至4 mm[19]。一些学者喜欢使用直径4 mm的螺钉[9,234]，则上述指标应相应增加至少1 mm。在特殊情况下，如果直接使用实时可视化技术（术中CT或透视），骨道的外径可与螺钉直径相同。一些有经验的外科医生认为轻度的骨皮质破损危险性不大，因此螺钉螺纹内径略小于椎弓根、后弓或峡部直径是没有问题的。在我们看来，这种策略只能用在没有其他选择，且目标结构存在由皮质骨包绕的松质骨通道的情况下。另一个极端情况是当按标准操作程序有可能损伤重要的解剖结构时，可以人为地将螺钉打出骨质之外（如椎弓根），选择涉及椎管和（或）椎体外缘的3层皮质或4层皮质螺钉入路。

人们采用先进材料制作了各种非常复杂的内固定系统，尽管大量文献描述了这些内固定技术，但其只是为骨性融合和愈合提供更理想的环境。骨融合面的处理及骨诱导、骨传导生物材料的使用是非常重要的。只有严格的、独立的融合评价才能确认其工作的成效。然而，在某些情况下，如老年人，即使没有明确的骨融合，影像学及功能上的稳定也已足够。严格来说，"融合"这个词不能仅仅凭动力位X线片上有无明显位移来判断，还应该以融合节段CT影像上是否存在骨桥作为辅助判断依据。

首先，我们将分别描述枕骨、寰椎、枢椎作为锚定结构的解剖特点，再一一介绍颅脊交界区和上颈椎潜在的可融合结构。

6.1 枕骨作为锚定结构

6.1.1 枕骨鳞部

在任何类型的颅脊交界失稳中，头部是涉及稳定性的重要结构，其中枕骨鳞部是较为常用的螺钉锚点。从最初将植骨块简单地铺在骨表面[169]，到后来使用各种捆绑技术将植骨块[78,235]（或骨水泥[160]）固定于颅骨及上颈椎之间以稳定颅脊交界，虽然使用了包括Halo架、Minerva在内的外固定装置，远期失败率仍然较高。后期采用波浪状棒、环及框架结构来固定枕骨及颈椎后方结构，并在枕骨上钻双孔，开辟了颅脊交界半刚性固定时代[183]。20世纪90年代初，锁定及非锁定枕颈部钉板系统的应用增加了颅脊交界区固定的稳定性和可靠性[84,143,199,207]，大幅提高了融合率，同时也降低了对外固定强度的要求。然而，这种坚强固定钢板的设计使得螺钉的锚点通常无法选择最

P. Suchomel
Department of Neurosurgery,
Neurocenter, Regional Hospital Liberec,
Husova St. 10, 46063 Liberec, Czech Republic

O. Choutka
Department of Neurosurgery,
University of Cincinnati College of Medicine,
231 Albert Sabin Way,
Cincinnati, OH 45267-0515, USA

佳的位置，而且钢板必须与上颈椎螺钉固定的位置排成一条直线。这些不足可能会使靠两侧的螺钉锚定在枕骨较薄的位置而导致螺钉的松动。目前组合式的钉棒系统[1,115,178]提供了较为灵活的枕骨螺钉位置，以便于能在选择相对较厚颅骨锚点的同时满足与颈椎螺钉相连接。大多数枕骨板采用多轴U形可调固定头设计以利于弯棒与颈椎万向螺钉连接，这些可调的刚性结构为进行短节段固定保留了更多的运动节段。在进行枕骨固定时，很有必要全盘掌握该区域的解剖知识及患者个体的变异情况，这对评估置钉位置骨壁的厚度，特别是如何避开颅内静脉窦起着至关重要的作用。

6.1.1.1　解剖背景

枕骨鳞部最厚处位于枕外隆凸，以此为中心向外逐渐变薄（第1章图1.1）[55,250]，上项线并不能反映横窦在颅内的准确位置，而静脉窦汇合点与枕外隆凸的相关性较为一致[189]，因此，螺钉的位置应该位于枕外隆凸下方1～2 cm处。正如前面章节的解剖学描述，枕外隆凸处骨的平均厚度在男性为15 mm、女性为12 mm（图6.1a）。另一个"安全区域"位于枕外隆凸的头端，对应枕内嵴，而最薄之处位于下项线下方，覆盖于小脑半球之上（图6.1 b）。

6.1.1.2　手术技巧

通常自枕外隆凸上方1 cm行后正中皮肤切口，切开项韧带，暴露目标节段颈椎。骨膜下剥

离枕外隆凸肌肉附着点，显露骨性解剖标志，包括上项线、下项线、枕骨大孔后缘。触及C2棘突和C1后结节，有助于判断枕骨大孔的边界。根据所选择术式的不同，确定显露枕骨的范围。当使用线形侧弯钢板时，由于其要求与颈椎侧块在一条线上，所以侧方显露的范围要大一些；而使用中线固定方式时，显露范围可以小一些。依据解剖标志、术前X线和CT等资料确定与钢板对应螺钉孔的位置并钻孔。一般说来枕骨中线上打入12 mm长度的螺钉是较为安全的。如果选择中线两侧的进钉点，螺钉长度最少需要6 mm，最好能达到8 mm。Zipnick的研究表明外层骨皮质占枕骨厚度的45%，而内层皮质仅占10%[250]，因而枕骨螺钉一般不要求双皮质固定。然而，Haher等[90]认为，双皮质螺钉比单皮质螺钉的抗拔出力要高50%。由于螺钉固定强度与骨组织厚度成正比，因而枕外隆突及其下方的中线处是理想的进钉位置[177,189]。无论选择哪种类型的螺钉，钉道都需要攻丝，因为枕骨硬度较高，容易在拧紧螺钉时出现滑丝的情况。我们建议固定于钢板的枕骨螺钉直径最好介于4～6 mm；尽管术前对螺钉的长度已有预计，我们还是建议最好在术中运用X线侧位透视再次明确螺钉长度是否合适、角度是否垂直以及钢板是否贴附满意；最后使用扭力扳手锁紧螺钉。

6.1.1.3　我们的建议

术前的放射学评估对于枕骨螺钉的牢固固定、双皮质螺钉的准确置入是至关重要的，可有效避

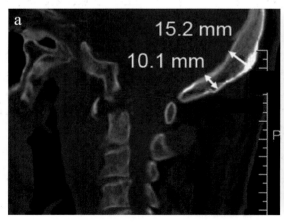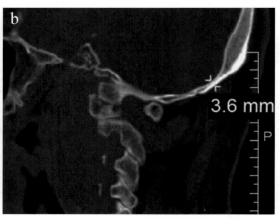

图6.1　1例男性患者CT矢状位片显示的枕骨正常厚度。（a）正中矢状位扫描中线处厚度10～15 mm；（b）同一患者小脑半球处骨壁厚度＜4 mm

免损伤静脉窦。我们习惯于采用中线骨膜下剥离肌肉附着点，然后明确颅外的解剖标志。将这些标志与术前 CT、X 线平片进行对比，在上项线下方的枕骨鳞部选择适当的枕骨钢板位置。枕骨板最终的位置也受到皮肤的限制，有时为避免皮肤被钢板磨穿，我们会将枕骨板放得稍微偏下一些。将枕骨板置于目标位置后，使用高速磨钻或开路锥标记预计进钉点，然后用凿子或高速磨钻磨平骨面，使钢板与骨面紧密贴附；再用限深导向钻头钻孔，并用螺钉将枕骨板固定在理想的位置。

我们一般先打入最深的 1 枚螺钉，使枕骨板固定后便于进行其他螺钉的置入。如果计划进行双皮质固定时，则必须意识到存在硬脑膜和（或）静脉窦损伤的风险，一旦发生需妥善处理，患者头部应低于右心房水平以免出现空气栓塞，术野内的静脉血可以起到防止空气进入血管的作用。一旦有空气进入血管可能时，应封闭静脉窦壁；如果出现空气栓塞，则应以棉片堵住破孔并以盐水冲洗，立即改变患者体位，并于远离静脉窦处置入较短的螺钉。静脉窦损伤不仅会引起出血，更

危险的是导致静脉窦栓塞的形成。通过拧入螺钉可以堵住简单的穿破硬脑膜所导致的脑脊液漏，然而这种操作所带来的"轻微并发症"可能会损伤小脑表面的血管，导致硬膜下或者硬膜外血肿。

总之，最佳的安全锚点位于枕外隆凸下方的中线处，小于 6 mm 的骨质厚度通常不足以达到坚强的螺钉固定。我们相信，术前通过薄层 CT 扫描对枕骨的精确评估能够确保医生选择最安全的手术操作方式（图 6.2）。

6.1.2　枕骨髁部

当患者存在枕骨较薄或缺损（颅骨切除术后）的情况时，枕骨髁部可以作为锚定结构。此外，单节段经寰枕关节（寰椎 - 枕骨髁）螺钉固定术可用于治疗寰枕关节脱位（AOD），特别是在脱位较轻或可复的情况下。其他适应证包括想要加强枕骨髁螺钉多点固定装置的固定强度，以及对枕颈融合失败病例进行翻修等。目前，关于后路使用经枕骨髁或寰枕经关节螺钉的讨论较多[81,228,229,245]，

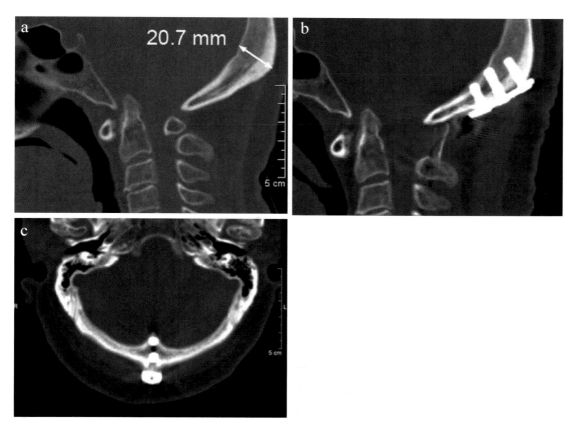

图 6.2　1 例女性患者枕骨正中处骨质厚度。（a）CT 正中矢状位重建显示骨质厚度超过 20 mm；（b）获得满意的单皮质固定（呈"牙刷状"）；（c）轴位 CT 重建图片

也有学者探讨前路经枕骨髁螺钉的方法[52,53]。正如我们在解剖学章节中的描述，枕骨髁的长度是其宽度的 2 倍，是一个向内斜的结构。实际应用中我们大概估计其长度约 25 mm，宽度和高度约为 10 mm。由于变异性较大，只有 CT 扫描才能准确显示枕骨髁的形状、方向、体积以及与周边解剖结构的关系[165]。枕骨髁是枕骨的一部分，颅骨影像导航不仅能估算理想的螺钉轨迹，而且还能直接指导螺钉的置入。大多数发表的解剖学文献表明，使用 3.5 mm 枕骨髁螺钉是较为安全的[133,229,245]。

6.1.2.1　后路经关节寰椎枕骨髁螺钉（图 6.3）

苏黎世的 Dieter Grob 报道了首例采用后路 C1-0 经关节螺钉结合 Y 形 C2- 枕骨钢板系统固定治疗钢丝固定术后失败的 AOD 患者[81]。Gonzalez 等[75] 在尸体模型上对 C1-0 经关节螺钉的可行性进行了研究，发现寰枕螺钉固定后除屈伸运动外，在其他各方向的稳定性可以达到枕颈固定的力学水平，建议将此技术作为后路固定方式的补充。与 Magerl 技术一样，这种固定方法可以通过 Gallie 植骨得到强化[75]。他们后来又报道 1 例采用该术式进行固定的寰枢椎脱位（AAD）患者[60]，并对 2 例创伤性寰枢椎不稳（AAI）患者进行同期 C1-0 和 C2-1 双节段经关节固定[76]。Yan 等分析了 20 个干骨标本和 30 例正常志愿者的 CT 重建资料，首次描述了经寰枕关节螺钉的理想进钉点，继而

在 12 例新鲜尸体标本上行模拟手术，确定了螺钉的安全角度及长度[245,246]，即矢状面上倾角为 53.3°（SD = 3.4°）、轴状面内倾角为 20°（SD = 2.6°），螺钉长度介于 24 ～ 34 mm。然而，在这个变异性较高的区域，仅凭这一小样本的中国东南部人体数据，是否具有较广泛的代表性仍值得商榷。

6.1.2.2　后路经枕骨髁螺钉（图 6.4）

Uribe 等[229] 和 LaMarca 等[133] 分别独立通过解剖学研究提出将经枕骨髁螺钉作为一个新的固定锚点的设想。

由于椎动脉在寰椎后弓的椎动脉沟内走行，通常位置更靠近尾侧[131]，对枕骨髁螺钉的置入往往影响不大[133]。从解剖学角度来看，以下结构在枕骨髁螺钉的置入中可以作为自然边界：头侧的舌下神经管、外侧的髁导静脉、下方的寰枕关节及内侧的枕骨大孔。当颈静脉球发生闭塞（如患肿瘤时）或先天性异常时，髁导静脉要承担主要的回流功能，但在正常情况下可以牺牲髁导静脉[13,28]。LaMarca 等[133] 通过三维导航工作站分析 CT 薄层扫描资料，提出理想的枕骨髁螺钉钉道，并通过 12 例尸体标本的模拟置钉证实其可行性，每枚螺钉周围均应有至少 1.5 mm 的骨性结构。枕骨髁后壁平均螺钉可用空间（space available for screw，SAS）为上下高度 5 ～ 8 mm、左右宽度 5 ～ 9 mm。Uribe 等[229] 研究 6 例硅胶灌注的头颈部标本，确定枕骨髁进钉点（condylar entry point，CEP）位

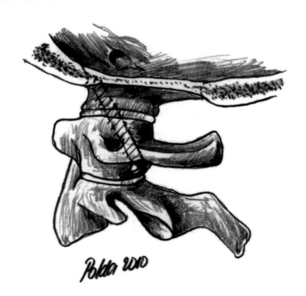

图 6.3　后路寰椎枕骨髁螺钉固定示意图

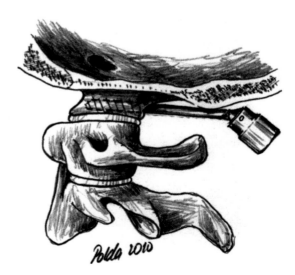

图 6.4　后路经枕骨髁螺钉置入示意图

于枕骨髁后内缘外侧 4 ～ 5 mm 处、关节间隙上方 1 ～ 2 mm 处，开口钻及导钻以向上倾斜 5° 和向内倾斜 17°（12° ～ 22°）的角度钻孔，采用 30 ～ 32 mm 长度的螺钉（其中有 11 ～ 13 mm 为无螺纹柄，留在骨组织外以保证万向钉钉尾可调），通过术中透视尝试双皮质固定并明确螺钉的深度。所有 12 个枕骨髁均行术后 CT 检查。所有螺钉均未涉入舌下神经孔或其他重要结构，螺钉的骨内长度平均为 22 mm（20 ～ 24 mm），C1 后弓上方无螺纹部分约 12 mm（11 ～ 13 mm）。

作为枕颈固定的一部分，该经枕骨髁螺钉置入方法后来被成功用于治疗齿突 Ⅱ 型骨折假关节形成和颅骨下沉的患者[228]。

尽管双皮质螺钉固定强度更好，但我们必须意识到髁部前方结构损伤的潜在风险。咽后壁的损伤较为常见，变异颈动脉损伤的发生率亦较高。后路枕骨髁螺钉具有一定优势，由于使用了多轴螺钉，不需要使用与枕骨板之间连接的弯棒，因此避免了应力性断棒的风险。同时，这种方式与上颈椎或下颈椎连接的位置较低，减少了因放置枕骨板而对肌肉造成的损伤以及对枕骨板本身的侵蚀。

6.1.2.3　前路经关节寰枢枕骨髁螺钉（图 6.5）

颈前入路枕骨髁固定的最初想法与 Dvorak 等[52,53]最先提出的颈前入路寰枢椎固定相似，认为这种方法可作为单纯的后路手术无法实现、失

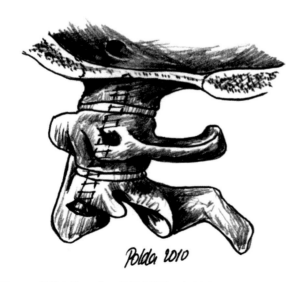

图 6.5　前路经枢 - 寰 - 枕骨髁螺钉示意图

败或需要强化固定等情况下的补救手段；也可用于一些非常罕见的情况，如肿瘤全切除或先天性畸形需要复杂重建时。

他们工作的第一部分是对 1 例后路钢丝及植骨融合失败（再次创伤导致）后经上述方法成功治愈的患者进行解剖学研究。第二部分是前路与后路固定方法的生物力学比较，结果证实后路经关节螺钉与枕骨板枕颈固定的强度在各维度上均具有优势；同时也发现前路固定在旋转和侧屈运动时的稳定性与后路枕颈融合相当，这两种螺钉固定方法均较单纯后路钢丝 + 植骨的固定方法更为稳定。他们建议参照齿突螺钉固定手术的高位斜行前外侧入路，双平面透视下引导克氏针在寰枢关节中部 1/3 下方的凹陷处，依照后倾 25° 和外倾 15° 的方向穿过寰枢关节，沿克氏针拧入 24 ～ 30 mm 长的中空自攻螺钉。通过 CT 和解剖学研究，他们发现进钉的角度有一定的变化范围（后倾角为 15° ～ 36°、外倾角为 10° ～ 20°）。该术式的主要不足之处在于：舌下神经管有被侵犯的可能，不能进行关节内植骨及关节面打磨以获得远期骨性融合。

6.1.2.4　我们的建议

虽然枕骨髁已被证实为一个可选的螺钉锚定结构，但由于椎动脉走行位置以及枕骨髁内第Ⅻ脑神经孔位置的变异，研究样本中约有 17% 无法进行安全的螺钉置入[52,53]。而在颅底凹陷及其他颅脊交界畸形的患者中，显露枕骨髁是不安全的，有时甚至是不可能的。虽然有一些个案报道采用后路经枕骨髁螺钉[228]、后路经寰枕关节螺钉[76,81]、前路 C1-0 经关节螺钉[52]固定获得成功，但缺乏枕骨髁螺钉固定大宗病例的报告。我们认为，将枕骨髁作为固定结构的一部分，较之无法进行植骨的经寰枕关节固定方法更为合适。考虑到技术及解剖的复杂性，虽然可行，但作者更倾向于将此方法作为一种补救性的手段。

6.1.3　斜坡

斜坡的上端属于蝶骨，而下端构成枕骨的基底部，蝶骨 - 枕骨软骨结合将这两个部分分开，融合为一体的时间是男性 16.5 岁（13 ～ 18 岁），女性 14.4 岁（12 ～ 15 岁）。这意味着颅骨在正常发

育过程中有生长的潜能。正常成年人整个斜坡矢状面长度是 4.5 cm（3.7 ~ 5.2 cm），其中作为枕骨基底部的部分长约 3.1 cm（SD = 0.3 cm）。枕骨发育不全患者的枕骨基底部分可能仅有 1.7cm 长[134]。斜坡最厚处是前上方富含松质骨的部分，枕骨大孔部位较薄，仅由较为坚硬的皮质骨组成。通常情况下外层骨皮质比内层骨皮质更厚、更坚硬。

出于实用的目的，我们可以计算出楔形斜坡在枕骨大孔水平的厚度，中线处只有 4 mm，自中线向两侧可安全抵达 10 mm，斜坡的厚度逐渐增加，至垂体窝水平达最大厚度约 22 mm，两侧有约 10 mm 的骨性安全带。斜坡的尾侧半如有必要可以切除，也可作为螺钉的锚定点或为融合器提供支撑（图 6.6）。

6.2　寰椎作为锚定结构

寰椎没有椎体，其骨块作为螺钉锚定点来说容积较为有限；而 C1 侧块在前后路手术中被广泛作为螺钉的锚定结构；亦有 C1 侧块椎板螺钉的文献报道。寰椎前后弓是自前方或后方获得理想侧块螺钉进钉点的重要解剖参考标志。在进行后路固定时，后弓的显露必须自可清晰辨认的后结节开始严格行骨膜下剥离。Ebraheim[57] 建议向外侧

显露不应超过距中线 12 mm、而后弓上表面不应超过 8 mm；我们的经验是从后弓下缘进行分离，此处不会遇到任何重要的神经血管结构，显微分离是安全的，甚至可以到达横突位置。C1 侧块下半部分可在寰椎后弓最薄处下方进行骨膜下显露，需小心操作以免损伤 C2 神经根、神经节和周围静脉丛。术前评估每一患者的椎动脉走行是至关重要的，仔细观察轴位 CT 片可以判别各种寰椎变异，也可能提示我们需要进一步行 CTA 检查。经口前路或高位前外侧入路的显露范围通常有限。寰椎前结节是前方入路最重要的标志点，侧位 X 线片上通常可见，周围并无重要结构，清晰定位在中线，可明确与脊髓、椎动脉之间的距离。我们必须意识到，轻度的旋转有可能会影响判断，而由前结节判定的安全范围通常可信度较高。

6.2.1　后路侧块螺钉

印度孟买的 Atul Goel[72] 于 1994 年首次提出后路寰椎侧块螺钉与枢椎椎弓根螺钉组合技术，并在 1988 年开展了这项手术。后来该技术被德国的 Jurgen Harms 推广应用，发明了一套更加实用的多轴螺钉棒系统，使寰椎骨折脱位的治疗操作更容易，且不会损伤 C2 神经根[94]。他们都将 C1

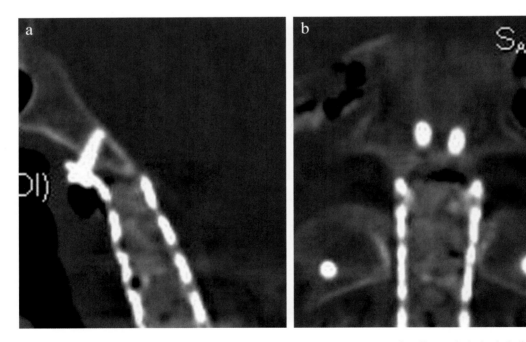

图 6.6　影像导航下在斜坡前方置入 2 枚长 12 mm 的螺钉。(a) 正中矢状位 CT 重建影像显示螺钉长度十分理想；(b) 冠状位 CT 重建图片

侧块后方的中点作为进钉点，Harms 建议行骨膜下剥离，在侧块与后弓的移行部中点处开导向孔，以避免损伤 C2 神经根周围的静脉丛而导致出血。钉道应平行于 C1 后弓平面，前后垂直或轻度向内斜，最好选择双皮质螺钉固定。Goel 在早期曾建议单皮质螺钉固定，进钉点选在可触及骨组织表面的中线处；后期建议采用双皮质螺钉固定，如 C1 侧块后下方骨组织不足以提供置钉，特别是在儿童，则倾向于将进钉点选在靠近 C1 下关节面处[70]。其他作者[148,186]在解剖学[225]及生物力学[148]研究的基础上，建议直接将前述进钉点正后方的 C1 后弓表面作为进钉点，以避免出血及对 C2 神经根的骚扰；其较长的钉道可增加抗拔出力；此外，这种坚强的后路侧块螺钉固定还能节省枕颈融合的节段。

Blagg 等[18]对上述的侧块中线钉道提出质疑，认为其可能损伤横突孔内的椎动脉，主张将进钉点内移，垂直或向内进钉（内倾角不超过 20°），操作过程中绝不能向外倾斜，但他们赞同在矢状面上与寰椎后弓平行。Rocha 等[191]则提出另外一种进钉点及钉道，目的是为了避免损伤寰椎前方走行的第Ⅻ脑神经和颈内动脉。

6.2.1.1　解剖背景

很多文献[30,191,233,241]从尸体标本解剖学和 CT 影像学角度对置入 3.5 ～ 4.5 mm 侧块螺钉的可行性进行反复研究。Blagg 等[18]对 50 例寰椎 CT 扫描资料进行测量，C1 侧块下柱后方（后弓之下至关节面之上）可置钉的范围是高 4.6 mm（0 ～ 7 mm）、宽 14.9 mm（11 ～ 18 mm）。Rocha 等[191]等利用游标卡尺对 20 例人体干骨标本进行同样参数的测量，可置钉范围高 4.5 mm（4.3 ～ 6.1 mm）、宽 9.6 mm（7.7 ～ 12.8 mm），有 50% 的标本必须切除后弓下缘才能达到上述高度，他们的结论是 93% 的被测椎体能够打入直径 4.5 mm 的螺钉。Wang 等[233]分析 74 具干燥尸体脊柱标本，发现侧块存在高 3.9 mm、宽 7.3 mm 的空间以容纳侧块螺钉；所有标本都可容纳直径 3.5 mm 螺钉，97% 的标本可容纳直径 4 mm 的螺钉，其中 65% 的标本需将相应的后弓部分切除才能置入直径 4 mm 的螺钉。为了获得安全的双皮质固定，在不同进钉点的情况下钉道角度介于外倾 13° 到内倾 45° 之间、头倾角在 19° 以内

可保证寰枕关节面不受影响。

该技术在小儿脊柱固定中具备优势。Chamoun 等[29]对 76 例 1.5 ～ 16 岁（平均年龄 7.8 岁）儿童的寰椎进行 CT 形态学分析，发现仅 1 例 19 个月幼儿的一个侧块无法容纳直径 3.5 mm 螺钉。

寰椎后路手术过程中术者会发现各种椎动脉变异，C1 动脉沟处高达 15.6% 患者的椎动脉部分或全部由骨覆盖形成"后桥"（第 1 章图 1.3）[31,104]。Lee 等[138]对 709 个寰椎标本进行解剖学研究，发现后桥发生率男性（15.9%）高于女性（8.1%）。在进行后弓骨膜下剥离以及椎板螺钉置入过程中，过于宽大的椎板可能会误导术者损伤椎动脉[249]。5.4% 的正常健康人群[104]和 13% 接受颅脊交界区手术的患者椎动脉的第三段（V3，水平部）存在变异[244]。最重要也是最危险的变异是第一颈椎节间动脉，这一变异的血管部分或全部替代了椎动脉，走行于寰椎后弓下方，对后路侧块螺钉的置入造成阻挡。Hong[104]对 1 013 例患者的 CT 椎动脉造影资料进行研究，发现 3.8% 的患者存在单侧的第一节间动脉，双侧变异的患者占 0.8%。

寰椎侧块前表面毗邻的结构是双皮质螺钉固定过程中钻孔、攻丝及螺钉置入时的另一危险因素。超过 80% 的颈内动脉位于横突孔的内侧，颈内动脉内缘到横突孔内缘的平均距离左侧为 2.78 mm、右侧为 3 mm[37]；颈内动脉到侧块前表面的平均距离 < 3 mm（左侧为 2.88 mm、右侧为 2.89 mm）。头部旋转可能对颈内动脉的位置无任何影响[38]；但如此近的解剖关系可能对侧块螺钉、C1/2 经关节螺钉和 C2 经椎弓根螺钉双皮质固定产生潜在的风险，既往有文献描述过这种关节融合术后导致颈动脉受损的情况[38]。Currier 等[37]认为，当颈内动脉内缘距离横突孔内缘 > 4 mm 且距离寰椎前表面 < 2 mm 时，其被开路器、丝攻损伤，或由于钉尖接触而导致迟发性损伤的可能性较高，亦存在动脉壁逐渐磨损的风险；只有当颈内动脉内缘距离横突孔内缘 < 2 mm 且距离寰椎前壁 2 ～ 4 mm 时，颈内动脉受损的概率较小；当颈内动脉位于横突孔外侧且距离寰椎侧块前表面 > 6 mm 时，不存在受损的风险[37]。Currier 对 50 例患者寰椎增强 CT 资料进行分析，发现其中 12% 属于高危患者，另有 46% 的患者存在至少一侧颈内动脉受损的风险。

此外，根据 Hong[103]和 Jeanneret[116]的描述，

寰椎侧块的双皮质螺钉有可能损伤 C1 侧块前方的舌下神经，这可能是一些接受单纯后路固定手术的患者术后出现吞咽障碍的原因[86,151]。舌下神经通过位于枕骨髁基底部、直径 2 ～ 3 mm 的舌下神经孔出颅，在侧块中线外侧 2 ～ 3 mm 处垂直下降至 C1/ 2 关节[56]。

6.2.1.2　手术技巧

Geol[72] 和 Harms[94] 先后提出将寰椎后弓下的侧块后方中点作为螺钉进钉点的标准技术。Geol 于 1988 年开始使用该方法，为减少 C2 神经周围静脉丛出血和充分显露 C1/2 关节，通常将 C2 神经根及其周围结构一并切断，这样可以在关节内进行撑开、复位、植骨、放置融合器等操作，较宽的显露范围也允许将短钢板直接放置于骨面，但部分患者无法接受切断 C2 神经[73,88]。为了克服这一不足，Harms 对该技术进行改进，将寰椎后弓作为螺钉进钉点并采用万向钉棒系统固定，此即后来的"寰椎椎弓根技术"[186,225]，螺钉自寰椎后弓进钉，向前方进入侧块中部。虽然寰椎并不存在椎弓根这一结构，但"C1 椎弓根"、"C1 伪椎弓根"或"C1 类椎弓根"这类的解剖学名词已被广泛接受[30,31,148]。

最初 C1 侧块螺钉多采用双皮质固定[94,152]，近来其必要性受到质疑。Cyr 等[40] 认为单皮质和双皮质经 C1/2 关节螺钉在抗拔出力方面并无统计学差异，Eck 等[58] 发现双皮质固定侧块螺钉的抗拔出力非常大，Ma[148] 通过生物力学研究提出单皮质 C1 经椎弓根螺钉的抗拔出力比双皮质 C1 侧块螺钉（后弓下进钉）要大很多，因而提倡使用寰椎椎弓根螺钉固定。所有的文献数据均表明，标准的寰椎单皮质螺钉抗拔出力强度远远大于既往对下颈椎螺钉抗拔出力的要求[119,126]，这为术者选择 C1 单皮质固定提供了合理性依据。

当然，骨密度、是否存在骨性基础疾病（RA 等导致炎性骨破坏、各种骨病或骨质疏松症等），以及外科医生对骨骼硬度的判断，仍旧是决定是否进行双皮质固定的重要因素。

一些学者认为，椎弓根螺钉固定技术必须符合如下条件：椎动脉下方、侧块上方寰椎后弓高度应 > 5 mm，以满足 3.5 mm 螺钉的安全置入[30,138]。Lee 对 709 例寰椎标本进行测量，发现椎动脉沟侧后弓的平均厚度为 3.95 mm，仅 6.9% 的女性和 17.4% 的男性标本可以安全置入 3.5 mm 椎弓根螺钉。他建议以 2 mm 直径钻头对后弓下缘进行打磨，以获得半椎弓根螺钉的置入。但即使采用了这种技术，仍有 26.7% 的女性和 8.3% 的男性因后弓不足 3 mm 而无法置钉[138]。Christensen 等分析 240 个寰椎侧块标本，要求侧块高度至少为 4 mm，仍有 19% 的样本无法置入 3.5 mm 椎弓根螺钉[31]。另有研究[102,148,225] 认为，只要后弓高度达 4 mm，即可置入 3.5 mm 螺钉。对此我们持保留意见，因为在实际置钉过程中很难保证骨皮质的完好。其他可能的并发症有椎弓骨折、因钉道位置不佳[14] 或对菲薄后弓进行攻丝[8] 时引起的椎动脉损伤等。

6.2.1.3　我们的建议

在我们看来，术前薄层 CT 扫描与三维重建对 C1 侧块螺钉置入非常重要，同时有必要进行 MRI 检查。这些检查结果有助于排除血管畸形、判断椎动脉与寰椎的位置关系以及颈内动脉和侧块的位置关系（图 6.7）。术者还应该观察同侧横突孔是否太细甚至是缺如，一旦怀疑存在椎动脉或颈内动脉畸形，则需进行 MRA 或 CTA 检查以明确其走行（图 6.8）。依据所有影像分析明确双皮质螺钉固定的安全长度。

解剖学研究表明，大多数寰椎侧块存在（5×5）mm² 以上可利用的置钉位置，但大约 50% 的患者必须去除其后弓下缘才能到达置钉工作区域（图 6.9）。通常情况下可以使用 Kerrison 咬骨钳或高速磨钻去除后弓下缘，如果不将突出骨去除，就无法进行骨膜下分离，可能导致软组织的损伤，进而出现难以控制的 C2 神经根周围椎静脉丛破裂出血。抬高床头可能有助于止血，但多数情况下必须使用止血材料及棉片压迫。如果以上方法都不能奏效的话，可以考虑电凝和（或）将整个 C2 神经血管束结扎切断。

我们曾对 1 例患者行骨膜下分离以显露左侧后弓侧块，术中出现大量动脉性出血，我们使用纤维蛋白胶加压包扎成功止血，解决了这一极端困难的情况。尽管术后血管造影没有发现明显的血管病理改变，我们仍认为可能是第一节间动脉出血。这一经历提醒我们在复杂手术术前谈话时应对患者提及这种可能性。

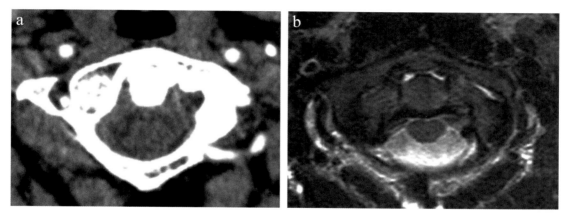

图 6.7　轴位 CT 和 MRI 显示双侧颈动脉的正常位置。(a) 轴位 CT 增强扫描，注意左侧，V3 段不典型环、右侧椎动脉发育不良以及双侧颈动脉的位置；(b) 寰枢椎半脱位患者横轴位 MRI，清晰显示位于寰椎前方的双侧颈动脉

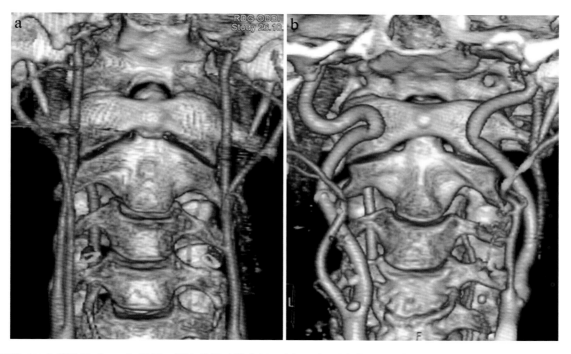

图 6.8　三维 CT 血管造影（CTA）显示 2 例患者的动脉走行。(a) 双侧颈动脉位于正常位置，左侧椎动脉发育不良；(b) 变异的颈动脉扭曲骑跨于 C1 侧块前方

理论上讲，如果螺钉直接由后弓进入侧块的话，可以避免上述出血风险。然而，在实际操作中我们发现，这种所谓的"经椎弓根"钻孔难度非常高，即使在使用高速磨钻钻孔的情况下，钻头也容易失控而伤及椎动脉或 C2 神经血管束。当后弓高度 < 5 mm 时，如何维持合适的钉道也较为复杂。总的来说，我们觉得选择这种椎弓根螺钉技术或改良技术的风险较大，在处理那些解剖结构较为特殊的患者时，我们主张采用在后弓下壁开槽的技术。

我们倾向于将侧块中线与后弓结合部的交点处作为进钉点。可使用圆头探子或神经剥离子自后弓底部或下方准确触及这一位置，也可用细而薄的神经剥离子直接探明侧块内外缘，有时还能看到关节间隙。由于侧位透视上常可清楚显示关节间隙，因此显露该结构的必要性不大。

使用高速磨钻或开口锥先开个小口，有利于避免开始钻钉道时钻头移位。保护 C2 神经血管束并轻柔地向下牵开，也可以考虑使用特殊的导向保护套筒来避免 C2 神经血管束与钻头、丝攻、

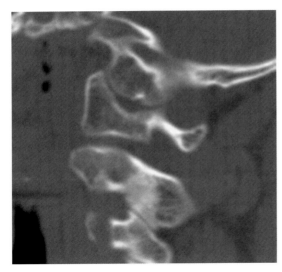

图 6.9   悬突在后方的后弓影响后路侧块螺钉的顺利置入

螺钉等的直接接触。当钉道平行于后弓且采用 3.5 ～ 4.0 mm 螺钉时，进钉点应距 C1/2 关节间隙上方至少 3 mm；如果距离 < 3 mm，应适度将钉道角度稍微向头侧倾斜，同时避免因头倾角度过大而伤及寰枕关节（图 6.10）。大多数情况下钉道内斜 10° ～ 15°，头倾 10° ～ 15°，在透视监视下钻孔（图 6.11）。考虑到右利手的人由左侧大脑半球支配，作者习惯于将有可能损伤左侧血管的操作留在最后。

侧块螺钉的钉道长度受到进钉点位置、角度等因素的影响。由于侧块在水平面上呈卵圆形并向内倾斜（上关节面较下关节面凹陷更加明显），所以螺钉螺纹部分的长度与下关节突的矢状径并

不一致。利用测深器可以获得准确的数据，以使螺钉的螺纹全部进入侧块中，保证与 C2 神经根、神经节及其周围静脉丛直接接触的螺钉表面是光滑的。常用的半螺纹螺钉螺纹部分与光滑部分的比例是 60∶40。万向钉头必须高于后弓以便于多向运动及与钛棒连接。我们最常使用的是 4 mm 直径、30 ～ 38 mm 长的半螺纹螺钉，通过侧位 X 线透视可复查最终的螺钉置入位置。

由于双皮质固定的抗拔出力强度高于单皮质固定，因此建议采用双皮质螺钉固定（图 6.12、图 6.13）；此外，双皮质螺钉在纵向、横向和旋转稳定性上也起着重要的作用，尤其是对于更长的节段固定而言。我们用棒和空心砖做个简单的类比，如果将棒插入空心砖中预先钻好、直径稍大的孔内，尽管其拔出力可能很小，但其抗侧方载荷的抵抗力将在棒穿过对侧砖壁时大大提高（类似于双皮质固定）。

采用双皮质螺钉固定时，其尖端不应超过侧块前表面一个螺纹以上。

钉道稍微内倾以及术前影像学分析有助于避免损伤颈内动脉和舌下神经。

6.2.2   前路 C1 侧块螺钉

C1 侧块前路置钉有 2 种形式，一种是前路经关节螺钉单节段固定寰枢椎，这种方法还可进一步延伸固定至枕骨髁[52,53]；另一种是水平向 C1 侧块置钉，将其作为钢板或融合器固定的另一锚定

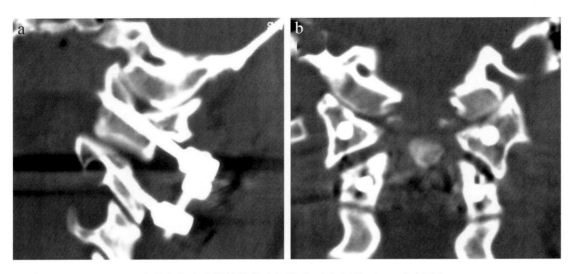

图 6.10   （a）旁矢状面 CT 显示 C1 侧块螺钉与寰枕关节的毗邻关系；（b）冠状面 CT 重建图片

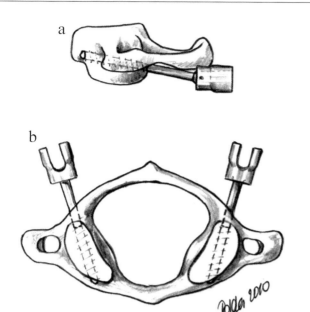

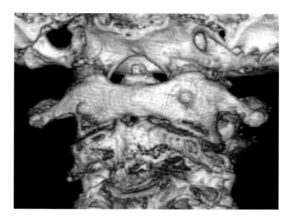

图 6.13 三维 CT 显示螺钉穿破寰椎侧块前表面

图 6.11 C1 后路侧块螺钉钉道示意图:部分螺钉杆没有螺纹。(a) 钉道头斜 10° ~ 15°;(b) 螺钉内倾 10° ~ 15°

AAI[11]。Koller 等 [131] 提出另一种可以达到相同目的的置钉通道(图 6.15)。齿突切除或其他前路减压术后需要进行钢板和融合器 C1 侧块颅侧固定的病例也可以采取第二种方式,即水平方向上的 C1 侧块螺钉固定 [95,118,197]。同样,钢板与 C1 侧块经水平方向螺钉固定也可用于治疗单纯寰椎骨折复位固定 [21,195] 和先天性寰椎前弓裂 [108](图 6.16)。

6.2.2.1 解剖背景

置入寰枢椎经关节螺钉时应优先考虑高位颈前外侧入路或斜切口,而进行侧块水平方向螺钉固定时则需选择经口入路。关于寰枢椎经关节螺钉置入的解剖学指导及手术技术在本书其他部分有详细阐述。

只有通过经口入路,才能充分显露侧块前表面。从 Kandziora 等 [123] 和 Ai 等 [3] 的解剖学研究来看,经口前路的最大安全可显露范围边界距离中线 20 mm,椎动脉位于这一边界外侧 5 mm 处。侧块前表面呈不等边四边形,左右宽度平均为 15 mm,内侧高度 9 mm、外侧高度 22 mm。Kandziora 根据侧块前表面的形状,界定了一个置入 3.5 mm 直径螺钉的安全区域:内侧高 4.1 mm、

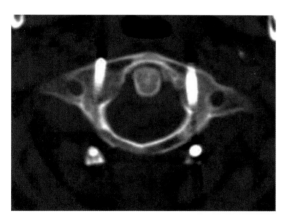

图 6.12 轴向 CT 扫描显示 C1 后路侧块双皮质螺钉的准确置入固定

点。Lesoin 等 [141] 最先将寰椎侧块前方作为锚定结构,采用第一种方法治疗 6 例患者(图 6.14),其后,有学者将该技术用于治疗继发于齿突骨折的

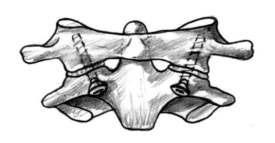

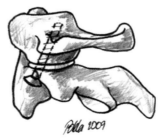

图 6.14 根据 Lesoin 描述所绘的前路 C1 / 2 经关节突螺钉固定示意图(注:经译者修改)

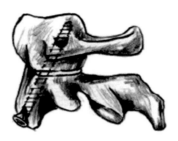
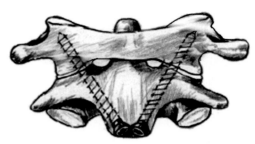

图 6.15　Koller 等提出的用于前路寰枢椎螺钉固定的不同钉道示意图，进钉点位于 C2 椎体前方基底部（注：经译者修改）

外侧高 12.9 mm、左右宽 13.3 mm，这就意味着螺钉进钉点应位于侧块中点处，钉道方向应稍偏外。Kandziora 等 [123] 提出外倾角为 20°，而 Ai 等 [3] 则建议外倾角为 12°。

6.2.2.2　手术技巧

经口入路可显露 C1 侧块的前表面，侧块下方的寰枢椎侧块关节清晰可辨，侧块上方的寰枕关节通常难以显露，但可以触及。切除寰枕前弓有助于判断侧块的内缘。由于椎动脉走行于两侧，因而需要明确外侧边界，以免招致操作风险。尽管我们知道椎动脉至少应距中线 25 mm 以上，但还是必须对每个病例的椎动脉具体位置进行分析，特别是在前弓切除导致中线（C1 结节）无法确定的情况下，最好能在术前行 CTA 检查并进行分析。每个病例都必须予以仔细的骨膜下剥离操作。进钉点应位于侧块中点处，近钉角度应外倾 12°～20°，侧位透视以保证螺钉在目标进钉点位置。位于椎动脉沟后方的椎动脉有损伤风险，因此我们从不选择双皮质固定，通常只选取 3.5 mm

直径螺钉进行单皮质固定。

6.2.2.3　我们的建议

虽然在前路 C1 侧块螺钉固定方面的经验不是很多，但我们仍然认为有进一步研发前路钢板内固定技术的空间。提供足够稳定性的钢板将非常有用，有可能纠正颈椎后凸，而不需要进行二期后路手术。这一技术也可应用于肿瘤切除后的前方结构重建。

6.2.3　寰椎后弓经椎板螺钉

Floyd 和 Grob [63] 首先将此螺钉置入方法用于治疗 5 例无法使用椎板下钢丝固定移植骨块的先天性或医源性后弓缺损患者。具体操作是：先将患者后弓残端的骨皮质打磨掉，然后沿着后弓走行仔细开出 10～15 mm 长的钉道，使用直径 2.7 mm 螺钉将取自髂嵴的方形自体髂骨块固定于 C1 后弓残端和去除骨皮质的 C2 棘突之间。其后 Donnellan 等 [48] 在应用类似技术时建议使用 3.5 mm 直径螺钉，从中线处去除较宽的后弓以显露其髓腔，扩大并攻丝。螺钉尽量向外侧打入，以减少万向螺钉钉尾的重叠。

6.2.3.1　我们的建议

从实用角度来看，我们认为这种技术可用于一些较为罕见的情况，如无法置入 C1 侧块螺钉，或为了避免将固定节段延长至枕骨，特别是当伴有先天性或医源性部分后弓缺损时，C1 椎板内螺钉是一种有价值的选择。采用这种技术时应考虑到椎动脉的解剖位置、后弓近端椎动脉沟处的厚薄以及各种变异情况。

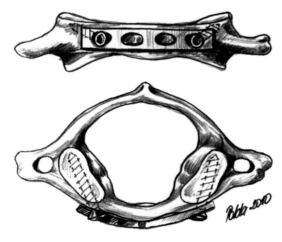

图 6.16　前路钢板固定＋C1 侧块水平方向螺钉固定示意图

6.3　枢椎作为锚定结构

从各个方向出发都能到达枢椎椎体，目前最常采用的显露方法是后正中入路和高位前外侧入路，其次是经口入路，侧方入路较少使用。

单独的枢椎螺钉固定用于治疗某些类型的骨折，多数情况下枢椎螺钉是作为多节段固定的一部分。虽然经 C1-C2 关节螺钉是利用单独螺钉来稳定寰枢椎复合体的一种方法，但大部分枢椎螺钉都是作为长节段固定枕骨、C1 及下颈椎的一个环节，因此枢椎螺钉的安全置入和坚强固定是非常重要的。

6.3.1　椎弓根螺钉

首先必须明确的是，真正的枢椎椎弓根是 C2 椎体与后方结构的连接部分，呈额状面，结构较短且坚固（第 1 章图 1.4）。由于独特的解剖学特点，C2 所谓的"经椎弓根"螺钉并不像下颈椎一样直接穿过椎弓根中轴，而是斜行穿过或部分穿过椎弓根。事实上，在通过三维导航软件模拟枢椎椎弓根螺钉理想钉道时，到底是经椎弓根还是经峡部是存在疑问的，且软件得出的理想内倾角有可能与既往解剖文献所描述的角度存在较大差异。

在阅读关于 C2 经椎弓根螺钉的文章时，我们必须了解大部分作者都错误地将峡部结构描述为"椎弓根"或"伪椎弓根"。

法国的 Robert Judet 医生于 1962 年 9 月 19 日在与 Ch. Mazel 的私人通信中首次介绍 C2 椎弓根螺钉的置入；而在正式出版物中，由 Judet[137] 主编的颈椎外伤专著中 Leconte 首次描述 C2 椎弓根螺钉技术的应用。Judet 将该技术用于治疗 Hangman 骨折直接固定术。遗憾的是这一合理技术一直少人问津，直到 20 年后 Borne 等 [22] 发表了 C2 椎弓根螺钉技术治疗大宗病例的报道。Roy-Camille[192,194] 在他发表的一系列治疗枢椎不稳患者的文章中首次提出利用枢椎椎弓根锚点作为后路长节段固定的一个部分。目前该技术不但用于 C2 骨折加压固定 [130,136,144,218,219,224,231]，而且还可作为最为坚强的固定技术应用于后路短节段 [14,72,94,215] 和长节段 [5,201] 固定术式中。Dmitriev 等 [47] 对 14 具尸体标本进行生物力学检测，发现与其他形式的 C2 螺钉比较，椎弓根螺钉置入 C2 椎弓根时所产生的旋入力矩最大，疲劳后抗拔出力强度也明显优于其他螺钉。

直至目前虽然报道不多，但 C2 椎弓根置钉还是有潜在的风险，主要是动脉和（或）神经损伤 [5,70]。我们不认为这一技术的风险性比经关节固定术 [70,94] 中螺钉经峡部时要低。

6.3.1.1　解剖背景

Gupta 和 Goel[89] 对 100 具尸体标本进行解剖，发现有 15% 的椎动脉沟占据 C2 侧块的 2/3，因而建议 C2 椎弓根钉道应位于上 1/3 处，角度内斜朝向脊柱前方正中线（或寰椎前结节）。Geol[70] 对 160 例手术患者进行手术失误分析，其中 4 例患者在进行 C2 椎弓根螺钉钻孔时发生椎动脉损伤。

Resnick 等 [186] 通过三维和二维薄层 CT 扫描重建的方法模拟螺钉的理想钉道，发现经椎弓根螺钉与经关节螺钉的风险是相当的，90% 以上的 C2 椎弓根内具有超过 4 mm 的置钉空间。他们主张理想的椎弓根螺钉应当几乎与矢状面平行进入。我们认为 Yoshida 等 [248] 的描述更为准确，即经峡部螺钉在椎动脉弯曲处的上方穿行，而椎弓根螺钉在椎动脉的内侧或内上方穿行。由于二维影像上很难发现这一区别，他们分析了 62 例患者（124 侧）的 CT 三维图像，运用计算机导航技术模拟理想钉道，研究发现经关节螺钉的螺钉可用空间（SAS）为 6.2 mm（SD = 1.4 mm），经椎弓根螺钉的 SAS 为 6.1 mm（SD = 1.4 mm），这 2 组数据并无显著性差异，但女性最大值较男性明显偏小。

研究者们认为 SAS < 4 mm 时较为危险，< 3 mm 则无法置钉。在这些研究中，人们试图了解 SAS 最重要的制约因素是可用骨的高度还是宽度。他们发现，9.7% 的经椎弓根螺钉和 11.3% 的经关节螺钉存在风险，有 4% 的经椎弓根螺钉和 3.2% 的经关节螺钉无法置入。两种螺钉技术之间不存在统计学差异，但无法置入椎弓根螺钉的病例往往也无法置入经关节螺钉。经关节螺钉高风险组患者中 57.1% 是因为高度不够，其余 42.9% 是宽度不够；而经椎弓根高风险组的风险皆来自位于椎动脉沟的 C2 椎弓根宽度不足。这是最早准确描述椎弓根螺钉和经关节螺钉置入具有相同椎动脉损伤风险的解剖学文章，作者认为拟行经关节螺

钉置入时应采取三维 CT 模拟来评估风险；而对于椎弓根螺钉置入，轴位 CT 的信息量就已足够。Moftakhar 等[162]证实了 Yoshida 的前述研究结果，不仅测量了螺钉的骨性可用空间，还测量了椎动脉到骨组织间的距离；对 106 例患者进行 CTA 图像分析，发现 C2 椎弓根椎动脉沟水平螺钉的骨性可用空间为 6.4 mm（2.09 ～ 13.2 mm），峡部平均厚度为 5.62 mm（2.08 ～ 11.0mm）。有趣的是，所有测量结果中椎动脉距骨组织的平均距离都超过 1.18 mm，但变异性较大，介于 0 ～ 4.94 mm，且测量的是骨与动脉内造影剂之间的距离，不包括动脉壁的厚度，所以对每个患者要具体分析。研究还发现，椎动脉沟/孔的大小与椎动脉直径之间不存在任何相关性。

为指导 C2 椎弓根螺钉的置入，一些学者进行了解剖学研究[55,107,243]。虽然研究的其实是峡部而不是椎弓根，但他们仍然正确地测量出可能的钉道角度范围。Xu 等[243]提出 C2 椎弓根钉道的平均内倾角为 33°、头倾角为 20°，同时评估可能的进钉位置，建立了一个标准的置钉方案。但之后的同组学者研究发现，严格按照这种置钉方法进行置钉时穿破皮质发生率相当高[55]。由于枢椎变异率较高，可能的钉道方向也较多，因此使用标准化的置钉方法是不太合适的。Howington 等[107]在 10 具尸体标本上就椎弓根显露后的置钉通道重复进行解剖学测量，所有螺钉均未穿破骨皮质，平均内倾角和头倾角分别为 35.2° 和 38.8°。头倾角的测量结果差异很大，甚至相差将近一倍，其原因主要是由于测量方法的不同：Xu 等[243]将齿突轴线的垂直线作为参考，而 Howington 等[107]则使用 C2 椎体终板所在的平面作为参考。Sciubba 等[201]报道 1 组大样本患者，手术（同一术者：J. P. Wolionski）时采用 Howington 等提出的 C2 椎弓根螺钉目测置钉方法，获得满意效果。然而，同组学者在近期报道 1 组 170 枚 C2 椎弓根置入螺钉（19.4% 使用术中透视引导）的回顾性研究，术后 CT 重建图片显示有 25% 的螺钉穿破骨皮质，其中大部分（67.4%）穿破在横突孔侧面，1 例导致椎动脉损伤[5]；他们还发现螺钉置入正确与否与术者的经验密切相关。术后 CT 扫描测量椎弓根最窄处的平均直径为 6 mm，螺钉置入的内倾角大致为 40°。

6.3.1.2 手术技巧

标准技术

标准后正中入路显露 C2 棘突、椎板、C2/3 关节突和椎弓外侧缘，根据手术预计融合的范围显露寰椎后弓、枕骨或下颈椎。单纯椎弓根螺钉固定时显露的范围应仅限于进钉点和重要的钉道参考结构，尽可能保留肌肉附着点。尽管如此，显露整个 C2 侧块、峡部的内上部分以及椎弓根结构对准确置钉帮助较大。解剖时应从骨膜下剥离以避免静脉出血及 C2 神经根、神经节损伤。

螺钉置入在术中透视辅助下进行，越来越多的医生使用术中导航系统引导。不同学者描述的椎弓根进钉点有所差异，在大多数临床文献中，钉道头倾角是指其与经齿突中线的冠状面的夹角，而内倾角是指其与中心矢状面的夹角。Borne 等[22]建议椎弓根螺钉进钉的头倾角和内倾角均为 20°；Roy-Camille 等[193]提出进钉点位于关节突的内上象限，直接钻孔，螺钉头倾角和内倾角各为 15°；AO 脊柱手册[12]建议以峡部中点为标准进钉点，直接进行钻孔和置钉，头倾 25°、内倾 25° ～ 35°（旧版为 15° ～ 25°）；Dickman 等[42]建议进钉点位于 C2 下关节突边缘上方 2 ～ 3 mm 的峡部中线处，头倾角和内倾角为 20° ～ 30°；Levin 等[142]则主张治疗 Hangman 骨折时在双平面透视机监视下操作，由经关节螺钉进钉点上方进钉，直接显露椎弓根内侧以保证钻钉方向的正确性。

徒手操作技术

Sciubba 等[201]对 55 例患者、100 枚 C2 椎弓根螺钉置入手术（同一医生：J. P. Wolinski）术前 CT 和 MRI 进行仔细的解剖学分析，排除约 10% 空间不足以容纳 3.5 mm 螺钉的椎弓根。其采用的进钉点比常用方法更为偏外和偏上，以 C2 椎板斜坡指导螺钉置入 C2 椎体的头倾角，以峡部和椎弓根内缘判定内倾角。术中没有使用透视设备，关键点是显露椎弓根及峡部的内缘。术后薄层 CT 扫描证实仅存在 15% 的螺钉穿破率，只有 2 枚螺钉（2%）穿破骨皮质超过其直径的一半，均未引起临床症状。

6.3.1.3 我们的建议

自 1993 年开始，我们采用 Judet（第 12 章图

12.16 和图 12.19）描述的 C2 椎弓根螺钉技术对枢椎骨折进行加压固定；后来还将此技术用于短节段 C1-2 融合（第 20 章图 20.11）和枕颈融合（第 19 章图 19.29）以及与下颈椎的长节段融合（图 6.17）。

术前有必要进行综合的影像学检查，侧位片和张口位片主要帮助我们作基本的定位，还可预测术中透视可见的骨性结构；动态侧位片可以反映潜在的颈椎不稳。虽然轴位 CT 扫描获得的信息通常可以满足 C2 椎弓根螺钉置入的需要[248]，但我们还是建议术前对预计要涉及的各平面行薄层 CT 扫描。目前只有行 CT 三维重建并模拟理想的置钉钉道（图 6.18），才能够确切地显示骨性结构的解剖变异情况以及每个个体置钉的可行性。MRI 评估比 CT 应用得少，但我们仍认为 MRI 可以提供有用的信息，它不仅能发现神经解剖学情况和病理状态，而且还能显示椎动脉等血管的走行，无须使用有创性血管造影。如疑有椎动脉或颈内动脉畸形，则需进行标准血管造影或 CTA 检查（我们倾向于选择 CTA）。在一些罕见的情况下，一侧椎动脉可能发育不良并伴有同侧巨大的横突孔，螺钉即使穿破骨皮质也无须担心动脉损伤（图 6.19）。当其他种类的固定无法进行或失败时，预先掌握这些变异信息是非常重要的。为了避免术中需要延长固定至 C2，术前我们通常根据影像学

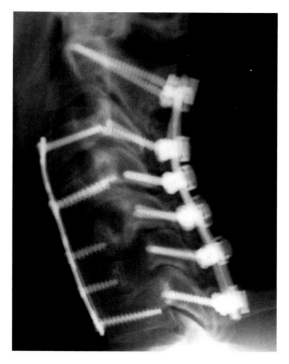

图 6.17　前后路联合颈椎固定重建侧位片，经椎弓根螺钉构成了与后路下颈椎长节段固定的一部分

图片规划虚拟进钉点和虚拟钉道。

6.3.1.4　我们的手术技巧

在没有导航的情况下，对峡部和椎弓根内上

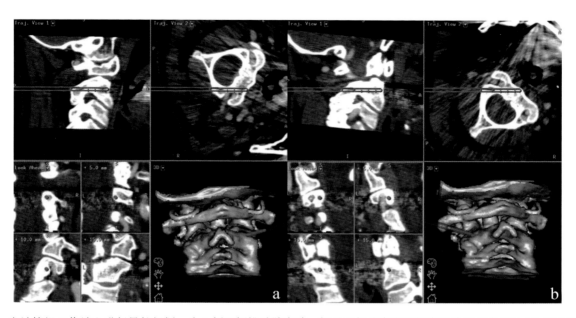

图 6.18　在计算机工作站上进行导航规划，为 1 例双侧椎动脉高跨、提示双侧均存在置钉高风险的患者设计 C2 椎弓根螺钉钉道。(a) 右侧椎弓根螺钉规划；(b) 左侧椎弓根螺钉规划

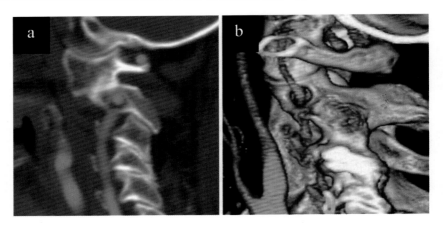

图 6.19　2 例不同患者拥有直径较大的骨性横突孔和管径较细的椎动脉。(a) 旁矢状位二维 CTA 重建图片；(b) 三维重建 CTA 图片

部分的直接显露是指导置钉的最重要因素。峡部的内缘和外侧椎板通常容易看到，如有可能，显露将延至椎弓根内侧面（图 6.20），这样的显露可为我们提供准确的内倾角。我们的经验是内倾角需超过 30°（通常为 35°～ 40°）以保证钻孔的顺利进行。直视椎弓根内缘实际上可消除钻孔时损伤内侧神经结构的风险。根据前述的解剖学标志明确钉道后即可确定进钉点（图 6.21）。还需准确

计算螺钉直径，以保证其从椎动脉孔内上方穿过椎弓根 / 峡部安全到达 C2 椎体，而不致明显穿破骨皮质。进钉点通常更靠头侧，有时在侧块中点更靠外侧。一开始钻孔时术中透视引导不是必须，但我们建议行侧位透视以显示椎弓根上缘，保证螺钉置入时与其平行。透视不仅有助于判定正确的头倾角度，同时也能很好地预估螺钉长度。使用高速磨钻在进钉点打开一个小洞，这样可以防止手钻打滑而偏离预定的钉道。用带导向套筒的 2.5 mm 钻头钻孔，术者可以感觉到对侧骨皮质的阻力，减少损伤 C2 椎体前方结构的可能性。从技术角度来看，高速磨钻钻头穿破前方骨皮质时会有明显的落空感。使用圆头探子探查并进行攻丝，其作用是使骨道与螺钉螺纹紧密契合，进而获得更大的把持力，这一点在对需要进行加压的枢椎骨折治疗中尤为重要；但攻丝也可能会造成骨皮质破裂及椎动脉损伤，需要小心操作。如果钻孔之后静脉大量出血，应考虑到椎动脉周围静脉丛和椎动脉的损伤，这种情况下不要进行攻丝，用钝头探子探查后直接拧入自攻螺钉。模拟手术时判定螺钉长度，攻丝过程中用刻度仪或探针测量仪

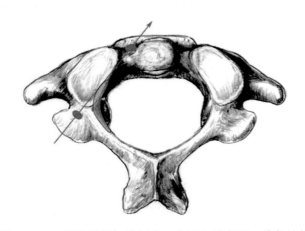

图 6.20　C2 椎弓根螺钉进钉点、出钉点示意图，着色处是必须显露的区域。

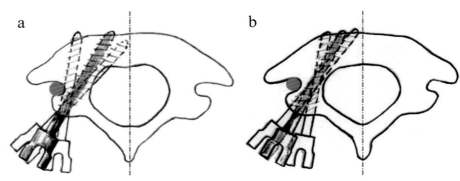

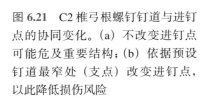

图 6.21　C2 椎弓根螺钉钉道与进钉点的协同变化。(a) 不改变进钉点可能危及重要结构；(b) 依据预设钉道最窄处（支点）改变进钉点，以此降低损伤风险

证实。模拟置钉的长度可能会与实际测量的长度有轻微差异，这可能与螺钉实际进钉点和角度之间的一些偏差有关。使用万向螺钉时不要拧得太紧，以保证钉尾有良好的活动度，方便上棒。当C2 椎弓根螺钉被视为固定系统中的一个锚点时，我们通常采用的螺钉长度为 26 ~ 38 mm；而当作为单纯螺钉治疗 Hangman 骨折时，则选择较短的半螺纹拉力螺钉以使骨折端获得加压，至于螺纹部分多长才能获到满意的加压效果，则需要透视来辅助判断。

我们通过术后 CT 扫描来评估螺钉位置和内固定位置的准确性（图 6.22 和图 6.10），如果判定骨皮质穿破较多且怀疑椎动脉损伤时，行 CTA 检查以明确血管是否通畅，并排除假性动脉瘤和动脉瘘的可能。术后 CT 扫描是非常重要的教学工具，也是评估手术效果的手段，特别是在不常做此类手术的情况下。

6.3.2　枢椎长峡部螺钉——经峡部螺钉

奥地利骨科医生 Friedrich Magerl 首先提出穿过 C2 峡部的螺钉通道，将其作为经关节螺钉治疗 C1-C2 不稳的一部分[152]。1979 年开展了首例经 C1-C2 关节螺钉固定手术。刚开始仅限于寰枢椎固定，随后被用作长节段固定的一部分，或作为简单 C2 固定技术的锚定点[86,199]。由于具有潜在的椎动脉损伤风险，许多作者在将其作为长节段固定的一部分时，采用更短的螺钉以避免损伤 C2 横突孔[41,181,213]；也有许多学者提出替代的固定方法。但我们相信椎动脉损伤并不意味着该术式的失败，其中大多数是由于缺乏术前规划或适应证选择错误。毫无疑问，在 C2 峡部固定手术操作前进行详尽的解剖学分析，对保证可靠固定的同时避免灾难性结果是非常重要的。

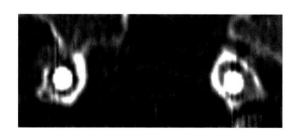

图 6.22　术后冠状位 CT 重建显示椎弓根螺钉位置满意

6.3.2.1　解剖背景

根据 Magerl 最初的描述，螺钉以平行于矢状面的角度穿过 C2 椎弓根峡部，到达 C2 上关节突后半部分的中线处。位于枢椎上关节面前外侧下方的椎动脉孔潜在地缩窄了椎弓根及峡部的通道，对螺钉置入造成阻碍。在最初的零星个案报道中，格外巨大的枢椎横突孔罕见，多因椎动脉扭曲导致骨性磨损而引起[34,236]。但是随着关注度的增加，许多学者发现椎动脉的解剖学变异比最初想象的要常见得多[120,151,153,179,222,223]。他们的研究主要通过尸体脊柱标本[19,55,153,243]或评估轴位 CT 和 CT 三维重建图像上的骨性结构来进行[51,120,168,179]，但这些研究方法无法真实反映椎动脉的走行。Taitz 和 Arensburg[222] 分析 300 个干骨标本，发现 33% 的标本存在枢椎横突孔侵蚀现象（21% 为轻度、12% 为重度）。1995 年之前尽管没有关于 C2 峡部螺钉导致椎动脉损伤的报道，但 Dull 等[51] 正确认识到该水平椎动脉孔的变异可能导致潜在的风险。当时高分辨率的三维 CT 还未出现，作者建议行斜位片检查以更好地观察峡部。为了在 CT 上观察潜在的钉道，需要参考进钉角度而将患者躯干抬高，进行最大斜度的 CT 扫描，显然此方法无法被广泛接受。纽约的 Paul R. Copper 在对 Dull 文章的评述中提到，美国的 2 例患者因螺钉误置损伤椎动脉而死亡。

Paramore 等[179] 建议对常规的 CT 轴位和矢状位片进行重建，有利于观察峡部的骨性结构，进而评估是否适合行螺钉固定。研究结果发现 94 例患者中 17 例（18%）至少有一侧不适合置钉，3 例（3%）双侧均无法置钉；另有 5 例被评估为置钉存在高风险。但在这项研究中并未涉及确切的解剖学测量。他们认为 18 % ~ 23% 的患者无法行经关节螺钉 C1-C2 固定，或者存在较高的风险，性别上无统计学差异。作者建议如果常规 CT 扫描或 CT 重建影像存在疑问时，应进行术前 MRI、三维 CT 增强等检查，以明确椎动脉的走行。

Ebraheim 研究组[55,243] 对尸体标本的"椎弓根"宽度和高度进行测量，在横突孔水平宽度为 7.9 ~ 8.6 mm（性别不计）、高度为 6.9 ~ 7.7 mm（性别不计），实际上他们测量的是峡部的数据；在随后的研究中[54] 他们纠正了这一解剖术语的疏忽（第 1 章图 1.4）。

Madawi 等[151] 在测量时同样错误地将峡部称为椎弓根，其测量的 50 例尸体标本的峡部平均宽度为 7.8 mm（3.4 ～ 12.2 mm）、高度为 7.9 mm（4.7 ～ 12.4 mm）；他们指出有 22% 的受测椎体在行经关节螺钉置入时存在风险；他们还认为侧块内缘高度是制约螺钉置入的重要因素，特别是当其 < 2.1 mm 的时候。他们还如实报道了 61 例患者使用峡部螺钉的临床结果[150]，其中大部分患者存在病理性或既往手术导致的解剖异常，14% 的螺钉位置不正确，8% 的患者发生椎动脉损伤。作者认为椎动脉的穿破主要是由于 C2 椎体内钉道错误（过低）所导致，而常用的将透视下寰椎前结节作为钉道目标点的方法位置可能有点偏低，尤其在治疗寰椎下沉的 RA 患者时。其他导致失误的主要原因是前次经口手术切除了 C1 前结节这个重要参考标志。如果对经口齿突切除术后患者进行 C1/2 经关节突螺钉置入，误置率估计将会高达 55%。

Jun[120] 对 64 名健康志愿者的矢状面重建图像进行研究，试图建立峡部螺钉的风险率评估方法。他对距椎管内壁外 3.5 mm 和 6 mm 的峡部矢状位重建影像进行严谨分析，模拟自 C2 下关节面下缘进入、通过上关节面后部的最长钉道，将其与上关节面后缘对应处作为一个点，分别测量其在 3.6 mm 及 6.0 mm 矢状平面上模拟钉道到达横突孔水平间的距离，即 SAS。如果 SAS < 3.5 mm 则无法置钉，如 < 4.5 mm 则被视为风险较高。从逻辑上来说，钉道越靠前、靠外则越容易穿破横突孔。在对 64 名志愿者（128 侧）的研究中，3.5 mm 平面上有 4 侧无法置钉，而在 6.0 mm 平面则有 21 侧无法置钉。这意味着当距离椎管内壁 3.5 mm 处置钉时，6.3% 的患者存在风险；而当距离椎管内壁 6.0 mm 处置钉时，32.6% 的患者存在风险。然而，本研究在实际应用中存在一些限制，比如螺钉钉道并非严格遵从与矢状面平行，为了获得理想钉道而调整进钉点位置等。

Solanki 和 Crockard[208] 建议利用计算机辅助设计的方法将解剖知识与术前 CT 资料进行整合，规划理想钉道，进而通过术中侧位透视确定钉道位置。他们认为安全的螺钉内倾角应为 0° ～ 14°。目前尚无该方法应用及成功率的临床数据。

为了减少椎动脉损伤，Goffin 等[74] 提出一种更为经济的影像引导技术，即根据术前 CT 扫描资料通过快速成型技术制作置钉导板，指导术中螺钉置入，该技术在临床上仅应用于 2 例患者。

Mandel 等[153] 测量 205 例 C2 干骨标本在横突孔水平峡部的高度及宽度，男性宽度为 8.2 mm、女性为 7.2 mm（3.9 ～ 14.7 mm），其中 5 例标本（2.4%）至少一侧峡部的宽度 < 5 mm（即在术中透视辅助下不足以置入直径 3.5 mm 螺钉）；CT 扫描分析结果显示，峡部平均高度为男性 8.6 mm、女性 6.9 mm（2.8 ～ 14.7 mm），其中 24 块椎骨（11.7%）单侧或双侧高度不足 5 mm。他们还证实，左侧峡部明显大于右侧，女性明显小于男性；CT 重复测量的结果与电子游标卡尺的差异仅为 1 mm。他们推论约 10% 的人群在峡部螺钉置入时可能存在椎动脉损伤的风险。

Bloch 等[19] 尝试利用图像导航在 17 具尸体标本上置入峡部螺钉，发现按照常规需要 5 mm 空间以容纳 3.5 mm 螺钉的解剖学要求，有 20% 的标本无法置钉，而在计算机辅助导航下这一要求可缩小至 4 mm，也就是说峡部截面 > 4 mm 时可安全置入 3.5 mm 直径螺钉。因此总结出影像导航辅助下无法安全置钉的概率从 20% 降至 5.9%。

如前所述，Resnick 等[186] 在 50 例外伤患者轴位 CT 片及 10 例上颈椎异常患者的 CT 三维重建影像上，测试了经关节螺钉及椎弓根螺钉的理想通道。文中所附的图片提示，实际上他们测量的是峡部螺钉钉道而非真正的椎弓根螺钉钉道。他们还提到椎弓根螺钉的角度几乎与 C2 棘突平行，这从解剖角度来看显然是错误的。这两种钉道在容纳 4 mm 螺钉的可接受性方面无明显差异，峡部平均高度为 6.6 mm（SD = 1.8 mm）。文中还提到一些有趣的论述：采取不同的进钉点和角度都能安全穿过 C2 峡部；与二维薄层 CT 扫描相比，三维 CT 影像的运用更能提高螺钉置入术前规划的准确性。

Igarashi 等[112] 发现，在其研究的 98 具 C2 干骨标本中，45% 存在双侧不对称，20% 的椎弓根（实际测量的是峡部）的直径 < 3.5 mm。如此高比例的细小峡部可能是由于日本人体型较小所致。

Neo 等[168] 建议存在横突孔畸形时应改变螺钉钉道。他们将在 CT 矢状重建片上测量的峡部高度 < 5 mm 或内缘高度 < 2 mm 的情况定义为椎动脉"高跨"，在其研究的 27 例拟行寰枢融合的连续患者中有 7 例（26%）属于这种情况。采用极后极内钉道的方法，对包括这 7 例患者在内的所有患者

成功置钉，仅 2 例椎动脉孔内骨皮质穿破，但未发生椎动脉损伤。他们还制作了相应钉道的瞄准设备，但由于头倾角过大，导致 7 例患者中 4 例穿入寰枕关节。最后他们得出结论：在置钉的参考数据中，峡部的宽度、高度比侧块内缘高度更为重要，只有当椎动脉孔异常偏内时，侧块内缘高度的参考意义才较大。

Lee 等[139] 也在计算机上模拟了不同的钉道，并应用于 7 例椎动脉高跨患者，进钉点更靠头侧，且钉道更偏内侧，使用更小的头倾角。这不仅是为了避开椎动脉孔，而且也是为了将螺钉充分固定于侧块中。

MRI 或 MRA 能显示椎动脉的异常走行，但 MRI 无法很好地展现骨与血管之间的关系。Theodore 等[226] 运用 CTA 更好地观察了 3 例患者横突孔中的椎动脉走行。不单是椎动脉走行很重要，对椎动脉/骨所占比例的评估也相当关键。Cacciola 等[26] 研究的 10 具尸体标本中仅有 30% 的标本椎动脉完全填满骨性沟，大部分椎动脉和骨之间存在一定的空隙，由骨膜组织和静脉丛填充，椎动脉平均占据椎动脉沟的 79%（34% ～ 100%）。该重要结果由 Moftakhar 等[162] 予以重复验证，对 106 例中风或外伤患者进行详细的 CTA 测量，其研究动机是既往的研究结果仅仅来源于尸体标本或椎动脉孔的 CT 数据，并不能显示真正的椎动脉大小及位置（图 6.19）。

双皮质螺钉固定时 C1 或 C2 椎体前方神经血管损伤的潜在风险与 C1 侧块螺钉、椎弓根螺钉相似，Jeanneret 和 Magerl[116] 遇到过 1 例他们也无法解释的一过性双侧舌下神经麻痹的病例，最终替换了那颗长了 4 mm 的螺钉。

6.3.2.2　手术技巧

Friedrich 和 Magerl[116,152] 建议进钉点位于 C2 下关节突外侧 2 mm，C2-3 关节面内缘上方 3 mm 处，钉道应严格地沿旁矢状面进行，到达 C1 下关节面表面中后 1/3 处。在复位情况下，侧位透视下的目标点为寰椎前结节。使用 3.5 mm 直径全螺纹皮质螺钉时用 2.5 mm 直径钻头开路，常对钻孔进行攻丝。如果需要对骨端进行加压，则用 3.5 mm 钻头扩大近端钉道。一侧钻头先不拔出，直到另一侧钉道完成，以防止移位。作者强调显露峡部

上缘至寰枢关节囊的重要性，通常使用 Gallie 技术植骨或关节内植骨条以达到骨性融合。Magerl 及其追随者最早描述了很多手术技巧，有些后来被归功于其他作者[83,116]。如手法复位治疗 AAD 的可能性、C1 后弓缺如情况下如何行关节内植骨融合、如何通过牵拉 C2 棘突获得正确的矢状位角度、尾端经皮套管置钉等，都是由他们首先描述的。

Magerl 技术的广泛应用使并发症的报道更为常见。Sasso 等[199] 报道了第一例峡部螺钉导致的椎动脉损伤；Madawi 等[151] 报道椎动脉损伤率为 8%，但无一例死亡。Wright 和 Lauryssen[240] 回顾性分析 1 318 例接受经关节螺钉的患者资料，估算有 4.1% 的患者发生椎动脉损伤（2.2% 由螺钉导致），0.2% 出现继发性神经损害，0.1% 死亡。考虑到其调查回复率较低（25.1%），实际椎动脉穿破的发生率可能比这一数据还要高。Gluf 等[69] 后来报道 191 例接受经关节螺钉固定的患者，椎动脉损伤率 2.6%，死亡率 0.5%。最近，这一组学者所发表的系列研究增加了 78 例患者（总数达到 269 例），文中强调逐渐积累的经验和更仔细的术前规划可以大大降低椎动脉损伤的发生率[61]。在这一世界上最大宗的病例报告中，他们估计 1.9% 的患者和 1.2% 的螺钉有发生椎动脉损伤的风险，13.3% 侧解剖学上无法置入经关节螺钉。

相反，亦有很多未发生椎动脉损伤的报道[84,154]，还有大量经关节突螺钉应用及改良方法的研究报道[36,44,69,86,116,154]。

6.3.2.3　我们的建议

到目前为止，我们认为尚无公开发表的研究能做到对 Magerl 技术的真正改良，技术的发展也仅限于更精细、损伤更小、采用更好的材料等。关键性的进步是影像学技术的发展，使术者能够准确了解峡部及椎动脉走行的解剖特点，术前规划模拟出正确的钉道或排除不适于螺钉置入的病例，显著降低了并发症发生率。其主要缺点是无法直视下控制螺钉钉道，矢状面上较大的头倾角度导致操作不便甚至无法完成操作。

有趣的是，利用尸体解剖或二维 CT 重建方法得出的椎动脉损伤风险率（高达 23%），与根据薄层 CT 扫描加三维重建方法获得的数据（6% 有风险或不可置钉）差异非常大。

文献报道的椎动脉损伤风险率差别很大[69,86,151]，造成这些差异的原因可能不只是单纯在方法层面，约一半可能与术者相关。我们认为造成失误的原因包括：矢状面置钉角度不正确，术前规划错误，在不恰当的患者或部位置钉。许多学者提示置入峡部螺钉或椎弓根螺钉时可能造成脊髓损伤，需要强调的是，至今尚无脊髓损伤的文献报道，可能是由于术中可以直接显露峡部的原因，穿破内侧皮质也不一定会造成硬脊膜或脊髓损伤。当其他固定方式失败或无法进行（如 RA 患者关节遭破坏）的时候，就算穿破椎管皮质甚至是穿经椎旁的椎弓根螺钉也是可以接受的。能够容纳圆形螺钉通过的峡部最窄处非常狭小（图 6.23）。SAS 只能在三维模型上与规划钉道垂直的平面才能测量，可以利用 CT 工作站或导航仪及相关软件辅助下进行术前模拟（图 6.24）。在解剖标志和术中透视引导下运用常规置钉技术，SAS 至少有 5 mm 才能安全置入直径 3.5 mm 螺钉，置入 4 mm 螺钉 SAS 则需要至少 6 mm；而当实时影像导航辅助时，SAS

可减小 1 mm。一旦形态学提示无法容纳螺钉的置入，应在术前做好规划，考虑其他的固定方式。

钉道的可变度较大，如果是固定可复性 C1 脱位，钉道应穿过 C2 上关节面的后半部分；而对于不可复性 C1 前脱位或寰椎下沉病例，则应首先考虑螺钉是否能安全通过 C2 峡部，其次才考虑 C1 锚点是否充分以及其可能性。钉道是否瞄准寰椎前结节远没有获得安全的经 C2 峡部钉道重要。穿入 C1 侧块的螺钉长度应超过 5 mm 以获得稳定的锚定。由于 C1 脱位或椎动脉高跨而改变钉道有可能导致螺钉意外偏离，例如，钉道过于垂直可能穿破 C0-1 关节，这种情况下应选择相对较短的螺钉。如果寰椎侧块有充分锚定的可能，在螺钉不偏离冠状面侧块中 1/3 区域的情况下，将钉道适当内斜或外斜是可以接受的。有意减小头倾角是最危险的，如果的确要这么做的话，需将进钉点向头侧调整以防伤及椎动脉孔（图 6.25）。同样，钉道未按三维模拟而过于偏外，可能也会增加椎动脉撕裂的风险。螺钉太长可能损伤前方的咽后结

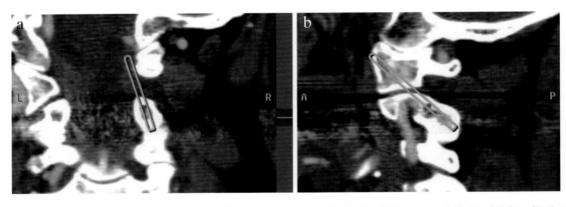

图 6.23　计算机导航下模拟峡部长螺钉的螺钉可用空间（SAS）。（a）冠状面上模拟 3.5 mm 螺钉通过峡部，提示 SAS 狭小；（b）矢状面上模拟 3.5 mm 螺钉通过峡部，提示旁矢状面 SAS 狭小

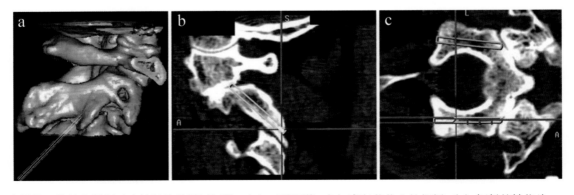

图 6.24　在导航工作站上规划正确的经关节螺钉钉道。（a）三维图像；（b）旁矢状位上的规划；（c）倾斜的轴位片

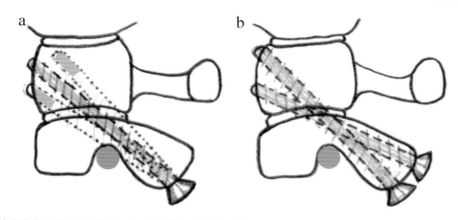

图 6.25　C1-C2 经关节突螺钉钉道示意图，证实钉道必须随着进钉点的改变而变化。(a) 进钉点不变而在矢状面上倾斜螺钉，可导致螺钉置入（头倾）侧块不充分，亦有可能损伤毗邻椎动脉；(b) 同时改变螺钉进钉点和钉道更有意义

构；如果双皮质螺钉头部太靠外侧并穿出对侧皮质超过 5 mm，则可能损伤到颈内动脉、舌下神经以及咽后壁等。

　　如果不是为了固定 C1，而是作为长节段固定的一部分，此时最好采用 C2 椎弓根螺钉而不是经关节螺钉。另外，在螺钉尾部倾斜置入的同时进钉点稍高，更有利于置入单皮质或双皮质峡部螺钉。由于椎动脉有时仅占据椎动脉孔 / 沟的一部分，因此术者不仅要了解椎动脉孔的骨性形态，而且还要弄清楚椎动脉的真实走行。椎动脉发育不良的病例可以在 CTA 上发现动脉不对称（图 6.19）。另一种选择是后面介绍的单纯峡部短螺钉的置入方法。

6.3.2.4　我们的手术技巧

　　对于 C1-2 不稳患者，通常使用纤维支气管镜

辅助插管，摆放体位时如需电生理监护，则将电极贴好。患者俯卧位，将头部固定于中立位，有时需要硬颈围或 Halo 架的保护。一般由术者负责把持患者头部并指挥助手一起转动患者。三点固定头架（即 Mayfield 头颅固定架）有利于对脱位寰枢椎进行复位，调整 C2 位置以便于经峡部螺钉的置入（40°～ 50° 倾斜）。此操作屈曲头部的同时应保持颈椎伸直，患者定位过程中常使用侧位透视，并用金属探子比试预定进钉角度（图 6.26）。有时会因为桶状胸或僵硬性脊柱过度前凸而无法获得正确的钉道，这是不能获得满意进钉角度的关键；还必须指出的是，胸背部可能会对较长手术器械（如钻头等）的头倾角造成限制。另一个技巧是摆放颈胸连接处"飞机着陆"式体位时，头部和上颈椎应高于右心房，以防止潜在的 C2 神经根周围静脉丛损伤所致的过多出血。必须反复强调的是，体位的摆放与清晰的解剖显露对

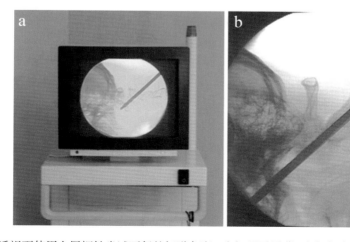

图 6.26　术前侧位透视下使用金属探针尝试可行的钉道角度。(a) 显示屏幕；(b) 打印出的图片

最终的手术结果同样重要，我们应注意每个细节以提高手术的安全性，以及便于手术关键步骤的操作。作为神经外科医生，我们认为任何不必要的出血都会导致解剖结构不清，因此坚持从一开始就细致地进行止血，使用皮下局部注射肾上腺素和电凝来减少皮肤及皮下组织出血。深层解剖的关键是沿中线通过项韧带和肌肉筋膜间隙进行分离，这样在防止出血的同时还可以对颈部肌肉自棘突及椎板行骨膜下分离。C2 棘突往往分叉，易于触及，是上颈椎中最大的棘突，是常用的定位标志。另一个重要的定位点是寰椎后结节。当置入峡部长螺钉时，我们会显露寰椎后弓、C2 椎板、C2/3 关节及枕部足够的空间。如果仅行单纯的 C1-C2 经关节螺钉及关节内融合，只需分离部分附着于 C2 棘突上的肌肉即可，手术创伤较小。然而，如果进行寰椎复位及后正方中线植骨融合，则需充分显露前面提及的所有后方结构。当置入峡部螺钉时，我们认为充分显露枢椎整个峡部及其上部骨嵴是至关重要的。通常只有在手术切口外下方另开一条通道，才能获得理想的矢状面置钉角度。进钉点通常选择 C2 下关节面内下缘外侧 2 mm 和头侧 3 mm，使用高速磨钻预开口，以避免钻孔时打滑。将套管自切口外下另开的通道中插入，通过此套管插入长钻头至进钉点，使用侧位透视检查矢状面角度是否合适。通常我们在透视屏幕上沿钻头画一延长线，以便更好地预测钉道终点。我们一般将寰椎前结节作为钉道的目标点，当然寰枢椎脱位时则另当别论。在开始钻孔之前，可使用 Penfield 剥离子显露并直视 C2 椎弓根峡部内上缘，令术者能直接观察椎管外壁。通常使用平行于矢状面或略内倾（最大角度 15°）的钉道。如果事先了解患者的优势侧，就先在非优势侧钻孔，否则就先从右边开始。开路时以钻破对侧皮质（寰椎侧块前表面最为常见）为限。如果钻头拔出后没有明显出血，则将丝攻穿过相同的套管进行攻丝，这是整个操作中最为危险的部分。由于丝攻非常锋利，因而比钻头更容易损伤椎动脉，还可能无意中改变原来的钉道。因为这些缺点，一些学者不推荐使用丝攻攻丝而代之以自攻螺钉。然而我们认为，攻丝能增加螺钉的把持力，且能避免自攻螺钉可能出现意外改道的情况。最后通过相同套管拧入全螺纹或半螺纹螺钉，特制的自持螺丝批在通过套管拧入螺丝时非常有用。螺钉置

入的所有步骤均在侧位透视监视下完成。

在我们使用峡部螺钉的 100 例患者中，2 例椎动脉损伤，均为丝攻时造成。当钉道孔涌出大量静脉血时，必须考虑这种并发症，这可能是损伤了椎动脉周围静脉丛的一个警示。如果椎动脉受到损伤，钉道口会出现搏动性动脉出血。在我们看来，这种情况下再次尝试螺钉置入是不明智的。经峡部螺钉也可以在导航辅助下置入。我们只是对那些必须使用峡部螺钉且 SAS 在 4～5 mm 的临界病例使用导航技术。

6.3.3 枢椎短峡部螺钉

为了避免损伤椎动脉，Resnick 和 Benzel[185] 于 2001 年提出使用 C2 短峡部螺钉。他们采用此技术治疗了 1 例非常肥胖的女性游离齿突患者。对于这一类的患者，小角度的经关节螺钉置钉和常规透视引导都是很困难的。进钉点位于 C2-C3 关节间隙以上 14 mm，大约峡部中点处，在平行于棘突的矢状面上置入 20 mm 螺钉。尽管实际上螺钉置于 C2 峡部的解剖区域内，但有些学者仍将这种螺钉称为"椎弓根螺钉"，通过棒与 C1 侧块螺钉相连。Stokes 等[213] 采用"Harms"技术治疗 4 例患者（1999 年第一例），其 C2"椎弓根"螺钉的进钉点与 Magerl 螺钉一致，不过钉道更偏内偏下。事实上，所谓的短峡部螺钉并未到达椎动脉孔。许多其他学者将 C1 侧块螺钉与短峡部螺钉（虽被称为"椎弓根"螺钉）相连接，临床和影像学结果较为满意[41,181]。

6.3.3.1 我们的建议

C2 单皮质短峡部螺钉固定是 C2 固定技术中稳定性最差的方法[47]，其唯一真正的优势是降低了椎动脉损伤的风险。这项技术只有在其他方法都不可行或失败的情况下（如非常肥胖的患者其所需的置钉角度很难达到）才会使用。

6.3.4 枢椎椎板螺钉

Wright[238,239] 首先探讨了在寰枢椎稳定技术中使用 C2 椎板螺钉代替风险大、技术要求高的峡部或椎弓根螺钉的可能性，并于 2002 年进行了首例

C2 交叉椎板螺钉手术。之后 Gorek 等[77] 独立报道了相同的方法，将单侧 C2 椎板螺钉作为一侧 C2 峡部 / 椎弓根无法置入 3.5 mm 螺钉情况下的一种补救技术；对于 C2 棘突分叉较深的病例，另一种可代替的方法是最近由 Sciubba 等[200] 报道的在咬除 C2 棘突分叉后于残余椎板内置入更短且不交叉的螺钉。目前椎板螺钉是替代其他以 C2 椎体作为锚定结构技术的一种可行的选择。Nassos 等[167] 在尸体标本上进行生物力学测试，并与其他作为枕颈固定一部分的 C2 固定方法相比较（椎弓根螺钉和经关节螺钉），虽然测试结果表明这些螺钉在限制运动方面的参数相似，但是椎板螺钉的抗侧屈能力较差，其长期稳定性仍有疑问。

Parker 等[180] 分析了一组 167 例接受 C1-C3 融合或长节段融合至下颈椎的患者，使用 152 枚 C2 椎板螺钉、161 枚椎弓根螺钉进行固定。术后 CT 扫描证实，椎板螺钉的骨皮质穿破率（1.3%）要低于椎弓根螺钉（7%），但两者均无任何临床症状。至少 1 年的随访结果证实交叉椎板螺钉仍能保持稳定，特别是短节段上颈椎固定；而在长节段下颈椎固定中，椎板螺钉翻修率较高（6.1%），主要原因是拔钉、内固定失效以及假关节形成。Sciubba 等[200] 也对 C2 椎板螺钉的安全性和可行性进行了描述，12.5% 的患者术后几个月内因螺钉拔出和假关节形成而需要进行翻修手术。Wang[232] 亦报告约 6.6% 的手术患者出现早期内固定失效。Wright[239] 报道 20 例不同疾病患者，使用 C2 椎板螺钉的各类固定系统进行固定，1 年后随访证实融合率达 100%，无任何临床并发症，但术后 CT 显示 C2 椎板皮质穿破率达 15%。大多数作者[105,180] 喜欢依据解剖标志徒手操作椎板螺钉的置入，偶尔在术中利用透视的辅助。尽管椎板螺钉的准确性通常不错，但仍有学者提出更精确的技术。Nottmeier[172] 通过三维同步图像导航技术在 8 例患者精确置入 4 mm 直径的椎板螺钉。Lu 等[147] 建议使用贴附于 C2 棘突的个性化导航模板，该模板是根据术前 CAD 和三维 CT 图像辅助制备的 C2 椎骨塑料模型而制成的。最近 Dmitriev 等[147] 对 14 具尸体标本进行了生物力学测试，发现椎板螺钉与椎弓根螺钉的旋入扭力是相似的，但单皮质短峡部螺钉明显要小，椎弓根螺钉的抗拔出力显著高于椎板及峡部螺钉。Jea 等[114] 指出，椎板螺钉的抗拔出力强度可以通过双皮质固定来提高；

由于在钉道远端可以看到钉尖，因此这一改良的 Wright 方法也更加安全。但倘若整个 C2 椎弓发生变异，这种方法可能就不适用了。

6.3.4.1　解剖背景

C2 的椎板是中上段颈椎中体积最大的，然而据解剖学文献来看，其直径和长度的差异性也很大[27,232,242]。Wang 等[232] 测量了 38 具干燥尸体标本（76 侧 C2 椎板），椎板与矢状面的平均角度为 44.1°（37°～50°），可容纳螺钉的椎板长度（包括棘突宽度）平均为 31.6 mm（27.0～37.0 mm）；作者还测量了 C2 椎板的横截面直径，发现最狭窄部分的椎板平均高度为 11.5 mm（9.0～14.1 mm）、平均厚度为 6.3 mm（3.6～9.1 mm），进而推断有 21% 的椎板无法容纳 3.5 mm 直径的螺钉（SAS < 5.5 mm），42% 的测量侧无法容纳 4 mm 直径的螺钉（< 6 mm 空间）。Cassinelli 等[27] 测量了 420 具 C2 干骨标本，得到了类似的 C2 椎板厚度，但他们发现椎板厚度存在性别差异，男性标本数值较大；得出的结论为 70.5% 的椎板厚度 ≥ 5 mm、92.6% 的椎板厚度 > 4 mm、96.7% 的椎板厚度 > 3.5 mm；椎板平均长度低于既往研究的数据，在不进入侧块结构的情况下，只有 45.2% 的椎板可以接受 25 mm 长度的螺钉，仅 1.9% 的标本可以容纳 30 mm 长度的螺钉。与其他学者报道的一样[203,242]，椎板下部的厚度大于头端，因而建议在椎板偏下缘处使用螺钉。

6.3.4.2　手术技巧

根据 Wright 的建议[239]，先骨膜下分离显露 C2 棘突及椎板，然后在右侧椎板与 C2 棘突交界处骨皮质上开一小窗，用手钻沿 C2 左侧椎板钻孔，钉道应沿着椎板的下斜坡稍微远离椎管，使用圆头探子试探椎板内通道是否完好，无需攻丝，直接置入 30 mm×3.5 mm 螺钉。对侧螺钉以相同方法置入，但进钉点应稍偏尾端，以免与已置入的螺钉冲突。作者认为，没有术中透视或导航引导问题不大，但术前必须利用 CT 扫描评估椎板厚度和置钉区域的大小。当 C2 椎板的厚度及进钉角度无法确定时，为了避免损伤椎管内的结构，可以用神经剥离子探及椎管的内面。Gorek[77] 建议当置入单皮质螺钉时，对位于棘突和椎板结合部中点进钉孔的初始部进行攻丝，螺钉尖应恰好位于峡部与椎板交界处。Jea 等[114] 更倾向于对钉道角度进行调整，以使螺钉尖端刚好穿透对侧皮质。

6.3.4.3　我们的建议

根据上述解剖学研究及自己的经验，我们认为在置入椎板螺钉前必须进行薄层 CT 扫描，以了解椎板的厚度，明确椎板皮质与松质骨腔的比例，确定螺钉长度，避免穿过 C2/3 关节（图 6.27）。在我们看来，C2 椎板螺钉技术是可行的补救措施（图 6.28 和图 6.51），可用于椎弓根或峡部结构薄弱，或因错误置钉导致椎弓根或峡部结构破坏等情况。

显而易见，相比固定于 C2 椎板松质骨中的椎板螺钉，双皮质椎弓根螺钉和峡部螺钉的准确置入能提供更好的固定强度，因此远期潜在未知的风险是术后超负荷的日常生活中螺钉会否穿破椎板腹侧的皮质。幸运的是目前尚无此类并发症的临床报道。由于平片不能显示椎板腹侧皮质是否穿破[140]，因此我们极力推荐术后早期行 CT 扫描，明确螺钉的位置是否合适。

当对各类枢椎固定方式进行术前规划时，CT 分析也应纳入对备选"补救性"方案的研究。常规制作个性化导向模板可能不是所有外科医生都

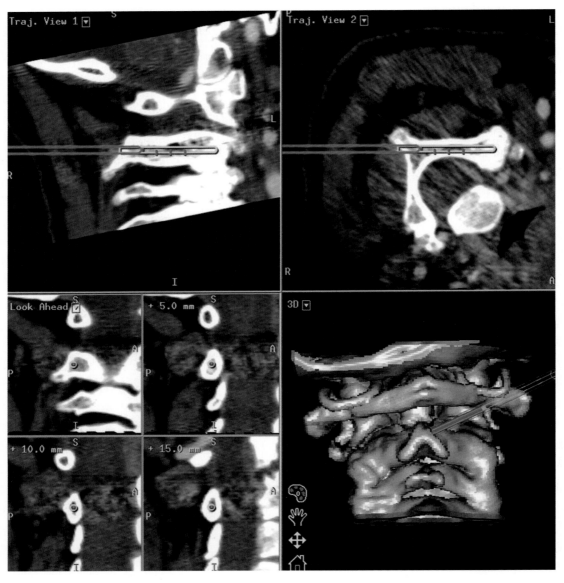

图 6.27　在导航工作站模拟置入 C2 椎板螺钉，提示 SAS 较大

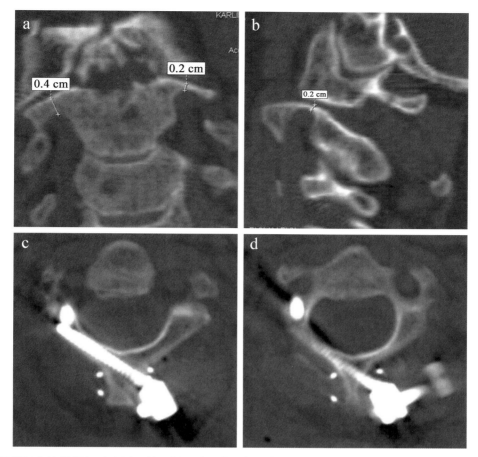

图 6.28　在椎弓根螺钉和峡部螺钉无法置入的一侧，采用交叉椎板螺钉作为补救措施。（a）CT 冠状位重建图片提示左侧椎动脉高跨；（b）旁矢状位重建提示左侧无法置入峡部螺钉；（c、d）术后轴位 CT 扫描显示左侧的 C2 交叉椎板螺钉及右侧的 Magerl 螺钉

可行，但术中利用导航三维同步影像不仅可以辅助精确置钉，而且还能实时检查螺钉的位置。

6.3.5　齿突螺钉

这种特殊的螺钉仅用于治疗齿突骨折，不能作为其他节段固定结构的一部分。1978 年 8 月日本医生 Nakanishi 等[166] 及 1979 年 1 月瑞典医生 Friedrich Magerl 首先独立使用同样的技术治疗齿突假关节[87]，并建议将其用于治疗齿突骨折。首先见于文献的是由 Böhler[20] 报道的 12 例采用此技术治疗的齿突骨折患者，并注明此想法系由 Magerl 提出。这些先辈们认为需要使用 2 枚螺钉，其中长的 1 枚充当拉力复位螺钉，而短的 1 枚提供抗旋转稳定性。其后，大量文献报道使用该方法成功治疗 Ⅱ 型齿突骨折和部分浅 Ⅲ 型齿突骨折[2,68,128,182,220]。后来，特别是北美学者，在进行

生物力学分析[79,198] 后提出可使用单枚螺钉固定齿突骨折[117,216]。直接齿突螺钉固定的总体融合率为 85% ～ 95%。

6.3.5.1　解剖背景

螺钉钉道从 C2 椎体前下缘向齿突尖方向斜行打入，在 C2 椎体基底中线附近大约存在 14 mm 的安全置钉空间[131]。进钉点距齿突基底部约为 20 mm，齿突本身的平均长度还有 20 mm，因此，理论上拉力螺钉的长度为 36 ～ 44 mm。在正常情况下，齿突基部周径是 10mm，刚刚允许使用 2 枚 4 mm 的螺钉。由于存在性别、种族、年龄等差异以及个体性因素，因此必须准确测量相关参数，最好在 CT 上测量。齿突尖由非常致密的皮质骨覆盖，需用较长的钻头将其钻透。

6.3.5.2 手术技巧

如果术前骨折已复位，齿突骨折可以使用螺钉直接加压固定，因此手术时体位摆放是很关键的步骤，需要既能允许螺钉斜向置入，又能保证骨折不致移位。对肥胖人群、僵硬性颈椎后凸及桶状胸患者来说，置钉的角度会受到限制。手术通常从 C5 水平进入，向上显露，由于斜度较大，术野亦相当有限，因此出现了各种自动拉钩及管状撑开器[96,204]。另外，螺钉的形状和材料各异：全螺纹、部分螺纹和双螺纹；3.5 mm 或 4 mm 直径；钢、钛合金或 L/DL 聚乳酸；实心或空心等[2,6,9,129]。最初使用的是 3.5 mm 全螺纹不锈钢螺钉，通过较大直径钻头扩大拉力螺钉进钉孔的近端部分，以实现断端加压[20]。后来，使用克氏针引导置入半螺纹的中空螺钉[2]。在实时双平面透视监测下进行开路、攻丝及螺钉固定。

6.3.5.3 我们的建议

毫无疑问，如果掌握好手术适应证及进行正确的手术操作，直接加压螺钉固定治疗 Ⅱ 型和浅 Ⅲ 型齿突骨折是最符合生理学的手术方法，可以获得最高的融合率。该手术的主要优势在于融合不涉及其他运动节段。但只有当骨折已复位，且手术操作时能达到置钉角度的情况下，才可以实施此术式。

6.3.5.4 我们的外科技巧

根据我们的经验，在手术台上调整理想手术体位的时间比手术操作的时间还要长。使用 Halo 环固定患者头部（并非必需），便于在持续牵引的状态下进行徒手操作（图 6.29）。插管时应保持颈椎位置不变（纤维支气管镜辅助或清醒状态下），使用张口器械或绷带卷保持口腔张开。在矢状面上将 C2 椎体调整至可以接受正确置钉角度、同时又保持骨折端不移位的位置，是非常重要的，难度也很大，特别是对于后脱位或斜行骨折的患者。利用 C 臂机行侧位透视指导体位的摆放，并用不透 X 线的标志物，如长的克氏针测试螺钉置入的角度（图 6.30）；然后将第二台 C 臂机与第一台垂

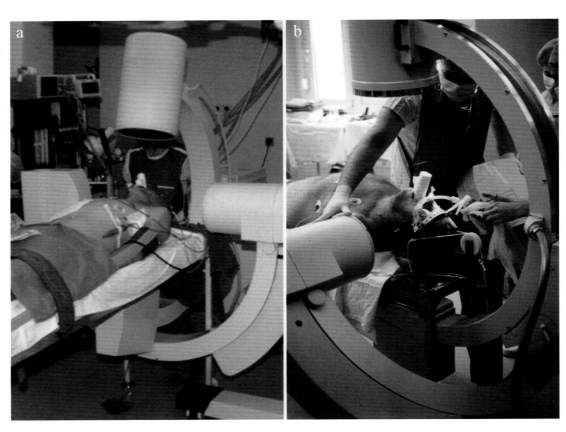

图 6.29 双向垂直透视。（a）C 臂与透视手术床的摆放位置；（b）术前 Halo 环牵引

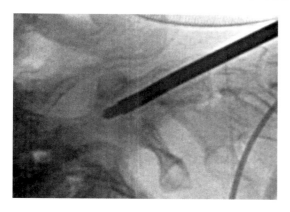

图 6.30　术前侧位透视下使用金属探针尝试正确置钉角度

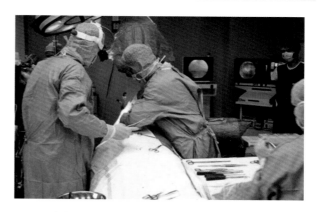

图 6.32　术者的位置可直视显示屏幕

直放置，进行张口位透视。调整两台 C 臂机至可以同时观察到齿突尖、体部及 C2 椎体基底部清晰图像的位置（图 6.31）。显示器应放置在术者的正面，图像所显示的方向应与患者体位的朝向一致（图 6.32）。在没有摆放好体位或 C 臂机图像不满意的情况下，我们绝不会开始手术。

于颈右侧平 C4-C5 间隙水平取一横切口，通过标准的前外侧入路进入脊柱前方，锐性切开椎前筋膜并沿筋膜下钝性分离至 C2 椎体基底部，形成一斜行的通道，侧位透视明确显露范围。不要损伤 C2-C3 椎间盘。由于斜向上的通道内缺乏照明，因此我们习惯使用头灯，同时以 Apfelbaum 牵开器或由助手持固定于 C2 椎体的 Hohmann 拉钩显露术野（图 6.33）。我们没有使用可固定于手术台上的管道撑开器和冷光源的经验。将尖细的直探针或克氏针定位于 C2 椎体下缘正中处，并通过正侧位透视确认位置正确与否。可利用 1 根长而直的探针在侧位透视下预判最终所需的矢状面

进针角度。如果计划采用双螺钉固定，则需在 C2 下缘中线两侧 4 ~ 5 mm 处使用 3 mm 磨头高速磨钻分别钻出 2 个进钉孔；而如果计划行单枚螺钉固定，进钉点应位于椎体下缘中点处。我们一般预先钻 1 个拉力螺钉导向孔，在钉道不理想、难以固定的情况下，还有通过简单改变钻孔角度调整进针方向的机会。钻头外有导向器，其表面标有深度刻度；但由于椎体表面是倾斜的，导向套筒很难与其紧密接触，故测深的结果一般都不准确。边透视边缓慢钻孔，直至齿突尖的皮质骨被钻穿，最好使用阻力触觉反馈更为敏感的高速钻。根据解剖学研究，齿突尖和脑干之间有 6 mm 的安全距离。但在这一步骤操作时仍需要高度集中注意力（如固定手肘以防止意外"落空"）。钻取第一个隧道时应考虑为第二个螺钉留有足够的空间。为了防止椎体前皮质劈裂，螺钉钉道在 C2 椎体内不应太靠前。通过同样的导向器用丝攻攻丝至齿突尖（图 6.34）。我们使用 4 mm Apfelbaum 钛合

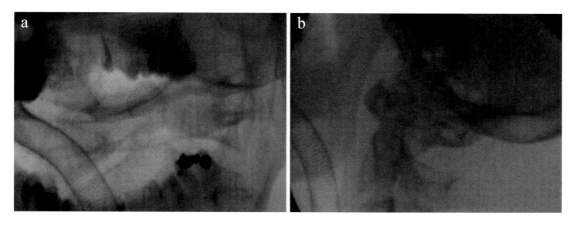

图 6.31　术前需保证透视下可视性。（a）显示齿突尖和体部；（b）侧位 C2 无障碍透视

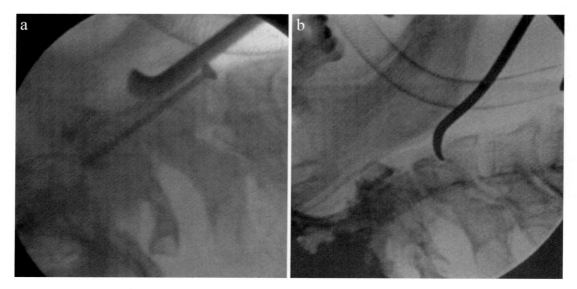

图 6.33　透视下 2 种可供选择的斜行扩张通道。（a）采用 Apfelbaum 牵开器；（b）采用由助手把持的儿科 Hohmann 牵开器

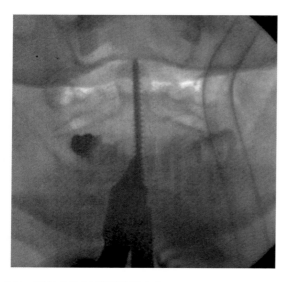

图 6.34　对导向孔开路直至齿突尖

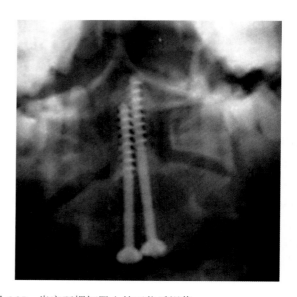

图 6.35　齿突双螺钉置入的正位透视像

金半螺纹螺钉进行齿突固定，不需要再另外扩大近端螺钉孔。用力拧紧螺钉至螺钉穿破齿突尖约 1 个螺纹。在我们看来，这是另一个重要的操作步骤。如果螺钉没有穿破齿突尖，则会对骨折端造成分离而不是加压。攻丝或拧钉时有可能引起旋转不稳，通过术中透视可以观察到齿突的旋转变得明显。如果发生这种情况，我们即进行第二个螺钉的开路操作，并将钻头留在骨内，拧紧第一枚螺钉；第二枚螺钉也应充分穿透骨折线来满足抗旋的目的（图 6.35）。最后常规关闭伤口。

　　由于拧紧螺钉的过程中有造成移位的风险，

因此骨折线朝前下的齿突骨折通常被认为是齿突螺钉固定的禁忌。我们认为，如果 C2 椎体内骨折线下有足够骨量，也可以采用此方式进行治疗。正如我们前面所强调的一样，在摆放体位时应保持骨折端的复位状态。首先，使用 1.5 mm 克氏针穿至齿突尖但不穿透皮质，然后钻拉力螺钉导向孔，穿过齿突尖并攻丝，置入半螺纹螺钉并用力拧紧，以达到对骨折端加压的目的。先前的克氏针起到固定齿突、防止骨折向前移位的作用（与旋转性不稳类似，图 6.36）。最后取出克氏针，拧入短的防旋螺钉。

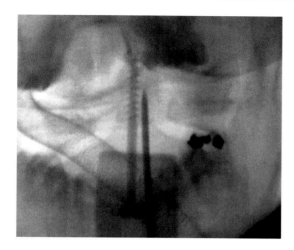

图 6.36　正位透视片显示，通过平行克氏针辅助，拧紧螺钉的同时不会导致齿突旋转

我们不使用中空螺钉，主要原因是我们认为螺钉穿破齿突尖以及对骨折端的加压很重要，如果攻丝或拧紧螺钉时克氏针还在骨内的话，就有可能意外进入椎管内，造成灾难性的后果。

目前，使用 1 枚还是 2 枚齿突螺钉还存在争议。在我们看来，只有技术上有能力置入 2 枚螺钉的术者才有资格对此进行讨论。如果骨折面表面粗糙（不规则），能获得良好加压，那么使用单枚螺钉固定就可以提供足够的强度（图 6.37）。我们认为最重要的是螺钉要穿破齿突尖以起到强有力的加压作用；否则，骨折断端间的分离和旋转性移位将延缓骨折愈合并最终导致断钉（图 6.38）。齿突螺钉直接固定的另一个可能的不足是对于某些骨质条件较差的患者，固定的强度可能不够。

6.3.6　C2 椎体螺钉

无论是单皮质还是双皮质，C2 椎体螺钉基本上是用于 C2-C3 和（或）下颈椎间的钢板固定。

高位颈前外侧入路与第 4 章描述的可显露 C3-T1 的下颈椎入路相似。

6.3.6.1　我们的建议

我们只在对下颈椎节段进行稳定时才使用这种螺钉来固定钢板。对于颈椎创伤，特别是 Hangman 骨折（第 12 章图 12.14d、图 12.18）或复合型损伤（第 14 章图 14.2 和图 14.3），我们倾向于使用双皮质固定。无明显节段性失稳的创伤性及退变性椎间盘突出病例可选择单皮质螺钉固定。从技术角度看，与标准的颈前路椎间盘切除融合术（anterior cervical discectomy and fusion，ACDF）相比，唯一的难点在于上方远端 C2 螺钉的置入。为了能垂直于 C2 椎体前表面开钉道，需要将中线处的重要结构牵开，在这种情况下我们会撤去所有自动牵开器，以利咽喉部牵离中线。一般在人工牵拉显露、套筒保护下实施钻孔及置钉。

6.4　单节段融合装置

6.4.1　后路单节段融合装置

后路单节段融合装置固定通常已经足够维持稳定性，不加外固定也不会导致运动节段出现病理性位移。

6.4.1.1　后路 C0-C1 固定

Grob[81] 主张理想的固定方式应该是仅固定目标节段。所以，只要有可能，枕寰不稳或脱位就只固定颅脊交界区域。目前后路寰枕关节稳定主要有两种方式：Grob[81] 建议使用类似 Magerl 稳定 C1-C2 的术式进行 C1-0 经关节固定（图 6.3）；而

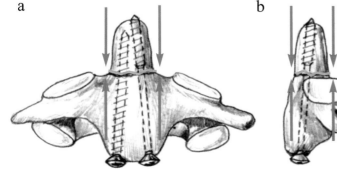

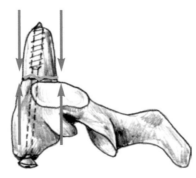

图 6.37　断端加压以促进骨折对线和愈合。（a）双螺钉置入；（b）单枚螺钉加压

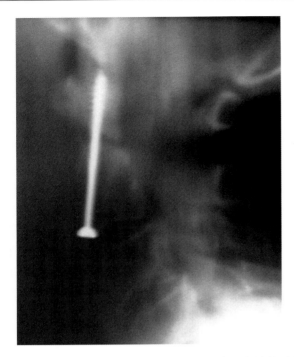

图 6.38　螺钉未加压术后 9 个月断层图片，术后假关节形成

Gonzalez 等 [75] 认为该区域抗前屈的生物力学强度较为薄弱，因而建议采用类似 Gallie 的方法在寰枕之间进行植骨融合，后来成功施行 3 例这样的后路稳定手术 [60]。Maughan 等（图 6.39）描述了一种将枕骨板通过连接棒与 C1 侧块螺钉相连接的寰枕固定方式（图 6.39），用于 1 例枕骨大孔环形撕脱骨折患者的治疗 [156]。Bambakidis 等 [16] 对前述两个钉棒固定术式与枕寰钢丝 - 棒固定方法进行生物力学比较，发现钉棒固定方法的生物力学强度相对较高；而经关节螺钉辅以植骨的力学强度比板 - 钉 - 棒系统略高。

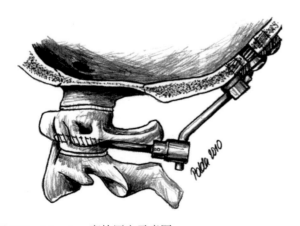

图 6.39　Maughan 寰枕固定示意图

6.4.1.2　我们的建议

对于轻度 AOD、孤立枕骨髁骨折移位以及慢性寰枕不稳，后路单节段固定的强度已经足够；而对于因较大暴力导致的伴枕颈间韧带撕裂的典型 AOD，短节段固定无法提供足够的强度。这样的患者如能存活，一般都需要长期卧床及使用呼吸机维持，不稳将导致灾难性后果，因而固定需要延长至 C2 或 C2 以下颈椎，其对日后生活质量的影响可以忽略不计。

6.4.1.3　后路 C1-C2 固定方法

Mixter 和 Osgood 丝线固定

1910 年 Mixter 和 Osgood[161] 最早报道了寰椎不稳的外科治疗。1 名 15 岁男孩从树上坠落而导致 AAI，主要表现为局部疼痛，不伴有神经损伤症状。由于未发现齿突骨折及 C1-C2 脱位，于是接受了 6 个月的保守治疗，症状未缓解，后于麻省总医院接受手术。首先在麻醉下摆放体位，重新行包括张口位 X 线片在内的影像学检查提示存在陈旧性齿突骨折，予以皮质外固定支具保护。手术由 Mixter 医生实施。取后正中入路，使用双股编织、经安息香树脂浸泡的丝线线圈穿过 C1 后弓及绕过 C2 棘突予以固定，未予植骨。患者获得 C1-C2 融合，无其他并发症发生，最终存活。

从这份报告中我们可以认识到一些有趣的事实。通过张口位片可以观察上颈椎；文献回顾分析发现上颈椎外伤最常导致的结果是不伴有骨折的 AAD，然后是齿突骨折、C1 前后弓及 C2 椎板骨折、侧块骨折。

寰枢椎钢丝固定及植骨

目前辅助坚强固定所使用的 H 形植骨应归功于来自多伦多的 W. E. Gallie 医生，他在 1939 年报道如何使用这种术式治疗颈椎骨折和脱位 [67]。他建议对于颈椎任何部位的半脱位通常应首先予以颅骨牵引，同时强调必须进行复位。对于移位关节面无法通过牵引复位，以及外固定不能维持复位或无法复位的畸形愈合病例，都适合行后路手术。他指出，"使用钢丝把两个椎板和棘突捆绑起来可以预防再脱位的发生，通过椎板、棘突及小关节的植骨融合可以避免远期再脱位的风险"。

原文中既没有关于典型 H 形植骨块的确切文字描述，也没有图示。有些作者甚至早 2 年就发表了关于后路钢丝固定及植骨术式的文章[33]。Fired[66] 使用 "Gallie 术式" 捆绑 C1-C2、刮除寰枢关节面并植骨，失败率达 80%。第一篇描述将 H 形骨块嵌入 C1 表面及 C2 棘突之间的文章是由 McGraw 和 Rusch[158] 发表的。

总的说来，最初的技术是最简单的嵌入式植骨融合，与其他技术相比仅能提供最基本的稳定性，尤其是在旋转稳定性方面[82]。目前，于 C1 表面及 C2 棘突间进行的带槽骨块嵌入式植骨都被称为 "Gallie 式植骨"（图 6.40）。单纯使用 Gallie 术式融合的失败率（假关节形成、钢丝断裂或松动）高达 80%[66]，加用 Halo 架外固定可提高融合率，但仍有 25% 的失败率[36]。

Brooks-Jenkins 钢丝固定及植骨

为了增加后路钢丝固定植骨融合的稳定性，Brooks 和 Jenkins[24] 提出在两侧 C1 及 C2 椎板间楔形加压植入骨块的技术，使用双股 20 号不锈钢钢丝将修整成斜形的自体髂骨块固定（图 6.41）。该技术需要在两侧椎板下穿钢丝，神经及硬脑膜损伤风险较高。他们成功治愈 15 例患者，最终融合率为 93%，术后使用 Minerva 或胸骨 - 枕骨 - 下颌骨固定（sternal occipital mandibular immobilizer，SOMI）颈围固定。后来有大样本资料显示利用 Brooks 法行 C1-2 固定的失败率高达 30%[36,80]。

Sonntag- 钢缆固定及植骨

Sonntag 等[46] 在 20 世纪 90 年代初改良了 Gallie 植骨融合技术，以期提高结构稳定性，避免钢缆从双侧 C2 椎板下穿过。他们对 C1 椎弓和 C2

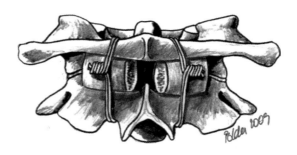

图 6.41　Brooks-Jenkins 后路骨块和钢丝寰枢椎固定

的椎板与骨块接触面的骨皮质予以打磨，将一长约 4 cm、尾端造有与 C2 棘突咬合骨槽的拱形骨块卡入，然后用通过 C1 后弓下并套住 C2 棘突下方的钢缆将骨块固定（图 6.42）。他们对使用这种单纯后路钢缆固定的患者术后予以 3 个月 Halo 架固定，36 例患者融合率达到 97%。

骨水泥用于 C1/2 融合

聚甲基丙烯酸甲酯（poly-methyl-methacrylate，PMMA）材料具有快速稳定的效果，因此被推荐用于创伤性 AAI 患者的寰枢椎固定。Kelly 等[124] 成功使用 C1-3 骨水泥 + 钢缆固定的方法治疗 7 例创伤性 AAI 患者，术后 8 ～ 9 年的随访结果显示，所有病例均 "融合" 在 "满意" 位置。其他学者也报道了良好的远期随访结果[50,206]。经验丰富的学者建议骨水泥加用螺钉固定以增强其远期的稳定性[50]。然而，主要问题是使用这种方法固定时 PMMA 在聚合过程中会产生热量，而且与骨之间不可能融合。后来，很大一部分患者因感染、嵌入骨水泥松动及不稳而进行翻修手术，导致其应用逐渐减少[157]。我们认为，PMMA 仍可用于上颈椎肿瘤的姑息手术治疗，如需用于其他目的，应配合自体骨块移植。

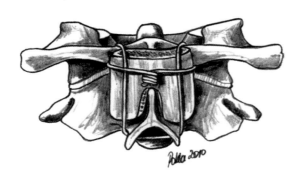

图 6.40　Gallie 型后路寰枢椎固定

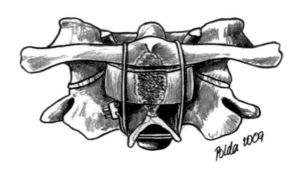

图 6.42　Sonntag 改良的骨块和钢丝寰枢椎固定

Halifax 寰枢椎椎板夹

在成功应用于下颈椎[101,227]后，椎板夹也被用于治疗 AAI。Cybulski 等[39]证实使用椎板夹是安全的，有 1/8 的椎板夹在融合前出现松动。其爪形结构能避免椎板下穿钢缆带来的风险，但无法完全杜绝神经损伤的可能性（图 6.43）。夹具是否贴合紧密取决于特定的解剖学条件，有可能出现加压螺钉的松动。这些问题是内固定失效而需翻修的发生率高达 20% 的主要原因，尤其是那些没有植骨的病例[4,163,210]。如果植入自体髂骨且术后使用 Halo 架固定，融合率将显著提高[109]。既往还使用过其他类型的爪形夹具。

简而言之，利用 C1 及 C2 后弓进行节段固定的术式其优缺点如下。

优点：
—操作简单
—其他较牢固融合方法的有益补充
—可以作为补救性术式（如使用螺钉固定时导致椎动脉损伤）

缺点：
—后方结构必须完整
—不可用于后弓骨质较差的患者（如骨量减少）
—钢缆必须从 C1 后弓下穿过（AAD 患者有危险性）
—失败率高
—需要辅以坚强外固定
—自体植骨相关并发症

我们的建议

长期以来后路钢丝固定一直是稳定寰枢椎复合体的主要外科手段，操作相对简单但固定强度有限。与钉棒结构相比较，在提供前后及旋转稳定方面相对较差，基于此，Panjabi[176]提出了"平行四边形效应"。后路钢丝固定的其他关注点还有不能达到满意的融合率、必须辅以坚强外固定等；植骨块断裂或钢缆松动是相对常见的并发症[251]。如果单纯使用这种后路钢缆固定术式，建议选择改良 Sonntag 法，术后必须配合坚强的颈围（SOMI）固定或使用 Halo 架。

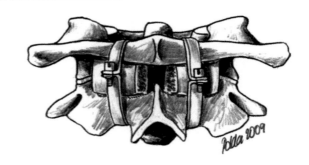

图 6.43　Halifax 爪将植骨块固定在椎板上

一般认为，当节段间的运动降至最低的时候，骨融合率也相应最高。所以前文所述的都不是 C1-2 固定技术发展中的最佳方式，后面将介绍更牢靠的螺钉固定方式。

经 C2-C1 关节螺钉固定（Magerl）

1987 年 Magerl[152]提出了 C1-C2 固定技术（图 6.44），由于融合率高、提供即刻稳定及并发症相对较低等优点，逐渐被很多医生所接受。由于其生物力学稳定性更好，同时避免外固定支具的使用，Margerl 技术逐渐代替了以往治疗 AAD 的钢丝固定技术[82,164,188,237]。很多学者报道其融合率较高，为 87% ~ 100%[36,44,69,86,91,116,154,212,214,219]。如前面所提到的，该术式必须仔细操作，以获得 C2 峡部的安全通道以及 C1 侧块的充分锚定。术前通过三维 CT 模型对有潜在风险的患者进行详细的解剖学分析，这对评估患者（或手术侧）是否适合经峡螺钉置入有很大的价值[234]。由于临界患者血管损伤的概率可高达 23%，所以术中使用导航技术辅助会有很大的帮助[99,100,234]。

坚强的 C1 锚定非常重要，因此螺钉置入侧块骨质内至少 5 mm，穿出也不要超过 5 mm。Grob 等[86]在一项多中心研究中对 161 例患者进行评估，发现 15% 螺钉置入位置不理想，其中有 3.4% 的螺钉位于 C1 侧块外。我们对一组来自 4 个中心的 80 例患者共置入 150 枚螺钉的资料进行分析，其中 6 例患者一侧因为形态学变异不能充分置入螺钉，2 例需要使用后路钢丝固定，4 例（5%）患者发生椎动脉损伤，但无临床症状。28.6% 的螺钉位置不理想，虽然都已进入 C1 侧块，但 6% 的螺钉进入太少、5.3% 太长、17.3% 偏离侧块中 1/3（图 6.45 ~ 6.47），还有 4 枚螺钉（2.7%）被误置于侧块之外。

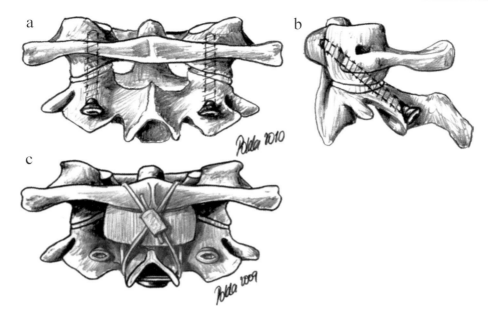

图 6.44　Magerl C1-2 经关节螺钉固定。(a、b) 后方及侧位观；(c) 联合后路植骨及钢丝融合的经关节寰枢椎固定

计算机导航技术可以明显提高置钉的精确率。Foley 等 [65] 首先使用立体定向导航技术辅助提高寰枢椎经关节螺钉置入的安全性。Weidner 等 [234] 借助图像引导置入 72 枚螺钉，误置率显著降低，术后 CT 复查仅 3 侧螺钉偏、1 例偏内。置入 C1 侧块的螺钉把持力通常是足够的。还有作者报道儿童患者（小至 3 岁）成功安全置入经 C1-C2 关节螺钉的案例 [23,97]。

诸多生物力学研究证实，经关节螺钉位于更靠中心的位置，因此其所提供的力学强度优于其他后路植骨固定技术 [82,93,132,164,188,237]。与 Goel-Harms 钢缆加植骨固定的术式相比，在加用钢缆植骨的辅助下，螺钉能够提供更确切的抗屈伸稳定性 [202]。Naderi 等 [164] 还发现单侧置钉的稳定性与双侧置钉相差甚远，尤其是在抗旋稳定性方面。

Sven Olerud 对 Magerl 术式进行了改良，以减少植骨相关并发症，提高固定结构的稳定性 [174]。他用一个带爪形钩的 3.5 mm 棒将经关节螺钉与 C1 后弓连接。由于该结构对骨的遮挡，因此该创新技术仅可用于后路颗粒植骨。另一个理论上的优点

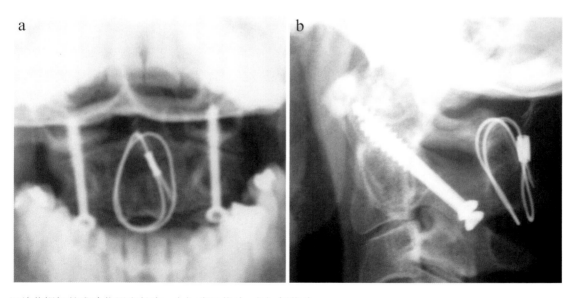

图 6.45　经关节螺钉的准确位置和长度。(a) 张口位片；(b) 侧位片

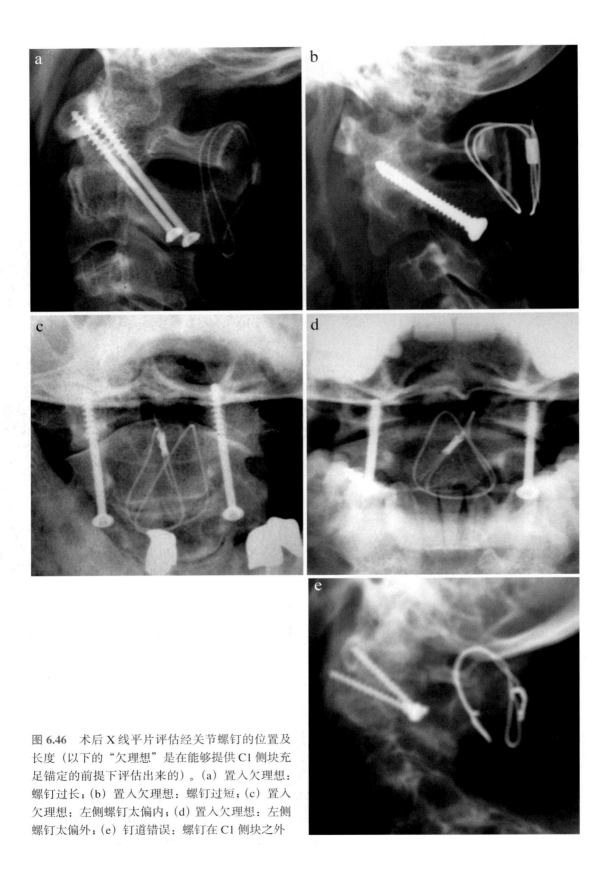

图 6.46　术后 X 线平片评估经关节螺钉的位置及长度（以下的"欠理想"是在能够提供 C1 侧块充足锚定的前提下评估出来的）。(a) 置入欠理想：螺钉过长；(b) 置入欠理想：螺钉过短；(c) 置入欠理想：左侧螺钉太偏内；(d) 置入欠理想：左侧螺钉太偏外；(e) 钉道错误：螺钉在 C1 侧块之外

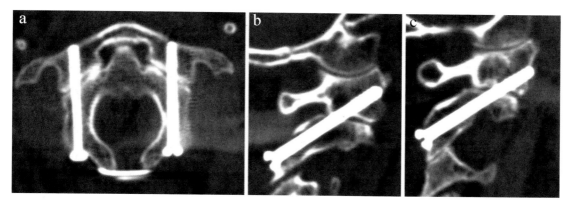

图 6.47　CT 证实经关节螺钉位置正确。(a) 斜轴位重建像；(b、c) 旁矢状位重建显示双侧经峡螺钉位置

是：当 C1 后弓存在部分缺如而钢缆固定无法捆绑牢靠时，爪形钩能够固定后弓，该术式仍然有效。Olerud 将此改良技术成功应用于 26 例创伤、RA 及发育性畸形导致的 AAI 患者，融合率达 91%[35]。

根据我们的经验，上述技术各有利弊：

Magerl 术式的优点：

—提供即时坚强的稳定，无需外固定
—椎板缺如不影响手术，不需要使用钢缆
—如果使用万向螺钉头，可以作为长节段固定的一部分
—融合率高
—如果辅以骨块 - 钢缆融合，生物力学性能更佳
—经济（价格明显低于其他技术）
—内固定低切迹

Magerl 术式的缺点：

—椎动脉损伤概率高达 23%
—获取 C2 经关节螺钉的钉道角度比较困难
—对 AAD 有一定的复位作用，但有限
—不可用于目标结构已遭破坏的病例
—C1-2 关节受损
—有一定的学习曲线
—必须有透视机

我们的建议

Magerl 术式常被认为不安全，但并不是因为技术本身，而是在于术者。通常是由于术前对影像学检查的分析不足，或未按标准进行经 C2 峡部置钉操作。患者体位摆放不正确、短颈、颈椎畸形或颈椎过度前凸等，都可导致置钉角度不正确。

寰椎下沉、经口减压切除 C1 前结节或椎动脉变异（约 20%）都可能导致椎动脉损伤。另一方面，对寰枢椎经关节固定而言，如果正确把握适应证，准确置入螺钉，该术式将提供非常好的稳定性，无需坚强的外固定，融合率也很高。当然，在一些国家，这种两枚螺钉固定比使用其他方法更省钱，这也是一个重要的考虑因素。

C1 侧块 -C2 椎弓根钉棒固定（Goel，Harms）

1988 年 Goel 和 Laheri[72] 实施了第一例 C1-2 融合手术。为了充分显露 C1-2 关节，在所有病例中均将 C2 神经根切断，利用单皮质的 C1 侧块和 C2 椎弓根螺钉固定指骨钢板（图 6.48）。对一部分病例使用较长钢板，以实现枕颈融合。之后对使用这种术式治疗的 160 例各种 C1-2 不稳的病例进行分析[70]，发现双皮质螺钉置入更加稳定。与此同时，介绍了这种术式的一些缺陷：数例患者因解剖形态异常无法置钉；18 例出现典型的 C2 神经根支配区感觉缺失；4 例在 C2 椎弓根螺钉固定钻取导向孔时出现明显的动脉性出血。虽然因为没有神经损伤后遗症而未予以血管造影确认，但他们仍然断定出血与椎动脉损伤相关。通过 5 个月

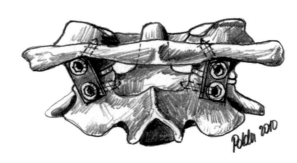

图 6.48　Goel 采用的寰枢椎钉板固定

的随访，所有固定均牢固，仅 1 例术后 18 个月发生断钉。术后未常规行 CT 扫描。

19 例固定性 AAD 患者中使用同样的术式处理寰椎下沉或脱位，辅以术中牵引及关节间隙置入羟基磷灰石或钛合金融合器[71]。其中 18 例患者是固定脱位型齿突假关节形成或游离齿突。由于该固定结构的稳定性未经生物力学测试，所以建议患者术后佩戴硬颈围 3 个月。Harms 和 Melcher[94] 提倡使用双皮质螺钉固定，并对上述固定技术进行改进。他们开发了一种万向螺钉，通过其钉尾与棒连接（图 6.49）。较长的近端无螺纹的 C1 螺钉可以使 C2 神经根得以保留，易于对 C1 进行间接操作（骨折移位患者），并通过与 C2 椎弓根螺钉连接来进行寰枢关节的操作。如有需要，该结构也易于向头端延伸行枕颈融合，或向尾端延伸固定上下颈椎。

可以将植骨块直接塞入寰枢椎关节间隙或嵌入寰枢椎后方，能够轻易获得舒适的进钉角度，但椎动脉损伤的风险仍然存在。有关成功应用 Goel 术式的报道逐渐增多。Stulik 等[215] 在 46 例寰椎融合手术中使用 Harms 器械进行临时或永久固定，对其中的 24 例患者进行随访时间至少 12 个月的回顾性分析，术后 CT 扫描显示 3 例 C2 螺钉（5.4%）误置，其中 1 枚穿透椎管皮质骨、2 枚侵犯横突孔，无任何临床并发症，融合率为 100%。Arayan 等[14] 回顾分析 102 例使用 Harms 固定或融合的病例（可能是最大宗病例），其中 48 例患者是因齿突假关节导致的不稳而接受治疗。1/3 的患者使用导航系统，全部病例应用神经监测。他们常规将 C2 神经根切断，术后随访仅 1 例出现神经性疼痛。术中通过螺钉间接撑开寰枢

关节，在 38% 病例的双侧关节间隙中植入同种异体骨融合器。23% 的病例至少一侧因解剖原因不适合置入 C2 椎弓根钉（如椎弓根很短）而采用补救性短峡部螺钉。椎动脉损伤的风险与 Magerl 术式相仿，2 例椎动脉损伤均是在骨膜下分离 C1 时因存在不典型椎动脉环而造成。常规使用横连以提高该结构的稳定性，经随访融合率为 98%。Goel-Harms 技术亦可成功用于一些儿童患者（6 例，最小年龄 7 岁），其局限性与成人相仿[98]。有关 Harms 技术生物力学稳定性的研究很多，如果辅以后方钢缆固定，其稳定性与经关节螺钉固定相仿[106,132,159]。

当然，该技术也有其优缺点。

Goel-Harms 技术的优点：
—即时稳定，无需外固定
—易于获取 C2 椎弓根螺钉的置钉角度
—螺钉置入不需要考虑 C1-2 的相对位置
—可于术中对 AAD 进行复位
—不破坏 C1-2 关节，可行临时固定
—能单独对 C1 骨折加压
—椎板缺如不影响手术，不需要使用钢缆
—上下延伸固定方便
—融合率高

Goel-Harms 技术的缺点：
—损伤椎动脉的风险被低估，可能高达 23%
—不可用于目标结构遭到破坏的病例
—学习曲线陡峭
—花费高（价格远高于其他技术）
—必须有透视机
—万向结构切迹高

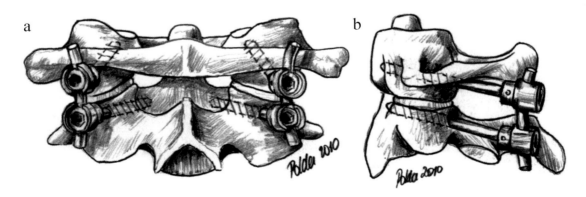

图 6.49 （a）后面观；（b）侧位观

我们的建议

Goel-Harms 技术可以提供良好的即时稳定，是治疗所有类型 C1-2 不稳的有价值的方法。与 Magerl 技术相比其有两大优点：第一，C2 椎弓根螺钉的置钉角度更易获取；第二，在寰椎脱位或骨折的情况下，可对椎体予以独立处理。我们必须强调，没有证据显示此技术损伤椎动脉的风险更低。

C1 侧块 -C2 交叉椎板钉棒固定（Wright）

由于 C1-2 钢丝固定的稳定性有限，一些利用 C2 峡部及（或）椎弓根螺钉而建立的更加坚强的固定方法应运而生。所有这些方法都要求螺钉必须通过解剖结构多变并毗邻 C2 椎动脉孔的区域来置钉，椎动脉损伤的风险因此产生。为了避免这种风险，Wright[238] 提出使用 2 枚 C2 交叉椎板螺钉，通过连接棒使其与 C1 侧块螺钉相连（图 6.50）。

Gorek 等 [77] 通过生物力学测试，对 C1 侧块 -C2 交叉椎板螺钉固定与 Harms 术式、椎板 / 椎弓根螺钉组合术式的即刻稳定性进行比较。尸体标本的研究结果提示，三者的稳定性无明显统计学差异。然而，有学者证实，椎板螺钉固定系统的稳定性不如椎弓根螺钉固定系统，尤其是在侧屈和旋转稳定性方面 [32,135]。Dmitriev 在对实验性齿突切除后不同系统固定稳定性的研究中也得出相似的结果 [47]。

在行 C1-2 固定时，椎板万向螺钉的钉尾位置使 C2 椎板下钢丝固定无法进行，因此，最终的骨移植必须放在连接棒下面。

另外值得注意的是，与 Harms 技术比较，当 C2 椎板螺钉的钉尾靠棘突较近时，可在撑开器或加压钳的帮助下调整 C1 与 C2 的相对位置。虽然尚无生物力学研究证实，我们还是认为在椎板螺

钉钉尾更靠近棘突以及连接棒更弯的情况下，会导致抗侧方位移、侧弯及旋转的强度变小。当万向螺钉钉尾不能维持初始稳定性时，这一点将变得非常重要。

优点：
—无椎动脉损伤风险
—技术要求不高
—椎弓根或峡部不能容纳 3.5 mm 直径螺钉时可以应用
—C2 椎弓根 / 峡部螺钉误置时的补救术式
—减少术中放射线暴露
—术中可直视目标结构（即 C2 椎板）
—可纠正 AAD
—不受 C1 位置的影响
—进钉角度容易获得
—与其他坚强固定技术比较，可获得 C1-2 即时稳定性
—在短节段 C1-3 固定中使用椎板螺钉可获得良好的远期稳定

缺点：
—C2 椎板必须完整
—如椎板内径＜ 3.5 mm，可能突破骨皮质
—有脊髓损伤的潜在风险
—Gallie 法植骨固定较为困难
—C2 没有足够的空间与 C3 侧块螺钉相连
—连接器或棒需要的预弯角度较大
—下颈椎长节段固定的远期稳定性不确定

我们的建议

我们目前越来越多地应用 Wright 术式，大多数是在椎动脉高跨不能置入椎弓根螺钉或经关节

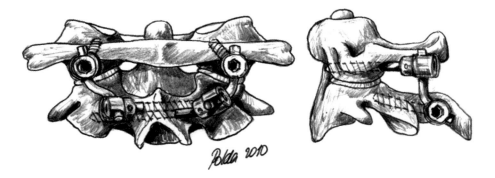

图 6.50　Wright 法 C1 侧块 -C2 交叉椎板螺钉寰枢椎固定示意图

螺钉的情况下作为补救方法。通常只有一侧使用这种固定方式，至今仅 1 例双侧均使用了椎板螺钉（图 6.51）。

C1 椎板 -C2 短峡部螺钉（Donnellan）

在极少数情况下，C1 后弓缺如，侧块因炎症或退变而遭破坏，同时伴有 C2 椎动脉高跨。这时枢椎经关节螺钉或椎弓根螺钉固定以及寰椎侧块或钢丝固定的方式都不可能实现。Donnellan 等[48] 提出使用 C1 椎板钉和 C2 短峡部螺钉相连接的内固定装置（图 6.52），报道了 3 例患者采用该术式效果良好，融合率 100%。这种术式看起来很安全，可以避免所有已知的动脉损伤风险，但到目

前尚无生物力学测试研究。

我们的建议

在我们看来，这种术式仅在很少情况下使用。虽然如此，在其他所有坚强固定都无法实施的时候，它可以作为一种补救性的方法。

6.4.2 前路单节段融合系统

6.4.2.1 前路 C2-1 螺钉固定

Lesoin 等[141] 最早采用前路经 C2-1 关节融合技术对 6 例急慢性伤后 AAI 患者进行治疗（图

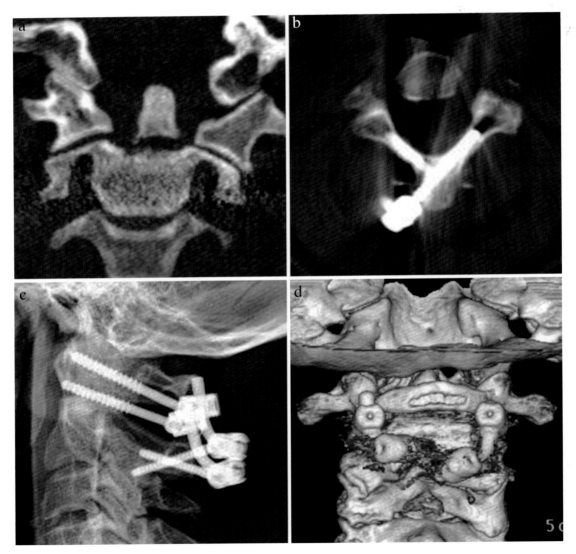

图 6.51 Wright 描述的齿突假关节患者双侧均存在椎动脉高跨，无法置入任何前路或后路螺钉（经峡螺钉或椎弓根螺钉），采用 C1 侧块螺钉及 C2 交叉椎板螺钉固定。（a）冠状面重建图片；（b）C2 椎弓平面术后轴位扫描图片；（c）术后侧位平片；（d）三维 CT 显示后路 C2 交叉椎板螺钉置入、C1 侧块螺钉固定辅以自体植骨

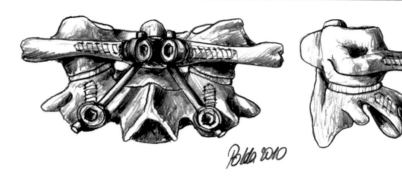

图 6.52　Donnellan 提出的 C1 椎板钉 -C2 短峡部螺钉寰枢椎固定示意图

6.14）。取右侧高位前外侧入路，将长 25 ～ 35 mm 的螺钉自 C2 椎体前垂直穿过关节，打入 C1 侧块。手术切口较大，且头部需向手术显露的对侧旋转 15°；其适应证与当前专家观点也不一致。Sonntag 和 Dickman[45,209] 描述一种创伤更小的相似技术，取如同齿突螺钉手术的斜切口，用刮匙行关节间去骨皮质；随后，同一组医师对 1 例 85 岁寰枢椎复合性骨折的男性患者，联合采用齿突螺钉和 2 枚前路经关节螺钉进行补救性稳定手术[111]。Lu 等[146] 通过对干骨标本和浸泡尸体标本的测量分析，提出前路寰枢椎固定的解剖参数；采用与前述作者相同的进钉点，建议以外倾角 5°～ 25°、后倾角 10°～ 25° 置入长度为 15 ～ 25 mm 的螺钉。Vaccaro 等[230] 使用双侧高位颈椎入路，直接去除寰枢关节间骨皮质并植骨，于两侧分别置入经关节螺钉。在双平面 X 线透视机透视下打入克氏针，然后攻丝、置入中空螺钉。虽然报道的常用钉道是外斜 30°，但实际置钉角度是冠状面上呈 0°、矢状面上后倾 25°。所有报告病例双侧均使用 26 mm 长的螺钉。如前述齿突假关节 Brooks 术后失败的情况一样，术后需长时间使用 Halo 架外固定。首批使用这种前路经关节螺钉对齿突假关节患者进行临时固定的稍大宗病例（11 例）由 Knöller 等[127] 于 1999 年报道。Reindl 等[184] 采用前路 3 枚螺钉固定治疗 1 例不稳定性寰枢椎联合骨折（齿突和 C1）患者。Sen 等[202] 的生物力学研究结果对前路经关节螺钉固定寰枢椎的短期稳定性提出质疑。他们比较了 9 例前路、后路经关节螺钉固定寰枢椎的尸体标本，结果两种技术之间没有统计学差异；但如果在后路经关节螺钉固定的基础上加用钢缆固定植骨，其稳定性显著优于前路手术，尤其在屈伸运动方面；置钉角度是外斜 20° 及后倾

30°，螺钉在关节中 1/3 垂直穿过关节间隙，进钉点位于 C2 椎体中间关节突形成的切迹处。

Koller 等[131] 通过对 42 例健康成人 CT 三维重建影像进行详细的解剖学分析，并复习了大量文献，提出使用不同的螺钉角度进行前路经关节螺钉固定。他们描述在 C2 椎体基底部的正中矢状面上有约 14 mm 的安全区域，提出为了安全置入螺钉，应对自 C2 基底、椎体至 C1 侧块进行精确测量（图 6.15）。理论上经椎体入路可以使用更长的螺钉骨性通道，因此可以提供更好的稳定性；而另一方面，如果要打入齿突螺钉，C2 椎体的前下缘就无法容纳 3 枚螺钉了。基于自己的解剖学研究，他们对 7 例患者成功实施寰枢关节融合，并指出前路经关节螺钉固定的适应证与其他前路手术是一致的，特别是当患者的解剖结构导致无法行后路手术时，建议选用前路术式。

优点：

—肌肉损伤小

—椎动脉损伤风险更低

—入路相对简单（不用打开椎管）

—易获得置钉角度

—可与齿突螺钉技术联合使用

—近期稳定性与其他螺钉固定技术相当

—理论上可延长螺钉钉道至枕骨髁

缺点：

—植骨不充分，仅能关节间植骨

—长期稳定效果不确定

—需要双平面透视机

—几乎无法进行减压操作

—可能损伤椎管（钉道太偏后时）

—可能损伤寰枕关节（螺钉太长时）

6.4.2.2 我们的建议

这种手术技术设计很巧妙，在一些寰枢椎复合性骨折的病例中，可以使用前路经关节螺钉联合齿突螺钉或C2/3前路钢板（第14章图14.3）；在后路融合失败或后方解剖结构不允许进行固定的情况下也是一种较好的补救措施。但必须注意进钉角度和螺钉长度，稍不注意将损伤寰枕关节；术前精确的影像学分析及术中双平面透视必不可少。在我们看来，这种术式的主要缺点是潜在的植骨融合仅限于关节内表面，除此之外无其他地方可以植骨。由于远期稳定效果不确定，该方法主要用于一些特殊的情况，目前缺少大宗病例的报告。

6.4.2.3 前路钢板固定C1-2

Harms等[95]提出经口切除齿突后采用前路寰枢椎钢板稳定C1-2。钢板由2枚螺钉固定于C1侧块的前面，另外2枚螺钉固定于C2椎体（图6.53），第5枚螺钉固定在齿突基底部的C2椎体。Kandziora等[121]对此技术进行生物力学测试，发现只有当辅以后路Brooks植骨融合时，其术后稳定性才能与单独使用Magerl术式相当；对15例不可复性寰枢椎脱位（irreducible atlantoaxial dislocation，IAAD）病例治疗的临床报道也证实了此生物力学结论[125]。Kerschbaumer等[125]报道最

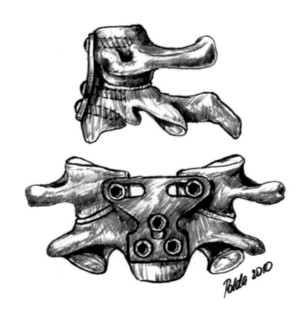

图6.53 Harms寰枢椎经口前路固定钢板

初3例单独使用Harms钢板固定的患者中，有2例发生螺钉松动，故常规在行前路钢板固定时辅以后路Brooks植骨融合，远期随访结果好。Kandziora等[122]也对Harms前路钢板进行评估，并开发出一种新的钢板，其锁定螺钉位于靠近齿突基底、更为致密的C2关节下方骨质（关节下寰枢椎锁定钢板）。他们证实此钢板能够提供更好的生物力学稳定性；但没有关于这种新型钢板的临床资料。为避免再行后路固定，Yin等[247]设计了另外一种带锁定螺钉并可对寰枢椎进行复位的前路钢板——经口寰枢椎复位钢板。其作用机制是通过撑开复位钳对固定于寰椎的钢板及固定于枢椎体的临时螺钉进行撑开、推压，而达到复位。他们对4例齿突假关节及AAD患者进行成功复位和固定。脊柱肿瘤的手术要求在重建前柱结构的同时保留邻近节段的运动功能，这就迫使人们设计更为复杂的复合体固定系统，并以此来代替C2椎体。Sar和Eralp[197]在对1例C2骨肉瘤病例的治疗中使用定制改良的Harms笼，以螺钉将其固定于C1和C2，以此来代替C2前方椎体；为了同一目的，Jezenszky等[118]开发了C2椎体假体并进行临床应用。

优点：
—直接前路减压
—设计精妙的前路钢板可提供足够的稳定性，避免后路固定
—可实现前路松解
—可对寰枢椎进行复位
—可以撑开寰枢关节

缺点：
—经口咽入路有感染风险
—广泛显露易对软组织造成更大的损伤（约4cm）
—螺钉有可能松动
—翻修风险（如感染）
—如果不能复位，无法缓解来自后方的压迫

6.4.2.4 我们的建议

采用设计精妙、具有复位作用的锁定钢板确实可以解决IAAD问题。然而，要达到这个目的，必须要有可能进行前路寰枢椎松解，但这并不是所有病例都能实现。在RA和一些发育性畸形病例，关节严重畸形，很难进行全方位的松解。如

果松解不充分，使用过大的力量去进行复位是非常危险的。这种患者的骨质条件通常很差，无法为关节撑开装置提供足够的力量；C1 侧块也可能因为畸形而不能置入任何螺钉。我们认为，如果术前牵引不能达到复位，就只能在术中观察复位的可能性，钢板固定与否也只有在这时才能确定。与标准的经口手术相比，该术式要花更长的时间来固定钢板，两侧更大范围的显露（利于将钢板固定于 C1 侧块）也可能损伤咽后壁重要软组织，因此手术感染的风险更高。总之，对于术前不可复而术中可以松解的 IAAD 病例，前路 C1-2 钢板固定是有优势的，因此，建议采用这种设计巧妙的锁定钢板治疗此类患者。用于肿瘤切除术后重建前柱的复杂固定系统是另外不同的话题，将在肿瘤章节中予以阐述。

6.4.3　侧块单纯融合

1971 年，澳大利亚的 Barbour 最先采用侧路寰枢椎融合治疗齿突骨折[17]。他提到，自 1956 年始，他可能是第一个对 C1-2 行螺钉牢固固定的人。自胸锁乳突肌前缘切开皮肤，并延至下颌角后方，逐层分离到达 C1 横突侧方。咬除少部分横突骨质，嘱麻醉师将头部旋转回到中立位，将螺钉从 C1 侧块向内、下经关节置入 C2（图 6.54）；对侧采用同样的置钉方法。建议取自体髂骨嵌于椎体侧面。可惜的是，原文中未提及治疗病例的数量及随访资料。受到 Barbour 研究的启发，亦不满于该术式显露的困难，Du Toit[49] 改良了这一技术并成功治疗 1 例齿突骨折患者。通过尸体标本解剖学研究，他选取弧形切口切断胸锁乳突肌（SCM）近端附着点，显露 C1 横突，严格行骨膜

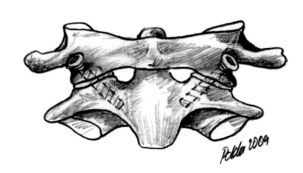

图 6.54　Baobour 和 Du Toit 描述的双侧入路向外下倾斜 C1-2 经关节螺钉固定示意图（注：经译者修改）

下分离到达寰椎前外侧部分及侧块关节间隙，然后去除关节软骨，植入自体颗粒骨。用定制的导向钻钻孔，钻头向下（−25°）、向内后侧钻钉道，最大后倾角为 10°，限深 24 mm。依次攻丝、拧入 AO 舟状螺钉。为避免穿破椎管，其设定的钉道最大后倾角为 20°。随后报道 4 例游离齿突和齿突假关节的患者，成功进行了双侧经关节螺钉固定融合[205]。

6.4.3.1　我们的建议

这种融合方法存在一些不足：首先是需要进行双侧入路，且邻近副神经、耳神经、颈静脉和椎动脉等较为复杂的解剖结构，风险较大；其次是缺乏足够的植骨面，关节间隙融合是否充分仍存争议。

6.5　颅脊交界区和上颈椎多节段固定装置

引起颅脊交界区和上颈椎不稳定的原因包括创伤、炎症、发育异常、肿瘤、退行性疾病和（或）医源性减压等。在重建稳定性过程中，术者应尽量只固定失稳的节段，避免正常节段发生意外融合。由于颅脊交界区是脊柱活动度最大的区域，因而这一点极其重要。一般来讲，我们可以将长节段固定装置分成两类：涉及枕骨的枕颈内固定系统和起于下颈椎止于 C2 或 C1 的枕骨下颈椎内固定系统。手术方式的选择总是需要在丢失运动节段与固定范围之间进行权衡。当颅脊交界（寰枕节段）不稳或病变（类风湿、肿瘤等）发展有可能累及该节段时，适合进行枕颈融合。任何多节段的融合都必须予以植骨，也可以加用骨生长诱导因子。预期寿命有限的转移性骨肿瘤患者除外。

6.5.1　枕颈固定

顾名思义，枕颈固定手术通常包括枕骨，融合范围至少应达到 C2 水平。固定往往要延伸至下颈椎，有时从枕骨开始固定，跳过 C1 和（或）C2，固定在 2～3 个下颈椎的侧块或椎弓根。在行任何形式的枕颈固定时，术者都必须在矢状面上调整枕颈角度和维持旋转的中立位置[155]，以使

患者保持在正常的水平视野，否则将导致颈椎非生理性的屈伸或旋转，最终出现脊柱平衡代偿性畸形。对于严重颈椎矢状面序列不佳的患者，我们还应评估全脊柱的情况，以决定是否应在其他区域进行截骨矫形。众所周知，颈椎的过度屈曲状态可导致吞咽和呼吸困难 [15]。

Foerster[64] 于 1927 年首先描述使用腓骨干移植进行枕颈融合的方法。Newman 和 Sweetman[169] 在 1969 年报道了 9 例患者使用自体骨嵌于枕颈间行枕颈融合，术后头颅牵引 6 周，然后佩戴 Minerva 头颈胸支具 6 周，仅 1 例出现假关节。游离植骨对稳定性无任何帮助，融合率也可能很低 [62]。因此出现了使用钢丝捆绑来固定移植骨的技术 [78,92,110,235]；甲基异丁烯酸骨水泥也曾被用于提高枕颈固定的稳定性 [25]；后来，Ransford 等 [183] 提出一种更加稳定的技术，利用钢丝将卢氏棒框固定于枕颈后部结构；之后这种钢丝框架结构被进一步改良，代之以各种金属棒或钉 [10,59,113]。然而，所有应用钢丝固定的技术都存在一些缺点：稳定性不高；术后必须使用 Halo 架或 Minerva 头颈胸支具进行外固定；后方结构（枕骨、椎板）必须完整；椎板下穿钢丝可能会损伤神经结构 [149,171,211,221]；钢丝对骨质可能造成切割等 [43]。尽管使用 Halo 架或 Minerva 头颈胸支具延长外固定的时间，钢丝固定术式的失败率仍高达 30%[145,190]。这些技术大多是将钢丝穿过枕骨穹窿部的两个孔，以实现固定。

为了提高这种"半坚强固定"技术的稳定性，Grob 等 [81] 发明了一种 Y 形钢板，将经 C1-2 关节螺钉与枕骨相连，钢板用 2 枚螺钉固定于颅骨中线处。他对分别使用该方法和传统方法（钢丝固定甲基异丁烯酸骨水泥加植骨）治疗的两组患者进行了比较，结果显示术后假关节发生率分别为 6%、27%[85]。Grob 也是第一个在枕骨中线这一骨质最厚的区域置钉固定的学者。Sasso 等 [199] 使用枕骨螺钉及 Magerl 螺钉将 2 块寰枕钢板固定在枕骨与 C2 间，结果证实钉板固定技术十分牢固，在没有坚强外固定的情况下融合率可达到 100%。其他学者报道的良好结果使钉板枕颈融合技术得以广泛应用 [175,196,207]。许多生物力学研究也证实钉板技术比其之前的所有方法都要牢固，可以行更少节段的融合 [7,111,173]。本方法的主要不足是钢板上钉孔的位置是固定的，可能影响螺钉置入最佳的位置；另外一个问题是钢板的放置，即使将钢板折弯，大多数的钢板都将抵达枕骨的外侧区域，此处骨皮质较薄，使用单皮质螺钉固定强度往往不够，而双皮质螺钉固定又有潜在的风险。Pait 等 [175] 发明了一种"从内到外"的技术，用以避免螺钉松动及硬膜下损伤，同时允许进行枕骨外侧固定。他们在规划置钉位置以外的区域使用环钻钻一小孔，然后使用开颅器自小孔向预计置钉的位置开槽，取 1 枚扁平螺钉钉头从环钻开出的钉孔中穿入，自脑膜外经骨槽抵达预计置钉的位置，使用螺帽与钢板固定。然而，这种复杂的技术无法对骨皮质非常薄的患者进行；且由于金属界面的应力传递，钉板技术螺钉断裂及退钉的风险较大。

为了克服这个问题，组装式系统应运而生 [1,170,178]。大多数系统有独立的枕骨板，螺钉位置可进行相应变化。枕骨钢板依靠可折弯的棒与固定到 C1 侧块的螺钉（多数为万向螺钉）、C2 螺钉和（或）下颈椎螺钉相连。目前，固定系统多为钛合金材料，连接棒具有更好的硬度和厚度。虽然各种组装式系统的手术操作有明显的灵活性，但仍有一些医生喜欢使用钉板系统 [170]。他们的主要依据是生物力学研究证实该系统具有更好的抗侧屈能力 [7]，而且可以通过预弯钢板在拧紧螺钉的过程中纠正畸形。然而，组装式系统矫正畸形的效果可能更好 [1]。

6.5.1.1 我们的建议

根据 Grob[84] 的观点，理想的颅脊交界区固定系统应该具备如下特征：仅固定目标结构、不侵犯椎管、提供即时的复位和稳定、在椎板缺如时仍然有效。我们认为应该增加以下几点，即：系统足以提供坚强的远期稳定性、所用材料生物相容性好、可行 MRI 检查以及较好的可操作性。组合式系统非常重要，不仅能使外科操作更加便利，而且还可避免准确置入螺钉时对钢板或骨骼产生应力影响。另一个要求是低切迹，特别是在枕骨区域以及与下颈椎融合装置间的连接处（如 RA 患者）。

总之，目前对成人颅脊交界区行半坚强固定的指征非常有限。而对于小儿，我们认为仍可采用自体骨移植 + 钢丝固定技术来纠正不稳和畸形。原因是小儿的骨愈合能力很强，对坚强外固定支具的适应能力也很强。合适长度的自体骨块（如肋骨）其生长不会受到来自内固定系统的限制。

某些病例也可以考虑行临时金属内固定。

目前，我们不再使用钉板系统，因为钢板上预设的钉孔位置将影响螺钉的准确置入，螺钉拧紧后造成的机械应力太大，导致潜在的断钉和松钉风险，需要翻修及融合的时间延长。另外，钢板需要折弯以适应颅颈交界区的角度（可达80°），钢板因此会出现微小的断裂和强度的下降。在我们看来，虽然枕骨中线处的螺钉强度最高、最安全，但即使将钢板预弯或向内折弯也很难达到中线的位置。因为固定强度较大而支持使用钢板的争论，由于近年来出现的高强度连接棒和支撑植骨技术而得以平息。

现代组合式内固定系统使术者可以在不受应力影响的情况下于最佳位置拧入螺钉（第19章图19.23和图19.29），不同螺钉经过调整后可与器械相连，实现多方向操作（复位、撑开、旋转等）。由于内固定设计更加巧妙，不会阻挡植骨面，因而植骨也更为方便，其融合率和稳定性相当于甚至超过前述的内固定系统。和其他长节段内固定一样，骨性融合是其终极目标，这一点是极其重要的，特别是在非常危险的上颈椎区域。我们认为在植骨区必须去皮质和行自体骨移植，尽管自体骨移植可能发生供骨区并发症，但其骨生长、骨诱导和骨传导潜能是其他任何材料无法替代的。即便是在加入了同种异体骨、人工骨或骨形态发生蛋白的情况下，自体骨仍然是植骨的主体。

6.5.2　枕骨下固定

只要有可能，我们尽量不去融合寰枕关节，因为其提供了40%的颈椎伸屈活动度；寰枢关节也同样重要，60%的颈椎旋转活动度由其负责。

因此，如果使用坚强的固定方法，就没必要为了追求完美而延长固定节段。例如，对于C2椎弓根螺钉，如将其作为融合头端的终点，则属于颈椎可用的最坚强的固定。然而，在选用枢椎短峡部螺钉的情况下，为了增强固定强度应同时固定C1。枕下多节段融合主要用于复杂的联合手术治疗，例如多节段椎管狭窄、畸形、肿瘤或感染等[201]。

6.5.3　前路多节段固定

在处理畸形和大多数肿瘤病例时，广泛的减压常常导致支撑颅脊交界区和上颈椎前方的重要结构缺损。对于这样的病例，考虑到单纯后方枕颈融合强度不够，需要在前路使用定制钛网进行前柱结构的重建，是否加用前路钢板则视不同的解剖结构而定[187,217]。

（王智运　李　青　译　夏　虹　审校）

参考文献

1. Abumi, K., Takada, T., Shono, Y., et al.: Posterior occipitocervical reconstruction using cervical pedicle screws and plate-rod systems. Spine (Phila Pa 1976) **24**, 1425–1434 (1999)
2. Aebi, M., Etter, C., Coscia, M.: Fractures of the odontoid process. Treatment with anterior screw fixation. Spine (Phila Pa 1976) **14**, 1065–1070 (1989)
3. Ai, F., Yin, Q., Wang, Z., et al.: Applied anatomy of transoral atlantoaxial reduction plate internal fixation. Spine (Phila Pa 1976) **31**, 128–132 (2006)
4. Aldrich, E.F., Weber, P.B., Crow, W.N.: Halifax interlaminar clamp for posterior cervical fusion: a long-term follow-up review. J Neurosurg **78**, 702–708 (1993)
5. Alosh, H., Parker, S.L., McGirt, M.J., et al.: Preoperative radiographic factors and surgeon experience are associated with cortical breach of C2 pedicle screws. J Spinal Disord Tech **23**, 9–14 (2010)
6. Ames, C.P., Crawford, N.R., Chamberlain, R.H., et al.: Biomechanical evaluation of a bioresorbable odontoid screw. J Neurosurg Spine **2**, 182–187 (2005)
7. Anderson, P.A., Oza, A.L., Puschak, T.J., et al.: Biomechanics of occipitocervical fixation. Spine (Phila Pa 1976) **31**, 755–761 (2006)
8. Aota, Y., Honda, A., Uesugi, M., et al.: Vertebral artery injury in C-1 lateral mass screw fixation. Case illustration. J Neurosurg Spine **5**, 554 (2006)
9. Apfelbaum, R.I., Lonser, R.R., Veres, R., et al.: Direct anterior screw fixation for recent and remote odontoid fractures. J Neurosurg **93**, 227–236 (2000)
10. Apostolides, P.J., Dickman, C.A., Golfinos, J.G., et al.: Threaded steinmann pin fusion of the craniovertebral junction. Spine (Phila Pa 1976) **21**, 1630–1637 (1996)
11. Apostolides, P.J., Theodore, N., Karahalios, D.G., et al.: Triple anterior screw fixation of an acute combination atlas-axis fracture. Case report. J Neurosurg **87**, 96–99 (1997)
12. Arlet, V., Datta, J.C.: Upper cervical spine. In: Aebi, M., Arlet, V., Webb, J.K. (eds.) AO spine manual: principles and techniques, vol I, pp. 265–288. Thieme Verlag, Stuttgart, New York (2007)
13. Arnautovic, K.I., al-Mefty, O., Pait, T.G., et al.: The suboccipital cavernous sinus. J Neurosurg **86**, 252–262 (1997)
14. Aryan, H.E., Newman, C.B., Nottmeier, E.W., et al.: Stabilization of the atlantoaxial complex via C-1 lateral mass and C-2 pedicle screw fixation in a multicenter clinical experience in 102 patients: modification of the Harms and Goel techniques. J Neurosurg Spine **8**, 222–229 (2008)
15. Bagley, C.A., Witham, T.F., Pindrik, J.A., et al.: Assuring optimal physiologic craniocervical alignment and avoidance of swallowing-related complications after occipitocervical fusion by preoperative halo vest placement. J Spinal Disord Tech **22**, 170–176 (2009)
16. Bambakidis, N.C., Feiz-Erfan, I., Horn, E.M., et al.: Biomechanical comparison of occipitoatlantal screw fixation techniques. J Neurosurg Spine **8**, 143–152 (2008)

17. Barbour, J.R.: Screw fixation in fracture of the odontoid process. S Aust Clin **5**, 20–24 (1971)
18. Blagg, S.E., Don, A.S., Robertson, P.A.: Anatomic determination of optimal entry point and direction for C1 lateral mass screw placement. J Spinal Disord Tech **22**, 233–239 (2009)
19. Bloch, O., Holly, L.T., Park, J., et al.: Effect of frameless stereotaxy on the accuracy of C1-2 transarticular screw placement. J Neurosurg **95**, 74–79 (2001)
20. Bohler, J.: Anterior stabilization for acute fractures and non-unions of the dens. J Bone Joint Surg Am **64**, 18–27 (1982)
21. Bohm, H., Kayser, R., El Saghir, H., et al.: Direct osteosynthesis of instable Gehweiler Type III atlas fractures. Presentation of a dorsoventral osteosynthesis of instable atlas fractures while maintaining function. Unfallchirurg **109**, 754–760 (2006)
22. Borne, G.M., Bedou, G.L., Pinaudeau, M.: Treatment of pedicular fractures of the axis. A clinical study and screw fixation technique. J Neurosurg **60**, 88–93 (1984)
23. Brockmeyer, D.L., York, J.E., Apfelbaum, R.I.: Anatomical suitability of C1-2 transarticular screw placement in pediatric patients. J Neurosurg **92**, 7–11 (2000)
24. Brooks, A.L., Jenkins, E.B.: Atlanto-axial arthrodesis by the wedge compression method. J Bone Joint Surg Am **60**, 279–284 (1978)
25. Bryan, W.J., Inglis, A.E., Sculco, T.P., et al.: Methylmethacrylate stabilization for enhancement of posterior cervical arthrodesis in rheumatoid arthritis. J Bone Joint Surg Am **64**, 1045–1050 (1982)
26. Cacciola, F., Phalke, U., Goel, A.: Vertebral artery in relationship to C1-C2 vertebrae: an anatomical study. Neurol India **52**, 178–184 (2004)
27. Cassinelli, E.H., Lee, M., Skalak, A., et al.: Anatomic considerations for the placement of C2 laminar screws. Spine (Phila Pa 1976) **31**, 2767–2771 (2006)
28. Castillo, C., Vinas, F.C., Gutikhonda, M., et al.: Microsurgical anatomy of the suboccipital segment of the vertebral artery. Neurol Res **20**, 201–208 (1998)
29. Chamoun, R.B., Whitehead, W.E., Curry, D.J., et al.: Computed tomography morphometric analysis for C-1 lateral mass screw placement in children. Clinical article. J Neurosurg Pediatr **3**, 20–23 (2009)
30. Chen, J.F., Wu, C.T., Lee, S.C., et al.: Posterior atlantoaxial transpedicular screw and plate fixation. Technical note. J Neurosurg Spine **2**, 386–392 (2005)
31. Christensen, D.M., Eastlack, R.K., Lynch, J.J., et al.: C1 anatomy and dimensions relative to lateral mass screw placement. Spine (Phila Pa 1976) **32**, 844–848 (2007)
32. Claybrooks, R., Kayanja, M., Milks, R., et al.: Atlantoaxial fusion: a biomechanical analysis of two C1-C2 fusion techniques. Spine J **7**, 682–688 (2007)
33. Cone, W., Turner, W.G.: The treatment of fracture-dislocations of the cervical vertebrae by skeletal traction and fusion. J Bone Joint Surg Am **19**, 584–602 (1937)
34. Cooper, D.F.: Bone erosion of the cervical vertebrae secondary to tortuosity of the vertebral artery: case report. J Neurosurg **53**, 106–108 (1980)
35. Cornefjord, M., Henriques, T., Alemany, M., et al.: Posterior atlanto-axial fusion with the Olerud Cervical Fixation System for odontoid fractures and C1-C2 instability in rheumatoid arthritis. Eur Spine J **12**, 91–96 (2003)
36. Coyne, T.J., Fehlings, M.G., Wallace, M.C., et al.: C1-C2 posterior cervical fusion: long-term evaluation of results and efficacy. Neurosurgery **37**, 688–692 (1995). discussion 692-683
37. Currier, B.L., Maus, T.P., Eck, J.C., et al.: Relationship of the internal carotid artery to the anterior aspect of the C1 vertebra: implications for C1-C2 transarticular and C1 lateral mass fixation. Spine (Phila Pa 1976) **33**, 635–639 (2008)
38. Currier, B.L., Todd, L.T., Maus, T.P., et al.: Anatomic relationship of the internal carotid artery to the C1 vertebra: a case report of cervical reconstruction for chordoma and pilot study to assess the risk of screw fixation of the atlas. Spine (Phila Pa 1976) **28**, E461–E467 (2003)
39. Cybulski, G.R., Stone, J.L., Crowell, R.M., et al.: Use of Halifax interlaminar clamps for posterior C1-C2 arthrodesis. Neurosurgery **22**, 429–431 (1988)
40. Cyr, S.J., Currier, B.L., Eck, J.C., et al.: Fixation strength of unicortical versus bicortical C1-C2 transarticular screws. Spine J **8**, 661–665 (2008)
41. De Iure, F., Donthineni, R., Boriani, S.: Outcomes of C1 and C2 posterior screw fixation for upper cervical spine fusion. Eur Spine J **18**(Suppl 1), 2–6 (2009)
42. Dickman, C.A., Mariano, F.F.: Principles and techniques of screw fixation in the cervical spine. In: Menezes, A.H., Sonntag, V.K.H. (eds.) Principles of spinal surgery, pp. 123–139. McGraw-Hill, New York (1996)
43. Dickman, C.A., Papadopoulos, S.M., Crawford, N.R., et al.: Comparative mechanical properties of spinal cable and wire fixation systems. Spine (Phila Pa 1976) **22**, 596–604 (1997)
44. Dickman, C.A., Sonntag, V.K.: Posterior C1-C2 transarticular screw fixation for atlantoaxial arthrodesis. Neurosurgery **43**, 275–280 (1998). discussion 280–271
45. Dickman, C.A., Sonntag, V.K.H., Marcotte, P.J.: Techniques of screw fixation of the cervical spine. BNI Q **8**, 9–26 (1992)
46. Dickman, C.A., Sonntag, V.K., Papadopoulos, S.M., et al.: The interspinous method of posterior atlantoaxial arthrodesis. J Neurosurg **74**, 190–198 (1991)
47. Dmitriev, A.E., Lehman Jr., R.A., Helgeson, M.D., et al.: Acute and long-term stability of atlantoaxial fixation methods: a biomechanical comparison of pars, pedicle, and intralaminar fixation in an intact and odontoid fracture model. Spine (Phila Pa 1976) **34**, 365–370 (2009)
48. Donnellan, M.B., Sergides, I.G., Sears, W.R.: Atlantoaxial stabilization using multiaxial C-1 posterior arch screws. J Neurosurg Spine **9**, 522–527 (2008)
49. Du Toit, G.: Lateral atlanto-axial arthrodesis. A screw fixation technique. S Afr J Surg **14**, 9–12 (1976)
50. Duff, T.A., Khan, A., Corbett, J.E.: Surgical stabilization of cervical spinal fractures using methyl methacrylate. Technical considerations and long-term results in 52 patients. J Neurosurg **76**, 440–443 (1992)
51. Dull, S.T., Toselli, R.M.: Preoperative oblique axial computed tomographic imaging for C1-C2 transarticular screw fixation: technical note. Neurosurgery **37**, 150–151 (1995). discussion 151–152
52. Dvorak, M.F., Fisher, C., Boyd, M., et al.: Anterior occiput-to-axis screw fixation: part I: a case report, description of a new technique, and anatomical feasibility analysis. Spine (Phila Pa 1976) **28**, E54–E60 (2003)
53. Dvorak, M.F., Sekeramayi, F., Zhu, Q., et al.: Anterior occiput to axis screw fixation: part II: a biomechanical comparison with posterior fixation techniques. Spine (Phila Pa 1976) **28**, 239–245 (2003)
54. Ebraheim, N.A., Fow, J., Xu, R., et al.: The location of the pedicle and pars interarticularis in the axis. Spine (Phila Pa 1976) **26**, E34–E37 (2001)
55. Ebraheim, N.A., Lu, J., Biyani, A., et al.: An anatomic study of the thickness of the occipital bone. Implications for occipitocervical instrumentation. Spine (Phila Pa 1976) **21**, 1725–1729 (1996). discussion 1729-1730
56. Ebraheim, N.A., Misson, J.R., Xu, R., et al.: The optimal transarticular C1-2 screw length and the location of the hypoglossal nerve. Surg Neurol **53**, 208–210 (2000)
57. Ebraheim, N.A., Xu, R., Ahmad, M., et al.: The quantitative anatomy of the vertebral artery groove of the atlas and its relation to the posterior atlantoaxial approach. Spine (Phila Pa 1976) **23**, 320–323 (1998)

58. Eck, J.C., Walker, M.P., Currier, B.L., et al.: Biomechanical comparison of unicortical versus bicortical C1 lateral mass screw fixation. J Spinal Disord Tech **20**, 505–508 (2007)
59. Fehlings, M.G., Errico, T., Cooper, P., et al.: Occipitocervical fusion with a five-millimeter malleable rod and segmental fixation. Neurosurgery **32**, 198–207 (1993). discussion 207–198
60. Feiz-Erfan, I., Gonzalez, L.F., Dickman, C.A.: Atlantooccipital transarticular screw fixation for the treatment of traumatic occipitoatlantal dislocation. Technical note. J Neurosurg Spine **2**, 381–385 (2005)
61. Finn, M.A., Apfelbaum, R.I.: Atlantoaxial transarticular screw fixation: update on technique and outcomes in 269 patients. Neurosurgery **66**, A184–A192 (2010)
62. Finn, M.A., Bishop, F.S., Dailey, A.T.: Surgical treatment of occipitocervical instability. Neurosurgery **63**, 961–968 (2008). discussion 968–969
63. Floyd, T., Grob, D.: Translaminar screws in the atlas. Spine (Phila Pa 1976) **25**, 2913–2915 (2000)
64. Foerster, O.: Leitungsbahnen des Schmerzgefuhls und die chirurgische Behandlung der Schmerzzustande. Urban & Schwarzenberg, Berlin (1927)
65. Foley, K.T., Silveri, C.P., Vaccaro, A.R., et al.: Atlantoaxial transarticular screw fixation: Risk assessment and bone morphology using an image guidance system. J Bone Joint Surg Br **80**(Suppl), 245 (1998)
66. Fried, L.C.: Atlanto-axial fracture-dislocations. Failure of posterior C.1 to C.2 fusion. J Bone Joint Surg Br **55**, 490–496 (1973)
67. Gallie, W.E.: Fractures and dislocations of the cervical spine. Am J Surg **46**, 495–499 (1939)
68. Geisler, F.H., Cheng, C., Poka, A., et al.: Anterior screw fixation of posteriorly displaced type II odontoid fractures. Neurosurgery **25**, 30–37 (1989). discussion 37–38
69. Gluf, W.M., Schmidt, M.H., Apfelbaum, R.I.: Atlantoaxial transarticular screw fixation: a review of surgical indications, fusion rate, complications, and lessons learned in 191 adult patients. J Neurosurg Spine **2**, 155–163 (2005)
70. Goel, A., Desai, K.I., Muzumdar, D.P.: Atlantoaxial fixation using plate and screw method: a report of 160 treated patients. Neurosurgery **51**, 1351–1356 (2002). discussion 1356–1357
71. Goel, A., Kulkarni, A.G., Sharma, P.: Reduction of fixed atlantoaxial dislocation in 24 cases: technical note. J Neurosurg Spine **2**, 505–509 (2005)
72. Goel, A., Laheri, V.: Plate and screw fixation for atlanto-axial subluxation. Acta Neurochir (Wien) **129**, 47–53 (1994)
73. Goel, A., Shah, A., Rajan, S.: Vertical mobile and reducible atlantoaxial dislocation. Clinical article. J Neurosurg Spine **11**, 9–14 (2009)
74. Goffin, J., Van Brussel, K., Martens, K., et al.: Three-dimensional computed tomography-based, personalized drill guide for posterior cervical stabilization at C1-C2. Spine (Phila Pa 1976) **26**, 1343–1347 (2001)
75. Gonzalez, L.F., Crawford, N.R., Chamberlain, R.H., et al.: Craniovertebral junction fixation with transarticular screws: biomechanical analysis of a novel technique. J Neurosurg **98**, 202–209 (2003)
76. Gonzalez, L.F., Klopfenstein, J.D., Crawford, N.R., et al.: Use of dual transarticular screws to fixate simultaneous occipitoatlantal and atlantoaxial dislocations. J Neurosurg Spine **3**, 318–323 (2005)
77. Gorek, J., Acaroglu, E., Berven, S., et al.: Constructs incorporating intralaminar C2 screws provide rigid stability for atlantoaxial fixation. Spine (Phila Pa 1976) **30**, 1513–1518 (2005)
78. Grantham, S.A., Dick, H.M., Thompson Jr., R.C., et al.: Occipitocervical arthrodesis. Indications, technic and results. Clin Orthop Relat Res **65**, 118–129 (1969)
79. Graziano, G., Jaggers, C., Lee, M., et al.: A comparative study of fixation techniques for type II fractures of the odontoid process. Spine (Phila Pa 1976) **18**, 2383–2387 (1993)
80. Griswold, D.M., Albright, J.A., Schiffman, E., et al.: Atlanto-axial fusion for instability. J Bone Joint Surg Am **60**, 285–292 (1978)
81. Grob, D.: Transarticular screw fixation for atlanto-occipital dislocation. Spine (Phila Pa 1976) **26**, 703–707 (2001)
82. Grob, D., 3rd Crisco, J.J., Panjabi, M.M., et al.: Biomechanical evaluation of four different posterior atlantoaxial fixation techniques. Spine (Phila Pa 1976) **17**, 480–490 (1992)
83. Grob, D., Bremerich, F.H., Dvorak, J., et al.: Transarticular screw fixation for osteoarthritis of the atlanto axial segment. Eur Spine J **15**, 283–291 (2006)
84. Grob, D., Dvorak, J., Panjabi, M., et al.: Posterior occipitocervical fusion. A preliminary report of a new technique. Spine (Phila Pa 1976) **16**, S17–S24 (1991)
85. Grob, D., Dvorak, J., Panjabi, M.M., et al.: The role of plate and screw fixation in occipitocervical fusion in rheumatoid arthritis. Spine (Phila Pa 1976) **19**, 2545–2551 (1994)
86. Grob, D., Jeanneret, B., Aebi, M., et al.: Atlanto-axial fusion with transarticular screw fixation. J Bone Joint Surg Br **73**, 972–976 (1991)
87. Grob, D., Magerl, F.: Operative stabilisierung bei frakturen von C1 und C2. Orthopäde **16**, 46–54 (1987)
88. Gunnarsson, T., Massicotte, E.M., Govender, P.V., et al.: The use of C1 lateral mass screws in complex cervical spine surgery: indications, techniques, and outcome in a prospective consecutive series of 25 cases. J Spinal Disord Tech **20**, 308–316 (2007)
89. Gupta, S., Goel, A.: Quantitative anatomy of the lateral masses of the atlas and axis vertebrae. Neurol India **48**, 120–125 (2000)
90. Haher, T.R., Yeung, A.W., Caruso, S.A., et al.: Occipital screw pullout strength. A biomechanical investigation of occipital morphology. Spine (Phila Pa 1976) **24**, 5–9 (1999)
91. Haid Jr., R.W., Subach, B.R., McLaughlin, M.R., et al.: C1-C2 transarticular screw fixation for atlantoaxial instability: a 6-year experience. Neurosurgery **49**, 65–68 (2001). discussion 69–70
92. Hamblen, D.L.: Occipito-cervical fusion. Indications, technique and results. J Bone Joint Surg Br **49**, 33–45 (1967)
93. Hanson, P.B., Montesano, P.X., Sharkey, N.A., et al.: Anatomic and biomechanical assessment of transarticular screw fixation for atlantoaxial instability. Spine (Phila Pa 1976) **16**, 1141–1145 (1991)
94. Harms, J., Melcher, R.P.: Posterior C1-C2 fusion with polyaxial screw and rod fixation. Spine (Phila Pa 1976) **26**, 2467–2471 (2001)
95. Harms, J., Schmelze, R., Stolze, D.: Osteosynthesen im occipito-cervikalen Übergang vom transoralen Zugang aus, XVII SICOT World Congress Abstracts. Demeter Verlag, Munich (1987)
96. Hashizume, H., Kawakami, M., Kawai, M., et al.: A clinical case of endoscopically assisted anterior screw fixation for the type II odontoid fracture. Spine (Phila Pa 1976) **28**, E102–E105 (2003)
97. Hedequist, D., Proctor, M.: Screw fixation to C2 in children: a case series and technical report. J Pediatr Orthop **29**, 21–25 (2009)
98. Heuer, G.G., Hardesty, D.A., Bhowmick, D.A., et al.: Treatment of pediatric atlantoaxial instability with traditional and modified Goel-Harms fusion constructs. Eur Spine J **18**, 884–892 (2009)
99. Holly, L.T., Foley, K.T.: Intraoperative spinal navigation. Spine (Phila Pa 1976) **28**, S54–S61 (2003)
100. Holly, L.T., Foley, K.T.: Percutaneous placement of posterior cervical screws using three-dimensional fluoroscopy. Spine (Phila Pa 1976) **31**, 536–540 (2006). discussion

541

101. Holness, R.O., Huestis, W.S., Howes, W.J., et al.: Posterior stabilization with an interlaminar clamp in cervical injuries: technical note and review of the long term experience with the method. Neurosurgery 14, 318–322 (1984)

102. Hong, X., Dong, Y., Yunbing, C., et al.: Posterior screw placement on the lateral mass of atlas: an anatomic study. Spine (Phila Pa 1976) 29, 500–503 (2004)

103. Hong, J.T., Lee, S.W., Son, B.C., et al.: Hypoglossal nerve palsy after posterior screw placement on the C-1 lateral mass. Case report. J Neurosurg Spine 5, 83–85 (2006)

104. Hong, J.T., Lee, S.W., Son, B.C., et al.: Analysis of anatomical variations of bone and vascular structures around the posterior atlantal arch using three-dimensional computed tomography angiography. J Neurosurg Spine 8, 230–236 (2008)

105. Hong, J.T., Yi, J.S., Kim, J.T., et al.: Clinical and radiologic outcome of laminar screw at C2 and C7 for posterior instrumentation-review of 25 cases and comparison of C2 and C7 intralaminar screw fixation. Surg Neurol 6, 6 (2009)

106. Hott, J.S., Lynch, J.J., Chamberlain, R.H., et al.: Biomechanical comparison of C1-2 posterior fixation techniques. J Neurosurg Spine 2, 175–181 (2005)

107. Howington, J.U., Kruse, J.J., Awasthi, D.: Surgical anatomy of the C-2 pedicle. J Neurosurg 95, 88–92 (2001)

108. Hu, Y., Ma, W., Xu, R.: Transoral osteosynthesis C1 as a function-preserving option in the treatment of bipartite atlas deformity: a case report. Spine (Phila Pa 1976) 34, E418–E421 (2009)

109. Huang, C.I., Chen, I.H.: Atlantoaxial arthrodesis using Halifax interlaminar clamps reinforced by halo vest immobilization: a long-term follow-up experience. Neurosurgery 38, 1153–1156 (1996). discussion 1156–1157

110. Huhn, S.L., Wolf, A.L., Ecklund, J.: Posterior spinal osteosynthesis for cervical fracture/dislocation using a flexible multistrand cable system: technical note. Neurosurgery 29, 943–946 (1991)

111. Hurlbert, R.J., Crawford, N.R., Choi, W.G., et al.: A biomechanical evaluation of occipitocervical instrumentation: screw compared with wire fixation. J Neurosurg 90, 84–90 (1999)

112. Igarashi, T., Kikuchi, S., Sato, K., et al.: Anatomic study of the axis for surgical planning of transarticular screw fixation. Clin Orthop Relat Res 408, 162–166 (2003)

113. Itoh, T., Tsuji, H., Katoh, Y., et al.: Occipito-cervical fusion reinforced by Luque's segmental spinal instrumentation for rheumatoid diseases. Spine (Phila Pa 1976) 13, 1234–1238 (1988)

114. Jea, A., Sheth, R.N., Vanni, S., et al.: Modification of Wright's technique for placement of bilateral crossing C2 translaminar screws: technical note. Spine J 8, 656–660 (2008)

115. Jeanneret, B.: Posterior rod system of the cervical spine: a new implant allowing optimal screw insertion. Eur Spine J 5, 350–356 (1996)

116. Jeanneret, B., Magerl, F.: Primary posterior fusion C1/2 in odontoid fractures: indications, technique, and results of transarticular screw fixation. J Spinal Disord 5, 464–475 (1992)

117. Jenkins, J.D., Coric, D., Branch Jr., C.L.: A clinical comparison of one- and two-screw odontoid fixation. J Neurosurg 89, 366–370 (1998)

118. Jeszenszky, D., Fekete, T.F., Melcher, R., et al.: C2 prosthesis: anterior upper cervical fixation device to reconstruct the second cervical vertebra. Eur Spine J 16, 1695–1700 (2007)

119. Jones, E.L., Heller, J.G., Silcox, D.H., et al.: Cervical pedicle screws versus lateral mass screws. Anatomic feasibility and biomechanical comparison. Spine (Phila Pa 1976) 22, 977–982 (1997)

120. Jun, B.Y.: Anatomic study for ideal and safe posterior C1-C2 transarticular screw fixation. Spine (Phila Pa 1976) 23, 1703–1707 (1998)

121. Kandziora, F., Kerschbaumer, F., Starker, M., et al.: Biomechanical assessment of transoral plate fixation for atlantoaxial instability. Spine (Phila Pa 1976) 25, 1555–1561 (2000)

122. Kandziora, F., Pflugmacher, R., Ludwig, K., et al.: Biomechanical comparison of four anterior atlantoaxial plate systems. J Neurosurg 96, 313–320 (2002)

123. Kandziora, F., Schulze-Stahl, N., Khodadadyan-Klostermann, C., et al.: Screw placement in transoral atlantoaxial plate systems: an anatomical study. J Neurosurg 95, 80–87 (2001)

124. Kelly Jr., D.L., Alexander Jr., E., Davis Jr., C.H., et al.: Acrylic fixation of atlanto-axial dislocations. Technical note. J Neurosurg 36, 366–371 (1972)

125. Kerschbaumer, F., Kandziora, F., Klein, C., et al.: Transoral decompression, anterior plate fixation, and posterior wire fusion for irreducible atlantoaxial kyphosis in rheumatoid arthritis. Spine (Phila Pa 1976) 25, 2708–2715 (2000)

126. Klekamp, J.W., Ugbo, J.L., Heller, J.G., et al.: Cervical transfacet versus lateral mass screws: a biomechanical comparison. J Spinal Disord 13, 515–518 (2000)

127. Knoller, S., Jeszenszky, D., Willms, R., et al.: Transaxial spongiosa-plasty and ventral, temporary atlanto-axial fixation for therapy of dens pseudarthrosis. Z Orthop Ihre Grenzgeb 137, 232–235 (1999)

128. Knopf, W., Vater, H., Meier, U., et al.: Axial osteosynthesis of dens axis fracture as a routine procedure in neurotraumatology. Diagnosis–Surgical-technique–Complications–Follow-up. Zentralbl Neurochir 51, 85–90 (1990)

129. Knöringer, P.: Internal fixation of dens fractures by double-threaded screws. Orthop Traumatol 4, 231–245 (1992)

130. Kocis, J., Wendsche, P., Visna, P., et al.: Traumatic spondylolisthesis of the axis. Acta Chir Orthop Traumatol Cech 70, 214–218 (2003)

131. Koller, H., Kammermeier, V., Ulbricht, D., et al.: Anterior retropharyngeal fixation C1-2 for stabilization of atlantoaxial instabilities: study of feasibility, technical description and preliminary results. Eur Spine J 15, 1326–1338 (2006)

132. Kuroki, H., Rengachary, S.S., Goel, V.K., et al.: Biomechanical comparison of two stabilization techniques of the atlantoaxial joints: transarticular screw fixation versus screw and rod fixation. Neurosurgery 56, 151–159 (2005). discussion 151-159

133. La Marca, F., Zubay, G., Morrison, T., et al.: Cadaveric study for placement of occipital condyle screws: technique and effects on surrounding anatomic structures. J Neurosurg Spine 9, 347–353 (2008)

134. Lang, J.: The cranio-cervical junction – Anatomy. In: Voth, D., Glees, P. (eds.) Diseases in the cranio-cervical junction. Anatomical and pathological aspects and detailed clinical accounts, pp. 27–61. Gruyter, Berlin, New York (1987)

135. Lapsiwala, S.B., Anderson, P.A., Oza, A., et al.: Biomechanical comparison of four C1 to C2 rigid fixative techniques: anterior transarticular, posterior transarticular, C1 to C2 pedicle, and C1 to C2 intralaminar screws. Neurosurgery 58, 516–521 (2006). discussion 516–521

136. Latal, J., Lohnert, J.: Treatment of fractures of the upper cervical spine (C1 and C2). Bratisl Lek Listy 94, 483–488 (1993)

137. Leconte, P.: Fracture et luxation des deux premieres vertebres cervicales. In: Judet, R. (ed.) Luxation Congenitale de la Hanche. Fractures du Cou-de-pied Rachis Cervical. Actualites de Chirurgie Orthopedique de l'Hospital Raymond-Poincare,

vol. 3, pp. 147–166. Masson et Cie, Paris (1964)

138. Lee, M.J., Cassinelli, E., Riew, K.D.: The feasibility of inserting atlas lateral mass screws via the posterior arch. Spine (Phila Pa 1976) **31**, 2798–2801 (2006)

139. Lee, J.H., Jahng, T.A., Chung, C.K.: C1-2 transarticular screw fixation in high-riding vertebral artery: suggestion of new trajectory. J Spinal Disord Tech **20**, 499–504 (2007)

140. Lehman Jr., R.A., Sasso, R.C., Helgeson, M.D., et al.: Accuracy of intraoperative plain radiographs to detect violations of intralaminar screws placed into the C2 vertebrae: a reliability study. Spine (Phila Pa 1976) **32**, 3036–3040 (2007)

141. Lesoin, F., Autricque, A., Franz, K., et al.: Transcervical approach and screw fixation for upper cervical spine pathology. Surg Neurol **27**, 459–465 (1987)

142. Levine, A.M., Dacre, A.: Traumatic spondylolisthesis of the axis: hangman's fracture. In: Clark, C.R., Benzel, E.C., Currier, B.L., et al. (eds.) The cervical spine, pp. 629–650. Lippincott, Philadelphia (2004)

143. Lieberman, I.H., Webb, J.K.: Occipito-cervical fusion using posterior titanium plates. Eur Spine J **7**, 308–312 (1998)

144. Lohnert, J., Latal, J.: Fracture of the axis–surgical treatment. II. Axial isthmus. Acta Chir Orthop Traumatol Cech **60**, 47–50 (1993)

145. Lowry, D.W., Pollack, I.F., Clyde, B., et al.: Upper cervical spine fusion in the pediatric population. J Neurosurg **87**, 671–676 (1997)

146. Lu, J., Ebraheim, N.A., Yang, H., et al.: Anatomic considerations of anterior transarticular screw fixation for atlantoaxial instability. Spine (Phila Pa 1976) **23**, 1229–1235 (1998). discussion 1236

147. Lu, S., Xu, Y.Q., Zhang, Y.Z., et al.: A novel computer-assisted drill guide template for placement of C2 laminar screws. Eur Spine J **18**, 1379–1385 (2009)

148. Ma, X.Y., Yin, Q.S., Wu, Z.H., et al.: C1 pedicle screws versus C1 lateral mass screws: comparisons of pullout strengths and biomechanical stabilities. Spine (Phila Pa 1976) **34**, 371–377 (2009)

149. MacKenzie, A.I., Uttley, D., Marsh, H.T., et al.: Craniocervical stabilization using Luque/Hartshill rectangles. Neurosurgery **26**, 32–36 (1990)

150. Madawi, A.A., Casey, A.T., Solanki, G.A., et al.: Radiological and anatomical evaluation of the atlantoaxial transarticular screw fixation technique. J Neurosurg **86**, 961–968 (1997)

151. Madawi, A.A., Solanki, G., Casey, A.T., et al.: Variation of the groove in the axis vertebra for the vertebral artery. Implications for instrumentation. J Bone Joint Surg Br **79**, 820–823 (1997)

152. Magerl, F., Seemann, P.S.: Stable posterior fusion of the atlas and axis by transarticular screw fixation. In: Kehr, P., Weidner, A. (eds.) Cervical spine, pp. 322–327. Springer, Wien (1987)

153. Mandel, I.M., Kambach, B.J., Petersilge, C.A., et al.: Morphologic considerations of C2 isthmus dimensions for the placement of transarticular screws. Spine (Phila Pa 1976) **25**, 1542–1547 (2000)

154. Marcotte, P., Dickman, C.A., Sonntag, V.K., et al.: Posterior atlantoaxial facet screw fixation. J Neurosurg **79**, 234–237 (1993)

155. Matsunaga, S., Onishi, T., Sakou, T.: Significance of occipitoaxial angle in subaxial lesion after occipitocervical fusion. Spine (Phila Pa 1976) **26**, 161–165 (2001)

156. Maughan, P.H., Horn, E.M., Theodore, N., et al.: Avulsion fracture of the foramen magnum treated with occiput-to-c1 fusion: technical case report. Neurosurgery **57**, E600 (2005). discussion E600

157. McAfee, P.C., Bohlman, H.H., Ducker, T., et al.: Failure of stabilization of the spine with methylmethacrylate. A retrospective analysis of twenty-four cases. J Bone Joint Surg Am **68**, 1145–1157 (1986)

158. McGraw, R.W., Rusch, R.M.: Atlanto-axial arthrodesis. J Bone Joint Surg Br **55**, 482–489 (1973)

159. Melcher, R.P., Puttlitz, C.M., Kleinstueck, F.S., et al.: Biomechanical testing of posterior atlantoaxial fixation techniques. Spine (Phila Pa 1976) **27**, 2435–2440 (2002)

160. Menezes, A.H., VanGilder, J.C.: Transoral-transpharyngeal approach to the anterior craniocervical junction. Ten-year experience with 72 patients. J Neurosurg **69**, 895–903 (1988)

161. Mixter, S.J., Osgood, R.B.: IV. Traumatic lesions of the atlas and axis. Ann Surg **51**, 193–207 (1910)

162. Moftakhar, P., Gonzalez, N.R., Khoo, L.T., et al.: Osseous and vascular anatomical variations within the C1-C2 complex: a radiographical study using computed tomography angiography. Int J Med Robot **4**, 158–164 (2008)

163. Moskovich, R., Crockard, H.A.: Atlantoaxial arthrodesis using interlaminar clamps. An improved technique. Spine (Phila Pa 1976) **17**, 261–267 (1992)

164. Naderi, S., Crawford, N.R., Song, G.S., et al.: Biomechanical comparison of C1-C2 posterior fixations. Cable, graft, and screw combinations. Spine (Phila Pa 1976) **23**, 1946–1955 (1998). discussion 1955–1946

165. Naderi, S., Korman, E., Citak, G., et al.: Morphometric analysis of human occipital condyle. Clin Neurol Neurosurg **107**, 191–199 (2005)

166. Nakanishi, K., Sasaki, T., Tokita, N., et al.: Internal fixation for the odontoid fracture. Orthop Trans **6**, 176 (1982)

167. Nassos, J.T., Ghanayem, A.J., Sasso, R.C., et al.: Biomechanical evaluation of segmental occipitoatlantoaxial stabilization techniques. Spine (Phila Pa 1976) **34**, 2740–2744 (2009)

168. Neo, M., Matsushita, M., Iwashita, Y., et al.: Atlantoaxial transarticular screw fixation for a high-riding vertebral artery. Spine (Phila Pa 1976) **28**, 666–670 (2003)

169. Newman, P., Sweetnam, R.: Occipito-cervical fusion. An operative technique and its indications. J Bone Joint Surg Br **51**, 423–431 (1969)

170. Nockels, R.P., Shaffrey, C.I., Kanter, A.S., et al.: Occipitocervical fusion with rigid internal fixation: long-term follow-up data in 69 patients. J Neurosurg Spine **7**, 117–123 (2007)

171. Nordt, J.C., Stauffer, E.S.: Sequelae of atlantoaxial stabilization in two patients with Down's syndrome. Spine (Phila Pa 1976) **6**, 437–440 (1981)

172. Nottmeier, E.W., Foy, A.B.: Placement of C2 laminar screws using three-dimensional fluoroscopy-based image guidance. Eur Spine J **17**, 610–615 (2008)

173. Oda, I., Abumi, K., Sell, L.C., et al.: Biomechanical evaluation of five different occipito-atlanto-axial fixation techniques. Spine (Phila Pa 1976) **24**, 2377–2382 (1999)

174. Olerud, S., Olerud, C.: The C1 claw device: a new instrument for C1-C2 fusion. Eur Spine J **10**, 345–347 (2001)

175. Pait, T.G., Al-Mefty, O., Boop, F.A., et al.: Inside-outside technique for posterior occipitocervical spine instrumentation and stabilization: preliminary results. J Neurosurg **90**, 1–7 (1999)

176. Panjabi, M.M.: The stabilizing system of the spine. Part I. Function, dysfunction, adaptation, and enhancement. J Spinal Disord **5**, 383–389 (1992). discussion 397

177. Papagelopoulos, P.J., Currier, B.L., Stone, J., et al.: Biomechanical evaluation of occipital fixation. J Spinal Disord **13**, 336–344 (2000)

178. Paquis, P., Breuil, V., Lonjon, M., et al.: Occipitocervical fixation using hooks and screws for upper cervical instability. Neurosurgery **44**, 324–330 (1999). discussion 330–321

179. Paramore, C.G., Dickman, C.A., Sonntag, V.K.: The anatomical suitability of the C1-2 complex for transarticular screw fixation. J Neurosurg **85**, 221–224 (1996)

180. Parker, S.L., McGirt, M.J., Garces-Ambrossi, G.L., et al.: Translaminar versus pedicle screw fixation of C2: comparison of surgical morbidity and accuracy of 313 consecutive screws. Neurosurgery **64**, 343–348 (2009). discussion 348-349

181. Payer, M., Luzi, M., Tessitore, E.: Posterior atlanto-axial fixation with polyaxial C1 lateral mass screws and C2 pars screws. Acta Neurochir (Wien) **151**, 223–229 (2009). discussion 229

182. Pointillart, V., Orta, A.L., Freitas, J., et al.: Odontoid fractures. Review of 150 cases and practical application for treatment. Eur Spine J **3**, 282–285 (1994)

183. Ransford, A.O., Crockard, H.A., Pozo, J.L., et al.: Craniocervical instability treated by contoured loop fixation. J Bone Joint Surg Br **68**, 173–177 (1986)

184. Reindl, R., Sen, M., Aebi, M.: Anterior instrumentation for traumatic C1-C2 instability. Spine (Phila Pa 1976) **28**, E329–E333 (2003)

185. Resnick, D.K., Benzel, E.C.: C1-C2 pedicle screw fixation with rigid cantilever beam construct: case report and technical note. Neurosurgery **50**, 426–428 (2002)

186. Resnick, D.K., Lapsiwala, S., Trost, G.R.: Anatomic suitability of the C1-C2 complex for pedicle screw fixation. Spine (Phila Pa 1976) **27**, 1494–1498 (2002)

187. Rhines, L.D., Fourney, D.R., Siadati, A., et al.: En bloc resection of multilevel cervical chordoma with C-2 involvement. Case report and description of operative technique. J Neurosurg Spine **2**, 199–205 (2005)

188. Richter, M., Schmidt, R., Claes, L., et al.: Posterior atlantoaxial fixation: biomechanical in vitro comparison of six different techniques. Spine (Phila Pa 1976) **27**, 1724–1732 (2002)

189. Roberts, D.A., Doherty, B.J., Heggeness, M.H.: Quantitative anatomy of the occiput and the biomechanics of occipital screw fixation. Spine (Phila Pa 1976) **23**, 1100–1107 (1998). discussion 1107–1108

190. Robertson, S.C., Menezes, A.H.: Occipital calvarial bone graft in posterior occipitocervical fusion. Spine (Phila Pa 1976) **23**, 249–254 (1998). discussion 254–245

191. Rocha, R., Safavi-Abbasi, S., Reis, C., et al.: Working area, safety zones, and angles of approach for posterior C-1 lateral mass screw placement: a quantitative anatomical and morphometric evaluation. J Neurosurg Spine **6**, 247–254 (2007)

192. Roy-Camille, R.: Current trends in surgery of the spine. Int Orthop **13**, 81–87 (1989)

193. Roy-Camille, R., Saillant, G.: Surgery of the cervical spine. 4. Osteosynthesis of the upper cervical spine. Nouv Presse Med **1**, 2847–2849 (1972)

194. Roy-Camille, R., Saillant, G., Laville, C., et al.: Treatment of lower cervical spinal injuries – C3 to C7. Spine (Phila Pa 1976) **17**, S442–S446 (1992)

195. Ruf, M., Melcher, R., Harms, J.: Transoral reduction and osteosynthesis C1 as a function-preserving option in the treatment of unstable Jefferson fractures. Spine (Phila Pa 1976) **29**, 823–827 (2004)

196. Sandhu, F.A., Pait, T.G., Benzel, E., et al.: Occipitocervical fusion for rheumatoid arthritis using the inside-outside stabilization technique. Spine (Phila Pa 1976) **28**, 414–419 (2003)

197. Sar, C., Eralp, L.: Transoral resection and reconstruction for primary osteogenic sarcoma of the second cervical vertebra. Spine (Phila Pa 1976) **26**, 1936–1941 (2001)

198. Sasso, R., Doherty, B.J., Crawford, M.J., et al.: Biomechanics of odontoid fracture fixation. Comparison of the one- and two-screw technique. Spine (Phila Pa 1976) **18**, 1950–1953 (1993)

199. Sasso, R.C., Jeanneret, B., Fischer, K., et al.: Occipitocervical fusion with posterior plate and screw instrumentation. A long-term follow-up study. Spine (Phila Pa 1976) **19**, 2364–2368 (1994)

200. Sciubba, D.M., Noggle, J.C., Vellimana, A.K., et al.: Laminar screw fixation of the axis. J Neurosurg Spine **8**, 327–334 (2008)

201. Sciubba, D.M., Noggle, J.C., Vellimana, A.K., et al.: Radiographic and clinical evaluation of free-hand placement of C-2 pedicle screws. Clinical article. J Neurosurg Spine **11**, 15–22 (2009)

202. Sen, M.K., Steffen, T., Beckman, L., et al.: Atlantoaxial fusion using anterior transarticular screw fixation of C1-C2: technical innovation and biomechanical study. Eur Spine J **14**, 512–518 (2005)

203. Senoglu, M., Ozbag, D., Gumusalan, Y.: C2 intralaminar screw placement: a quantitative anatomical and morphometric evaluation. Turk Neurosurg **19**, 245–248 (2009)

204. Shalayev, S.G., Mun, I.K., Mallek, G.S., et al.: Retrospective analysis and modifications of retractor systems for anterior odontoid screw fixation. Neurosurgical Focus **16**, 1–4 (2004)

205. Simmons, E.H., du Toit Jr., G.: Lateral atlantoaxial arthrodesis. Orthop Clin North Am **9**, 1101–1114 (1978)

206. Six, E., Kelly Jr., D.L.: Technique for C-1, C-2, and C-3 fixation in cases of odontoid fracture. Neurosurgery **8**, 374–377 (1981)

207. Smith, M.D., Anderson, P., Grady, M.S.: Occipitocervical arthrodesis using contoured plate fixation. An early report on a versatile fixation technique. Spine (Phila Pa 1976) **18**, 1984–1990 (1993)

208. Solanki, G.A., Crockard, H.A.: Peroperative determination of safe superior transarticular screw trajectory through the lateral mass. Spine (Phila Pa 1976) **24**, 477–1482 (1999)

209. Sonntag, V.K., Dickman, C.A.: Craniocervical stabilization. Clin Neurosurg **40**, 243–272 (1993)

210. Statham, P., O'Sullivan, M., Russell, T.: The Halifax Interlaminar Clamp for posterior cervical fusion: initial experience in the United Kingdom. Neurosurgery **32**, 396–398 (1993). discussion 398–399

211. Stevenson, K.L., Wetzel, M., Pollack, I.F.: Delayed intracranial migration of cervical sublaminar and interspinous wires and subsequent cerebellar abscess. Case report. J Neurosurg **97**, 113–117 (2002)

212. Stillerman, C.B., Wilson, J.A.: Atlanto-axial stabilization with posterior transarticular screw fixation: technical description and report of 22 cases. Neurosurgery **32**, 948–954 (1993)

213. Stokes, J.K., Villavicencio, A.T., Liu, P.C., et al.: Posterior atlantoaxial stabilization: new alternative to C1-2 transarticular screws. Neurosurg Focus **12**, E6 (2002)

214. Stulík, J., Krbec, M.: Magerl's Technique of C1-2 Fixation. Acta Chir Orthop Traumatol Cech **67**, 93–99 (2000)

215. Stulik, J., Vyskocil, T., Sebesta, P., et al.: Atlantoaxial fixation using the polyaxial screw-rod system. Eur Spine J **16**, 479–484 (2007)

216. Subach, B.R., Morone, M.A., Haid Jr., R.W., et al.: Management of acute odontoid fractures with single-screw anterior fixation. Neurosurgery **45**, 812–819 (1999)

217. Suchomel, P., Buchvald, P., Barsa, P., et al.: Single-stage total C-2 intralesional spondylectomy for chordoma with three-column reconstruction. Technical note. J Neurosurg Spine **6**, 611–618 (2007)

218. Suchomel, P., Hradil, J., Barsa, P., et al.: Surgical treatment of fracture of the ring of axis – "hangman's fracture". Acta Chir Orthop Traumatol Cech **73**, 321–328 (2006)

219. Suchomel, P., Stulik, J., Klezl, Z., et al.: Transarticular fixation of C1-C2: a multicenter retrospective study. Acta Chir Orthop Traumatol Cech **71**, 6–12 (2004)

220. Suchomel, P., Taller, S., Lukas, R., et al.: Surgical treatment

of fractures of the odontoid process. Rozhl Chir **79**, 301–308 (2000)

221. Sudo, H., Abumi, K., Ito, M., et al.: Spinal cord compression by multistrand cables after solid posterior atlantoaxial fusion. Report of three cases. J Neurosurg **97**, 359–361 (2002)

222. Taitz, C., Arensburg, B.: Erosion of the foramen transversarium of the axis. Anatomical observations. Acta Anat (Basel) **134**, 12–17 (1989)

223. Taitz, C., Arensburg, B.: Vertebral artery tortuosity with concomitant erosion of the foramen of the transverse process of the axis. Possible clinical implications. Acta Anat (Basel) **141**, 104–108 (1991)

224. Taller, S., Suchomel, P., Lukas, R., et al.: CT-guided internal fixation of a hangman's fracture. Eur Spine J **9**, 393–397 (2000)

225. Tan, M., Wang, H., Wang, Y., et al.: Morphometric evaluation of screw fixation in atlas via posterior arch and lateral mass. Spine (Phila Pa 1976) **28**, 888–895 (2003)

226. Theodore, N., Partovi, S., Walker, M.P., et al.: Preoperative helical CT angiography for C1-2 transarticular screw placement. A new technique. BNI Q **17**, 49–52 (20001)

227. Tucker, H.H.: Technical report: method of fixation of subluxed or dislocated cervical spine below C1-C2. Can J Neurol Sci **2**, 381–382 (1975)

228. Uribe, J.S., Ramos, E., Baaj, A., et al.: Occipital cervical stabilization using occipital condyles for cranial fixation: technical case report. Neurosurgery **65**, E1216–E1217 (2009)

229. Uribe, J.S., Ramos, E., Vale, F.: Feasibility of occipital condyle screw placement for occipitocervical fixation: a cadaveric study and description of a novel technique. J Spinal Disord Tech **21**, 540–546 (2008)

230. Vaccaro, A.R., Lehman, A.P., Ahlgren, B.D., et al.: Anterior C1-C2 screw fixation and bony fusion through an anterior retropharyngeal approach. Orthopedics **22**, 1165–1170 (1999)

231. Vlach, O., Leznar, M., Bayer, M.: Diagnosis, classification and treatment of so-called hangman's fractures. Acta Chir Orthop Traumatol Cech **55**, 456–466 (1988)

232. Wang, M.Y.: C2 crossing laminar screws: cadaveric morphometric analysis. Neurosurgery **59**, ONS84–ONS88 (2006). discussion ONS84–88

233. Wang, M.Y., Samudrala, S.: Cadaveric morphometric analysis for atlantal lateral mass screw placement. Neurosurgery **54**, 1436–1439 (2004). discussion 1439–1440

234. Weidner, A., Wahler, M., Chiu, S.T., et al.: Modification of C1-C2 transarticular screw fixation by image-guided surgery. Spine (Phila Pa 1976) **25**, 2668–2673 (2000). discussion 2674

235. Wertheim, S.B., Bohlman, H.H.: Occipitocervical fusion. Indications, technique, and long-term results in thirteen patients. J Bone Joint Surg Am **69**, 833–836 (1987)

236. Wickbom, G.I., Williamson, M.R.: Anomalous foramen transversarium of C2 simulating erosion of bone. Neuroradiology **19**, 43–45 (1980)

237. Wilke, H.J., Fischer, K., Kugler, A., et al.: In vitro investigations of internal fixation systems of the upper cervical spine. II. Stability of posterior atlanto-axial fixation techniques. Eur Spine J **1**, 191–199 (1992)

238. Wright, N.M.: Posterior C2 fixation using bilateral, crossing C2 laminar screws: case series and technical note. J Spinal Disord Tech **17**, 158–162 (2004)

239. Wright, N.M.: Translaminar rigid screw fixation of the axis. Technical note. J Neurosurg Spine **3**, 409–414 (2005)

240. Wright, N.M., Lauryssen, C.: Vertebral artery injury in C1-2 transarticular screw fixation: results of a survey of the AANS/CNS section on disorders of the spine and peripheral nerves. American Association of Neurological Surgeons/Congress of Neurological Surgeons. J Neurosurg **88**, 634–640 (1998)

241. Xiao, Z.M., Zhan, X.L., de Gong, F., et al.: C2 pedicle screw and plate combined with C1 titanium cable fixation for the treatment of atlantoaxial instability not suitable for placement of C1 screw. J Spinal Disord Tech **21**, 514–517 (2008)

242. Xu, R., Burgar, A., Ebraheim, N.A., et al.: The quantitative anatomy of the laminas of the spine. Spine (Phila Pa 1976) **24**, 107–113 (1999)

243. Xu, R., Nadaud, M.C., Ebraheim, N.A., et al.: Morphology of the second cervical vertebra and the posterior projection of the C2 pedicle axis. Spine (Phila Pa 1976) **20**, 259–263 (1995)

244. Yamazaki, M., Koda, M., Aramomi, M.A., et al.: Anomalous vertebral artery at the extraosseous and intraosseous regions of the craniovertebral junction: analysis by three-dimensional computed tomography angiography. Spine (Phila Pa 1976) **30**, 2452–2457 (2005)

245. Yan, W., Zhang, C., Zhou, X., et al.: Safe angle scope for posterior atlanto-occipital transarticular screw fixation. Neurosurgery **65**, 499–504 (2009). discussion 504

246. Yan, W.J., Zhou, X., Zhang, Y., et al.: The feasibility study on the posterior occipito-atlanto-axial screw fixation. J Spinal Surg **2**, 289–293 (2004)

247. Yin, Q., Ai, F., Zhang, K., et al.: Irreducible anterior atlantoaxial dislocation: one-stage treatment with a transoral atlantoaxial reduction plate fixation and fusion. Report of 5 cases and review of the literature. Spine (Phila Pa 1976) **30**, E375–E381 (2005)

248. Yoshida, M., Neo, M., Fujibayashi, S., et al.: Comparison of the anatomical risk for vertebral artery injury associated with the C2-pedicle screw and atlantoaxial transarticular screw. Spine **31**, E513–E517 (2006)

249. Young, J.P., Young, P.H., Ackermann, M.J., et al.: The ponticulus posticus: implications for screw insertion into the first cervical lateral mass. J Bone Joint Surg Am **87**, 2495–2498 (2005)

250. Zipnick, R.I., Merola, A.A., Gorup, J., et al.: Occipital morphology. An anatomic guide to internal fixation. Spine (Phila Pa 1976) **21**, 1719–1724 (1996). discussion 1729–1730

251. Zoma, A., Sturrock, R.D., Fisher, W.D., et al.: Surgical stabilisation of the rheumatoid cervical spine. A review of indications and results. J Bone Joint Surg Br **69**, 8–12 (1987)

第7章 虚拟和实时导航技术

P. Suchomel, O. Choutka

正如 Scott Boden 所言，所有新技术的开展，应该都是为了能够帮助医生执行以往无法完成的任务，或者解决尚未解决的问题；而不是为了开展而开展[60]。这个原则当然也适用于过去十余年发展起来的脊柱外科手术技术和手术导航技术。这些技术的发展提高了手术的准确性和安全性，为缺乏经验的外科医生提供了施行脊柱外科手术的可能性。尽管影像引导脊柱外科手术对于脊柱外科医生来说的确是一种很好的辅助技术，但无论如何，都不能代替医生的经验。

上颈椎和颅脊交界区具有非常独特的解剖特点，因此对于涉及这些区域的病例来说，经验和精确的重建技术显得非常重要。目前文献报道大量关于颅脊交界区和上颈椎相关疾病的手术技术[14,29,35,46-51,59]，影像引导技术也不一定能够增强这些手术的效果。然而，也确实有某些类型的手术，病变的程度不是直接可见的，病变组织的切除量无法预测，或者植入物的轨迹无法直视。在这种情况下，单纯透视虽有帮助，但存在局限性，影像引导技术则可潜在地增加手术的安全性。

对于颅脑内的深部病变，空间定位是非常重要的技术。同样，在颅脊交界区，由于存在潜在的损伤风险，因此熟悉手术入路过程中的重要结构和对目标结构的认识都非常必要；而在这个过程中框架立体定向[11]和无框架导航系统[9,37]被证明是相当有用的。颅脑导航相对简单，因为大脑与颅骨的位置相对固定（图7.1）。既往脊柱外科应用类似技术也确实成功过[11]，但是，该部位的可活动性要求从不同的手术入路进行立体定向。现代影像学技术（CT、MRI 和等中心透视）的发展结合计算机软件的进步，使得脊柱外科医生能够更好地从三维立体结构理解手术部位[5,15,45,54]。

对图像引导设备的选择主要取决于手术目的，不同的术式有不同的需求。例如，肿瘤切除需要良好的定位和边界划分，以持续监测切除范围；而对于合并游离骨碎片和畸形的脊柱骨折，若仅在术前注册定位，术中复位骨折位置发生改变后如未再次注册，则导航位置会出现差错。

很明显，在上颈椎和颅脊交界区内固定手术过程中，导航的技术性错误将导致神经、血管或内固定并发症的发生。

7.1 技术介绍

不太熟悉导航技术的外科医生必须了解，导航技术主要分为两大类：一种是术前或术中采集一次图像进行初始注册，然后根据这些数据进行导航（虚拟图像引导）；另外一种是术中实时图像导航，在数据发生变化（如位置改变、肿瘤切除、畸形矫正）后不需要再次注册。

7.1.1 虚拟影像引导手术（virtual image-guided surgery，vIGS）

随着导航技术在颅脑手术的成功应用，1994

P. Suchomel
Department of Neurosurgery, Neurocenter,
Regional Hospital Liberec, Husova St. 10, 46063
Liberec, Czech Republic

O. Choutka
Department of Neurosurgery,
University of Cincinnati College of Medicine,
231 Albert Sabin Way,
Cincinnati, OH 45267-0515, USA

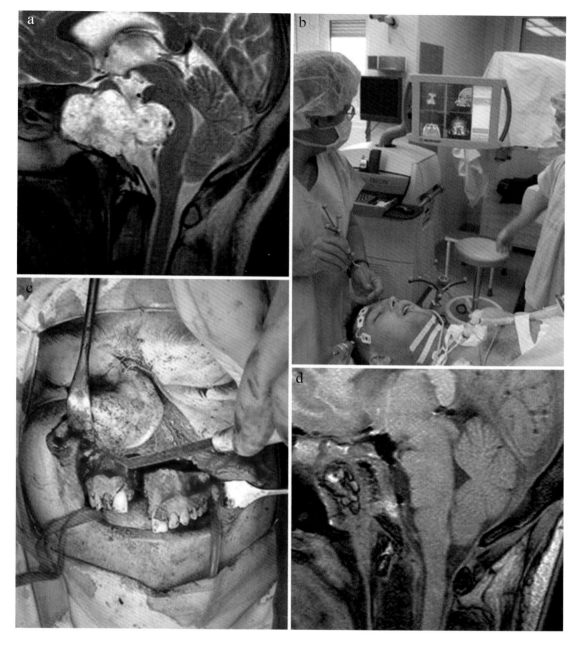

图 7.1　颅脑无框架导航辅助下经上颌骨劈开入路切除巨大斜坡脊索瘤。（a）术前 MRI 检查显示肿瘤范围；（b）虚拟导航前的体表注册；（c）术前图片显示经上颌骨劈开入路；（d）术后 MRI 检查提示已无残留肿瘤

年 Foley 和 Smith 将该技术引入脊柱外科手术[9,20]。起初最受关注的问题是缺乏可靠的体表定位标志；但通过将动态参考阵列（dynamic reference array，DRA）与目标椎节背侧骨性解剖标志相结合，这个问题很快得到解决[9,18,19,37]。最开始，vIGS 多用于腰椎椎弓根螺钉的置钉[8,9,31,36,37]；随后导航技术进一步应用于胸椎椎弓根螺钉置入，结果发现导航引导下置钉的成功率明显高于传统方法[12,31,40]；现在，导航技术已经应用于更加精细的上颈椎手

术[1,5,15,57,58]。

基本原理是，通过薄层 CT（1 ～ 1.5 mm）、MRI 或透视获取影像学解剖数据，再传输至计算机工作站。将 DRA 连接到手术区域较为结实、且不妨碍手术的部位。这样，与计算机相连接的光电子相机就能追踪到受导航的椎节和作为定位标志的工具，然后进行注册（图 7.2）。大多数系统使用被动阵列（反射球）或主动阵列（发光二极管）对受跟踪工具进行空间定位。接着，虚拟

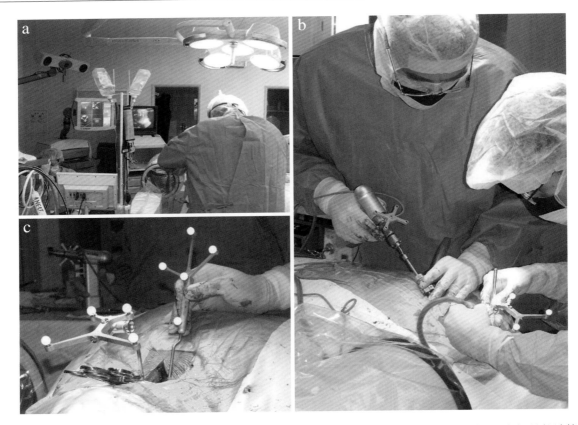

图 7.2 虚拟影像引导下 C1-2 后路经关节螺钉置入手术前的准备——建立手术区（术前数据采集）。（a）导航计算机屏幕、用于追踪的光学相机和透视仪屏幕；（b）主动动态参考阵列（DRA）固定于 C2 棘突上，被动 DRA 则用于在 C2 表面探测并注册；（c）与主动 DRA 相连接的导向钻

图像就显示在电脑屏幕上，手术过程可根据术前制订的计划进行，并通过屏幕直接进行检查（图 7.3）。

对导航系统所需图像的采集可在术前完成，更多的是在术中摆好体位后，甚至是术中显露完成后，但必须是在内植物置入之前完成。必须认识到，在图像数据采集完成后患者的位置可能发生变化，或者节段间的位置关系可能发生改变时，此时需要重新注册或将解剖数据实时更新。对于那些基于术前而不是术中实时采集图像的导航系统来说，存在潜在的风险。

全面的数据采集和计算机分析可以保证对任何干预手术进行术前模拟规划（图 7.4）。就上颈椎和颅脊交界区而言，这通常适用于判断解剖学上螺钉是否可行、椎动脉的位置和走向、最佳肿瘤切除入路以及斜坡部位的解剖。术前虚拟规划可以明确一个复杂手术是否具有可行性，甚至可以进一步决定术中导航的可行性或必要性[26,33,34]。

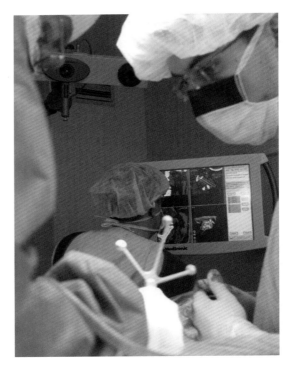

图 7.3 在导航计算机屏幕上比对术前虚拟计划和实际钻孔轨道

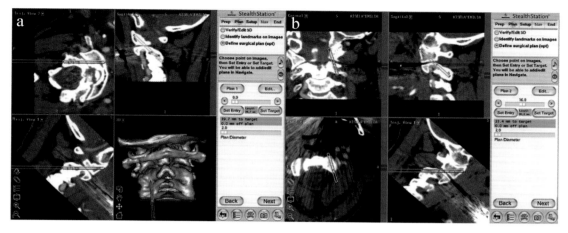

图 7.4 经关节螺钉的术前虚拟计划。(a) 左侧；(b) 右侧（注意椎动脉呈高位骑跨）

7.1.1.1 基于 vIGS 的术前影像

基于 CT 的术前 vIGS 是脊柱导航中最为准确的方法，特别是对于脊柱畸形以及解剖结构较为复杂的区域。根据术前的精确注册（精确到 1.5 mm），这种导航可以在上颈椎和颅脊交界区域用于螺钉置入手术。其中最有用的就是 C1/2 经关节螺钉的置入 [1,5,15,17,56]，因为这一过程缺乏对解剖结构的直接显露，导航引导下置钉准确性也高于传统方法 [12,27,32,53]。基于术前 CT 数据的导航系统也存在不足之处，它需要特殊的扫描协议，普通 CT 数据无法与导航系统相匹配，这对于已行普通 CT 检查的患者来说，明显增加了费用；还有就是注册过程时间较长，学习曲线陡峭，每个椎节都需要单独注册。通常，仅注册 / 引导 C2 椎骨，C1 复位后的位置则通过侧位透视来明确。

7.1.1.2 基于 vIGS 的术中导航

关于术中对 CT 扫描装置的运用，前面已作了介绍。在摆好患者体位和术野显露完成后，再行导航系统对所采集的图像进行注册，可减少术前数据采集时出现的节段间移动 [20]，还可即时进行手术扫描，检查植入物位置。然而，费用高昂和便携式扫描器窗口通常较小是术中导航系统的主要缺点，其他不足之处还包括需要特殊的手术床和射线防护技术，当术中游离骨折碎片发生位移时，需要再次扫描注册等。

虚拟二维透视可能为大多数脊柱外科医生所熟知，它结合了普通的透视和图像导航技术 [4,20,37]。虽然其单平面的准确性和虚拟导航功能得到提高，但目前尚未有关于其在上颈椎和颅颈交界区域应用的报道。与传统透视相比较，虚拟二维透视技术放射线暴露明显减少。但此类导航依赖于其所采集的常规透视影像，因此对于过于肥胖或骨质疏松患者，或解剖结构存在重叠遮挡时，图像就不是很清楚，上颈椎解剖结构也往往无法看清，不足以显示所需细节，尤其是对于畸形患者。

因此，外科医生采用可围绕患者的等中心 C 臂（isocentric C-arm，iso-C）进行三维透视，获得以脊柱为中心的手术位置的透视图像 [21,22]。Iso-C 随即获得轴位、矢状位和冠状位解剖图像，其质量接近于 CT 扫描数据。Iso-C 与导航工作站相连，摆好患者体位后，可在手术之前或手术部位显露清楚后获得导航需要的影像数据。在脊柱显露后不需要进行注册，可因此省下注册过程。这一点对于微创手术或经皮脊柱手术来说非常重要 [12,21]。Iso-C 导航技术在上颈椎和颅颈交界区的应用研究证实了该技术的准确性，效果可观 [22,23,41,42]。可以对轴位图像进行三维重建并传输至导航系统；术中脊柱结构和内植物的实时位置也可传送至计算机系统，使之后的导航操作更贴近实际，准确性更高；手术结束时亦可监测到内植物的最终位置 [22]；放射剂量则可减少至标准 CT 检查的 57% ~ 77% [22]。当然，iso-C 所获得的图像质量肯定不如 CT，扫描体积也局限在 12 cm³ 以内，这就意味只能同时显示 4 节颈椎或 3 节腰椎。

随着扫描仪器的设计和改进，运用 MRI 扫描对术中脊柱图像进行采集成为可能[44]。MRI扫描大多用于枢椎病变的颅脑外科治疗，以明确手术切除的范围。与此相似，脊柱椎骨内肿瘤的切除范围也可由基于MRI的导航技术来引导和确定；但是MRI对骨结构的界定能力较差[28]。术中MRI（intraoperative MRI，iMRI）技术的不足之处还包括费用高、设备大型以及需要一个无磁的环境。

7.1.2　实时影像引导手术（"real time" image-guided surgery，rIGS）

理想的rIGS应该能够持续监测到整个手术操作过程。事实上实时反馈技术目前尚未实现，但对每一个手术步骤进行即时的检查还是可以做到的，其安全性比任何虚拟导航都要好。手术策略可根据术中情况的变化及目标位置的移动而进行调整。术中任何动态变化（如肿瘤切除、减压范围、畸形复位矫正以及骨折碎片移位）都将自动反映到术中即时扫描仪器上，可随时观察钻头、螺钉的方向和长度并进行调整。只要进行即时扫描，随后的手术操作就能降低神经血管损伤的风险。实时扫描的时间间隔越长，术中意外情况发生的概率就越高。在实时影像导航辅助下，微创手术或经皮穿刺脊柱手术变得更加安全。尽管扫描次数的增加提高了手术的安全性和准确性，但手术费用也相应增加；还需要专业的放射学技师或专家参与；放射线暴露增加、手术床需要配备专门连接CT或MRI的硬件，以及人体工程学问题给术者带来的不便也是实时影像导航技术的不足之处。

三维等中心透视可能是目前最符合人体工程学的实时导航工具[22,23]。这种机器较为小巧，在手术室的管理和操作方面灵活性较大。术中获取图像所需的时间与CT或MRI相当[24,40]。通过iso-C技术获取的骨性结构图像清晰，是辅助上颈椎和颅脊交界区精细手术（如C2椎弓根螺钉或经关节螺钉置入、齿突加压固定或C1-0螺钉固定）的良好工具[22,23]。如有必要，实时导航也可与虚拟导航联合使用，一个很好的例子就是在iso-C引导、侧位透视（代替双平面透视）监测下置入齿突加压螺钉[22]。该技术的最大优势在于实时更新骨折碎片的移位或畸形的复位矫正。但对于肥胖患者来说，图像质量欠佳和放射线暴露增加始终是个问题。

众所周知，经皮穿刺手术中可用放射科固定的CT扫描仪进行直接脊柱CT引导[3,43]，但这种方法只能局限在放射科，仅适用于局部麻醉的手术[10,54]。带手术床（放射线可穿透）的可移动式CT则可直接放在手术室，引导大型开放式手术[10,25]。这种CT扫描的成像质量高于等中心透视，术中应用范围较广，甚至可以引导上颈椎和颅脊交界区的经皮穿刺手术。与其他术中扫描设备一样，该技术的主要问题同样是人体工程等问题，扫描机较大，需要特殊的手术床。

同样，有学者对术中MRI（iMRI）手术系统进行了详细描述[28,60]。软组织病变（硬膜外/硬膜内肿瘤、髓内肿瘤、颅脊交界区畸形压迫神经组织）可通过iMRI手术系统得以清晰显示。其优势是明显的，不足之处也与前述技术相同。高投入低产出、骨组织显示不清楚、金属植入物伪影较大以及MRI图像质量不高，都是制约iMRI在脊柱外科广泛应用的主要因素。

7.2　我们的建议

对于上颈椎和颅脊交界区手术，我们支持使用计算机引导，以显著增加手术的安全性和准确性，尤其是对于那些手术视野有限的手术，导航非常重要。

对于发育性或获得性畸形、创伤、炎症或肿瘤所引起的神经压迫，虚拟或即时术中CT、MRI可以对减压的范围进行定位和监测，诸多文献对此进行过报道[55,57,58]。而当仅有骨性压迫存在时，iso-C臂就已足够。

经口手术中骨性结构的重建可能需要用到导航技术，便于规划和引导内固定系统和斜坡的锚定（第6章图6.6，第19章图19.22）。对于寰枕固定手术，当螺钉穿过枕骨髁时，也需要实时监测舌下神经管的位置[23]。

虽然寰椎的解剖结构相对简单，很少需要用到导航技术，但我们科将该技术用于引导少见C1骨折的经皮穿刺寰椎螺钉固定。骨折存在单侧侧块纵向劈裂，但横韧带完整（图7.5～图7.8）。手术治疗是因为其属于关节内骨折。我们认为，采用保守治疗将导致相应的疼痛综合征、畸形愈合不良。事实上，Bransford等[7]随后报道6例采用外固定架治疗的相似损伤病例，其中3例出现迟

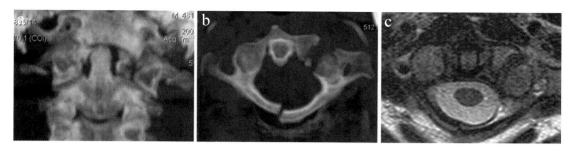

图 7.5　C1 椎弓不稳定的双骨折，寰椎横韧带（TAL）完整。（a）轴位 CT 图像提示左侧侧块关节内骨折范围；（b）冠状位 CT 重建；（c）MRI 证实 TAL 完整

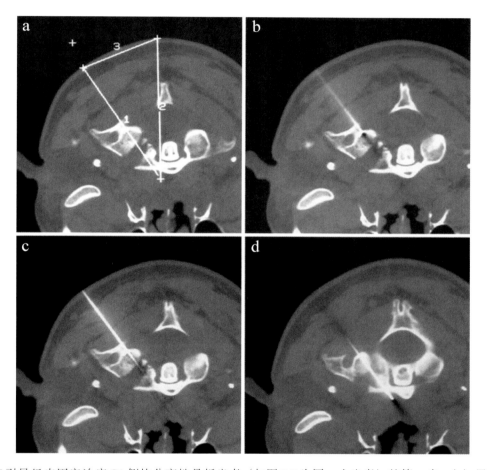

图 7.6　实时 CT 引导经皮固定治疗 C1 侧块分离性骨折患者（与图 7.5 为同一个患者）的第一步。（a）置钉角度的规划；（b ~ d）逐步经骨折端置入克氏针，每一步均需通过反复 CT 扫描进行监测

发的鹅颈畸形，伴明显疼痛和颈部旋转功能受限，接受枕颈融合手术后成功治愈。如果一开始就采取更加积极的治疗方式，这些并发症本可避免。

基本上，影像导航技术可引导任何类型的 C2 螺钉置入。因为缺乏稳定的 DRA 附着点，导航下前路手术相对复杂，但也不是不可能完成，如 iso-C 臂引导下齿突螺钉的置入[23,52]。对于骨折脱

位和畸形的矫正，后路 vIGS 技术相对较为困难。脊柱的任何移位或骨折碎片不可能在术前注册，而术中更新数据较为耗时，且每次只能扫描一个实际的目标位置，当位置再次变化时，需要再次进行扫描，如后路 Hangman 骨折复位手术。随着术中实时 CT 导航技术的出现，这一问题得到了解决[54]。Judet 经椎弓根加压固定治疗[2,29,41,42] 用于

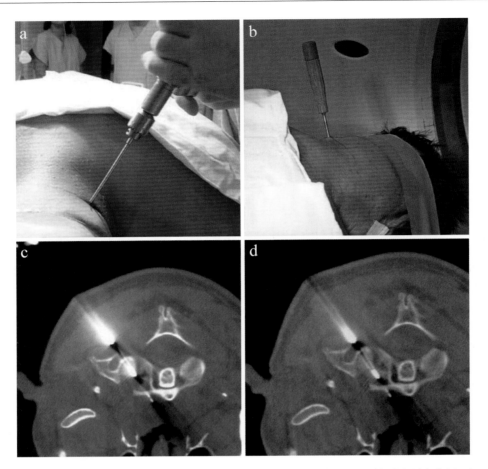

图 7.7 经皮钻孔，经克氏针置入空心螺钉。(a) 克氏针引导下空心钻钻孔；(b) 空心钻到达预定位置；(c，d) 空心拉力螺钉连续置入通道

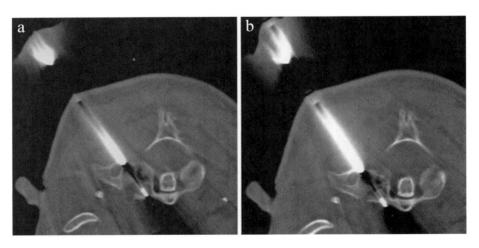

图 7.8 最后上紧拉力螺钉，对骨折断端进行加压（术后 1.5 年结果见第 10 章图 10.13）。(a) 拧紧螺钉前；(b) 最后的骨折加压

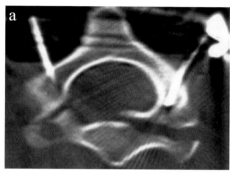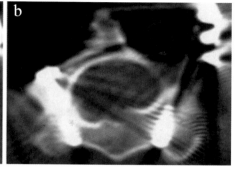

图 7.9　运用实时 CT 导航辅助 I 型 Hangman 骨折的开放加压手术。(a) 拉力螺钉拧紧前；(b) 拉力螺钉拧紧后

不伴有前方椎间盘膨出的 Effendi II 型骨折，或术前 CT 显示骨折断端分离 > 3 mm 的 Hangman I 型骨折更为适合（第 12 章）。上颈椎手术常常采取标准的颈部后正中切口，可根据计算机导航设计的最佳钉道来确定进钉点。扫描仪的射线穿过枢椎，因此可最大限度地显示螺钉。螺钉置入过程中的每一步都可以通过反复 CT 检查进行监测。最后通过拉力螺钉对骨折断端进行加压；而螺钉的长度可以通过导航图像来确定（图 7.9 和第 12 章图 12.16）。我们相信，在不久的将来，随着可移动扫描仪、iso-C 和计算机应用软件的发展，很多类似的手术都可以经皮穿刺完成。

目前，我们主要使用两种固定方式进行 C1-2 固定，包括 Magerl[35] 在 1987 年提出的寰枢椎经关节螺钉固定，以及 Geol[14] 提出、经 Harms[16] 改良的钉棒系统固定。这两种固定方式都需要经枢椎置钉，存在神经血管损伤的潜在风险（如脊髓损伤和椎动脉损伤），非常适合进行手术导航引导。

我们运用基于 CT 的 vIGS，通过特殊的扫描序列进行 CT 扫描，并将采集到的影像资料传送至工作站。扫描主要侧重于 C2 椎体，以重建较为精确的 3D 模型，通过术前模拟计划，确定椎弓根峡部是否足够置入 3.5 mm 大小的螺钉。一旦术前评估手术具有可行性，我们就会进一步确定可靠的、术中清晰可视的解剖标志来进行术前注册。患者取俯卧位，进行标准的后路显露操作，并将 DRA 固定在 C2 的棘突上，以免妨碍手术操作（图 7.2b）。随后开始进行注册和手术器械导航。操作过程中需反复对可视的解剖学标志和虚拟图像进行比对和匹配，避免椎体位置发生改变后造成注册错误（如对第一个钉孔进行钻孔后椎体位置可能发生位移）。

对于需要切开复位的寰椎脱位病例，我们多倾向于先行 C1-2 钢丝固定或 C2 牵引。先行此操作不仅减小了脱位，而且还限制了进行经关节螺钉钉道准备时寰椎发生位移（如钉道攻丝时）。寰椎的任何移动都将干扰钉道的连续性，从而导致螺钉置入困难或无法置入。之后用导航确定合适的进钉点，预测可能置钉的最佳螺钉钉道；并通过对手术器械的追踪保证内固定手术的安全进行（图 7.2c）。我们通常在术中进行侧位透视以确定导航的准确性，并在术后第一天行 CT 检查（如果导航过程中未使用 CT）（图 7.10）。

尽管诸多解剖学研究提示，上颈椎内固定置入可能造成动脉损伤[30,34,39]，但在 Harms[16] 或 Goel[13] C1-2 固定方法的最大宗报道中，并没有使用导航系统。但虚拟或实时图像导航对寰枢椎内固定手术确实有帮助，特别是对于那些术前评估椎弓根细小的病例。我们认为，只要是这一类的手术，都需要进行三维测量，规划理想的椎弓根螺钉钉道。

导航不能取代手术医生术前的手术规划，但是，有手术导航的帮助，可以增加上颈椎和颅脊交界区域手术的安全性。在不久的将来，随着实时图像数据采集技术的进步，影像引导的手术过程将会更加省时，上颈椎和颅脊交界区微创手术、经皮手术[6,12,21,50] 和机器人手术[38] 也会得到迅速的发展。

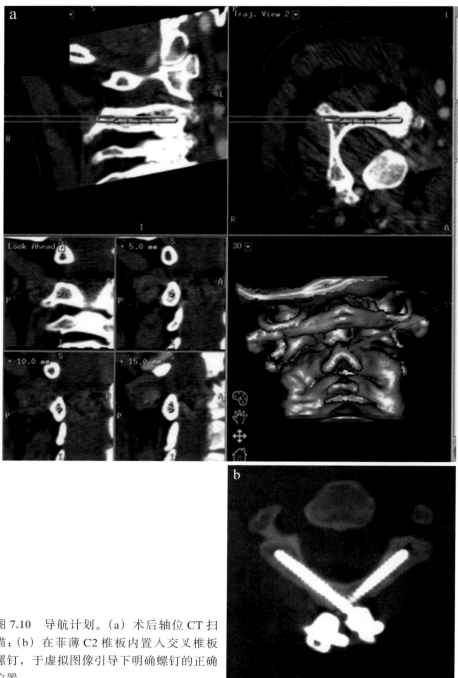

图 7.10 导航计划。(a) 术后轴位 CT 扫描;(b) 在菲薄 C2 椎板内置入交叉椎板螺钉,于虚拟图像引导下明确螺钉的正确位置

(许俊杰 马向阳 译 吴增晖 审校)

参考文献

1. Acosta Jr., F.L., Quinones-Hinojosa, A., Gadkary, C.A., et al.: Frameless stereotactic image-guided C1-C2 transarticular screw fixation for atlantoaxial instability: review of 20 patients. J Spinal Disord Tech **18**, 385–391 (2005)
2. Arand, M., Hartwig, E., Kinzl, L., et al.: Spinal navigation in cervical fractures – a preliminary clinical study on Judet-osteosynthesis of the axis. Comput Aided Surg **6**, 170–175 (2001)
3. Barsa, P., Suchomel, P., Lukas, R., et al.: Percutaneous CT-guided radiofrequency ablation in spinal osteoid osteoma treatment. Acta Chir Orthop Traumatol Cech **74**, 401–405 (2007)
4. Battaglia, T.C., Tannoury, T., Crowl, A.C.: A cadaveric study comparing standard fluoroscopy with fluoroscopy-based computer navigation for screw fixation of the odontoid. J Surg Orthop Adv **14**, 175–180 (2005)
5. Bolger, C.: Preliminary experience with computer assisted surgery for C1/C2 transarticular screw placement. Computer

Assisted Orthopedic Surgery, 4th international symposium, Davos, 17–19 March 1999, p. S25.

6. Borm, W., Konig, R.W., Albrecht, A., et al.: Percutaneous transarticular atlantoaxial screw fixation using a cannulated screw system and image guidance. Minim Invasive Neurosurg **47**, 111–114 (2004)

7. Bransford, R., Falicov, A., Nguyen, Q., et al.: Unilateral C-1 lateral mass sagittal split fracture: an unstable Jefferson fracture variant. J Neurosurg Spine **10**, 466–473 (2009)

8. Braun, V., Rath, S.A., Antoniadis, G., et al.: In vivo experiences with frameless stereotactically guided screw placement in the spine – results from 75 consecutive cases. Neurosurg Rev **24**, 74–79 (2001)

9. Foley, K.T., Smith, M.M.: Image-guided spine surgery. Neurosurg Clin N Am **7**, 171–186 (1996)

10. Fritz, H.G., Kuehn, D., Haberland, N., et al.: Anesthesia management for spine surgery using spinal navigation in combination with computed tomography. Anesth Analg **97**, 863–866 (2003)

11. Gabriel, E.M., Nashold Jr., B.S.: History of spinal cord stereotaxy. J Neurosurg **85**, 725–731 (1996)

12. Gebhard, F., Weidner, A., Liener, U.C.: Navigation at the spine. Injury **35**(Suppl 1), S-A35–S-A45 (2004)

13. Goel, A., Desai, K.I., Muzumdar, D.P., et al.: Atlantoaxial fixation using plate and screw method: a report of 160 treated patients. Neurosurgery **51**, 1351–1356 (2002). discussion 1356–1357

14. Goel, A., Laheri, V.: Plate and screw fixation for atlanto-axial subluxation. Acta Neurochir (Wien) **129**, 47–53 (1994)

15. Goffin, J., Van Brussel, K., Martens, K.: Three-dimensional computed tomography-based, personalized drill guide for posterior cervical stabilization at C1-C2. Spine (Phila Pa 1976) **26**, 1343–1347 (2001)

16. Harms, J., Melcher, R.P.: Posterior C1-C2 fusion with polyaxial screw and rod fixation. Spine (Phila Pa 1976) **26**, 2467–2471 (2001)

17. Herz, T., Franz, A., Giacomuzzi, S.M., et al.: Accuracy of spinal navigation for magerl screws. Clin Orthop Relat Res **409**, 124–130 (2003)

18. Holly, L.T.: Image-guided spinal surgery. Int J Med Robot **2**, 7–15 (2006)

19. Holly, L.T., Bloch, O., Johnson, J.P.: Evaluation of registration techniques for spinal image guidance. J Neurosurg Spine **4**, 323–328 (2006)

20. Holly, L.T., Foley, K.T.: Intraoperative spinal navigation. Spine (Phila Pa 1976) **28**, S54–S61 (2003)

21. Holly, L.T., Foley, K.T.: Percutaneous placement of posterior cervical screws using three-dimensional fluoroscopy. Spine (Phila Pa 1976) **31**, 536–540 (2006). discussion 541

22. Hott, J.S., Deshmukh, V.R., Klopfenstein, J.D.: Intraoperative Iso-C C-arm navigation in craniospinal surgery: the first 60 cases. Neurosurgery **54**, 1131–1136 (2004). discussion 1136-1137

23. Hott, J.S., Papadopoulos, S.M., Theodore, N.: Intraoperative Iso-C C-arm navigation in cervical spinal surgery: review of the first 52 cases, 29th edn, pp. 2856–2860. Spine, Phila Pa 1976 (2004)

24. Hufner, T., Gebhard, F., Grutzner, P.A.: Which navigation when? Injury **35**(Suppl 1), S-A30–S-A34 (2004)

25. Hum, B., Feigenbaum, F., Cleary, K.: Intraoperative computed tomography for complex craniocervical operations and spinal tumor resections. Neurosurgery **47**, 374–380 (2000). discussion 380-371

26. Igarashi, T., Kikuchi, S., Sato, K., et al.: Anatomic study of the axis for surgical planning of transarticular screw fixation. Clin Orthop Relat Res **408**, 162–166 (2003)

27. Ito, H., Neo, M., Yoshida, M., et al.: Efficacy of computer-assisted pedicle screw insertion for cervical instability in RA patients. Rheumatol Int **27**, 567–574 (2007)

28. Jolesz, F.A.: Future perspectives for intraoperative MRI. Neurosurg Clin N Am **16**, 201–213 (2005)

29. Judet, R., Roy-Camille, R., Saillant, G.: Fractures du raches cervical. Actualités de chirurgie orthopédique de l'hospital Raymond-Poincaré **8**, 174–175 (1970)

30. Kazan, S., Yildirim, F., Sindel, M., et al.: Anatomical evaluation of the groove for the vertebral artery in the axis vertebrae for atlanto-axial transarticular screw fixation technique. Clin Anat **13**, 237–243 (2000)

31. Kosmopoulos, V., Schizas, C.: Pedicle screw placement accuracy: a meta-analysis. Spine (Phila Pa 1976) **32**, E111–E120 (2007)

32. Kotani, Y., Abumi, K., Ito, M., et al.: Improved accuracy of computer-assisted cervical pedicle screw insertion. J Neurosurg **99**, 257–263 (2003)

33. Lee, J.H., Jahng, T.A., Chung, C.K.: C1-2 transarticular screw fixation in high-riding vertebral artery: suggestion of new trajectory. J Spinal Disord Tech **20**, 499–504 (2007)

34. Madawi, A.A., Solanki, G., Casey, A.T., et al.: Variation of the groove in the axis vertebra for the vertebral artery. Implications for instrumentation. J Bone Joint Surg Br **79**, 820–823 (1997)

35. Magerl, F., Seemann, P.S.: Stable posterior fusion of the atlas and axis by transarticular screw fixation. In: Kehr, P., Weidner, A. (eds.) Cervical spine, pp. 322–327. Springer, Wien (1987)

36. Merloz, P., Tonetti, J., Pittet, L., et al.: Computer-assisted spine surgery. Comput Aided Surg **3**, 297–305 (1998)

37. Nolte, L.P., Slomczykowski, M.A., Berlemann, U., et al.: A new approach to computer-aided spine surgery: fluoroscopy-based surgical navigation. Eur Spine J **9**(Suppl 1), S78–S88 (2000)

38. Ortmaier, T., Weiss, H., Dobele, S., et al.: Experiments on robot-assisted navigated drilling and milling of bones for pedicle screw placement. Int J Med Robot **2**, 350–363 (2006)

39. Paramore, C.G., Dickman, C.A., Sonntag, V.K.: The anatomical suitability of the C1-2 complex for transarticular screw fixation. J Neurosurg **85**, 221–224 (1996)

40. Rajasekaran, S., Vidyadhara, S., Ramesh, P., et al.: Randomized clinical study to compare the accuracy of navigated and non-navigated thoracic pedicle screws in deformity correction surgeries. Spine (Phila Pa 1976) **32**, E56–E64 (2007)

41. Rajasekaran, S., Vidyadhara, S., Shetty, A.P.: Iso-C3D fluoroscopy-based navigation in direct pedicle screw fixation of Hangman fracture: a case report. J Spinal Disord Tech **20**, 616–619 (2007)

42. Rajasekaran, S., Vidyadhara, S., Shetty, A.P.: Intra-operative Iso-C3D navigation for pedicle screw instrumentation of hangman's fracture: a case report. J Orthop Surg (Hong Kong) **15**, 73–77 (2007)

43. Rosenthal, D.I., Springfield, D.S., Gebhardt, M.C., et al.: Osteoid osteoma: percutaneous radio-frequency ablation. Radiology **197**, 451–454 (1995)

44. Schenck, J.F., Jolesz, F.A., Roemer, P.B., et al.: Superconducting open-configuration MR imaging system for image-guided therapy. Radiology **195**, 805–814 (1995)

45. Schlenzka, D., Laine, T., Lund, T.: Computer-assisted spine surgery. Eur Spine J **9**(Suppl 1), S57–S64 (2000)

46. Skaf, G.S., Sabbagh, A.S., Hadi, U.: The advantages of submandibular gland resection in anterior retropharyngeal approach to the upper cervical spine. Eur Spine J **16**, 469–477 (2007)

47. Stulik, J., Suchomel, P., Lukas, R., et al.: Primary osteosynthesis of the odontoid process: a multicenter study. Acta Chir Orthop Traumatol Cech **69**, 141–148 (2002)

48. Suchomel, P., Buchvald, P., Barsa, P., et al.: Pyogenic osteomyelitis of the odontoid process: single stage decompression and fusion. Spine (Phila Pa 1976) **28**, E239–E244 (2003)

49. Suchomel, P., Buchvald, P., Barsa, P., et al.: Single-stage total C-2 intralesional spondylectomy for chordoma with three-column reconstruction. Technical note. J Neurosurg Spine **6**, 611–618 (2007)

50. Suchomel, P., Buchvald, P., Barsa, P., et al.: Instability of craniovertebral junction and upper cervical spine. Abstract, 8th ESBS Congress Prague 2007, Skull Base **17** (2007)

51. Suchomel, P., Hradil, J., Barsa, P., et al.: Surgical treatment of fracture of the ring of axis – "hangman's fracture". Acta Chir Orthop Traumatol Cech **73**, 321–328 (2006)

52. Summers, L.E., Kouri, J.G., Yang, M., et al.: Odontoid screw placement using Isocentric 3-dimensional C-arm fluoroscopy. J Spinal Disord Tech **21**, 45–48 (2008)

53. Takahashi, J., Shono, Y., Nakamura, I., et al.: Computer-assisted screw insertion for cervical disorders in rheumatoid arthritis. Eur Spine J **16**, 485–494 (2007)

54. Taller, S., Suchomel, P., Lukas, R., et al.: CT-guided internal fixation of a hangman's fracture. Eur Spine J **9**, 393–397 (2000)

55. Ugur, H.C., Kahilogullari, G., Attar, A., et al.: Neuronavigation-assisted transoral-transpharyngeal approach for basilar invagination – two case reports. Neurol Med Chir (Tokyo) **46**, 306–308 (2006)

56. Van Cleynenbreugel, J., Schutyser, F., Goffin, J.: Image-based planning and validation of C1-C2 transarticular screw fixation using personalized drill guides. Comput Aided Surg **7**, 41–48 (2002)

57. Veres, R., Bago, A., Fedorcsak, I.: Early experiences with image-guided transoral surgery for the pathologies of the upper cervical spine. Spine (Phila Pa 1976) **26**, 1385–1388 (2001)

58. Vougioukas, V.I., Hubbe, U., Schipper, J.: Navigated transoral approach to the cranial base and the craniocervical junction: technical note. Neurosurgery **52**, 247–250 (2003). discussion 251

59. Wang, M.Y.: C2 crossing laminar screws: cadaveric morphometric analysis. Neurosurgery **59**, ONS84–ONS88 (2006). discussion ONS84-88

60. Woodard, E.J., Leon, S.P., Moriarty, T.M.: Initial experience with intraoperative magnetic resonance imaging in spine surgery. Spine (Phila Pa 1976) **26**, 410–417 (2001)

第三部分
手术指征和重建实例

第8章 创伤性寰枕关节脱位

P. Suchomel, V. Beneš

寰枕关节脱位（AOD）是一种罕见的、极不稳定的颅脊交界区损伤，与高死亡率和神经损伤发病率息息相关。其首次描述可追溯到1908年，Blackwood在描述1例损伤后存活近35 h的患者时提及[3]。AOD可以定义为急性外伤性枕骨寰椎间骨韧带不稳[2]。1986年Traynelis根据枕骨与寰椎之间的关系将AOD分为3种类型[28]：Ⅰ型为枕骨相对于寰椎向前移位，Ⅱ型为枕骨与寰椎纵向分离，Ⅲ型为枕骨相对于寰椎向后移位所致。

8.1 病因

AOD相对少见，约占颈椎损伤的1%[23]，在致命性颈椎损伤患者中，90%发现有AOD存在[14]。高能量创伤，如机动车事故（motor vehicle accident, MVA）造成的损伤，是导致AOD的常见原因。在交通事故受害者中，AOD发生率为8%～31%[14,29]。该病在儿童和青少年中更为常见，是由于这一年龄段韧带相对松弛、枕骨髁与寰椎关节面不匹配所致[5,19,26]。头部和脊柱大小不成比例也是AOD发生的一个重要原因[14]。

8.2 临床症状

AOD创伤患者可以不出现或仅有很轻微的神经系统症状[2,14]。在一组病例报道中，27%的AOD患者未有神经功能障碍表现[14]。AOD伤者更多的情况是表现为不同程度的脊髓损伤、低

P. Suchomel and V. Beneš
Department of Neurosurgery, Neurocenter,
Regional Hospital Liberec, Husova St. 10, 46063 Liberec,
Czech Republic

位颅神经损伤或是延颈髓分离[2,10,14,24,25,28]。该创伤常导致突然死亡，尸检时才获得确诊[1,20]。合并其他损伤亦较为常见，主要包括脑外伤、颅骨骨折、下颈椎创伤性失稳，以及在多发伤情况下的其他多个器官系统损伤[2,9,14,17,18,24]。

由于目前救援服务和应急方案的改进，更多AOD患者到达医院时仍能存活。延误诊断可能带来灾难性的后果[2,14]，因此医师必须对其保持高度的警惕。意识障碍以及伴有其他合并伤的多发伤可导致鉴别困难和延误诊断。在Bellabarba的一组病例研究中，75%的患者被延误诊断，而在被诊断为AOD的患者中有38%是在神经损伤加重后才被确诊[2]。可见，仔细和完善的影像学评估至关重要。对于每一例多发伤患者，特别是伴有意识障碍的患者，都必须认真排除AOD的可能。

8.3 影像学检查

CT，特别是三维重建或正中矢状位重建（图8.1）以及颈椎侧位摄片（图8.2）可以显示颅底-齿突间隙（BDI）和颅底-枢椎后缘间隙（BAI）；这两个参数的临界值均为12 mm[2,12,13]，Powers比率＞1.0[23]。在C0-2复合体损伤有关的疾病也可通过这种方式进行评价，但更多用于AOD伤者[2,14]。头颅CT可以提示颅内的外伤性损伤。

对于CT扫描无明显异常，但仍高度怀疑上颈椎损伤的病例，可以行MRI扫描来明确诊断。MRI影像学结果包括C0-C1关节囊或韧带结构的异常信号，如寰枕后膜、翼状韧带、齿突尖韧带和交叉韧带等[6,14,16]。根据韧带损伤的程度，Bellabarba等将AOD分为3期。1期为稳定期，极少或没有移位的损伤，充分保留韧带的完整性，主要包

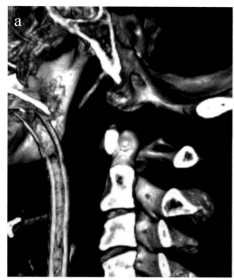
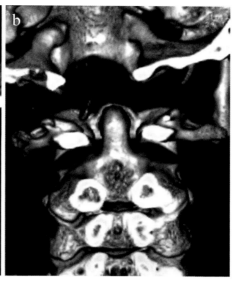

图 8.1　Traynelis Ⅱ 型分离型寰枕关节脱位（AOD）。（a）矢状位上的 CT 三维重建。请注意颅底 - 齿突间隙（BDI）的增加距离；（b）冠状面 CT 三维重建

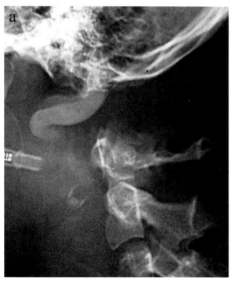
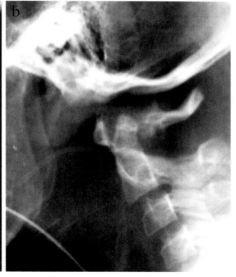

图 8.2　2 例 Traynelis Ⅰ 型寰枕关节前脱位患者 X 线平片。（a）注意血管中的造影剂，为血管造影确认脑死亡（法律原因）后获得的图片（译者注：原文缺（b）的图注）

括单纯翼状韧带撕脱或部分韧带损伤或扭伤；2 期损伤为双侧 AOD 轻微移位，可部分或全部自行复位，牵引试验证实韧带完整性丢失，BDI 和 BAI 均未超出正常值 2 mm；3 期损伤其颅颈移位在 BDI 和 BAI 上均超出正常值上限 2 mm 以上 [2]。Horn[14] 指出了这种分类方法的缺点，即依靠平片和动态影像学检查来确定寰枕不稳定性，进而提出根据 CT、MRI 影像学特征的分型方法：Ⅰ级损伤，CT 结果正常（Powers 比率、BDI、BAI）而MRI 结果中度异常发现（后方韧带或寰枕关节囊高信号）；Ⅱ级损伤，CT 有 1 个以上异常结果或

MRI 提示寰枕关节、寰枕后膜、翼状韧带或交叉韧带明显异常 [14]。这两种分类方法 [2,14] 在治疗上均有指导意义。

8.4　治疗策略

如前所述，AOD 在交通事故中的发生率可高达 31%，因此需要再次强调，AOD 伤者存在高度不稳定的单纯韧带损伤，在患者急救和运输过程中考虑到这一点是非常重要的。任何意想不到的头部移动都有可能造成致命性的上颈椎脊髓损伤，

尤其是在从车辆中解救 MVA 伤者的过程中。以往修改救援指南的主要原因之一就是对 AOD 不恰当的处理以及其潜在的风险，从这个角度看，AOD 是最危险的脊柱损伤。目前急救人员遵循的标准通常是在采取任何操作之前用硬颈围对伤者颈椎进行制动。

AOD 的治疗主要包括保守治疗（外固定）和手术治疗（主要是后路枕颈融合）。外固定支具，如 Halo 架、Philadelphia 围领适用于 Bellabarba 1 期和 Horn Ⅰ级损伤，但可能合并神经损伤[7,8,15]或迟发性节段不稳[8,15,22,27]；推荐用于治疗前的临时固定，以及韧带有自行愈合可能、损伤相对稳定患儿的临时固定。

AOD 主要是韧带损伤，因此后路枕颈固定植骨融合疗效确切。正如前面所强调的，该病死亡率高，受伤后生存机会渺茫[1]。到达医院时最好的疗效预测指标是当时的神经损伤程度。在 1 项治疗 17 例幸存者的研究中，当时有脊髓损伤的患者中 85% 术后功能状态获得改善，而 2 例一开始未出现神经损伤的患者术后功能无变化[2]；另一家医疗机构报道 33 例患者中幸存 28 例，其中 14 例最初不伴有神经损伤症状[14]。在这两项研究中，手术导致神经并发症的患者分别只有 1 例[2] 和 2 例[14]。

如果时机合适，可采取大剂量激素冲击治疗和神经电生理监测下的手术干预治疗。患者通常行纤支镜气管插管，全凭静脉麻醉维持，以保证运动诱发电位（MEP）监测的进行。在未行牵引的情况下使用 Halo 环或 Halo 架稳定颅脊交界区，获得基础电生理数据，将患者体位仔细摆放为俯卧位，固定于手术床上。采用标准后正中入路显露枕骨及至少前 2 个颈椎，C0-1 解剖复位后行枕颈固定。具体固定融合手术的类型取决于损伤的严重程度。如损伤程度较轻，特别是儿童和青少年患者，只能使用短节段固定。Grob 等[11] 报道 1 种直接寰枕关节螺钉固定技术治疗此类病例；Maughan 等[21] 同样使用由枕骨板、钛棒、C1 侧块万向螺钉组成的短节段固定系统治疗环状枕骨骨折。但是，对于严重的 AOD 病例，应首选由枕骨与至少 2 个颈椎组成的坚强内固定系统。即使施行了坚强的后路固定融合手术，患者仍需常规持续佩戴外固定支架（如 Halo、SOMI 或硬颈围）3 个月。

8.5　我们的建议

遗憾的是，大多数关于 AOD 幸存者的报道来自美国，这可能由于在美国，急救和转运多发伤患者时组织良好，并遵循由急诊医疗服务机构编写的标准协议。在欧洲，仅有病例报告形式讨论幸存的 AOD 伤者，且大多数是在固定良好的状态下入院的。故对公众和急救服务人员的正确培训是非常必要的，以避免头部搬运操作或牵引不当所导致的再损伤。标准的高级创伤生命支持协议包括在事故现场为患者放置坚强的外固定和做好脊柱损伤预防措施。

在我们看来，AOD 的形态学分型稍微令人误解。如果头部在结构上与脊柱分离，那么它可以在任何方向上自由移动，因此采集 CT 图像时的位置可能与受撞击时的位置截然不同。就手术适应证而言，前述的 Horn 分型更为实用。到达医院后，大多数创伤患者被固定在创伤担架上，然后从急诊科送往影像科行 CT 扫描。螺旋 CT 扫描能够提示 AOD 的可能性，并指导采取进一步的预防措施（图 8.3）。对于疑有 AOD 的病例，拍摄 X 线平片费时、低效；如果患者生命体征平稳，我们建议直接通过 MRI 评估颅脊交界区的损伤情况（图 8.4）。对于符合手术指征的病例，应尽快进行固定手术，没必要采取其他外科处理。即刻外科固定可避免后续操作带来的危险。

气管插管（最好是纤支镜下行气管插管）以及将患者体位摆放为俯卧位的操作需要极其小心，必须在上述操作之前完成对神经电生理监测仪器的设置。根据损伤的严重程度，对所有 AOD 伤者使用标准后正中入路，显露枕骨、上颈椎和（或）更多下颈椎，小心绕开 C1 侧块后方的椎动脉，直接观察寰枕关节的脱位程度。如有需要，则可在直视和透视辅助下通过手法直接获得复位。我们推荐使用的内固定系统包括 1 枚牢固锚定在中线的枕骨钢板，钢板通过 2 根塑形棒与 C1 侧块螺钉、C2 椎弓根螺钉直接连接（图 8.5）。对于因损伤类型的关系而无法行上述固定的病例，我们可以将内固定延长至更低节段。自体髂骨植骨总被用于枕骨和上颈椎之间的植骨融合，植骨包括椎板和棘突。有些学者认为短节段固定可以为轻度 AOD 伤者提供足够的稳定性，但我们没有这方面的经验。术后尽早行 CT 及支具固定后的站立位

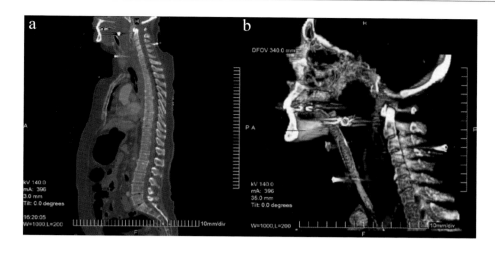

图 8.3　Traynelis I 型 AOD。（a）全脊柱螺旋 CT；（b）矢状位 CT 三维重建细节

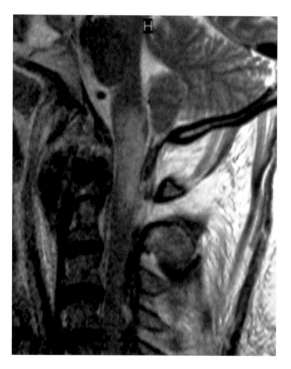

图 8.4　I 型 AOD 幸存患者 MRI。高位脊髓和低位脑干水肿

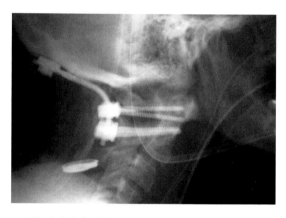

图 8.5　枕颈融合术治疗 AOD 伤者

估颅脊交界区韧带的损伤情况。AOD 死亡率高，但幸存者都被很好地记录下来。外固定支架可用于细心挑选的病例，或为进行确切治疗前的患者提供临时固定。枕颈融合术式是能够为颅脊交界区提供即刻坚强稳定的首选治疗方法。

（许俊杰　王新宇 译　马向阳 审校）

片，以评估适当载荷下内固定是否足够牢固。外固定支架的固定周期取决于患者当时的损伤情况、内固定方式、患者依从性以及随访图像。

总之，AOD 是一种极不稳定的损伤。延误诊断往往导致神经损伤加剧，因此，对于任何严重创伤的伤者，诊断时都必须排除 AOD 的可能性。CT 是快速评估颅脊交界区创伤严重程度的首选工具；如果时间和情况允许，MRI 检能够更好地评

参考文献

1. Alker Jr., G.J., Oh, Y.S., Leslie, E.V.: High cervical spine and craniocervical junction injuries in fatal traffic accidents: a radiological study. Orthop Clin North Am **9**, 1003–1010 (1978)
2. Bellabarba, C., Mirza, S.K., West, G.A., et al.: Diagnosis and treatment of craniocervical dislocation in a series of 17

consecutive survivors during an 8-year period. J Neurosurg Spine **4**, 429–440 (2006)

3. Blackwood, N.J.: III. Atlo-occipital dislocation: a case of fracture of the atlas and axis, and forward dislocation of the occiput on the spinal column, life being maintained for thirty-four hours and forty minutes by artificial respiration, during which a laminectomy was performed upon the third cervical vertebra. Ann Surg **47**, 654–658 (1908)

4. Bucholz, R.W., Burkhead, W.Z.: The pathological anatomy of fatal atlanto-occipital dislocations. J Bone Joint Surg Am **61**, 248–250 (1979)

5. Bulas, D.I., Fitz, C.R., Johnson, D.L.: Traumatic atlanto-occipital dislocation in children. Radiology **188**, 155–158 (1993)

6. Bundschuh, C.V., Alley, J.B., Ross, M., et al.: Magnetic resonance imaging of suspected atlanto-occipital dislocation. Two case reports. Spine (Phila Pa 1976) **17**, 245–248 (1992)

7. DiBenedetto, T., Lee, C.K.: Traumatic atlanto-occipital instability. A case report with follow-up and a new diagnostic technique. Spine (Phila Pa 1976) **15**, 595–597 (1990)

8. Donahue, D.J., Muhlbauer, M.S., Kaufman, R.A., et al.: Childhood survival of atlantooccipital dislocation: underdiagnosis, recognition, treatment, and review of the literature. Pediatr Neurosurg **21**, 105–111 (1994)

9. Dublin, A.B., Marks, W.M., Weinstock, D., et al.: Traumatic dislocation of the atlanto-occipital articulation (AOA) with short-term survival. With a radiographic method of measuring the AOA. J Neurosurg **52**, 541–546 (1980)

10. Eismont, F.J., Bohlman, H.H.: Posterior atlanto-occipital dislocation with fractures of the atlas and odontoid process. J Bone Joint Surg Am **60**, 397–399 (1978)

11. Grob, D.: Transarticular screw fixation for atlanto-occipital dislocation. Spine (Phila Pa 1976) **26**, 703–707 (2001)

12. Harris Jr., J.H., Carson, G.C., Wagner, L.K.: Radiologic diagnosis of traumatic occipitovertebral dissociation: 1 Normal occipitovertebral relationships on lateral radiographs of supine subjects. AJR Am J Roentgenol **162**, 881–886 (1994)

13. Harris Jr., J.H., Carson, G.C., Wagner, L.K., et al.: Radiologic diagnosis of traumatic occipitovertebral dissociation: 2. Comparison of three methods of detecting occipitovertebral relationships on lateral radiographs of supine subjects. AJR Am J Roentgenol **162**, 887–892 (1994)

14. Horn, E.M., Feiz-Erfan, I., Lekovic, G.P., et al.: Survivors of occipitoatlantal dislocation injuries: imaging and clinical correlates. J Neurosurg Spine **6**, 113–120 (2007)

15. Hosono, N., Yonenobu, K., Kawagoe, K., et al.: Traumatic anterior atlanto-occipital dislocation. A case report with survival. Spine (Phila Pa 1976) **18**, 786–790 (1993)

16. Chaljub, G., Singh, H., Gunito Jr., F.C., et al.: Traumatic atlanto-occipital dislocation: MRI and CT. Neuroradiology **43**, 41–44 (2001)

17. Chattar-Cora, D., Valenziano, C.P.: Atlanto-occipital dislocation: a report of three patients and a review. J Orthop Trauma **14**, 370–375 (2000)

18. Junge, A., Krueger, A., Petermann, J., et al.: Posterior atlanto-occipital dislocation and concomitant discoligamentous C3-C4 instability with survival. Spine (Phila Pa 1976) **26**, 1722–1725 (2001)

19. Kaufman, R.A., Dunbar, J.S., Botsford, J.A., et al.: Traumatic longitudinal atlanto-occipital distraction injuries in children. AJNR Am J Neuroradiol **3**, 415–419 (1982)

20. Lesoin, F., Blondel, M., Dhellemmes, P., et al.: Post-traumatic atlanto-occipital dislocation revealed by sudden cardiopulmonary arrest. Lancet **2**, 447–448 (1982)

21. Maughan, P.H., Horn, E.M., Theodore, N., et al.: Avulsion fracture of the foramen magnum treated with occiput-to-c1 fusion: technical case report. Neurosurgery **57**, E600 (2005). discussion E600

22. Palmer, M.T., Turney, S.Z.: Tracheal rupture and atlanto-occipital dislocation: case report. J Trauma **37**, 314–317 (1994)

23. Powers, B., Miller, M.D., Kramer, R.S., et al.: Traumatic anterior atlanto-occipital dislocation. Neurosurgery **4**, 12–17 (1979)

24. Rao, G., Arthur, A.S., Apfelbaum, R.I.: Circumferential fracture of the skull base causing craniocervical dislocation. Case report. J Neurosurg **97**, 118–122 (2002)

25. Saeheng, S., Phuenpathom, N.: Traumatic occipitoatlantal dislocation. Surg Neurol **55**, 35–40 (2001). discussion 40

26. Shamoun, J.M., Riddick, L., Powell, R.W.: Atlanto-occipital subluxation/dislocation: a "survivable" injury in children. Am Surg **65**, 317–320 (1999)

27. Sponseller, P.D., Cass, J.R.: Atlanto-occipital fusion for dislocation in children with neurologic preservation. A case report. Spine (Phila Pa 1976) **22**, 344–347 (1997)

28. Traynelis, V.C., Marano, G.D., Dunker, R.O., et al.: Traumatic atlanto-occipital dislocation. Case report. J Neurosurg **65**, 863–870 (1986)

29. Zivot, U., Di Maio, V.J.: Motor vehicle-pedestrian accidents in adults. Relationship between impact speed, injuries, and distance thrown. Am J Forensic Med Pathol **14**, 185–186 (1993)

第9章　枕骨髁骨折

P. Suchomel, L. Jurák

Charles Bell[4] 在一次尸检后首次对枕骨髁骨折（Occipital condyle fracture，OCF）进行了描述。以往认为此类骨折是伴随头部创伤的一种少见损伤，死亡率高 [5,6,14]。现在 OCF 较以往常见，救援服务的提升也提高了患者，特别是交通事故伤者的生存率。多发伤患者通常直接转送至急诊科，首先进行的影像学检查是"全身"螺旋 CT 扫描，这就使包括 OCF 在内的上颈椎损伤更容易获得早期诊断；即便如此，OCF 仍然是一种容易被忽略的少见损伤 [3,11,15]。

临床上缺乏公认的患者病情评价标准，目前有 2 种 OCF 分型被广泛接受。

第一种分型是 1988 年由 Anderson 和 Montsano[1] 分析 6 例患者后提出的，共分为 3 种类型。

Ⅰ 型	枕骨髁粉碎，没有或很少移位
Ⅱ 型	移位的枕骨髁骨折
Ⅲ 型	C0-1-2 复合体稳定的骨折

作者认为枕骨髁粉碎是极度轴向负荷导致；如果轴向负荷合并弯曲，或旋转伴随翼状韧带牵拉作用则会导致枕骨髁撕脱，因此 Ⅱ 型 OCF 是颅底损伤的一部分，通常由高能量钝性损伤所致。

Tuli 等 [22] 不赞成上述分型，认为这种分型不能提供任何风险分析和治疗指导；他们提出将 OCF 分为 2 种类型和 2 种亚型，其分型是基于回顾文献和分析他们自己的 3 例病例提出的。

P. Suchomel and L. Jurák

Department of Neurosurgery,

Neurocenter，Regional Hospital Liberec,

Husova St. 10，46063 Liberec, Czech Republic

1 型	不伴移位的枕骨髁骨折
2 型	移位的枕骨髁骨折
2a 型	C0-1-2 复合体稳定的骨折
2b 型	C0-1-2 复合体不稳定的骨折

在这种分型方法中，只有非常少见的 2b 型骨折考虑行手术治疗。虽然这种分型似乎比第一种分型更符合逻辑，但仅依靠动态位置获得的薄层 CT 扫描测量的参数来判断其稳定性并非易事。

OCF 移位通常被定义为骨折块分离超过 2 mm[3,11]。

一般来说，当考虑是否采取手术治疗时需要回答 2 个基本问题 [15]：枕骨髁的骨折碎片是否压迫神经结构？ OCF 不稳定是否达到需要外科固定的程度？

9.1　病因学和流行病学

OCF 在因外伤入院的患者中占 0.1% ～ 0.4%，通常是高冲击钝性损伤所致 [3,11]。机动车辆事故（MVA）是最常见的致伤原因（55%），高处坠落伤占 34%，9% 则是由于头部被袭击所致 [15]。高达 56% 的伤者合并外伤性颅脑损伤（traumatic brain injury，TBI），20% ～ 31% 的伤者合并其他颈椎损伤 [3,11,15]。根据 Anderson 和 Montesano 的研究结果，男性患者居多（70%），Ⅱ 型和 Ⅲ 型为常见类型。绝大多数确诊病例为不伴有任何骨折块移位的单侧骨折（Tuli Ⅰ 型）[3,11,15]。

9.2　临床症状

神经损伤在单纯的单侧 OCF 患者中少见 [15]。

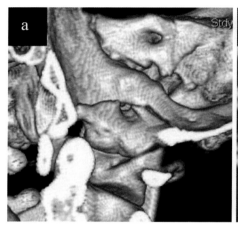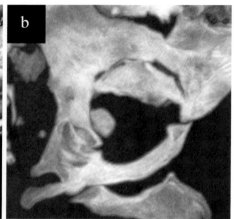

图 9.1 枕骨髁广泛撕脱 CT 图片。
(a) 轴位片；(b) 冠状位重建

图 9.2 枕骨髁广泛撕脱三维 CT
重建图片（与图 9.1 为同一个患
者）。(a) 侧面观；(b) 内部观

患者常出现非特异性疼痛，头部活动时加重。而由 OCF
导致的单侧舌下神经麻痹已有文献描述[10,12,21,23]。

超过半数 OCF 患者的临床症状被 TBI 或其他
外伤症状所掩盖[15]，最复杂的临床表现见于那些由
TBI 引起的意识障碍和神经损伤患者[1-3,7,8,13,20,22]。

有时脑神经受累的临床症状不是一开始就
有，而是延迟表现出来的，原因可能是作为修复
过程的骨和纤维组织增生或骨折碎片稳定性不够
所致[7,9,16,19,22]。

9.3 影像学检查

X 线平片上很难诊断 OCF。CT 是首选的检
查方式，标准轴位 CT 所提示的骨折线往往不足
以确定骨折断裂的确切形态和程度（图 9.1）。CT
三维重建通常是必要的，可显示确切的骨折类型
和移位程度（图 9.2）。骨折形态不是唯一确定损
伤程度的参数。必须评估寰枕关节的稳定性；除
了用于评估寰枕关节脱位（AOD）的各种方法之

外，C1- 枕骨髁间隙（CCI）被认为是最相关的
指数。Pang 等[17,18]指出，CCI 是两边对称的，不
超过 2 mm（图 9.3）。MRI 常被用于评估疑有不
稳或神经损伤患者的韧带完整性和神经受压可能

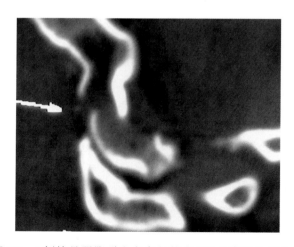

图 9.3 1 例枕骨髁撕脱患者旁矢状位 CT 重建图片提示正
常的 C1- 枕骨髁间隙（CCI）距离（＜ 2 mm）

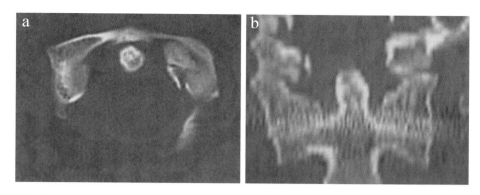

图 9.4　无移位的枕骨髁粉碎性骨折（Anderson 和 Montesano 分型 I 型）。(a) 轴状 CT 扫描；(b) 冠状位重建

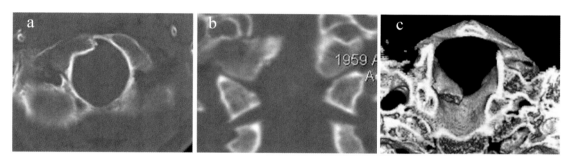

图 9.5　枕骨髁广泛撕脱——更多的颅底骨折碎片穿过颈静脉孔（Anderson 和 Montesano 分型 II 型）。(a) 轴位扫描示骨折穿过颈静脉孔；(b) 冠状位扫描显示移位的程度；(c) CT 三维重建内部观

性 [2,3,11,15,22]。当然，OCF 合并其他上颈椎损伤时需要更为精细的检查和处理。

9.4　治疗策略

　　绝大多数 OCF 病例可采用保守治疗。手术减压仅用于神经结构受移位骨折碎片直接压迫的患者；内固定系统较少使用，只适用于寰枕关节不稳定、上颈椎对线不良或存在复杂不稳定因素的合并损伤患者。

　　根据骨折类型的不同，保守治疗方案各异，从仅限制活动但不固定，到佩戴硬颈围 6 周（随后行平片或 CT 检查）。Halo 架或 SOMI 支撑很少使用，除非合并上颈椎损伤 [15]。双侧 OCF 或寰枕、寰枢不稳患者可能需要 Halo 架牵引，然后予以坚强的外固定支撑或枕颈融合手术 [11]。

　　最大样本报道当属 Maserati 等 [15] 对 100 例患者 106 处 OCF 所进行的回顾性分析，患者中仅 2 例寰枕对线不良患者需要手术固定（1 例原发、1 例迟发），其余患者中 4 例使用 Halo 架（3 例是由

于合并上颈椎损伤），有 19.3% 的患者出院时未予任何颈椎外固定支撑。

9.5　我们的建议

　　我们认为，在所有 Anderson 和 Montesano 分型的 OCF 中，单一孤立、没有移位的骨折均可通过保守方法进行治疗。对于那些枕骨髁承载能力看起来损伤不到 50% 的 I 型骨折，可予以简单的制动处理，不需要外固定支撑（图 9.4）；同样的，对于楔形压缩性骨折、基底部宽大、III 型骨折和从颅底延伸到枕骨髁的单纯线性骨折，似乎不必采取外固定处理（图 9.5）。

　　然而，对于翼状韧带附着结节撕脱的 III 型骨折，推荐使用硬颈围（图 9.6）。枕骨髁粉碎性 I 型骨折或表浅撕脱的 III 型骨折（图 9.7）容易出现沉降和移位，故需佩戴硬颈围至少 6 个月，并进行适当的影像学随访。颈椎张口位图像可显示枕骨髁移位导致的进展性不对称，这在随访中需要通过 CT 扫描来确认。损伤后约 3 ~ 6 个月需行

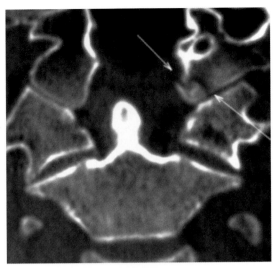

图 9.6   翼状韧带附着处枕骨髁轻度撕脱（Anderson 和 Montesano 分型Ⅲ型），注意同时有 C1 侧块骨折

图 9.8   冠状 CT 重建提示双侧枕骨髁撕脱

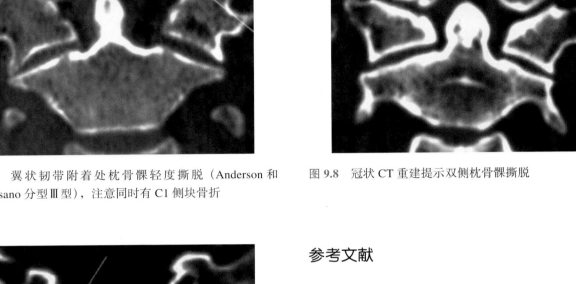

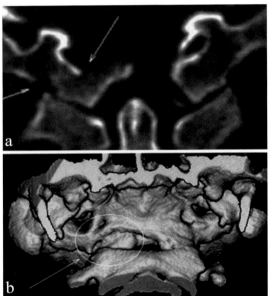

图 9.7   典型枕骨髁撕脱并轻度移位（Anderson 和 Montesano 分型Ⅲ型）。(a) 冠状位重建；(b) CT 三维重建前面观

CT 评估最终的骨折块排列和骨折愈合情况。

　　对于急性、延迟性不稳或畸形的 OCF 患者需进行手术治疗，我们没有经验。我们推测，对一些双侧 OCF（图 9.8）、环状枕骨大孔破坏、寰枕关节破坏以及枕骨骨折不对称崩塌的病例，可考虑通过手术治疗固定受损节段。

　　　　（许俊杰　马向阳　译　吴增晖　审校）

参考文献

1. Anderson, P.A., Montesano, P.X.: Morphology and treat-ment of occipital condyle fractures. Spine (Phila Pa 1976) **13**, 731–736 (1988)
2. Anonymous: Occipital condyle fractures. Neurosurgery **50**, S114–S119 (2002)
3. Aulino, J.M., Tutt, L.K., Kaye, J.J., et al.: Occipital condyle fractures: clinical presentation and imaging findings in 76 patients. Emerg Radiol **11**, 342–347 (2005)
4. Bell, C.: Surgical observations. Middlesex Hosp J **4**, 469–470 (1817)
5. Blacksin, M.F., Lee, H.J.: Frequency and significance of fractures of the upper cervical spine detected by CT in patients with severe neck trauma. AJR Am J Roentgenol **165**, 1201–1204 (1995)
6. Bloom, A.I., Neeman, Z., Slasky, B.S., et al.: Fracture of the occipital condyles and associated craniocervical ligament injury: incidence, CT imaging and implications. Clin Radiol **52**, 198–202 (1997)
7. Bolender, N., Cromwell, L.D., Wendling, L.: Fracture of the occipital condyle. AJR Am J Roentgenol **131**, 729–731 (1978)
8. Clayman, D.A., Sykes, C.H., Vines, F.S.: Occipital condyle fractures: clinical presentation and radiologic detection. AJNR Am J Neuroradiol **15**, 1309–1315 (1994)
9. Deeb, Z.L., Rothfus, W.E., Goldberg, A.L., et al.: Occult occipital condyle fractures presenting as tumors. J Comput Tomogr **12**, 261–263 (1988)
10. Demisch, S., Lindner, A., Beck, R., et al.: The forgotten condyle: delayed hypoglossal nerve palsy caused by fracture of the occipital condyle. Clin Neurol Neurosurg **100**, 44–45 (1998)
11. Hanson, J.A., Deliganis, A.V., Baxter, A.B., et al.: Radiologic and clinical spectrum of occipital condyle fractures: retro-spective review of 107 consecutive fractures in 95 patients. AJR Am J Roentgenol **178**, 1261–1268 (2002)
12. Legros, B., Fournier, P., Chiaroni, P., et al.: Basal fracture of the skull and lower (IX, X, XI, XII) cranial nerves palsy: four case reports including two fractures of the occipital condyle – a literature review. J Trauma **48**, 342–348 (2000)

13. Leone, A., Cerase, A., Colosimo, C., et al.: Occipital condylar fractures: a review. Radiology **216**, 635–644 (2000)
14. Link, T.M., Schuierer, G., Hufendiek, A., et al.: Substantial head trauma: value of routine CT examination of the cervicocranium. Radiology **196**, 741–745 (1995)
15. Maserati, M.B., Stephens, B., Zohny, Z., et al.: Occipital condyle fractures: clinical decision rule and surgical management. J Neurosurg Spine **11**, 388–395 (2009)
16. Orbay, T., Aykol, S., Seckin, Z., et al.: Late hypoglossal nerve palsy following fracture of the occipital condyle. Surg Neurol **31**, 402–404 (1989)
17. Pang, D., Nemzek, W.R., Zovickian, J.: Atlanto-occipital dislocation – part 2: The clinical use of (occipital) condyle-C1 interval, comparison with other diagnostic methods, and the manifestation, management, and outcome of atlanto-occipital dislocation in children. Neurosurgery **61**, 995–1015 (2007). discussion 1015
18. Pang, D., Nemzek, W.R., Zovickian, J.: Atlanto-occipital dislocation: part 1 – normal occipital condyle-C1 interval in 89 children. Neurosurgery **61**, 514–521 (2007). discussion 521
19. Savolaine, E.R., Ebraheim, N.A., Jackson, W.T., et al.: Three-dimensional computed tomography in evaluation of occipital condyle fracture. J Orthop Trauma **3**, 71–75 (1989)
20. Spencer, J.A., Yeakley, J.W., Kaufman, H.H.: Fracture of the occipital condyle. Neurosurgery **15**, 101–103 (1984)
21. Su, T.M., Lui, C.C., Cheng, M.H., et al.: Occipital condyle fracture with hypoglossal nerve palsy: case report. J Trauma **49**, 1144–1146 (2000)
22. Tuli, S., Tator, C.H., Fehlings, M.G., et al.: Occipital condyle fractures. Neurosurgery **41**, 368–376 (1997). discussion 376–367
23. Urculo, E., Arrazola, M., Arrazola Jr., M., et al.: Delayed glossopharyngeal and vagus nerve paralysis following occipital condyle fracture. Case report. J Neurosurg **84**, 522–525 (1996)

第 10 章　寰椎骨折

P. Suchmel, R.Brabec

寰椎骨折占颈椎损伤的 2% ~ 13%、所有脊柱骨折的 1% ~ 3%[13,14,29,39]，可单独发生，23% ~ 57% 合并其他上颈椎骨折或下颈椎损伤[3,10,14,24,26,27]。1823 年 Cooper[4] 在一份活检报告中首次描述了寰椎骨折；Geoffrey Jefferson 是第一位全面描述寰椎"爆裂"骨折的学者，后来这种骨折就以他的名字命名（1920 年）[22]。关于寰椎爆裂性骨折，他是这样描述的："如果寰椎在形态上与其他脊椎相似，发生骨折后通常会导致死亡"。然而，在其自己报道的 4 个案例（2 例患者、2 例博物馆标本）及文献调查的 42 例其他病例中，他发现仅 50% 的患者出现继发性的神经症状，从而证实单纯的寰椎骨折其神经损害症状可相对较轻。此后发表了许多寰椎骨折的大宗病例报道，但直到现在，仍缺乏一份总结性的论述，为临床提供更高证据等级的治疗指南[10,13,14,26,29,39]。

10.1　分类

目前缺乏公认的寰椎骨折分类系统。诸多学者报道了 C1 骨折的分类研究。Levine 和 Edwards[28,29] 将 34 例患者分为 3 类：最常见的是寰椎后弓骨折；然后是常引起不对称性单个侧块移位的侧块骨折作为第二类；第三类则是 3 部分和（或）4 部分的粉碎性 Jefferson 骨折。

更精确的分类方法是由根据 Landels 和 Van Peteghem[26] Vancouver 分类发展而来的三分法。Ⅰ型是指寰椎的单弓孤立性骨折，骨折线不涉及侧

P. Suchmel and R. Brabec
Department of Neurosurgery,
Neurocenter, Regional Hospital Liberec,
Husova St. 10, 46063 Liberec, Czech Republic

块。Ⅱ型是指寰椎前后弓两处以上同时有骨折，但不涉及侧块，Jefferson 骨折属此类型。按照 Spence[41] 提出的标准，当 C1 侧块相对于 C2 的侧向移位总和 > 6.9 mm 时，这种Ⅱ型寰椎骨折属于不稳定的骨折。Ⅲ型骨折是累及侧块的骨折，可伴有前弓或后弓骨折。在他们分析的 35 例寰椎骨折患者中，57% 合并有其他节段颈椎损伤，无 1 例出现与 C1 骨折相关的神经功能损害症状。Aebi 和 Nazarian 等[1] 提出一种更为复杂的分类方法。还有病例报道描述一种少见的寰椎前弓水平方向的骨折，可能与颈椎过伸的同时附着在前结节的颈长肌对抗性收缩有关[23,32,42]。

考虑到治疗的效果，Dickman 和 Green[5] 提出 1 种更具描述性的分类方法，将 C1 骨折分为 6 种类型：

A 型	前弓骨折
B 型	后弓骨折
C 型	简单侧块骨折
D 型	粉碎性侧块骨折
E 型	4 部分 C1 环骨折（Jefferson 骨折）
F 型	2 部分 C1 环骨折

根据由 A 型到 F 型的骨折类型，同时考虑寰椎横韧带（TAL）的稳定性，建议选择逐渐增强强度的外固定支具，甚至外科手术对患者进行治疗。

目前或许最为广泛接受的是 Gehweiler 等提出的分类系统。有趣的是，由于论文发表在放射学文献上[12]，这一分类方法最早提出，但却最后被认可，这种分类方法将寰椎骨折分为 5 种类型（图 10.1）：

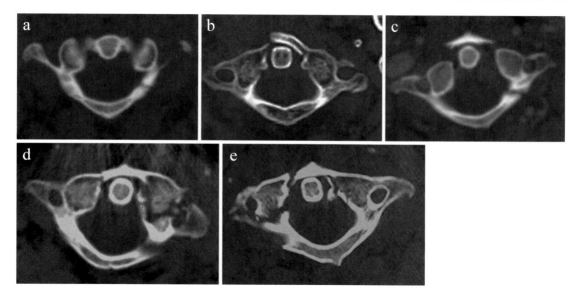

图 10.1　寰椎骨折 Gehweiler 分型。(a) 寰椎后弓骨折（比较特殊的单侧后弓骨折）；(b) 寰椎前弓骨折；(c) 累及前后弓的 3 处骨折；(d) 侧块粉碎性骨折；(e) 延伸至横突的骨折

Ⅰ 型	前弓骨折
Ⅱ 型	后弓骨折
Ⅲ 型	前后弓联合骨折（包括 Jefferson 骨折）
Ⅳ 型	简单或爆裂性的单纯侧块骨折
Ⅴ 型	横突骨折

对于上述提出不同分型的所有作者来说，判断寰椎骨折稳定性的关键是确定 TAL 的功能完整性。最初，大多数外科医师认可 Spence 原则，即在张口位片上，C1 侧块相对于 C2 上关节面侧向移位总和 > 6.9 mm（图 10.2）。这一原则是 Spence 等[41] 在尸体标本研究的基础上提出的，对 10 具模拟 Jefferson 骨折的尸体标本进行能造成 TAL 撕裂的张力测量，当分离力超过 580 N（380 ~ 1 040 N）时，TAL 可出现撕裂，平均分离距离 6.9 mm（4.8 ~ 7.6 mm）。然而，由于存在与实验条件相关的严重缺陷，其结论受到 Dickman 和 Sonntag[8] 的质疑。在他们看来，实验的施力不能反映临床机制；实验标本不具有正常的肌肉和软组织，无法模拟正常生理状态下对抗牵拉的反弹力。Heller 等[18] 描述了 Spence 原则的其他缺陷，也就是说，在评价经口 X 线片时，18% 的放大因素应该被考虑进去；他们建议，将经口 X 线片上测量到的寰椎侧块向两侧移位距离的总和从 6.9 mm 增加到 8.1 mm。

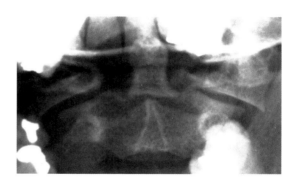

图 10.2　C1 在 C2 上方侧向移位总和超过 8 mm，怀疑寰椎横韧带（TAL）断裂（Spence 原则）

Dickman 等[6] 采用 MRI 直接评价 TAL 的完整性，结果证实 Spence 原则漏诊了 60% 横韧带断裂的情况（图 10.3）。他们将横韧带断裂分为两种亚型：Ⅰ型为单纯韧带断裂，Ⅱ型为韧带断裂合并附着点撕脱性骨折或侧块粉碎性骨折。考虑到日后可能发生的 C1-2 失稳以及 TAL 较差的愈合能力，他们提出早期行外科手术对 Ⅰ 型横韧带断裂进行固定。

最近，Bransford 等[3] 将一种矢状面侧块劈裂骨折增加到分类系统中，这种骨折远期易发生骨不连，且伴有疼痛畸形等后遗症。实际上它属于关节内骨折，将 C1 侧块和 C1 环完全分离，但不影响 TAL 的附着和功能（图 10.4）。在他们报道的 54 例住院患者中，6 例（11%）属于这种类型。

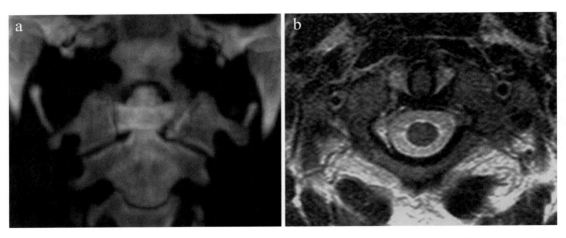

图 10.3　尽管 TAL 断裂，但 Spence 测量结果阴性。（a）冠状面 CT 重建与经口 X 线片相似，均未显示 C1 移位现象；（b）同一患者的 MRI 清晰显示 TAL 附着点断裂

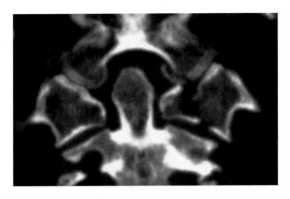

图 10.4　Bransford 描述的侧块矢状劈裂骨折，注意枕骨髁撕脱骨折

其中 3 例死亡，死亡的原因与寰椎骨折无关；另外 3 例患者采取坚强的外固定支具保守治疗（2 例硬颈围、1 例 Halo 架），但治疗效果不佳，患者出现疼痛畸形伴颅底下沉、齿突颅侧移位，需要牵引复位和枕颈融合手术。

10.2　病因

与其他脊柱外伤一样，寰椎骨折在二三十岁的年龄高发，男性是女性的 2 倍。车祸、高处坠落以及其他各种原因如重物砸伤头部、间接头部轴向压缩等，都是引起 C1 骨折的主要原因。最常见的是单纯 C1 后弓骨折，约占所有 C1 骨折的 60%，几乎都是双侧骨折，通常是寰椎后弓处于枕骨和 C2 棘突的挤压下，由过伸和轴向负荷引起。骨折线几乎总是出现在椎动脉沟处的最薄弱部位，颈椎侧位片上很容易发现。

侧位片上同样很容易发现单纯 C1 前弓骨折，通常是由齿状突的直接碰撞或过伸状态下附着在寰椎前结节的颈长肌的对抗作用引起的。Jefferson[22] 首先提出，由枕骨髁向楔形寰椎侧块传导轴向负荷时可引起侧向移位和椎弓骨折。这一"爆裂"机制目前仍被接受。典型的 Jefferson 骨折如寰椎 4 部分骨折少见，而 2 部分或 3 部分骨折较为常见[17]。这种骨折由轴向负荷所致，通常不引起神经功能损伤。骨折类型的不同取决于头部承受轴向负荷时所处的不同位置（屈曲、旋转、侧屈等）。比如，头部侧屈状态下遭受轴向负荷可引起不对称性侧块爆裂骨折，伴或不伴有前后弓不对称性分离。TAL 的功能完整性是决定 C1 骨折稳定性的关键因素[10,13,14,26,29,39]。横突骨折几乎都是由直接钝性撞击所引起，可能合并椎动脉破裂或栓塞[21]。锐器刺伤、刀伤、枪弹伤等开放性外伤亦可导致寰椎骨折[38,39]，对这些创伤有必要行颈椎 CTA 检查排除动静脉瘘或血栓形成。

10.3　临床症状

文献报道寰椎骨折的死亡率因分析的数据来源不同而不相同。如果对伴有 C1 骨折的外伤入院患者进行回顾性分析，死亡率可高达 30%[3]；但如果除外其他合并伤，仅仅是针对单纯寰椎骨折来讲，其死亡率几乎为 0，而且也极少发现有神经损伤[10,14]。这些观察证实，单纯的 C1 骨折如果未合并其他多发伤和（或）上颈椎严重损伤，其致残致死率较低。约 20% 的患者合并颅脑外伤，其临床表现与单纯寰椎骨折不同[14]。

单纯 C1 损伤一般不引起特殊的临床症状，也很少观察到与 C1 损伤明确相关的神经功能障碍。患者可能主诉颈椎压痛或枕部放射性疼痛，枕大神经支配区域出现感觉减退，有时伴随椎旁肌肉反应性痉挛，导致颈部活动受限。如果前弓分离或出现椎前血肿，可引发吞咽困难。如果侧块移位伴或不伴有椎动脉孔的直接损伤，可导致椎基底动脉供血不足的相关症状。诸多文献报道与 C1 骨折相关的椎动脉损伤[3,31,40,48]，但仅 1 例患者的 C1 骨折造成双侧椎动脉阻塞[47]，随后引发后颅窝卒中但最终幸存。

10.4 诊断

正如前面所述，大部分寰椎骨折在急性创伤患者入院期间可通过螺旋 CT 诊断；然而，当患者在门诊就诊，又没有特异性临床症状时，颈椎正侧位及张口位 X 线片是第一选择。遗憾的是，X 线平片诊断 C1 骨折容易出现漏诊，漏诊率高达 25%[7,14]，因此对于 X 线检查怀疑上颈椎损伤的患者，应行 CT 检查以明确诊断；MRI 检查用于最终对 TAL 状态的评价，同时明确神经结构是否受压。对依从性较好、疑有不稳的患者，可以在医生指导下进行屈伸位透视，判断寰椎骨折的稳定性，这对下一步治疗方案的选择非常关键。但此类检查目前未能广泛使用，原因是动态 CT 或 MRI 可达到同样的目的，准确性更高。

通常，经口图像上寰椎侧块分离总和如超出 8 mm，应首先怀疑寰枢椎失稳[18,41]，然后进行薄层 CT 扫描。这不仅有助于判断骨折类型和骨折移位情况，而且可以明确 TAL 附着结节是否撕裂（图 10.5），这可作为判断 TAL 断裂的间接征象[6]。一些侧块粉碎性骨折无法维持韧带结节撕脱（ligamental tubercle avulsion，LTA）这一病理状态下的韧带附着点的强度，无法将齿突固定在正确的位置（图 10.6）。MRI 是评价 LTA 最特异的诊断方法（图 10.6）。

10.5 治疗策略

不管何种治疗方法，寰椎骨折的治疗目标都

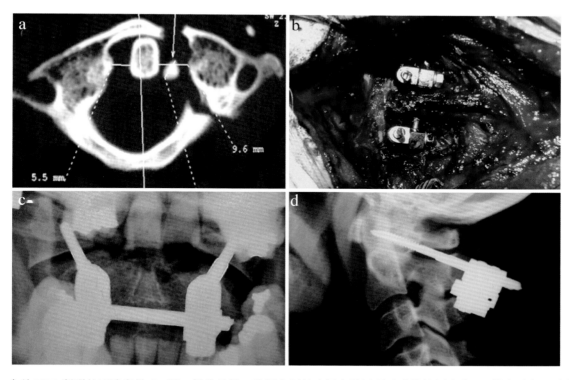

图 10.5 合并 TAL 断裂的不稳定性 C1 环 2 部分骨折，采用定制的内固定装置通过连接棒固定在 C2 棘突后方，对侧块进行临时加压固定。（a）轴位 CT 显示骨折和 TAL 结节撕脱；（b）术中图片，注意位于 C2 棘突后方的连接棒；（c）术后经口 X 线片示侧块获得部分加压；（d）侧位片显示 C1 内固定通过连杆与 C2 棘突连接

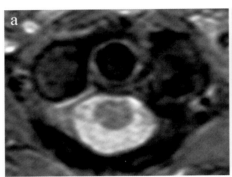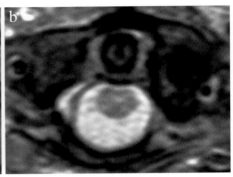

图 10.6 （a）轴位 MRI 显示完整的 TAL；（b）不同水平的轴位扫描显示爆裂的 TAL 附着部分

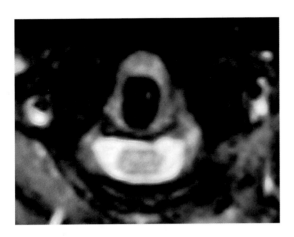

图 10.7 轴位 MRI 示靠近附着点的 TAL 单纯韧带撕脱

是获得骨愈合，保持寰枢关节的稳定，防止出现任何神经功能损害以及骨不连、畸形愈合导致的疼痛后遗症，最终获得良好的功能和预后。既往对于这种骨折的治疗，通常是从使用外固定支具开始[15,39,49]。首先通过牵引将脱位复位，有时持续牵引时间需要超过 6 周；然后进行坚硬的外固定支具（包括 Minerva 石膏、Halo-cast 以及后来的 Halo 架支具等）固定[26,29]。大部分学者报道了寰椎骨折进行保守治疗的良好效果：在几乎所有的病例中，骨折愈合率达 95%～100%；无论 TAL 完整与否，患者都未出现迟发性寰枢椎不稳（AAI）[10,14,24,39]。只有在保守治疗失败的情况下才考虑手术治疗。由于当时技术的限制，外科固定不是很牢固，术后常需继续额外佩戴 Halo 架 12 周[3,26]。

Dickmen 等[6] 开启了积极外科手术的时代，提出对所有 MRI 证实为创伤性 TAL 不完整的急性 C1 寰椎骨折病例（即他们的 Ⅰ 型 TAL 损伤病例）都实施手术治疗，以防止后期发生 AAI。他们还报道，LTA 病例（他们的 Ⅱ 型 TAL 损伤）中仅 74% 可通过保守治疗获得愈合。

Segal 等[37] 发现骨折移位程度与骨不连的正性关系，认为骨不连仅仅发生在横韧带附着点骨膜撕脱且伴有侧块粉碎性骨折的病例，这样的患者没有恢复完全的活动能力，临床预后较差。其他学者，包括 Jefferson[22] 在早期综述中也认为，当侧块关节面出现骨折和移位时，保守治疗患者中 56%～80% 将出现不良预后[26,29]。一般认为，关节面不协调是引起侧块骨折患者后期疼痛及活动受限的重要原因。最近 Dvorak 等[9] 回顾性研究了 34 例接受治疗（91% 为保守治疗）的单纯型 Jefferson 骨折患者，他们通过比较随访时伤者和常人的心理测量学指标，发现寰椎骨折治疗后的寰枢椎功能很难达到受伤前正常水平，那些侧块分离超过 7 mm 的患者功能状态更差。

任何外科手术都有潜在的风险，而外固定技术治疗寰椎骨折也不是绝对安全的。Halo 架可引起颅内或颅外感染，而硬颈围和支具（Minerva，SOMI）则可导致皮肤溃疡或固定不充分[11,19,30,34,45]。Halo 架外固定虽可以达到治疗目的，但固定 12 周并不是每一位患者都能接受，尤其是在有其他方式可以选择的情况下[43]；此外对上颈椎区域的固定，Halo 架的固定强度看起来并不比 Philadelphia 颈围固定更具有优越性[25,36]。

一般而言，不稳定型寰椎骨折可以通过各种融合手术进行治疗，包括采用钢丝或螺钉技术的后路植骨枕颈融合手术等[6,27,35]。改良寰枢椎螺钉固定系统可用于对寰椎骨折和（或）寰椎脱位进行复位，是目前最有效的外科技术[16,44,46]。然而，任何寰枢椎固定实质上都会降低上颈椎的活动度，因而有必要寻找一种更好的治疗方法。保留单纯寰椎骨折患者的运动功能并不是一个新的理念。Böhm 等[2] 最近对 8 例 Gehweiler Ⅲ 型不稳定寰椎骨折患者采取直接开放性接骨手术，对 C1 环进行重建，避免融合到 C2 或枕骨，也不需要术后制动；另一种保留寰枢椎运动功能的方法是经口入路侧块固定技术 [20,33]。如果合并颈椎其他部位的骨折，手术方式的选择则通常取决于合并损伤（齿突骨折最为常见）[13,24]。

10.6 我们的建议

我们对所有疑诊为上颈椎损伤的患者都进行薄层 CT 和 MRI 检查，最大限度地获得损伤区域"硬组织"和"软组织"的形态学信息。动态摄片、动态 MRI、MRA 和（或）CTA 等更为精细的检查则应根据诊断或手术规划的需要酌情增加。

由于转送患者的医院主要根据是否需要手术治疗来确定转送与否，因此，我们发现临床上单纯型寰椎骨折不及 C1-2 联合损伤常见。单弓骨折较为常见，4 部分 Jefferson 骨折非常少见，3 部分或 2 部分 C1 环断裂骨折在入院患者中相对多见，还常常见到关节内骨折和侧块粉碎性骨折。我们认为，关节内骨折程度、脱位所致关节面的不匹配程度，以及 C1 环是否具有功能完整性，都是影响患者预后的重要因素。我们将 Spence 原则作为反映 TAL 状态的预警指标。无论如何，对 C1 环断裂骨折进行 TAL 完整性观察时，经口片的阴性结果需要通过更为精确的影像学方法（MRI、可显示结节的 CT、动态摄片等）予以证实。在我们看来，骨折的稳定性通常取决于 C1 环本身的完整性。支持此观点的一个依据是，经口前路 C1 椎板切除术后断裂的椎弓环无法维持头部重量，楔形侧块易于向侧方移位，因此远期出现齿突垂直移位。断裂的 C1 环的碎骨块的任何移动或旋转都可引起寰枢关节面的不匹配；此外，Bransford [3] 描述的侧块矢状劈裂实际上也属于不稳定性关节内骨折。

总之，我们认为，断裂的 C1 环在骨折愈合过程中，楔形侧块如果受到纵向垂直作用力的影响，将会出现双侧关节面不对称，进而导致迟发性创伤后关节炎的发生，出现持续性疼痛、关节活动受限等症状。Jefferson 骨折不是通常意义的"爆裂骨折"，而是整个寰椎的爆裂性损伤。

选择保守治疗还是手术治疗，我们认为主要取决于以下 3 点。首先，确定骨折是单纯型寰椎骨折，还是上颈椎复合损伤的一部分。通常，我们可以观察到 C1 骨折合并齿突骨折，此时 C1

骨折本身不是选择治疗方式的关键点；但如果 C1 骨折不稳定，则需要考虑更为复杂的手术（如 3 枚前路螺钉）。第二点，必须对寰椎骨折的稳定性进行评价，也就是对 TAL 的功能完整性进行判断。我们认为，侧块粉碎性骨折无法维持 TAL 的正常强度。第三点，治疗方法的选择需考虑远期效果和患者满意程度。对牵引下无法复位的移位骨折、关节内骨折（尤其是粉碎性骨折）以及所有无法通过保守治疗获得良好愈合的骨折，应该考虑手术治疗。作为整个脊柱最为"繁忙"的关节，如果出现畸形愈合的话，将会给患者带来终身的烦恼。

10.7 我们的治疗原则

C1 骨折常合并软组织损伤并引起疼痛，根据疼痛的程度选择软或硬颈围。颈围需足够坚固，以保证单纯型后弓骨折治疗的成功率。

Philadelphia 颈围制动 12 周对于治疗前弓骨折是足够的，但有必要通过动态 X 线片等影像学检查对患者进行随访，以监测 C1 后弓骨折最终是否移位。

对于 MRI 证实 TAL 完整、双侧椎弓无移位的 C1 骨折，可以使用硬颈围作为最初的治疗，但骨折的愈合可能很缓慢（有时超过 6 个月），治疗过程中应通过 CT 检查和动态摄片来明确寰枢椎的稳定性。

同样的治疗方案也可用于有超过 2 块游离骨块的"Jefferson 样"椎弓断裂患者。不涉及关节内且 TAL 完整的移位性骨折可以通过牵引进行复位，牵引重量从 2 kg 开始逐渐增加，复位效果可通过经口 X 线片或 CT 进行监测。我们认为，如果骨折在牵引逐渐减轻后不再发生移位，则可以佩戴 Philadelphia 颈围 14 天，并通过经口 X 线随访结果进行监控。

C1 侧块骨折如果没有移位，同样可以采用硬颈围固定（图 10.8）。但如果骨折发生移位或爆裂，牵引可能达不到复位骨折的效果，尤其是对于 Bransford 等 [3] 描述的侧块矢状面劈裂骨折，经枕骨髁传导的头尾方向外力无法使骨折复位，我们称之为"斧头"效应。这种骨折可以通过 SOMI 支具或 Halo 架进行保守治疗，但无法获得长期持续的牵引效果。同样的问题发生在侧块爆裂骨折，可以行保守治疗，但功能性预后很差（图 10.9）。

图 10.8 佩戴 Philadephia 颈围后非矢状面 C1 侧块骨折愈合，图 c、d 是治疗 3 年后的图像，临床疗效满意（偶有头痛）。(a) 轴位 CT 扫描显示矢状劈裂骨折；(b) 冠状面重建图像显示骨折不是矢状方向；(c) 采用硬颈围保守治疗 3 年后的轴位 CT 扫描；(d) 冠状面重建图像示骨折愈合，寰枢关节面的匹配程度在可接受范围内

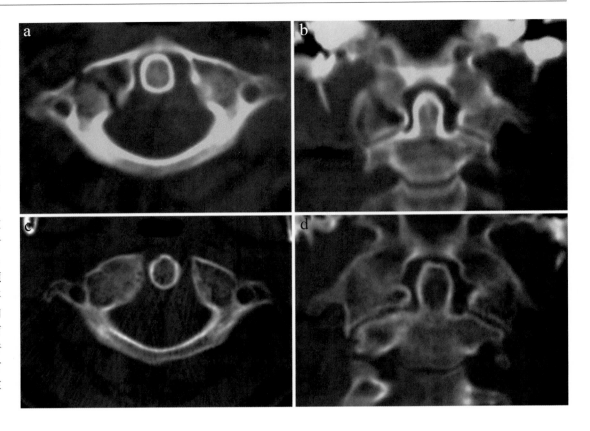

图 10.9 采用 Halo 架治疗侧块粉碎性骨折 12 周，图 c、d 是治疗 4 年后的影像资料，临床效果差（旋转疼痛、头痛）。(a) 轴位 CT 扫描显示粉碎性侧块；(b) 最初的冠状面重建图像；(c) 治疗 4 年后轴位 CT 扫描示骨折愈合；(d) 冠状面图像示侧块畸形，关节严重不对称

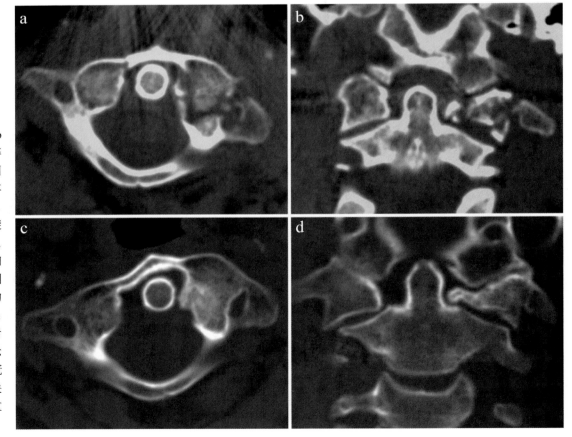

所有行保守治疗的患者治疗后 6 周、3 个月、6 个月和 1 年应常规接受影像学检查。对于预期骨折稳定的患者，治疗后 6 周予以第一次动力位 X 线检查，其他患者则在治疗后 3 个月行此检查。只有 CT 扫描能够最终确定骨折是否愈合。

如果考虑手术治疗，需向患者及家属告知手术的优点及潜在的风险，同时说明如果不手术治疗，坚硬外固定也可作为备选的方案。我们通常会强调，根据文献报道，除外明显的寰枢椎失稳和 TAL 撕裂，几乎所有单纯型 C1 骨折都可以通过保守方法治疗，没有证据支持目前的治疗决策。但令人惊奇的是，大部分患者会选择手术治疗，他们认为通过手术能够实现更快的稳定，未来的生活可以更加积极。

毋庸置疑，直接压迫神经结构的寰椎骨折是手术减压的适应证，但这样的骨折比较少见，可由枪伤、锐器刺伤等开放性损伤或直接作用于局部的钝性暴力所致，常伴有椎动脉损伤，引起出血或栓塞（图 10.10）。

合并明显寰枢椎失稳及 TAL 撕裂的骨折也应该选择牢固的后路寰枢椎固定手术（图 10.11）。我们倾向于采用经关节螺钉寰枢椎固定；但对那些可以手法复位的单纯型 C1 骨折，我们建议采用 Harm 器械进行固定（图 10.12）。大部分情况下我们在手术固定的同时辅以后路植骨。

合并 TAL 结节撕脱的骨折可以采用定制的加压内固定装置（图 10.5）或 Harms 技术进行临时固定。

侧块矢状劈裂骨折可通过 CT 导航辅助经皮直接加压固定得到有效处理（图 10.13），但也可采取骨折复位内固定开放手术。

对于复杂损伤病例，正如我们在第 14 章所强调的，我们更关心的是寰枢椎最为重要的稳定性。始终需要牢记的是：在颅脊交界区，融合节段应尽可能少，尤其是将内固定结构融合至枕骨节段，通常是不可取的。

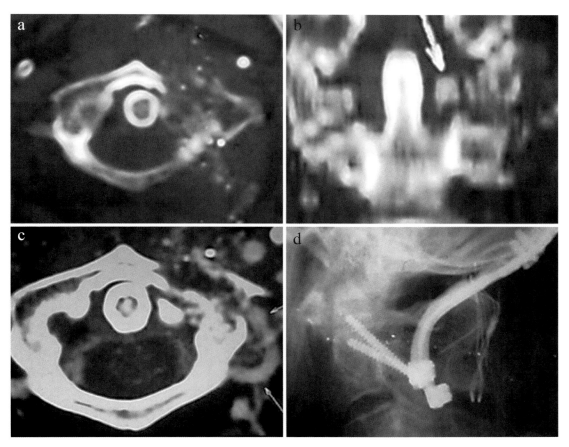

图 10.10　枕颈融合治疗枪伤导致未累及椎动脉的侧块损伤。（a）轴位 CT 显示由前到后贯穿 C1 侧块的弹道；（b）冠状面重建显示侧块遭破坏；（c）CTA 证实椎动脉通畅；（d）枕颈融合，伤侧采用 C2 经椎弓根螺钉，对侧采用经关节短螺钉

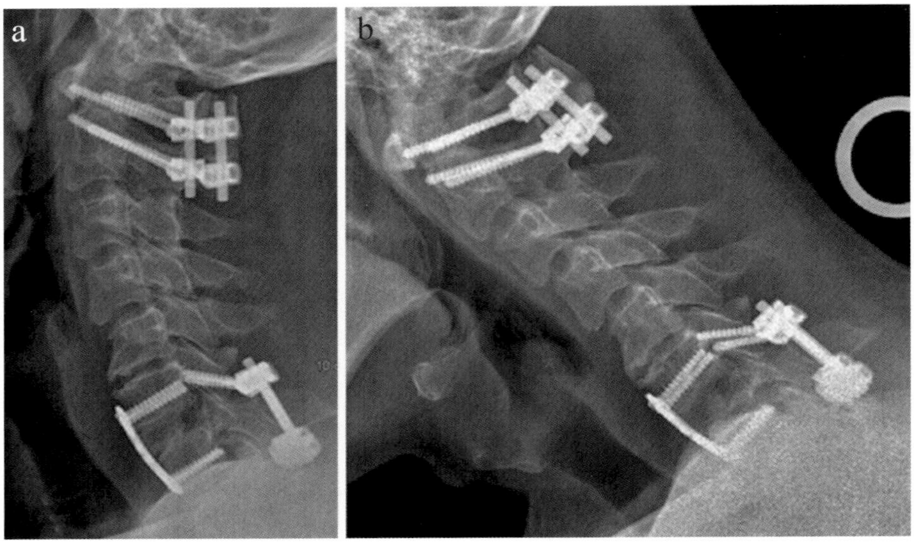

图 10.11 图 10.3 的患者合并寰椎骨折、TAL 断裂和下颈椎骨折脱位。(a) 侧位片显示稳定 C1 的 Harms 固定装置，以及对下颈椎骨折脱位的 360° 固定；(b) 术后 3 个月屈曲位侧位片显示固定装置的稳定性

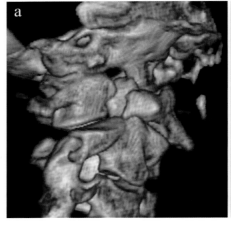
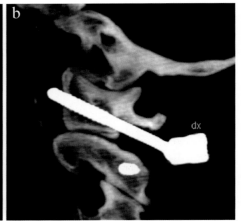

图 10.12 合并寰枢椎脱位的 C1 环 3 部分骨折，采用 Harms 技术矫正关节位置；由于枢椎双侧椎动脉高跨，采用 Wright 改良交叉椎板螺钉固定 C2。(a) 术前三维影像显示右侧寰枢关节后方移位；(b) 矢状面重建显示术后关节复位

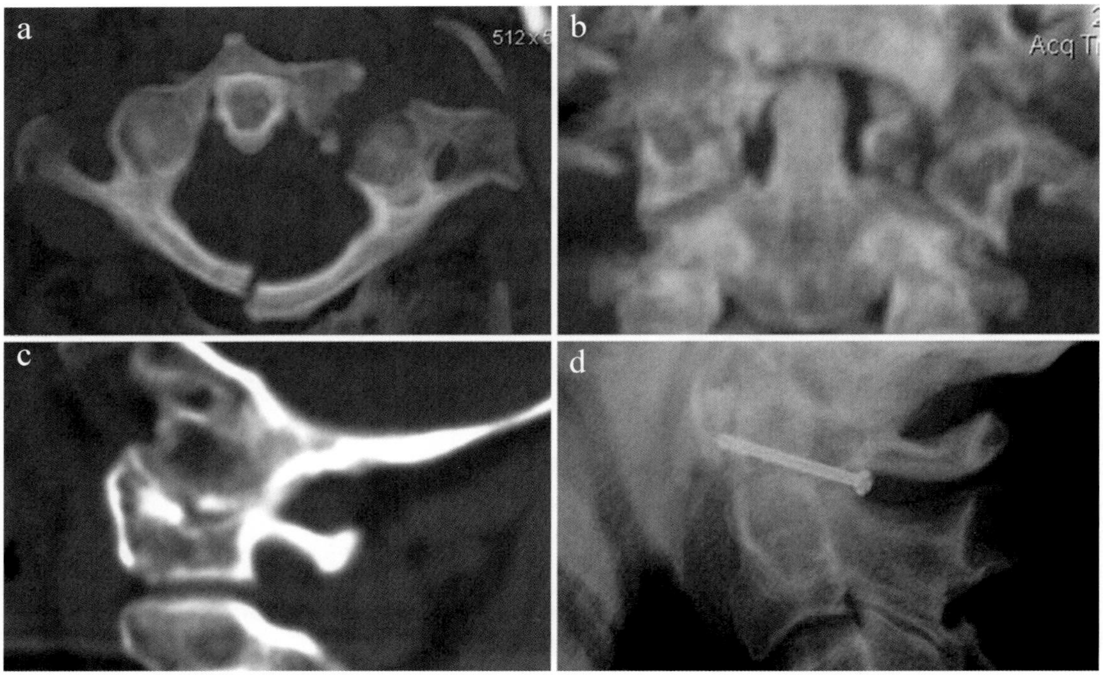

图 10.13 CT 引导经皮加压固定治疗经 MRI 证实 TAL 完整的 C1 侧块矢状劈裂骨折（第 7 章）。(a) 最初的轴位 CT 扫描；(b) 术前冠状位重建；(c) 术后 1.5 年旁矢状面扫描显示寰枢关节恢复匹配性；(d) X 线平片显示 C1 螺钉位置

（王建华 许俊杰 译 马向阳 审校）

参考文献

1. Aebi, M., Nazarian, S.: Classification of injuries of the cervical spine. Orthopade **16**, 27–36 (1987)
2. Böhm, H., Kayser, R., El Saghir, H., et al.: Direct osteosynthesis of instable Gehweiler Type III atlas fractures. Presentation of a dorsoventral osteosynthesis of instable atlas fractures while maintaining function. Unfallchirurg **109**, 754–760 (2006)
3. Bransford, R., Falicov, A., Nguyen, Q., et al.: Unilateral C–lateral mass sagittal split fracture: an unstable Jefferson fracture variant. J Neurosurg Spine **10**, 466–473 (2009)
4. Cooper, A.: A treatise on dislocations and fractures of the joints, pp. 570–576. Longman, Hurst, Rees, Orme, Brown and Cox, London (1823)
5. Dickman, C.A., Green, K.A.: Treatment of atlas fractures. In: Menezes, A.H., Sonntag, V.K.H. (eds.) Principles of spinal surgery, pp. 855–869. McGraw-Hill, New York (1996)
6. Dickman, C.A., Greene, K.A., Sonntag, V.K.: Injuries involving the transverse atlantal ligament: classification and treatment guidelines based upon experience with 39 injuries. Neurosurgery **38**, 44–50 (1996)
7. Dickman, C.A., Hadley, M.N., Browner, C., et al.: Neurosurgical management of acute atlas-axis combination fractures. A review of 25 cases. J Neurosurg **70**, 45–49 (1989)
8. Dickman, C.A., Sonntag, V.K.: Injuries involving the transverse atlantal ligament: classification and treatment guidelines based upon experience with 39 injuries. Neurosurgery **40**, 886–887 (1997)
9. Dvorak, M.F., Johnson, M.G., Boyd, M., et al.: Long-term health-related quality of life outcomes following Jefferson-type burst fractures of the atlas. J Neurosurg Spine **2**, 411–417 (2005)
10. Fowler, J.L., Sandhu, A., Fraser, R.D.: A review of fractures of the atlas vertebra. J Spinal Disord **3**, 19–24 (1990)
11. Frangen, T.M., Zilkens, C., Muhr, G., et al.: Odontoid fractures in the elderly: dorsal C1/C2 fusion is superior to halo-vest immobilization. J Trauma **63**, 83–89 (2007)
12. Gehweiler, J.A., Osborne, R.L., Becker, R.F.: The radiology of the vertebral trauma. Saunders, Philadelphia (1980)
13. Greene, K.A., Dickman, C.A., Marciano, F.F., et al.: Acute axis fractures. Analysis of management and outcome in 340 consecutive cases. Spine (Phila Pa 1976) **22**, 1843–1852 (1997)
14. Hadley, M.N., Dickman, C.A., Browner, C.M., et al.: Acute traumatic atlas fractures: management and long term outcome. Neurosurgery **23**, 31–35 (1988)
15. Han, S.Y., Witten, D.M., Mussleman, J.P.: Jefferson fracture of the atlas. Report of six cases. J Neurosurg **44**, 368–371 (1976)
16. Harms, J., Melcher, R.P.: Posterior C1-C2 fusion with polyaxial screw and rod fixation. Spine (Phila Pa 1976) **26**, 2467–2471 (2001)
17. Hays, M.B., Alker Jr., G.J.: Fractures of the atlas vertebra. The two-part burst fracture of Jefferson. Spine (Phila Pa 1976) **13**, 601–603 (1988)
18. Heller, J.G., Viroslav, S., Hudson, T.: Jefferson fractures: the role of magnification artifact in assessing transverse ligament integrity. J Spinal Disord **6**, 392–396 (1993)
19. Horn, E.M., Feiz-Erfan, I., Lekovic, G.P., et al.: Survivors of occipitoatlantal dislocation injuries: imaging and clinical correlates. J Neurosurg Spine **6**, 113–120 (2007)
20. Hu, Y., Ma, W., Xu, R.: Transoral osteosynthesis C1 as a function-preserving option in the treatment of bipartite atlas deformity: a case report. Spine (Phila Pa 1976) **34**, E418–E421 (2009)
21. Jeanneret, B.: Combined fracture of anterior and posterior arch of atlas due to extreme lateral bending. Case report. In: Kehr, P., Weidner, A. (eds.) Cervical spine, pp. 246–253. Springer, Wien (1987)
22. Jefferson, G.: Fractures of the atlas vertebra: report of four cases and a review of those previously reported. Br J Surg **7**, 407–422 (1920)
23. Jevtich, V.: Horizontal fracture of the anterior arch of the atlas. Case report. J Bone Joint Surg Am **68**, 1094–1095 (1986)
24. Kesterson, L., Benzel, E., Orrison, W., et al.: Evaluation and treatment of atlas burst fractures (Jefferson fractures). J Neurosurg **75**, 213–220 (1991)
25. Koller, H., Zenner, J., Hitzl, W., et al.: In vivo analysis of atlantoaxial motion in individuals immobilized with the halo thoracic vest or Philadelphia collar. Spine (Phila Pa 1976) **34**, 670–679 (2009)
26. Landells, C.D., Van Peteghem, P.K.: Fractures of the atlas: classification, treatment and morbidity. Spine (Phila Pa 1976) **13**, 450–452 (1988)
27. Lee, T.T., Green, B.A., Petrin, D.R.: Treatment of stable burst fracture of the atlas (Jefferson fracture) with rigid cervical collar. Spine (Phila Pa 1976 **23**, 1963–1967 (1998)
28. Levine, A.M., Edwards, C.C.: Treatment of injuries in the C1-C2 complex. Orthop Clin North Am **17**, 31–34 (1986)
29. Levine, A.M., Edwards, C.C.: Fractures of the atlas. J Bone Joint Surg Am **73**, 680–691 (1991)
30. Majercik, S., Tashjian, R.Z., Biffl, W.L., et al.: Halo vest immobilization in the elderly: a death sentence? J Trauma **59**, 350–356 (2005). discussion 356–358
31. Muratsu, H., Doita, M., Yanagi, T., et al.: Cerebellar infarction resulting from vertebral artery occlusion associated with a Jefferson fracture. J Spinal Disord Tech **18**, 293–296 (2005)
32. Proubasta, I.R., Sancho, R.N., Alonso, J.R., et al.: Horizontal fracture of the anterior arch of the atlas. Report of two cases and review of the literature. Spine (Phila Pa 1976) **12**, 615–618 (1987)
33. Ruf, M., Melcher, R., Harms, J.: Transoral reduction and osteosynthesis C1 as a function-preserving option in the treatment of unstable Jefferson fractures. Spine (Phila Pa 1976) **29**, 823–827 (2004)
34. Saeed, M.U., Dacuycuy, M.A., Kennedy, D.J.: Halo pin insertion-associated brain abscess: case report and review of literature. Spine (Phila Pa 1976) **32**, E271–E274 (2007)
35. Scharen, S., Jeanneret, B.: Atlas fractures. Orthopade **28**, 385–393 (1999)
36. Schneider, A.M., Hipp, J.A., Nguyen, L., et al.: Reduction in head and intervertebral motion provided by 7 contemporary cervical orthoses in 45 individuals. Spine (Phila Pa 1976) **32**, E1–E6 (2007)
37. Segal, L.S., Grimm, J.O., Stauffer, E.S.: Non-union of fractures of the atlas. J Bone Joint Surg Am **69**, 1423–1434 (1987)
38. Sherk, H.H., Giri, N., Nicholson, J.T.: Gunshot wound with fracture of the atlas and arteriovenous fistula of the vertebral artery. Case report. J Bone Joint Surg Am **56**, 1738–1740 (1974)
39. Sherk, H.H., Nicholson, J.T.: Fractures of the atlas. J Bone Joint Surg Am **52**, 1017–1024 (1970)
40. Siegel, M., Alberts, R.: Unusual sign of a Jefferson fracture. A case report. Spine (Phila Pa 1976) **17**, 605–607 (1992)
41. Spence Jr., K.F., Decker, S., Sell, K.W.: Bursting atlantal fracture associated with rupture of the transverse ligament. J Bone Joint Surg Am **52**, 543–549 (1970)
42. Stewart Jr., G.C., Gehweiler Jr., J.A., Laib, R.H., et al.: Horizontal fracture of the anterior arch of the atlas. Radiology **122**, 349–352 (1977)
43. Strohm, P.C., Muller, ChA, Kostler, W., et al.: Halo-fixator vest – indications and complications. Zentralbl Chir **132**, 54–59 (2007)

44. Stulik, J., Krbec, M.: Injuries of the atlas. Acta Chir Orthop Traumatol Cech **70**, 274–278 (2003)

45. Tashjian, R.Z., Majercik, S., Biffl, W.L., et al.: Halo-vest immobilization increases early morbidity and mortality in elderly odontoid fractures. J Trauma **60**, 199–203 (2006)

46. Tessitore, E., Momjian, A., Payer, M.: Posterior reduction and fixation of an unstable Jefferson fracture with C1 lateral mass screws, C2 isthmus screws, and crosslink fixation: technical case report. Neurosurgery **63**, ONSE100–ONSE101 (2008). discussion ONSE101

47. Walsh, G.S., Cusimano, M.D.: Vertebral artery injury associated with a Jefferson fracture. Can J Neurol Sci **22**, 308–311 (1995)

48. Weller, S.J., Rossitch Jr., E., Malek, A.M.: Detection of vertebral artery injury after cervical spine trauma using magnetic resonance angiography. J Trauma **46**, 660–666 (1999)

49. Zimmerman, E., Grant, J., Vise, W.M., et al.: Treatment of Jefferson fracture with a halo apparatus. Report of two cases. J Neurosurg **44**, 372–375 (1976)

第11章　齿突骨折

P. Suchomel, L. Jurák

齿突骨折（odontoid fracture，OF）最早由Lambotte[56]描述，Mixter Osgood[61]报道了第1例齿突骨折治疗病例，采用后路寰枢椎内固定延期手术对患者进行处理。尽管齿突骨折是上颈椎最常见的损伤，但有趣的是，齿突骨折的背景远没有Hangman骨折那么丰富多彩。通过翻阅文献，可以发现一个值得注意的事实，相当多的齿突骨折容易漏诊，且治疗后容易发生骨不连。此类常见损伤最严重的后果被认为是对寰枢椎水平运动的限制功能丧失，进而导致C1-2失稳，带来致命性脊髓损害的潜在风险。

以往齿突骨折的治疗方法包括外固定保守治疗技术[13,33,70,74,84]和后路寰枢椎融合手术[17,43,95]，后者一般在外固定失败后（即假关节形成阶段）采用。Nakanishi[65]和Magerl[39]等发展了前路螺钉固定技术，实际上为齿突骨折提供了最符合生理特征的外科治疗选择。

如今，齿突骨折可在损伤后获得早期诊断，现代影像技术也有助于我们选择最适合患者的治疗方法。

11.1　分型

齿突骨折最早被分为齿突基底部骨折和齿突颈骨折2类[19]，Schatzker等[80]根据骨折线位于副韧带上方或下方将齿突骨折分为2型。

其他更为学者们接受的是Roy-Camille[72]提出的根据骨折部位稳定性进行分类的方法。根据侧

位X线平片和动力片上骨折线的方向还可进一步划分亚型。如果中立位显示寰枢椎脱位或动力片上明确脱位，则被认为是不稳定型齿突骨折。该分类系统包含3种骨折线模式（以下缩写来自法语）：OBAV，骨折线斜向前下，合并或不合并前脱位；OBAR，骨折线斜向后，合并或不合并后脱位；HTAL，水平骨折线，合并或不合并任何方向的移位。

Althoff等[3]提出一种分类方式：A型，骨折经过齿突颈部；B型，骨折经过C2椎体上部；C型，骨折经过C2椎体，并累及单侧C2上关节面的内侧；D型，损伤累及C2双侧上关节突。

目前最常用的是基于骨折线位置分类的Anderson-D'Alonzo分类法[6]（图11.1）。Ⅰ型骨折是指位于寰椎横韧带（TAL）上方齿突尖的斜形骨折，较为少见，被认为是稳定性骨折[15,36,83]；Ⅱ型骨折是最为常见的齿突基底部骨折，高度不稳，非常容易发生骨不连；Ⅲ型是或多或少延伸至C2椎体的齿突基底部骨折。

在这一分类方法的基础上，学者们还提出齿突颈部骨折的各种亚型。Hadley等[40]描述有游离骨折块的ⅡA型粉碎性齿突基底部骨折，约占Ⅱ型骨折的5%；Geisler等[30]将向后方移位的Ⅱ型骨折称为Ⅱ-P型；我们提出将骨折线位于横韧带和基底部之间的横形齿突骨折定义为ⅡT型[91]。ⅡT型骨折在各个方向都不稳定，尤其是旋转，所以需要采用2枚螺钉实施前路内固定，而不应采用目前广为流行的单枚螺钉技术。Gauer等[34]提出一种基于Anderson Ⅱ型骨折亚型分类的治疗方法：没有移位和碎骨块的横行骨折适合行保守治疗，属于ⅡA型骨折；ⅡB型是有移位的横行或后斜行骨折，适合在骨折复位后行前路螺钉固定；前方

P. Suchomel and L. Jurák
Department of Neurosurgery,
Neurocenter, Regional Hospital Liberec,
Husova st. 10,46063 Liberec, Czech Republic

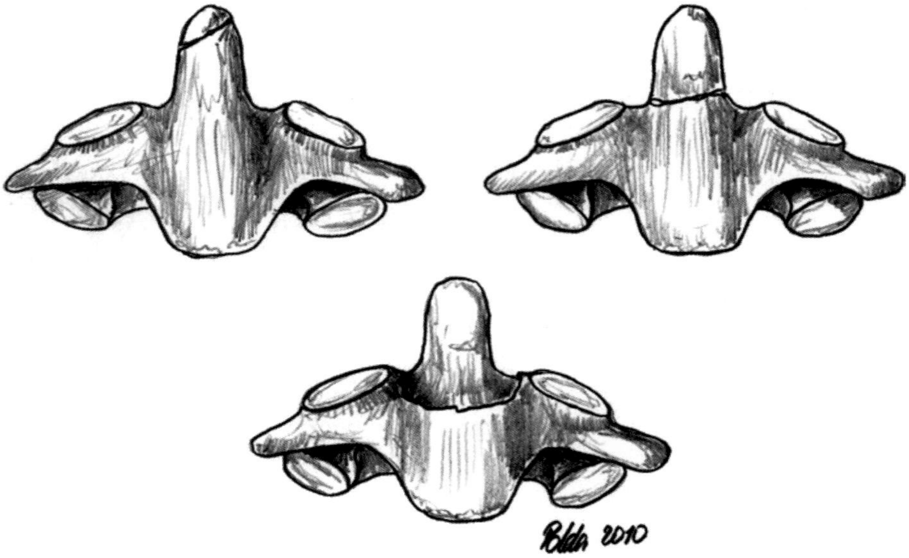

图 11.1　Anderson-D'Alonso 齿突骨折分类示意图

斜行骨折或粉碎性骨折归为ⅡC型，按照作者的看法，此类骨折主要适合采用后路寰枢椎固定技术进行治疗。

亦有文献报道垂直型齿突骨折[51]，如果未累及横韧带，这种骨折被视为是稳定性骨折。

和其他学者一样，我们采用 Anderson D'Alonzo 分类系统，因而在文中的其他部分，我们对骨折类型的描述都将参照此分类方法。

11.2　病因学和流行病学

C2齿突骨折占所有枢椎骨折的50%～60%[16,28,36]，占所有急性颈椎骨折的8%～15%[2,6,16,36,41]。齿突骨折是70岁以上成年人最常见的颈椎骨折[64,73]，也是80岁以上人群脊柱损伤中最常见的类型[73]。

Ⅱ型骨折最为常见，在所有齿突骨折中占37%～83%，老年人群中甚至高达95%[16,36,64,93]。

约34%的齿突骨折合并其他脊柱损伤，其中85%是颈椎损伤，20%与C1损伤有关[36]；附着点撕脱所致的TAL功能不全也常同时出现[20,36]；合并C1-2骨折时C1弓环断裂也可造成类似的寰枢椎失稳；20.3%的齿突骨折患者合并有头部损伤和C2所有亚型的骨折[36]。

齿突骨折可由过屈外力引起，可合并寰椎前脱位、寰枢椎半脱位，合并或不合并横韧带损伤等；更为常见的是在过伸外力下同时出现C1前弓骨折和（或）C1后移位。大多数齿突骨折是由于机动车辆事故（MVA）或单纯的坠落伤所致[2,6,42,62,67,91]，故其受伤机制通常不是由单纯的纵向作用力传导所致，而是同时包括有侧曲和旋转等力量的参与。

11.3　临床症状

25%～40%的上颈椎损伤患者在事故现场死亡，也有约90%的幸存者没有严重的神经功能缺失[11,16,36,42,96]。齿突骨折在过去经常被漏诊，收治入院的幸存伤者常常不合作，或因合并头部外伤、多发伤或醉酒等原因导致意识不清。在急诊处理过程中难以获得充分的经口位和侧位X线片是延误诊断的主要原因。在1980年代后期，我们统计因头部外伤而急诊入院的患者，其中有60%是处于醉酒状态的[90]。目前这一问题已经得到解决，可以对所有不合作和无意识的创伤患者进行早期强制性的CT检查。合作患者经常会主诉颈椎后部局部疼痛，椎旁肌肉痉挛、压痛，颈椎活动受限等。神经系统的症状体征从相对少见的四周瘫痪麻痹到较为常见的单纯枕神经痛伴颈椎活动受限等，差异很大。

11.4　影像学检查

如上所述，目前绝大部分创伤患者通常采用早期快速螺旋CT进行筛查。然而，有一些症状轻微的非卧床患者实际上也可能存在齿突骨折，但没有在第一时间接受 CT 常规筛选。一些未设 24 h CT 检查的小型医院也根据临床状况制定放射学检查流程。因此需要首先拍摄简单的正侧位 X 线平片，阅片后如果怀疑上颈椎异常，则需补充拍摄张口位片。移位骨折通常容易发现和诊断（图 11.2），但未移位的线性骨折可能会被漏诊（图 11.3）。经典的断层照片以往也是确诊齿突骨折的好方法（图 11.4）；但只有矢状面和冠状面重建的骨窗 CT 以及成像更加优良的三维重建图像才可以精确显示骨折位置、方向、程度和骨的形态学特征，为内固定手术提供很好的参考（图 11.5）；螺旋 CT 扫描也可以确诊或排除其他相关的脊柱骨折。MRI 对于神经功能完整的患者不是必须的检查，但有助于评价软组织损伤，尤其是 TAL 的完整性（图 11.6）[20]。

11.5 治疗策略

Holdsworth[46] 指出，"任何能对治疗起指导作用的分型方法都是有意义的"。从这个角度来看，目前最被广泛接受的 Anderson-D'Alonso 分类方法有一定的局限性。一般需要确定何种类型的骨折是不稳定的，并最终需要外科干预。大部分作者认为Ⅰ型、Ⅲ型骨折具有足够的稳定性，可以接受外固定支具保守治疗[2,6,7,42,62]；然而，Ⅱ型和Ⅲ型骨折存在"灰色地带"；所谓"高、背、浅"的Ⅲ型骨折也应该仅包括那些延伸到 C2 上关节面的骨折。Grauer 等[34] 认为那些波及 C2 椎体背侧，但未延伸至 C2 关节面的骨折应被视为Ⅱ型骨折。另外一个有关分型的问题是骨折向尾端延伸的程度，也就是说，如何区分是Ⅲ型骨折还是体部骨折（图 11.7）；此外，Ⅱ型骨折呈现各种不同的形态学类型，并未被纳入原始的分类方法中，在相当程度上影响了治疗方案的选择。骨折部位、粉碎程度、斜面和（或）脱位等都是非常重要的考虑因素。

以往大部分治疗都是针对骨折延迟愈合的病例。Mixter 首次描述齿突骨折的治疗，采用后路寰枢椎钢丝固定和植骨融合手术治疗齿突假关节[61]。一般来讲，所有类型的齿突骨折以往都首先使用保守治疗。在牵引复位脱位骨折之后，采用硬的外固定支具（Minerva 背心、SOMI 支具和硬颈围等）稳定上颈椎。由于具有较高的硬度，Halo 架随后广受欢迎[16,23,36]。后路手术主要用于保守治疗失败的情况。为获得稳固的后路寰枢椎融合，许

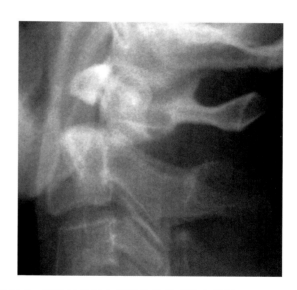

图 11.2 侧位片显示向后移位的Ⅱ型齿突骨折

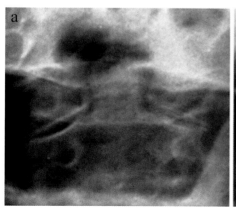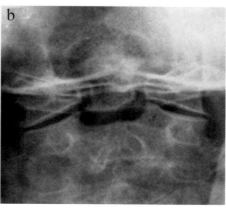

图 11.3 没有移位的Ⅱ型齿突骨折。（a）经口片显示线性Ⅱ型骨折，初诊时漏诊；（b）同一患者 6 个月后出现齿突假关节（未治疗）

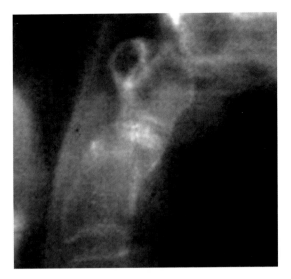

图 11.4　传统矢状断层 X 线片显示齿突 Ⅱ 型骨折

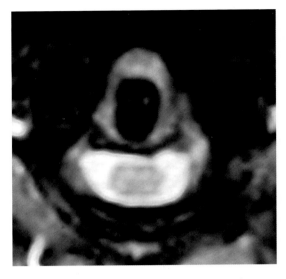

图 11.6　MRI 显示寰椎横韧带（TAL）侧面撕脱

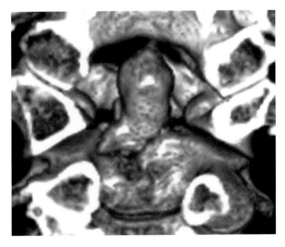

图 11.5　三维 CT 显示齿突 Ⅱ 型骨折

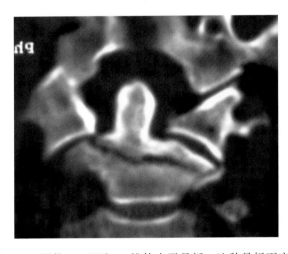

图 11.7　冠状 CT 显示 C2 椎体水平骨折，这种骨折不应被视为齿突骨折

多 Gallie 改良技术逐渐得到发展 [12,17,22,29,37]，详见第 6 章。所有的后路寰枢椎融合技术在最初阶段都需要辅以 Halo 架固定进行加压，因此当骨折愈合时，很难界定愈合应归功于融合、外固定还是两者的协同作用。然而，随着 Magerl 经关节螺钉技术的出现，通过后路坚强螺钉技术可以获得寰枢椎的即刻稳定，大大提高了融合率，改善了临床效果 [17,21,31,32,38,44,49,59,60]。寰枢椎融合手术实际上限制了颈椎的旋转运动（50%），并不是一个理想的治疗技术。

Estridge 和 Smith[24] 首先报道直接处理骨折的技术，在 Fang 和 Ong[25] 经口 C1-2 关节内植骨治疗齿突假关节形成方法的基础上，直接清理骨折

部位，纵向植入自体髂嵴骨。患者佩戴 Minerva 背心支具后获得融合，但不幸的是 1 年后患者自杀，骨性融合在尸检中得以确认。

Nakanishi 和 Magerl 提出的螺钉直接加压固定技术是治疗齿突骨折的真正突破。该方法适用于 Ⅱ 型及浅 Ⅲ 型骨折，是最符合生理学要求的代表性治疗技术，能够直接处理目标部位，且理论上不影响邻近节段的运动功能 [2,10,52,88,91]。

如果不予治疗，齿突骨折的不融合率接近 100%[16]。治疗齿突骨折的外科选择尽管很多，但没有证据能够帮助我们判断孰优孰劣，包括保守治疗和手术方法的选择也是这样 [7]。对于移位骨折，固定制动前通常应先行牵引复位 [52,94]。

跟以往一样，对于不合并其他上颈椎损伤（如寰枕脱位）、较为少见的 I 型齿突骨折患者，一般采用颈围或更坚硬的外支具（包括 Halo 架）保守治疗[62,70,83]。

大部分 III 型骨折采用外固定支具治疗效果满意，融合率可达 87% ~ 100%[15,16,28,52,94]，因此许多外科医生推荐 Halo 架固定[7,36]。其实也有文献报道硬颈围治疗此类骨折的成功经验[55,63,70]。

但在最近，Halo 架固定受到非议，它并没有提供比坚强颈围更加牢固的固定，但却增加了并发症的发生率，尤其是老年患者[55,82]。与佩戴 Halo 架相关的常见并发症（26% ~ 66%）较为严重，通常包括压疮、针道感染、针松动、骨折纠正丢失等，最糟糕的是呼吸问题和肺炎[27,47,76]。老年患者中致死性心肺并发症引起心跳停搏的情况已有报道[92]；在几组接受治疗的齿突骨折患者中，Halo 架相关死亡率远高于 Philadelphia 颈围和手术治疗的患者[27,87,92]；Strohm 等[87]指出，在他的确诊患者中，58% 认为 Halo 架难以耐受。

关于齿突骨折，目前讨论的焦点问题在于如何治疗 II 型和浅 III 型骨折。这些损伤高度不稳，平均 30% ~ 50% 的患者因外固定失败导致骨不连[36,54,57,84]，如果进一步将 60 岁以上患者统计在内，失败率将戏剧性地升高到 77% ~ 86%[36,75]。

虽然大部分现代外科医生倾向于对急性骨折早期行手术固定[1,2,8,18,66,88,91,95]，但对于一些未移位的稳定性 II 型骨折，Halo 架或更加坚硬的颈围制动仍然是可以接受的[36,63,69,70]。

保守治疗 II 型骨折骨不连发生率高，其原因亦是目前争论的焦点。一些作者提出齿突颈部存在血供低灌注区，而其他学者则认为是骨结构相对薄弱的齿突颈部承载过大应力所致[4,5,81]。研究表明，以下因素对 II 型骨折愈合造成负面影响：骨折移位 > 6 mm、成角 > 10°、粉碎性骨折、骨质疏松、年龄 > 60 岁、延迟治疗、随访期间骨折对位丢失等[9,42,58,71,80]。

尽管直接前路螺钉内固定技术具有明显的优势，但还是受到后路寰枢椎融合技术的挑战，尤其是老年患者[14,64]。据报道，前路螺钉技术治疗 II 型骨折融合率为 80% ~ 96%，对于大多数浅 III 型骨折患者，融合率几乎可达 100%[7,8,52,88,89,91]。

第 6 章已描述前路加压内固定的不同技术。最初采用的是全螺纹 3.5 mm 钢钉[10]，为了获得骨折加压效果，必须将近端的通道扩大；随后克氏针引导的半螺纹钛合金空心螺钉置钉技术得到应用[2]；Apfelbaum[8]建议使用 4 mm 非中空螺钉，以提供更为坚强的固定；Knöringer[53]提出具有自行加压能力、类似于 Herbert 螺钉的双螺纹螺钉技术。为尽可能减少手术并发症的发生率，人们开发了各种内固定器械[45,85]。有学者专门设计了 1 种钢板，可以通过高位颈前外侧入路置入并固定粉碎、斜行、延迟治疗的骨折，其目的在于保留寰枢关节的运动功能[68,86]。

采用 1 枚还是 2 枚前路螺钉来稳定骨折，目前仍有争议。最初人们将第 1 枚螺钉作为加压螺钉，第 2 枚螺钉起到抵抗旋转力的稳定作用[2,10]。但生物力学研究证实，1 枚或 2 枚螺钉具有相似的固定强度[35,78]；这一发现为临床观察结果所证实，即使用单枚螺钉固定也可获得高达 95% 的融合率，临床疗效好[26,48,50,79,89]。

虽然后路寰枢椎固定不太符合生理学要求，但在治疗齿突骨折时确实占有一席之地，尤其当无法进行前路内固定或已形成假关节时[8]。短颈、桶状胸、颈椎后凸、粉碎性骨折、不可复性脱位以及某些合并 C1-2 损伤、TAL 断裂的情况，都属于前路手术的相对禁忌证。

11.6　我们的建议

和其他颅脊交界区创伤一样，我们对全部疑有齿突骨折的患者均行强制性螺旋 CT 检查和三维重建。即使患者没有神经症状，也应该在最初 24 h 内行 MRI 检查；而对于那些有神经症状主诉的患者，需行急诊 MRI 检查。MRI 对评价脊髓状态和横韧带完整性具有价值，也有助于排除其他软组织损伤，如椎间盘突出（图 11.8）。对于合作的患者，在医生指导下行屈伸位摄片可以发现 III 型骨折潜在的失稳和（或）静态图像上未能及时发现的其他节段并发损伤（图 11.9）。

尽管我们有 15 年上颈椎损伤诊治经验，也对 90 余例齿突骨折患者进行手术治疗，但至今未遇到 1 例 I 型齿突骨折。然而即使是 I 型损伤，在双侧尖韧带断裂或合并枕骨髁骨折的情况下也可能存在失稳。如一开始对此类骨折采用标准硬颈围进行保守治疗，那么随访末期拍片证实颅脊交界区稳定则显得尤为重要，因为最初已复位的寰

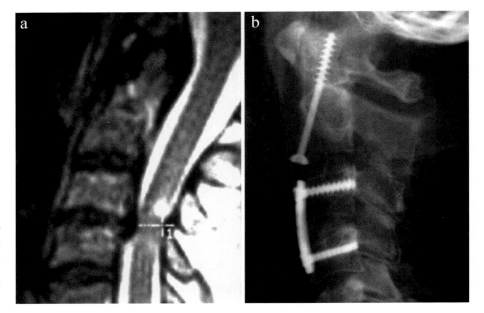

图 11.8 Ⅱ型齿突骨折合并 C3/4 椎间盘突出。(a) 矢状位 MRI 的 T2 加权图像；(b) 术后侧位 X 线片示单枚齿突螺钉固定，同时实施 C3/4 钢板固定植骨融合术

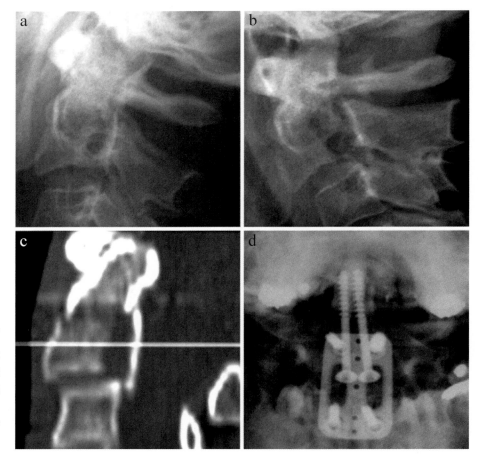

图 11.9 (a) 入院时在医师指导下行颈椎过伸过屈侧位片，提示失稳；(b) 屈曲位片显示齿突骨折和 C2 环骨折；(c) 矢状位 CT 重建示 Hangman 骨折合并齿突Ⅲ型骨折；(d) 双枚螺钉固定齿突骨折，同时施行 C2/3 钢板固定植骨融合术

枕关节很可能有再次脱位的风险。

据我们的经验，横韧带损伤比文献推测的要少见[20]。以往 MRI 分辨率较低，影像学资料质量较低，大部分 II 型骨折患者在并不清楚 TAL 状态的情况下采用前路螺钉治疗。术后 6 周例行检查的动态 X 线片上没有发现一例寰枢椎失稳（图 11.10）。

对于未移位的 III 型齿突骨折一般不采用手术治疗，我们认为，硬颈围（如 Philadelphia 颈围）能够足以保证单纯型 III 型齿突骨折的成功愈合。我们仅在某些合并上颈椎损伤的病例，以及内固定手术无法保证足够稳定性的情况下使用 Halo 架固定；由于并发症发生率高，所以我们从未将其作为治疗 II 型或浅 III 型骨折的首选方法（图 11.11）。

我们使用前路直接加压内固定技术治疗几乎所有的 II 型和浅 III 型骨折，尤其是寰枢关节受累时（图 11.12）。III 型骨折出现移位和（或）动力片提示不稳时也可以采用前路螺钉技术治疗，前提是 C2 椎体基底部有足够的骨质用于固定。在我们看来，只要基底部骨质足够，即使是前向斜行骨折也可以行前路螺钉固定，通过平行置入克氏针来简单预防可能意外出现的前方移位（图 11.13）。如果前路技术无法实施（桶状胸、粉碎性骨折等）或失败，我们将采用补救性的后路手术，

选择 Magerl 或 Goel-Harms 寰枢椎固定技术进行牢靠的螺钉固定。

所有的骨折脱位在前路手术之前均需采用 Halo 环牵引技术进行复位，必要时术中也可持续牵引（图 11.14）。建议使用 4 点固定环来取代 Crutschfield、Barton 或 Gardner-Wells 夹，因为它易于安装、安全、牵引力均匀分布。可使用不同的砝码以获得复位，一般从 2 kg 开始，经验丰富的医师在行手法复位时常常达到很大的重量（曾达 20 kg）。

如骨折脱位无法复位，则可采用后路复位固定或原位固定融合。如 MRI 显示存在脊髓压迫，经口减压手术是必要的，尽管此入路有其弊端。

通常倾向于使用 2 枚螺钉。如果齿突很薄，无法容纳 2 枚 4 mm 短螺纹螺钉，或钻第一个孔时技术失误，没有留下足够的空间给第二枚螺钉，这一技术将受到限制。我们将单枚螺钉技术作为补救手段，只在双螺钉无法固定，或治疗宽基底的 II 型、III 型骨折时才使用。当横形骨折累及齿突最狭窄部位时，我们多次见到最后拧紧单枚螺钉时齿突尖发生旋转。为了避免这种情况出现，可以使用双螺钉固定技术，或在拧紧过程中平行置入 1 枚克氏针以防止旋转。对于旋转失稳的 IIT 型骨折，钻透顶点骨皮质可能会有一定困难（图 11.15）。

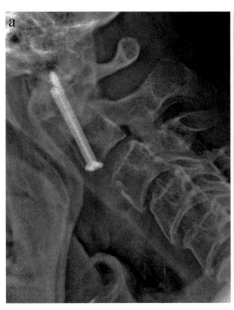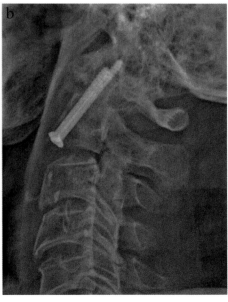

图 11.10　双枚螺钉固定 II 型齿突骨折 6 周后动态摄片，明确寰枢椎稳定性。（a）屈曲位侧位片；（b）伸展位片

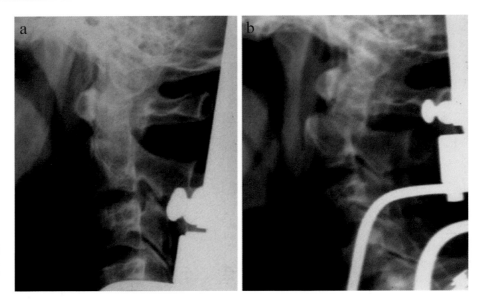

图 11.11 Halo 架固定无法维持 II 型齿突骨折的对位。(a) 患者出院前骨折复位良好；(b) 1 个月后复查显示后脱位

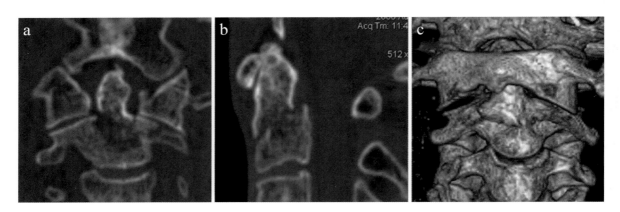

图 11.12 CT 重建骨折线累及左侧寰枢关节的浅 III 型骨折。(a) 冠状面重建；(b) 矢状面重建显示骨折前斜；(c) 三维重建前面观

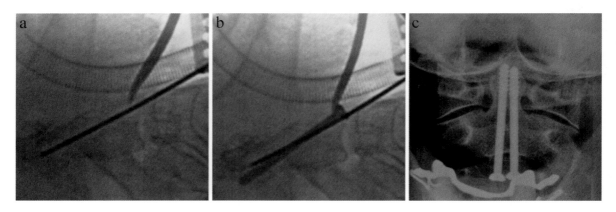

图 11.13 与图 11.12 为同一患者，采用双枚前路螺钉固定，通过克氏针防止向前再移位。(a) 首先在透视引导下使克氏针穿过已复位的齿突骨折；(b) 侧位透视显示在第 1 枚螺钉拧紧过程中克氏针的保护作用；(c) 经口 X 线片显示最后结果

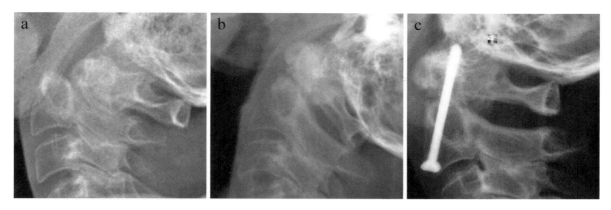

图 11.14 通过牵引使 II 型齿突骨折后脱位复位。(a) 侧位片显示最初的脱位；(b) 侧位片显示牵引下的复位；(c) 双枚螺钉固定

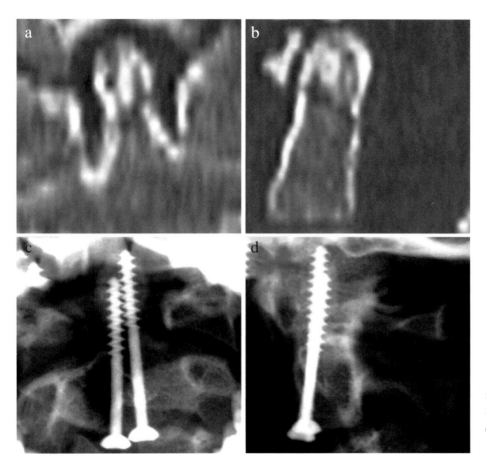

图 11.15 双枚螺钉前路固定治疗 IIT 型齿突骨折。(a) 术前矢状位 CT 重建；(b) 术前冠状位 CT 重建；(c) 术后前后位 X 线片；(d) 术后侧位片显示螺钉长度合理

骨膜下成骨的基本前提条件是紧密接触，最好对骨折面进行加压，并辅以可靠的制动[81]。为了实现这一目标，拉力螺钉需要穿透齿突顶点的骨皮质，或是螺纹长度足够短，以获得充分加压。

术后如认为骨折足够稳定，则需要佩戴硬颈围（如 Philadelphia 颈围）6 周，以达到 Sandler

等[77]所强调的"不让头部移动太远、太快"的目的。当然，如果合并其他更为复杂的上颈椎创伤，一部分或全部治疗选择都可能会受到影响。

对合并骨折，应优先考虑不稳（常常是寰枢椎不稳）问题。最常见的合并损伤是寰椎骨折，如果 C1 后弓断裂，应优先稳定齿突；如果 C1 前

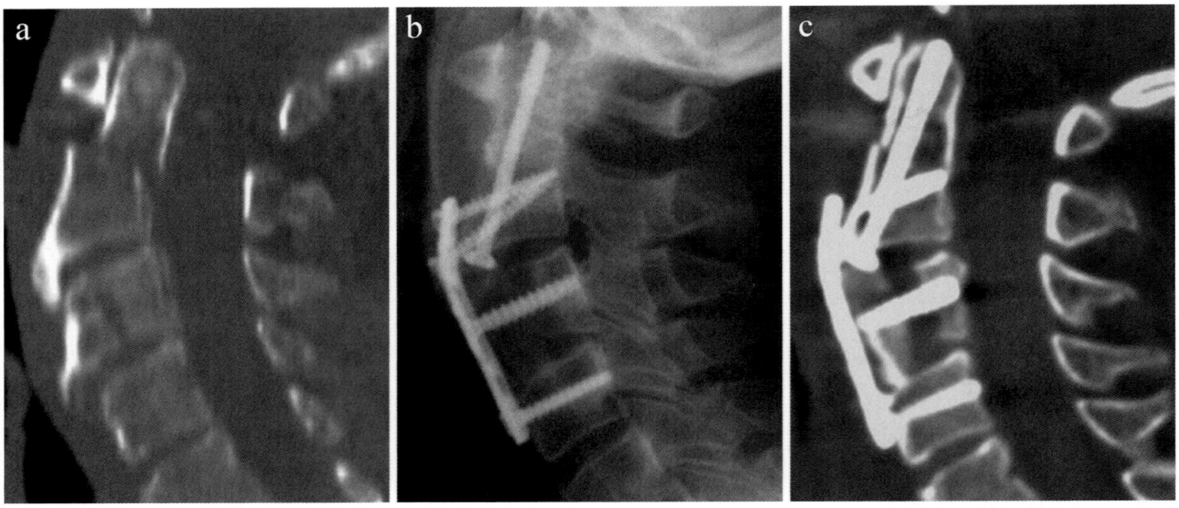

图 11.16　齿突骨折合并 C3 冠状面劈裂。(a) 术前矢状面 CT 重建；(b) 术后侧位片显示同时行齿突固定和 C2-4 钢板固定植骨融合手术；(c) 矢状位 CT 重建显示螺钉长度合理

弓也断裂，或整个 C1 环断裂，治疗时则不得不考虑寰枢椎的失稳程度。直接前路齿突内固定术辅以较长时间的 Philadelphia 颈围固定通常已足够，但对于寰枢椎明显脱位和（或）MRI 证实横韧带损伤的患者，可以选择前路 3 枚螺钉固定融合技术（1 枚齿突螺钉和 2 枚前路经关节寰枢椎螺钉）；坚固的后路寰枢椎固定也是这类创伤常用的治疗选择之一。

有时我们需要治疗并发的下颈椎损伤，这时可能需要采用联合入路，最好能在同期内完成（图 11.16）。

Halo 架外固定并发症发生率较高，实验研究亦发现其固定强度并不比 Philadelphia 颈围更强[55,82]，因此我们认为治疗齿突骨折时应尽量避免使用 Halo 架固定，而选用手术或硬颈围固定。尤其是对于老年人、无意识或慢性通气障碍患者，我们通常推荐手术固定以获得早期制动，便于精心护理，挽救患者的生命。

所有患者于术后 6 周，3、6 和 12 个月进行常规复查。侧位动态摄片可作为常规检查，直至确认骨折已愈合；CT 检查可显示骨痂是否已连接骨折断端，目前仅据这一标准来证实骨折是否愈合。对于老年患者来说，骨折断端稳定的纤维连接也是可以接受的；而对于年轻和积极运动的患者，如果 1 年后仍显示骨不连，则应进行后路寰枢椎固定融合手术。

（王建华　曹正霖　译　尹庆水　审校）

参考文献

1. Aebi, M.: Surgical treatment of upper, middle and lower cervical injuries and non-unions by anterior procedures. Eur Spine J **19**(Suppl 1), S33–S39 (2009)
2. Aebi, M., Etter, C., Coscia, M.: Fractures of the odontoid process. Treatment with anterior screw fixation. Spine (Phila Pa 1976) **14**, 1065–1070 (1989)
3. Althoff, B.: Fracture of the odontoid process. An experimental and clinical study. Acta Orthop Scand Suppl **177**, 1–95 (1979)
4. Althoff, B., Goldie, I.F.: The arterial supply of the odontoid process of the axis. Acta Orthop Scand **48**, 622–629 (1977)
5. Amling, M., Posl, M., Wening, V.J., et al.: Structural heterogeneity within the axis: the main cause in the etiology of dens fractures. A histomorphometric analysis of 37 normal and osteoporotic autopsy cases. J Neurosurg **83**, 330–335 (1995)
6. Anderson, L.D., D'Alonzo, R.T.: Fractures of the odontoid process of the axis. J Bone Joint Surg Am **56**, 1663–1674 (1974)
7. Anonymous: Isolated fractures of the axis in adults. Neurosurgery **50**, S125–S139 (2002)
8. Apfelbaum, R.I., Lonser, R.R., Veres, R., et al.: Direct anterior screw fixation for recent and remote odontoid fractures. Neurosurg Focus **8**, 1–10 (2000)
9. Apuzzo, M.L., Heiden, J.S., Weiss, M.H., et al.: Acute fractures of the odontoid process. An analysis of 45 cases. J Neurosurg **48**, 85–91 (1978)
10. Bohler, J.: Anterior stabilization for acute fractures and non-unions of the dens. J Bone Joint Surg Am **64**, 18–27 (1982)
11. Bohlman, H.H.: Acute fractures and dislocations of the cervical spine. An analysis of three hundred hospitalized

patients and review of the literature. J Bone Joint Surg Am **61**, 1119–1142 (1979)

12. Brooks, A.L., Jenkins, E.B.: Atlanto-axial arthrodesis by the wedge compression method. J Bone Joint Surg Am **60**, 279–284 (1978)

13. Bucholz, R.W.: Unstable hangman's fractures. Clin Orthop Relat Res **154**, 119–124 (1981)

14. Campanelli, M., Kattner, K.A., Stroink, A., et al.: Posterior C1-C2 transarticular screw fixation in the treatment of displaced type II odontoid fractures in the geriatric population – review of seven cases. Surg Neurol **51**, 596–600 (1999). discussion 600–591

15. Chiba, K., Fujimura, Y., Toyama, Y., et al.: Treatment protocol for fractures of the odontoid process. J Spinal Disord **9**, 267–276 (1996)

16. Clark, C.R., White 3rd, A.A.: Fractures of the dens. A multicenter study. J Bone Joint Surg Am **67**, 1340–1348 (1985)

17. Coyne, T.J., Fehlings, M.G., Wallace, M.C., et al.: C1-C2 posterior cervical fusion: long-term evaluation of results and efficacy. Neurosurgery **37**, 688–692 (1995). discussion 692–683

18. Dailey, A.T., Hart, D., Finn, M.A., et al.: Anterior fixation of odontoid fractures in an elderly population. J Neurosurg Spine **12**, 1–8 (2010)

19. de Mourgues, G., Fischer, L., Comtet, J.J., et al.: Fractures of the odontoid process of the axis: a series of 80 fractures. Acta Orthop Belg **38**, 137–146 (1972)

20. Dickman, C.A., Mamourian, A., Sonntag, V.K., et al.: Magnetic resonance imaging of the transverse atlantal ligament for the evaluation of atlantoaxial instability. J Neurosurg **75**, 221–227 (1991)

21. Dickman, C.A., Sonntag, V.K.: Posterior C1-C2 transarticular screw fixation for atlantoaxial arthrodesis. Neurosurgery **43**, 275–280 (1998). discussion 280–271

22. Dickman, C.A., Sonntag, V.K., Papadopoulos, S.M., et al.: The interspinous method of posterior atlantoaxial arthrodesis. J Neurosurg **74**, 190–198 (1991)

23. Dunn, M.E., Seljeskog, E.L.: Experience in the management of odontoid process injuries: an analysis of 128 cases. Neurosurgery **18**, 306–310 (1986)

24. Estridge, M.N., Smith, R.A.: Transoral fusion of odontoid fracture. Case report. J Neurosurg **27**, 462–465 (1967)

25. Fang, H.S.Y., Ong, G.B.: Direct anterior approach to the upper cervical spine. J Bone Joint Surg Am **44**, 1588–1604 (1962)

26. Fountas, K.N., Kapsalaki, E.Z., Karampelas, I., et al.: Results of long-term follow-up in patients undergoing anterior screw fixation for type II and rostral type III odontoid fractures. Spine (Phila Pa 1976) **30**, 661–669 (2005)

27. Frangen, T.M., Zilkens, C., Muhr, G., et al.: Odontoid fractures in the elderly: dorsal C1/C2 fusion is superior to halo-vest immobilization. J Trauma **63**, 83–89 (2007)

28. Fujii, E., Kobayashi, K., Hirabayashi, K.: Treatment in fractures of the odontoid process. Spine (Phila Pa 1976) **13**, 604–609 (1988)

29. Gallie, W.E.: Fractures and dislocations of the cervical spine. Am J Surg **46**, 495–499 (1939)

30. Geisler, F.H., Cheng, C., Poka, A., et al.: Anterior screw fixation of posteriorly displaced type II odontoid fractures. Neurosurgery **25**, 30–37 (1989). discussion 37–38

31. Gluf, W.M., Schmidt, M.H., Apfelbaum, R.I.: Atlantoaxial transarticular screw fixation: a review of surgical indications, fusion rate, complications, and lessons learned in 191 adult patients. J Neurosurg Spine **2**, 155–163 (2005)

32. Goel, A., Laheri, V.: Plate and screw fixation for atlanto-axial subluxation. Acta Neurochir (Wien) **129**, 47–53 (1994)

33. Govender, S., Grootboom, M.: Fractures of the dens – the

34. Grauer, J.N., Shafi, B., Hilibrand, A.S., et al.: Proposal of a modified, treatment-oriented classification of odontoid fractures. Spine J **5**, 123–129 (2005)

35. Graziano, G., Jaggers, C., Lee, M., et al.: A comparative study of fixation techniques for type II fractures of the odontoid process. Spine (Phila Pa 1976) **18**, 2383–2387 (1993)

36. Greene, K.A., Dickman, C.A., Marciano, F.F., et al.: Acute axis fractures. Analysis of management and outcome in 340 consecutive cases. Spine (Phila Pa 1976) **22**, 1843–1852 (1997)

37. Griswold, D.M., Albright, J.A., Schiffman, E., et al.: Atlanto-axial fusion for instability. J Bone Joint Surg Am **60**, 285–292 (1978)

38. Grob, D., Jeanneret, B., Aebi, M., et al.: Atlanto-axial fusion with transarticular screw fixation. J Bone Joint Surg Br **73**, 972–976 (1991)

39. Grob, D., Magerl, F.: Operative stabilisierung bei frakturen von C1 und C2. Orthopäde **16**, 46–54 (1987)

40. Hadley, M.N., Browner, C.M., Liu, S.S., et al.: New subtype of acute odontoid fractures (type IIA). Neurosurgery **22**, 67–71 (1988)

41. Hadley, M.N., Browner, C., Sonntag, V.K.: Axis fractures: a comprehensive review of management and treatment in 107 cases. Neurosurgery **17**, 281–290 (1985)

42. Hadley, M.N., Dickman, C.A., Browner, C.M., et al.: Acute axis fractures: a review of 229 cases. J Neurosurg **71**, 642–647 (1989)

43. Hanigan, W.C., Powell, F.C., Elwood, P.W., et al.: Odontoid fractures in elderly patients. J Neurosurg **78**, 32–35 (1993)

44. Harms, J., Melcher, R.P.: Posterior C1-C2 fusion with polyaxial screw and rod fixation. Spine (Phila Pa 1976) **26**, 2467–2471 (2001)

45. Hashizume, H., Kawakami, M., Kawai, M., et al.: A clinical case of endoscopically assisted anterior screw fixation for the type II odontoid fracture. Spine (Phila Pa 1976) **28**, E102–E105 (2003)

46. Holdsworth, F.: Fractures, dislocations, and fracture-dislocations of the spine. J Bone Joint Surg Am **52**, 1534–1551 (1970)

47. Horn, E.M., Theodore, N., Feiz-Erfan, I., et al.: Complications of halo fixation in the elderly. J Neurosurg Spine **5**, 46–49 (2006)

48. Hrabalek, L., Burval, S., Vaverka, M.: Anterior osteosynthesis of odontoid fractures. Acta Chir Orthop Traumatol Cech **75**, 332–338 (2008)

49. Jeanneret, B., Magerl, F.: Primary posterior fusion C1/2 in odontoid fractures: indications, technique, and results of transarticular screw fixation. J Spinal Disord **5**, 464–475 (1992)

50. Jenkins, J.D., Coric, D., Branch Jr., C.L.: A clinical comparison of one- and two-screw odontoid fixation. J Neurosurg **89**, 366–370 (1998)

51. Johnson, J.E., Yang, P.J., Seeger, J.F., et al.: Vertical fracture of the odontoid: CT diagnosis. J Comput Assist Tomogr **10**, 311–312 (1986)

52. Julien, T.D., Frankel, B., Traynelis, V.C., et al.: Evidence-based analysis of odontoid fracture management. Neurosurg Focus **8**, e1 (2000)

53. Knöringer, P.: Internal fixation of dens fractures by double-threaded screws. Orthoped Traumatol **4**, 231–245 (1992)

54. Koivikko, M.P., Kiuru, M.J., Koskinen, S.K., et al.: Factors associated with nonunion in conservatively-treated type-II fractures of the odontoid process. J Bone Joint Surg Br **86**, 1146–1151 (2004)

55. Koller, H., Zenner, J., Hitzl, W., et al.: In vivo analysis of atlantoaxial motion in individuals immobilized with the halo

results of non-rigid immobilization. Injury **19**, 165–167 (1988) thoracic vest or Philadelphia collar. Spine (Phila Pa 1976) **34**, 670–679 (2009)

56. Lambotte, A.: L'Intervention Operatoire dans Les Fractures Recentes et Anciennes. In: Relter, R.F. (ed.) Fractures. Henri Lamertin, Brussels (1907)

57. Lennarson, P.J., Mostafavi, H., Traynelis, V.C., et al.: Management of type II dens fractures: a case-control study. Spine (Phila Pa 1976) **25**, 1234–1237 (2000)

58. Maak, T.G., Grauer, J.N.: The contemporary treatment of odontoid injuries. Spine (Phila Pa 1976) **31**, S53–S60 (2006). discussion S61

59. Magerl, F., Seemann, P.S.: Stable posterior fusion of the atlas and axis by transarticular screw fixation. In: Kehr, P., Weidner, A. (eds.) Cervical spine, pp. 322–327. Springer, Wien (1987)

60. Marcotte, P., Dickman, C.A., Sonntag, V.K., et al.: Posterior atlantoaxial facet screw fixation. J Neurosurg **79**, 234–237 (1993)

61. Mixter, S.J., Osgood, R.B.: IV. Traumatic lesions of the atlas and axis. Ann Surg **51**, 193–207 (1910)

62. Montesano, P.X., Anderson, P.A., Schlehr, F., et al.: Odontoid fractures treated by anterior odontoid screw fixation. Spine (Phila Pa 1976) **16**, S33 (1991)

63. Muller, E.J., Schwinnen, I., Fischer, K., et al.: Non-rigid immobilisation of odontoid fractures. Eur Spine J **12**, 522–525 (2003)

64. Muller, E.J., Wick, M., Russe, O., et al.: Management of odontoid fractures in the elderly. Eur Spine J **8**, 360–365 (1999)

65. Nakanishi, K., Sasaki, T., Tokita, N., et al.: Internal fixation for the odontoid fracture. Orthop Trans **6**, 176 (1982)

66. Nourbakhsh, A., Shi, R., Vannemreddy, P., et al.: Operative versus nonoperative management of acute odontoid Type II fractures: a meta-analysis. J Neurosurg Spine **11**, 651–658 (2009)

67. Omeis, I., Duggal, N., Rubano, J., et al.: Surgical treatment of C2 fractures in the elderly: a multicenter retrospective analysis. J Spinal Disord Tech **22**, 91–95 (2009)

68. Platzer, P., Thalhammer, G., Krumboeck, A., et al.: Plate fixation of odontoid fractures without C1-C2 arthrodesis: practice of a novel surgical technique for stabilization of odontoid fractures, including the opportunity to extend the fixation to C3. Neurosurgery **64**, 726–733 (2009). discussion 733

69. Platzer, P., Thalhammer, G., Sarahrudi, K., et al.: Nonoperative management of odontoid fractures using a halothoracic vest. Neurosurgery **61**, 522–529 (2007). discussion 529–530

70. Polin, R.S., Szabo, T., Bogaev, C.A., et al.: Nonoperative management of Types II and III odontoid fractures: the Philadelphia collar versus the halo vest. Neurosurgery **38**, 450–456 (1996). discussion 456–457

71. Pratt, H., Davies, E., King, L.: Traumatic injuries of the c1/c2 complex: computed tomographic imaging appearances. Curr Probl Diagn Radiol **37**, 26–38 (2008)

72. Roy-Camille, R., de la Caffiniére, J.H., Saillant, G.: Les traumatismes du rachis cervical superieur C1-C2. Masson et Cie, Paris (1973)

73. Ryan, M.D., Henderson, J.J.: The epidemiology of fractures and fracture-dislocations of the cervical spine. Injury **23**, 38–40 (1992)

74. Ryan, M.D., Taylor, T.K.: Odontoid fractures. A rational approach to treatment. J Bone Joint Surg Br **64**, 416–421 (1982)

75. Ryan, M.D., Taylor, T.K.: Odontoid fractures in the elderly. J Spinal Disord **6**, 397–401 (1993)

76. Saeed, M.U., Dacuycuy, M.A., Kennedy, D.J.: Halo pin insertion-associated brain abscess: case report and review of literature. Spine (Phila Pa 1976) **32**, E271–E274 (2007)

77. Sandler, A.J., Dvorak, J., Humke, T., et al.: The effectiveness of various cervical orthoses. An in vivo comparison of the mechanical stability provided by several widely used models. Spine (Phila Pa 1976) **21**, 1624–1629 (1996)

78. Sasso, R., Doherty, B.J., Crawford, M.J., et al.: Biomechanics of odontoid fracture fixation. Comparison of the one- and two-screw technique. Spine (Phila Pa 1976) **18**, 1950–1953 (1993)

79. Saur, K., Sames, M.: Results of the treatment of odontoid fractures by osteosynthesis with a single axial screw. Acta Chir Orthop Traumatol Cech **75**, 48–51 (2008)

80. Schatzker, J., Rorabeck, C.H., Waddell, J.P.: Fractures of the dens (odontoid process). An analysis of thirty-seven cases. J Bone Joint Surg Br **53**, 392–405 (1971)

81. Schatzker, J., Rorabeck, C.H., Waddell, J.P.: Non-union of the odontoid process. An experimental investigation. Clin Orthop Relat Res **108**, 127–137 (1975)

82. Schneider, A.M., Hipp, J.A., Nguyen, L., et al.: Reduction in head and intervertebral motion provided by 7 contemporary cervical orthoses in 45 individuals. Spine (Phila Pa 1976) **32**, E1–E6 (2007)

83. Scott, E.W., Haid Jr., R.W., Peace, D.: Type I fractures of the odontoid process: implications for atlanto-occipital instability. Case report. Neurosurg **72**, 488–492 (1990)

84. Seybold, E.A., Bayley, J.C.: Functional outcome of surgically and conservatively managed dens fractures. Spine (Phila Pa 1976) **23**, 1837–1845 (1998). discussion 1845–1836

85. Shalayev, S.G., Mun, I.K., Mallek, G.S., et al.: Retrospective analysis and modifications of retractor systems for anterior odontoid screw fixation. Neurosurg Focus **16**, 1–4 (2004)

86. Streli, R.: Kompressionosteosynthese bei Fracturen und Pseudoarthrosen des Dens Epistrophei. Z Orthop **119**, 675–676 (1981)

87. Strohm, P.C., Muller Ch, A., Kostler, W., et al.: Halo-fixator vest – indications and complications. Zentralbl Chir **132**, 54–59 (2007)

88. Stulik, J., Suchomel, P., Lukas, R., et al.: Primary osteosynthesis of the odontoid process: a multicenter study. Acta Chir Orthop Traumatol Cech **69**, 141–148 (2002)

89. Subach, B.R., Morone, M.A., Haid Jr., R.W., et al.: Management of acute odontoid fractures with single-screw anterior fixation. Neurosurgery **45**, 812–819 (1999). discussion 819–820

90. Suchomel, P.: Analysis of the causes of failure in the treatment of simple traumatic epidural hematomas. Rozhl Chir **69**, 649–654 (1990)

91. Suchomel, P., Taller, S., Lukas, R., et al.: Surgical treatment of fractures of the odontoid process. Rozhl Chir **79**, 301–308 (2000)

92. Tashjian, R.Z., Majercik, S., Biffl, W.L., et al.: Halo-vest immobilization increases early morbidity and mortality in elderly odontoid fractures. J Trauma **60**, 199–203 (2006)

93. Tippets, R.H., Alvis, M.A.: Treatment of axis fractures. In: Menezes, A.H., Sonntag, V.K.H. (eds.) Principles of spinal surgery, pp. 871–883. McGraw-Hill, New York (1996)

94. Traynelis, V.C.: Evidence-based management of type II odontoid fractures. Clin Neurosurg **44**, 41–49 (1997)

95. Waddell, J.P., Reardon, G.P.: Atlantoaxial arthrodesis to treat odontoid fractures. Can J Surg **26**(255–257), 260 (1983)

96. Weller, S.J., Malek, A.M., Rossitch Jr., E.: Cervical spine fractures in the elderly. Surg Neurol **47**, 274–280 (1997). discussion 280–271

第12章　枢椎椎弓根骨折（Hangman 骨折）

P. Suchomel, J. Hradil

Hangman 骨折[83] 是指枢椎双侧椎弓根峡部骨折。Schneider 最早以 "Hangman 骨折" 来描述表面上单纯的枢椎骨折形式，不过实际上这种骨折与受绞刑所致枢椎损伤不尽相同。有许多学者观察到，现代多样的创伤生物力学机制使这种损伤更具复杂性，然而这一叫法已沿用多年，很难被取代。不仅如此，现代 Hangman 骨折的意义还得到了扩展，通常包含了两方面的损伤，即 "经典" 的骨折和椎间盘韧带联合损伤。

在文献中，Hangman 骨折还有以下几种叫法：
枢椎环骨折（Effendi）
创伤性枢椎滑脱（Garber）
枢椎中柱骨折（Roy-Camile）
枢椎椎弓根骨折（Borne）
枢椎神经弓骨折（Brashear）
枢椎椎弓骨折（Marar）

12.1　历史

自古以来绞刑就常被用于处决罪犯。Wood-Jones 在一项早期调查中观察 101 具罗马拜占庭晚期被罗马人处决的努比亚人尸体，死者颈部缠绕绳索，颅骨基底部常有骨折，可能是由于颈部缠着绳索由高处坠下导致[101]。大约公元 449 年，英格兰的 Angles、Saxons 和 Jutes 描述过这一刑法。在亨利八世统治时期，超过 72 000 人被绞死。彼

P. Suchomel and J. Hradil
Department of Neurosurgery,
Neurocenter, Regional Hospital Liberec,
Husova st. 10,46063 Liberec, Czech Republic

时的绞刑将绳结置于枕骨下，然后让身体短距离坠落，罪犯在死亡前通常会剧烈挣扎[53]。现在有些国家仍然执行绞刑，由此引发了激烈的争论，不少人要求改进这一死刑方法。曾有死刑犯被绞后 15 分钟仍未死亡[19]。

让犯人从较高高度坠下的绞刑方法应追溯到 1784 年，这是一个非常有效的技术，但曾有几个罪犯执行绞刑时头颈部当场离断。Haungton 教授[42] 最早发表下落距离的标准及相关的参数，并描述骨折脱位发生在第 2 颈椎。耳下绳结的设置是执行绞刑过程中的传统问题，官方甚至建议将绳结的位置放在下颌[62]，但实际上没有什么成效。1913 年 Marshall 上校惊奇地发现，耳下绳结技术像是在 "荡秋千"。事实上直到 1965 年英国废除这一刑法，绞刑的执行方法也没有得到什么改进，受刑者因 Hangman 骨折导致的死亡率仅为 19%[44]。

最早的解剖学研究论文出自 Frederick Wood-Jones 博士（1913 年），他对缅甸仰光中心监狱绞刑犯尸体进行研究[101]，发现将绳结置于颌下并配合适当的坠落距离，可以使犯人快速而安静地死亡。暴力的过伸和牵拉可以造成通过枢椎峡部的骨折和 C2/3 椎间盘破裂，枢椎椎体和齿突、寰椎和头部一起向头侧移位，与枢椎后部结构及其下方脊柱产生分离。这篇文章首次描绘了骨折的图形并详细阐述了其致死机制。

Clarke[14] 报道的可能是首例真正的创伤病例，此例 C2 骨折患者从树上跌落并存活，作者认为可能是 Hangman 骨折。1954 年 Grogono 发表第一张 C2 后弓骨折图片（来自四肢瘫痪的创伤患者）[39]，

发现与 Wood-Jones 描述的骨折类型相似。后来一些作者也描述了相似的骨折[35,70,74,77]，即 Schneider 所提出的对 8 例机动车辆事故（MVA）伤者的诊断术语——"Hangman 骨折"[83]。法国作者亦采用这一名词，但他们更精确地描述为"la fracture du pendu"，因为实际上是"绞刑犯"（hangee）骨折而不是绞刑执行人（hangman）骨折[78-80]。

1962 年，Robert Judet 置入第一枚经椎弓根轴向螺钉（与 Christian Mazel 的个人通信），并由 LeConte[54] 在 1964 年予以发表；1968 年 Découlx 报道 C2/3 间隙前路融合技术[22]；而 Cornish 则是在英文发表的文献中首次（1968 年）也是很长时间内唯一提倡外科治疗 Hangman 骨折的医生[18]。

早期大部分文章都只是个案报道，且大都是作为颈椎创伤的一部分。Vichard 总结 1981 年前发表的 229 例峡部骨折病例[95]，其中非外科治疗 165 例，外科治疗 64 例（25 例后路融合、14 例前路融合、25 例直接经峡部螺钉固定）。即便在大样本和系列报道[7,18,23,60] 中，也未提出简明的分类方法，对损伤的类型也缺乏认识，直到 1981 年 Francis 和 Effendi 分别报道 123 例和 131 例 Hangman 骨折，提出了分类参考标准[27,33]。

Francis 根据 White 和 Panjabi[98,99] 的尸体生物力学研究制定标准，提出 5 型分类体系；随后 Effendi 提出的分类开始被广为接受，并广泛应用在后来的报道中。Effendi 等结合影像学表现和评估相应节段的稳定性，将骨折分为 3 个基本类型。这一分类清晰描述了复杂的骨折类型，包括在断层图片上观察到的显著不对称骨折、小关节脱位和枢椎椎体骨折；详细讨论了几种创伤机制；与其他论著一样，作者认为"Hangman 骨折"的命名容易引起歧义，"枢椎环骨折"可能是最合适的叫法。

法国学者大多采用 Roy-Camille[78-80] 提出的 C2 中柱骨折分类方法，其中包括椎弓 - 齿突联合损伤。1985 年，Levine 和 Edwards 改进了 Effendi 的分类系统，提出生物力学损伤机制不同的 IIa 型分型[56]，还同时描述 I 型损伤移位的最大距离（3 mm）。虽然仅根据透视和简单 X 线片检查，缺少椎间盘韧带是否损伤的直接证据，但这一分类方法在目前文献中的应用最为广泛。我们医院也采用 Levine 和 Edward 分类系统（图 12.1 ～ 图 12.4）。

随着 CT 和 MRI 的应用，人们认识到骨折类型和软组织损伤的多样性[82]，建立了更多个体化的稳定性评估手段，专门的治疗方法也不断涌现。然而到目前为止，还没有基于 CT、MRI 的分类系统被用于实践。

目前相关的文章、书籍或其他可引用的资源约有 200 余篇[52]，可惜这些文献大多数出自 CT 和 MRI 尚未投入使用的时期。

甚至近期的大多数文章也是依靠之前报道的分类、结果和建议，由此形成的原则很少被更新和剖析，而且广为接受，很少受到质疑。脊柱外科需要直观的证据和客观的评估。简短的评语如"融合效果良好"、"结果可接受"、"无明显疼痛"等都是 20 世纪文献中很典型的语句，不过这些结论需要用现代的标准重新评价。为获得准确的评估和充分的证据，需要进行多中心队列研究，CT 和 MRI 影像学资料也必须齐全。如果使用旧的分类系统和传统的治疗方法，仅有短期随访，那么即使是很好的设计，也无法提供有效的证据。

12.2 分类

12.2.1 Effendi 分类

I 型：枢椎环单纯线性骨折，伴 C2 椎体较小移位。骨折可涉及枢椎环的任何位置，也可延伸到枢椎椎体前部；骨折线一般为斜行，常累及单侧椎体后下角，很少累及双侧。

II 型：骨折块向前移位，并伴有枢椎下方椎间盘异

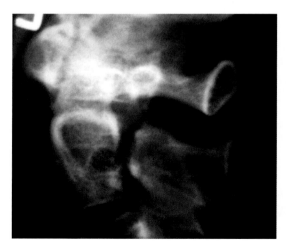

图 12.1 Levine I 型骨折

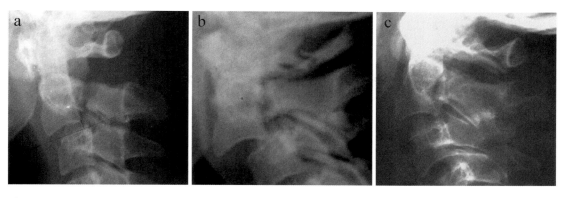

图 12.2　3 例 Levine Ⅱ 型骨折患者图片。(a) 屈曲移位；(b) 伸展移位（注意寰椎后弓骨折）；(c) 成角不稳，无移位

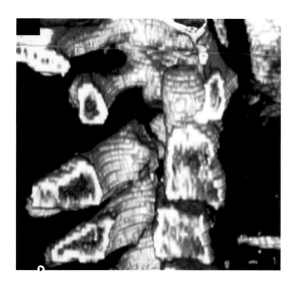

图 12.3　Levine Ⅱ 型骨折的三维 CT 重建

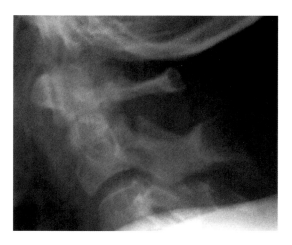

图 12.4　Levine Ⅱa 型骨折，颈椎后凸位疑有后纵韧带损伤（经 MRI 和术前椎间盘造影确诊）

常。枢椎椎体屈曲或伸展时移位，或有明显的前向滑脱。

Ⅲ 型：枢椎椎体位于屈曲位，前方骨折块移位，同时伴有 C2-3 小关节脱位或绞锁。枢椎椎体位于屈曲位时必须考虑 Ⅲ 型骨折的可能；当处于过伸位或前向滑脱时，一般不属于 Ⅲ 型骨折。

12.2.2　Francis 分类

Ⅰ 级：移位＜ 3.5 mm，成角＜ 11°

Ⅱ 级：移位＜ 3.5 mm，成角＞ 11°

Ⅲ 级：移位＞ 3.5mm，但＜椎体宽度的 1/2，成角＜ 11°

Ⅳ 级：移位＞ 3.5 mm，且＞椎体宽度的 1/2，成角＞ 11°

Ⅴ 级：椎间盘破裂

12.2.3　Levine-Edwards 分类

Ⅰ 型：无移位的骨折，以及移位＜ 3 mm 且无成角的骨折（单纯的过伸轴向负荷）

Ⅱ 型：有明显移位（＞ 3.5 mm）和成角（＞ 11°）的骨折（过伸轴向负荷联合屈曲 - 压缩暴力）

Ⅱa 型：轻度移位合并严重成角（屈曲 - 牵张暴力）

Ⅲ 型：后方结构骨折伴单侧或双侧小关节脱位（屈曲 - 压缩暴力）

12.2.4　Roy-Camille 枢椎中柱骨折分类

Ⅰ型：向前移位＜ 2 mm、成角＜ 5°（测量 C2 下终板和 C3 上终板所成角度）的稳定骨折。这一标准在动力位片中同样适用。

Ⅱ型：向前移位＞ 2 mm 和（或）成角＞ 5°的不稳定骨折。

Ⅲ型：中柱骨折伴 C2/C3 关节面相对于 C3 脱位。

Ⅳ型：中柱骨折伴齿突骨折。

12.3　病因学和流行病学

急性颈椎骨折中枢椎骨折占 20%，14% ～ 16% 的枢椎骨折患者合并寰椎损伤。在枢椎损伤中 20% 表现为 Hangman 骨折，男女比率约为 1.6，大多数情况下是高速事故所致，如 MVA(50% ～ 80%)、高处坠落（14% ～ 25%）、跳水（1% ～ 4%）及其他原因[27,33,38,58,88]。其中高达 43% 的伤者合并严重的头部或胸部损伤，入院患者多发伤总体发生率为 10% ～ 56%[52,67]。确切的数据受人口、环境影响，所以报道存在较大差异。随着人们的生活模式、医疗条件的改变，骨折发生率也有所不同；其与现代化工业水平及安全设计水平也有密切关系[55,102]。充气气囊投入应用后发病率似乎不降反升[59]。

在我们手术治疗的 40 例患者中，男女比率为 1.86，平均年龄 44 岁（18 ～ 79 岁），17.5% 的患者合并 C1 骨折。按 Levine-Edwards 分型，Ⅰ型 5 例、Ⅱ型 25 例（注：原文如此），无Ⅲ型骨折。

12.4　症状和指征

单纯 Hangman 骨折临床症状通常仅表现为颈痛、僵硬或全身"电击样"放射痛，永久性神经功能损害罕见[38,58,88]。在这里有必要引用 Marar[60] 的研究，作者声称 15 例患者中至少有 11 例有一定程度的脊髓损伤，很多读者认为比例过高。其实是他将单纯的感觉障碍也纳入在内，其中 6 例患者 24 h 内完全恢复，其余患者也在 1 个月内完全恢复，事实上并没有永久的神经功能损伤！结果的差异至少部分是由于神经检查的细致程度以及对甚至最轻微的脊髓损伤体征的真实报道。在 DeLorme[23] 研究的 40 个病例中，神经功能损害约

占 1/3，其中 1/3 是永久性损伤；Muller[67] 报道神经功能损伤占 10.3%，均为Ⅱ型骨折且移位＞ 4 mm。

患者通常仅有颈部疼痛，缺乏脊髓损伤的任何客观表现，这就造成一定程度的统计偏差。在我们的研究中，50% 的患者回忆曾有类似"电流通过身体"的感觉，但大致上能够很快恢复。这就产生了一个直接的问题，即患者就诊时很少会诉说这种已经不存在的症状，因此在上述症状发生后，未能进行脊髓功能神经电生理评估研究。

许多致命颅脊损伤患者的影像学资料显示，C2 骨折发生率极高[1,21]。Alker[11] 报道单纯因颈部创伤死亡的患者中 39% 存在 C2 骨折；Bucholz[9] 对 170 多具多发伤患者尸体进行研究，发现严重神经功能损伤是 Hangman 骨折常见的并发症之一，这样的患者鲜有幸存。

Schneider[83] 认为，上颈椎椎管空间及上颈椎椎管对外力的承受能力决定损伤的程度，对经典的 Hangman 骨折确实如此，但"非经典"型骨折（图 12.5）常在受伤一瞬间出现脊髓压迫或随后产生严重的脱位[87]。

这似乎表明在即刻死亡与无症状存活之间的机会区间很窄，在这种情况下遗留明显神经损伤的存活者非常少见。

12.5　影像学

由于 Hangman 骨折定义有些模糊，影像学方面的描述也不详尽，因此长期以来学者们就何种骨折属于 Hangman 骨折（典型或非典型）争论不休[45]。C2 环断裂的概念有两个极端——骨折经过 C2 椎体（图 12.6）和经过椎弓远端（图 12.7）。

由于一直沿用旧的分类体系（见上文），因此骨折分类在影像学方面的参考目前还主要是普通 X 线片，而不是动态 X 线片 / CT / MRI 这些新的检查方法。

最初的 Hangman 骨折是指双侧峡部骨折（上、下关节突关节之间），许多作者报告"椎弓根"骨折[5,6,11]。然而，峡部的概念与我们以前所强调的枢椎椎弓根并不完全相同。真正的枢椎椎弓根骨折非常罕见，只有在极特殊情况下才能产生，表现为单侧枢椎椎弓根骨折合并各种对侧 C2 环骨折[44]。

双侧骨折线对称且严格通过峡部的情况罕见

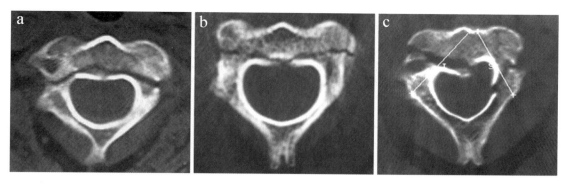

图 12.5　各种非典型骨折类型，由骨折引起椎管"自然扩大"的说法不正确。（a）后弓并非真的断裂——C2 后下壁骨折；（b）双侧对称性前方骨棘，任何脱位都会导致压迫；（c）单侧前方骨刺

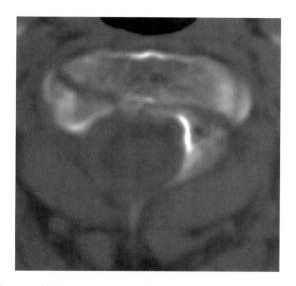

图 12.6　轴位 CT 示 C2 环骨折延伸至椎体

（图 12.8），通常骨折线累及枢椎椎体后侧皮质和关节突关节，还可延伸至椎孔（图 12.9）。大量文献报道并没有引用这些非典型病例，但在其所提供的影像学文献中有清楚的描述[8,37,63,102]，由此可以推测在 CT 出现前的时代究竟会有多少非典型骨折病例。

最常见的非典型骨折是骨折线穿过 C2 椎体后侧皮质[2,9,11,27,30,61,64,85,88,97]，C2 椎体骨折线的长度取决于创伤的机制以及 C2 椎体后壁的局部解剖特点。此处的骨皮质在侧方和下方较厚，而向内、向头侧逐渐变薄，因此常在枢椎后壁下半部上方形成一个不完全性骨折。CT 扫描显示靠近中线的"内侧皮质环"破裂，形成独特的双侧"骨棘"（图 12.5），大小各异且常呈双侧不对称[85,97]，

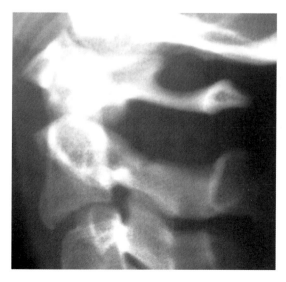

图 12.7　侧位平片可见椎弓远端骨折（仅单侧）

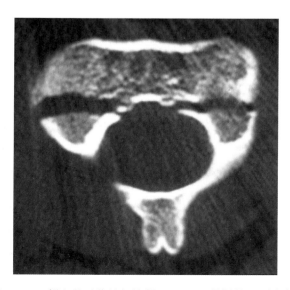

图 12.8　1 例少见对称性经峡部 Hangman 骨折的 CT 图片

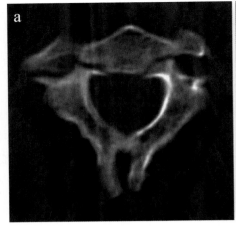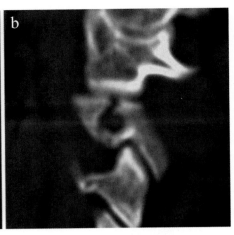

图 12.9 CT 显示骨折线到达横突孔。(a) 骨折累及双侧横突孔;(b) 矢状位重建可见另一例患者骨折经过横突孔

并最终造成后壁完全撕脱[88,96]。大多数病例真正的骨折位置比 Wood-Jones 及 Schneider 所描述的更靠前方,因此常常有另外一个发现,即上关节面被波及[18,27,82,88],这种情况常见于 CT 三维重建图片(图 12.9b),并由以往的尸检结果所证实[85]。有的骨折线还延伸到了椎动脉孔[18,88],仅有数篇文献报道严重的椎动脉损伤[58,71]。经过上关节面的骨折属不稳定骨折,与其他关节内骨折相同,复位对于获得良好的远期疗效[52]非常重要。

大多数骨折不对称,上面提到的非典型骨折可能出现在枢椎一侧,而另一侧可能是经典峡部骨折,高达 50% 的病例属于这种情况[82]。造成这种情况的原因可能是在创伤撞击前或撞击过程中出现了旋转;然而在没有不对称负荷或旋转的实验条件下,也可以产生不对称性骨折[90]。需要指出的是,目前还没有处理不对称或旋转情况的分类系统。所有患者年龄都在 30 岁以上,治疗取决于平片,而简单的平片并不能显示这样的骨折特征。

根据 Anderson-D'Alonso 的报道,影像学提示位置靠前且深入枢椎椎体的 Hangman 骨折容易和Ⅲ型齿状突骨折相混淆,其后缘多为下关节面。而位置靠后(关节后方神经弓)的双侧骨折对 C2/3 的稳定性没有明显的影响,被认为是 C2 创伤的一种单独类型。

儿童的放射片阅片必须要谨慎,通常 3~7 岁的儿童椎体软骨开始骨化[86];然而,持续骨化或早期滑脱表现(见于骨发育障碍矮小症或 Crouzon 病)类似于 Hangman 骨折。也有 1~2 岁以下婴儿的 Hangman 骨折报道[32],多由虐童造成。需要通过动态 X 线片、CT、MRI、临床检查和外伤史

来鉴别发育性疾病和外伤性骨折。

Ⅱ型和Ⅲ型 Hangman 骨折常出现复杂的软组织损伤,制订治疗计划时需考虑修复。在撞击的瞬间,C2/3 椎间盘受到巨大的挤压力并导致其损伤,造成相邻两个椎体或多或少的移位和成角。C2 椎体相对 C3 向前滑动,正如 Garber 描述的"创伤性椎体滑脱"。然而,没有骨折的 C2 创伤性滑脱和 C2/3 移位只有很少病例见诸报道[15,29,68]。

对于 C2/3 明显移位尤其是成角的病例,前纵韧带和后纵韧带至少有一个会出现损伤,而界定是否稳定的标准至今仍未统一[57]。大多数 Hangman 骨折因过伸和枢椎负荷过载导致(MVA 所致典型骨折),最常合并的是前纵韧带损伤(Levine Ⅱ型)。屈曲分离机制导致Ⅱa 型和Ⅲ型骨折,伴有后纵韧带损伤。屈曲过程中没有任何支撑,这种情况导致高度的不稳定性(图 12.10)。对Ⅱa 型损伤进行牵引可加大骨折缝隙和增加成角,因此造成危险[26,46,47]。软组织损伤还可累及其他结构,如Ⅲ型损伤中的 C2/3 关节囊、项韧带等,在合并寰齿关节损伤时,情况将变得更为复杂。

因后伸牵拉机制造成的真正 Hangman 骨折如今实属罕见[26,81,102]。当代自杀事件的死因往往是短距离下坠造成的呼吸心跳骤停,而不是颈椎损伤[45]。车祸中伤者从安全带中滑出可导致 Hangman 骨折,但在现代汽车设计背景下也很少见。

除了损伤的静态特性,有必要强调拍摄动态 X 线片以排除Ⅱ型不稳定骨折,这些骨折看似Ⅰ型损伤,仅凭 X 线平片很容易漏诊[99]。尽管如此,由于伤者肌肉的反射性痉挛,主动和(或)被动过伸过屈位 X 线片上的阴性结果不能成为判

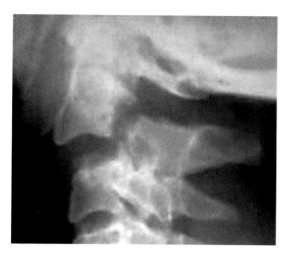

图 12.10　Levine II 型骨折伴牵张分离移位和严重的韧带损伤（没有牵引！）

断稳定效果的一个绝对证据。对于软组织的变化，动态 MRI 具有较高的评估价值，但该技术目前还未普及。前纵韧带和后纵韧带结构性损伤可通过 C2/3 椎间盘造影来证实。

很遗憾目前缺乏长期随访研究。与短期结果相反，有作者发现 C2/3 水平的退行性改变[7,89] 数年后将导致节段的"自发融合"[7]。亦有报道称外固定致脱位状态下融合的比率较高[38]。

12.6　治疗策略

首先有必要强调的是，未见有文献报道提供关于 Hangman 骨折治疗指南或建议的 I 级、II 级证据。

参考 Koller[50,52] 的综述，50 余位作者提出约 40 种不同的 Hangman 骨折治疗观念。其中许多作者认为不需外科手术也能达到理想的治疗效果[10,17,29,30,38,41,60,65,72,76,84,85,93,104]，并推荐多种类型的外固定；其他作者则主张至少对不稳定骨折尽早手术[6,12,34,40,48,49,52,61,66,75,89,91,94]，可获得良好的效果和更好的骨折对线，大幅度减少治疗时间，保证早期活动，患者生活质量明显提高。

纵观以往的报道，对 Hangman 骨折的处理以保守治疗为主。通常对脱位骨折首先给予牵引，然后放置固定支具。有许多坚固的外固定技术[4,29,30,41,60,84,93] 和相对不坚固的外固定技术[17,67]，包括沙袋支撑的软 / 硬颈围[92]、牵引装置、各种类型的石膏、SOMI 支具和 Halo 系统等。虽然有

大量综述和 Meta 分析发表[10,17,38,96]，但在以往和近期出版的文献中，关于 Hangman 骨折成功治疗的定义始终是模糊的，多数倾向于融合（往往缺乏任何特定含义）[16,96]。融合指的是骨折部位的愈合，而不是指 C2/3 椎间隙和整个颈椎矢状序列间的融合。而与骨折类型、移位程度和相关软组织损伤相比，骨折部位可能没有那么重要[25]。

Halo 架外固定不可能将脱位骨折完全复位。几乎所有的后期报道都认为，牵引复位前，前移位和成角的复发率分别高达 60% 和 40%[56]。Coric[17] 报道超过 5 mm 移位的 Hangman 骨折患者应用 Halo 架外固定获得融合。人们通常认为，骨折即使在移位的位置愈合也可以接受，但这一说法缺乏确切的证据支持。序列不齐和矢状面排列扭曲易导致继发性退行性变，包括椎间盘骨软骨炎、骨赘形成和钙化（图 12.11）。有文献报道随访至少 7 年的患者出现由退变导致的 C2/3 延迟自发性融合[7,89]。考虑到经常累及 C1/C2 关节，很难说这种治疗是成功的。在许多外科治疗[6] 和保守治疗[10,17,41,72,73,96] 的研究中，很少或完全没有提到后期活动受限和疼痛的问题，缺乏长期的随访估计是其根源所在；而在 C1/2 骨软骨炎时则可观察到明显的疼痛[28,31,103]。直到最近才有高证据等级的研究证实 C2 骨折的畸形愈合与寰枢椎骨关节炎的进展、临床效果的重要影响因素以及寰枢椎和整个颈椎的旋转都有很大的关系[51]。

任何类型的 Halo 外固定支具都有其固有的缺点，如固定针松动、不同程度感染（包括硬膜外脓肿、压疮等）、患者医从性差、呼吸问题、肺炎以及短暂或永久性活动度丧失等[36]；此外，Halo 架是否能为上颈椎提供足够的稳定性也存在疑问；目前的生物力学研究还报道，Halo 架使上颈椎在矢状面和冠状面形成"蛇形"固定[43]。

Crutchfield[20] 在他的研究中指出，颈椎创伤患者通常采用牵引治疗，只有少数需要进行手术。这种说法是正确的，几乎所有骨折都可通过简单的牵引、床支架固定来治疗，没必要进行外科手术；但如果手术对患者有益，则应当权衡利弊；当然还要考虑患者的意愿。根据我们的经验，患者常规前路手术时间约 1 小时，平均住院日 6 天；而保守治疗患者则需使用 Halo 架固定 3 个月。

在过去 10 ～ 20 年间，随着脊柱外科的发展，以往研究（包括所有分类系统）所推荐的治疗方

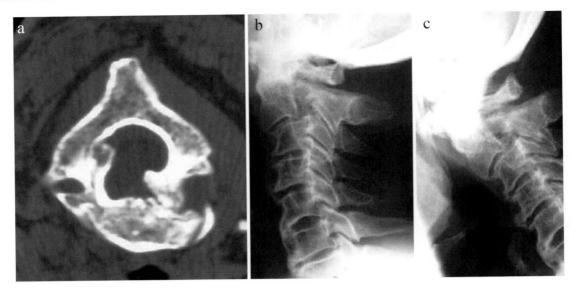

图 12.11　Ⅱ型 Hangman 骨折采用 Halo 架保守治疗。(a) 轴位 CT 可见骨折在畸形位置上融合；(b) 侧位平片显示畸形情况，注意 C2-3 融合；(c) 屈曲位 X 线侧位平片证实畸形已固定（致谢：布达佩斯 Robert Veres 教授）

案已不能适应目前的需要。未合并其他并发症的 C3/4 节段骨折移位成人患者如今可通过前路手术融合来治疗，因此将同样的技术用于 C2/3 椎间隙也无可厚非。然而即使在今天，仍然有一些医师倾向于通过保守方法治疗包括高度不稳定骨折在内的所有类型骨折[17]。有 Halo 架成功治愈 C2/3 完全脱位的病例见诸报道[76]。

一些拥有保守治疗丰富经验的医生，非常满意这项技术简便易行、可获得即刻节段稳定、早期效果良好的优点，认为它至少是一个完全可接受的治疗选择[91]。

目前文献报道了许多外科治疗方法，新提出的方法要么治疗不足，要么过度治疗，要么兼而有之[8]。

目前有 4 种可供选择的外科治疗方法：

前外侧入路钉板固定（最好双皮质）植骨（自体或异体骨）融合术是第一选择。早在 1970 年，Norrel 报道 5 例行前路柱状植骨融合术的不稳定 Hangman 骨折，平均住院日仅为 10 天[69]。我们报道的平均住院日为 6～8 天（多发伤除外），其中还包含术前 Halo 牵引骨折复位的时间[88]。当代颈椎手术中并发症和感染发生率大多接近于 0[50,88]，但也有一些技术除外，如经口 C2/3 融合手术[100]。合理使用前外侧入路操作简单规范，很少带来问题或并发症[50,52,88]。通常建议患者术后佩戴

颈围，使用时间常取决于软组织损伤的严重程度。目前一些研究显示，带有非限制性单皮质螺钉的简单前路钢板固定具有良好的生物力学稳定参数[13]。

后侧入路主要用于不可复性关节面绞锁病例（Ⅲ型骨折）。手术的目的限于复位小关节，继之以前路固定或不同范围的后路固定。侧屈和轴向旋转时后路 C2-C3 钉棒固定的生物力学稳定性优于前路钢板固定[24]。除Ⅲ型骨折外，临床报道中多采用前路固定[50,52,88,91]，后路手术因肌肉剥离过多而较少采用。

联合入路适用于高度不稳定性损伤，前后路联合内固定提供一个 360° 稳定结构。例如，Ⅲ型骨折先进行后路复位固定，然后实施前路椎间盘摘除和融合手术。

据 Judet 报道，在轻度椎间盘韧带损伤病例中，峡部直接固定是一种可供选择的方法。但正如其他后路 C2 螺钉技术，该固定方法也有损伤椎动脉的风险。由于碎骨折经常脱位，或在手术过程中发生移位，C2 无法准确注册，因此基本不使用图像引导技术[3]。但通过对个体解剖学、骨折形态和术前影像学资料的评估，也可"徒手"安全置入后路经椎弓根/经峡部螺钉（如前面章节所述）。在 CT 直接导航下置入后路螺钉不仅更为安全，而且可以直接显示骨折间隙的加压情况[89]。

12.7　我们的建议

所有怀疑颈椎损伤的患者从事故现场直接入院，经急诊科首先行螺旋 CT 检查，不拍 X 线平片；从其他医院转入的患者大多带有 X 线片和 CT 图片。如果确诊为 Hangman 骨折且其他并发损伤无变化，所有患者需行 MRI 检查，以评估软组织损伤的情况，并明确影像学上是否有神经压迫征象。一些学者认为 MRI 检查不是必须，尤其是在没有神经功能损伤的情况下，但我们认为有必要。Ⅰ型骨折（无移位）通过 MRI 可以确定 C2-3 椎间盘损伤，偶尔可见前纵韧带或后纵韧带断裂，还可以排除其他椎间盘节段上的并发损伤（图12.12）。我们医院会在 24 h 内完成 MRI 检查。

进一步的处理取决于损伤类型。Ⅱ型和Ⅲ型移位骨折不需要进一步观察，直接给予适当的牵引复位，然后进行外科手术固定。

如果是没有移位和成角畸形的单纯 Hangman 骨折，同时也没有脊髓受压的情况，则主要的问题在于判断骨折是否稳定，是否可以进行保守治疗。C2 前缘的碎裂骨折和（或）其他伴随骨折

（经常是 C1 后弓骨折）提示存在潜在的不稳定；此外，MRI 显示有韧带和椎间盘的损伤也是支持失稳的证据，但只有在过伸过屈侧位片上显示有移位，才能被确定为真正的失稳（图 12.13）。对于意识清醒、能够配合且没有神经功能损伤的患者，我们通常在透视下（尽可能为侧卧）记录患者过伸过屈位的极限位置（图 12.14）。患者的伤情可能会影响动态影像的成像效果，如前所述出现前方骨刺和（或）椎弓环不完全骨折的患者应小心进行，头部活动时可能会产生脊髓压迫。

如果是稳定的骨折，最初轴位 CT 平扫中骨折块移位不超过 3 mm，我们建议使用硬颈围固定 3 个月，随访复查 CT 以观察骨折的愈合情况，直到轴向 CT 显示无明显骨折线且动态片证实稳定，才可终止治疗。通常这一时间超过 3 个月（图12.15）。

如果轴位 CT 影像显示骨折间隙＞ 3 mm，即使是动态稳定性骨折，我们也将与患者商讨是否选择 CT 引导下后路直接固定术（图 12.16）。根据患者的意向，我们采用固定手术，或是继续佩戴 Philadelphia 颈围 /SOMI 支具，同时细心进行随访。

对于最初有移位的骨折或动态平片上提示不稳定的患者，我们通常建议手术治疗。在明显移位的情况下，我们应用 Halo 环和 2 ～ 5 kg 牵引（完全断裂者除外——某些 Levine Ⅱa 型骨折行术

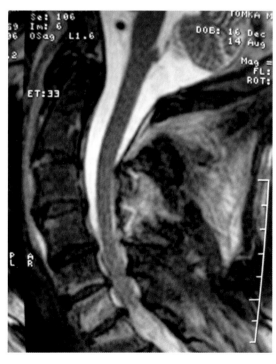

图 12.12　Ⅰ型 Hangman 骨折 MRI T2 加权像，C2-3 节段前纵韧带和椎间盘前部撕裂清晰可见，C5-6 和 C6-7 节段退变性椎间盘疾病引起椎管狭窄

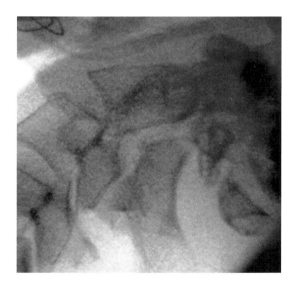

图 12.13　与图 12.12 为同一患者，后伸位骨折发生脱位，注意寰椎后弓环骨折

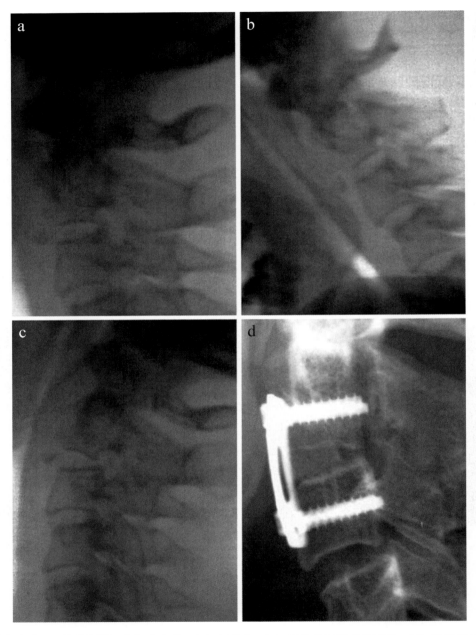

图 12.14 无移位骨折伴 C2 前缘撕脱。（a）中立位；（b）屈曲位；（c）后伸位可见成角不稳；（d）最终采用前路植骨钢板固定治疗

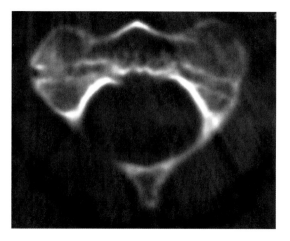

图 12.15　Philadelphia 颈围固定 4 个月后骨折线仍然很明显

前复位需要非常小心），大部分骨折移位牵引后第二天即可复位。对可复位病例行前路椎间盘切除、自体 / 异体骨植骨和钢板双皮质螺钉固定术，后路手术适用于经简单牵引无法复位的情况，以及更为复杂的 C1/2 损伤病例。

虽然不常见，但仍有个别临界性病例的手术指征存在争议。在这种情况下，我们通常会进行手术排查，在术中椎间盘造影检查的帮助下检查椎间盘和韧带的完整性。到目前为止，我们在所有手术的病例中都能够发现前纵韧带和后纵韧带不同程度的损伤（图 12.17）。

所有患者至少随访 2 年，观察颈椎长期稳定性和相邻节段的受累情况；然而与其他外伤一样，患者的回访率很低（图 12.18 和图 12.19）。

对于多发伤患者，我们往往会考虑治疗的先后性。如果没有神经压迫，Hangman 骨折的手术治疗需放在对其他威胁生命因素的处理之后，待病情稳定后再进行。

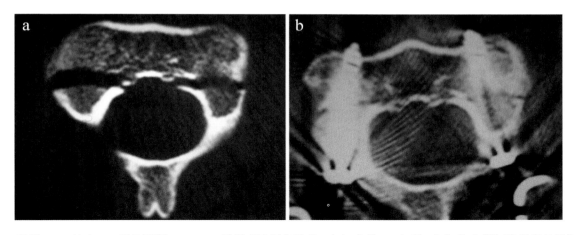

图 12.16　采用 Judet 法在 CT 引导下行 Hangman 骨折直接固定手术。（a）术前 CT 扫描；（b）拉力螺钉拧紧后骨折间隙消失

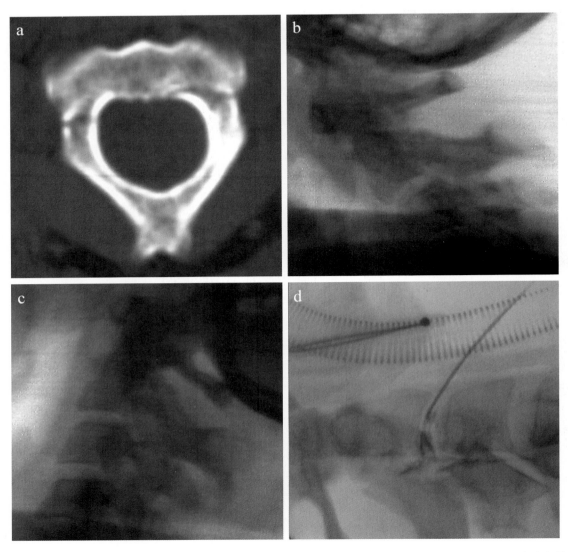

图 12.17 Hangman 骨折临界不稳定病例。(a) 轴位 CT 示线性骨折;(b) 屈曲动力位片观察;(c) 后伸动力位片观察;(d) 术前椎间盘造影明确后纵韧带有损伤

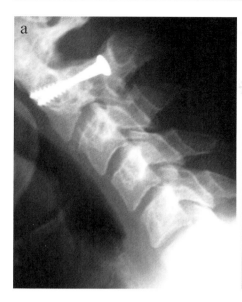
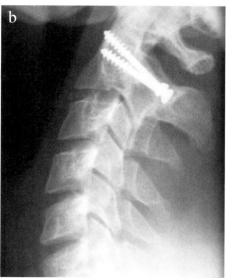

图 **12.18**　（a）后伸；（b）屈曲

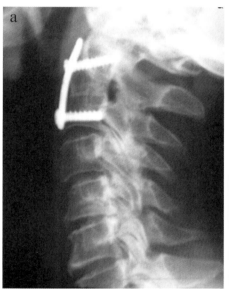
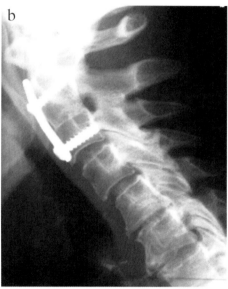

图 **12.19**　（a）后伸；（b）屈曲

（艾福志　吴　优　陈博来　译　尹庆水　审校）

参考文献

1. Alker Jr., G.J., Oh, Y.S., Leslie, E.V.: High cervical spine and craniocervical junction injuries in fatal traffic accidents: a radiological study. Orthop Clin North Am **9**, 1003–1010 (1978)

2. Andrews, R.J.: Hangman's fractures involving the body of C2. Neurosurgery **27**, 845–846 (1990)

3. Arand, M., Hartwig, E., Kinzl, L., et al.: Spinal navigation in cervical fractures–a preliminary clinical study on Judet-osteosynthesis of the axis. Comput Aided Surg **6**, 170–175 (2001)

4. Baumgarten, M., Mouradian, W., Boger, D., et al.: Computed axial tomography in C1-C2 trauma. Spine (Phila Pa 1976) **10**, 187–192 (1985)

5. Benzel, E.C.: Anatomic consideration of C2 pedicle screw placement. Spine (Phila Pa 1976) **21**, 2301–2302 (1996)

6. Borne, G.M., Bedou, G.L., Pinaudeau, M.: Treatment of pedicular fractures of the axis. A clinical study and screw fixation technique. J Neurosurg **60**, 88–93 (1984)

7. Brashear Jr., R., Venters, G., Preston, E.T.: Fractures of the neural arch of the axis. A report of twenty-nine cases. J Bone Joint Surg Am **57**, 879–887 (1975)

8. Bridwell, K.H.: Treatment of a markedly displaced hangman's fracture with a luque rectangle and a posterior fusion in a 71-year-old man. Case report. Spine (Phila Pa 1976) **11**, 49–52 (1986)

9. Bucholz, R.W.: Unstable hangman's fractures. Clin Orthop Relat Res **154**, 119–124 (1981)

10. Bucholz, R.D., Cheung, K.C.: Halo vest versus spinal fusion for cervical injury: evidence from an outcome study. J Neurosurg **70**, 884–892 (1989)

11. Burke, J.T., Harris Jr., J.H.: Acute injuries of the axis vertebra. Skeletal Radiol **18**, 335–346 (1989)

12. Chen, X.S., Jia, L.S., Cao, S.F., et al.: Diagnosis and surgical

management of Hangman's fracture combined with intervertebral disc injury. Zhonghua Wai Ke Za Zhi **42**, 712–715 (2004)

13. Chittiboina, P., Wylen, E., Ogden, A., et al.: Traumatic spondylolisthesis of the axis: a biomechanical comparison of clinically relevant anterior and posterior fusion techniques. J Neurosurg Spine **11**, 379–387 (2009)

14. Clarke, A.P.: Fracture of the cervical vertebrae. JAMA **3**, 390–391 (1884)

15. Colangelo, E.J.: Cervicocranium and the aviator's protective helmet. Aviat Space Environ Med **46**, 1263–1264 (1975)

16. Cooper, P.R., Maravilla, K.R., Sklar, F.H., et al.: Halo immobilization of cervical spine fractures. Indications and results. J Neurosurg **50**, 603–610 (1979)

17. Coric, D., Wilson, J.A., Kelly Jr., D.L.: Treatment of traumatic spondylolisthesis of the axis with nonrigid immobilization: a review of 64 cases. J Neurosurg **85**, 550–554 (1996)

18. Cornish, B.L.: Traumatic spondylolisthesis of the axis. J Bone Joint Surg Br **50**, 31–43 (1968)

19. Crook, G.T.: The complete newgate calendar, vol. 2, p. 181. Navarre Society, London (1926)

20. Crutchfield, W.G.: Skeletal traction in treatment of injuries to the cervical spine. JAMA **155**, 29–32 (1954)

21. Davis, D., Bohlman, H., Walker, A.E., et al.: The pathological findings in fatal craniospinal injuries. J Neurosurg **34**, 603–613 (1971)

22. Decoulx, P., Decoulx, J., Duquennoy, A., et al.: Fractures and luxations of the cervical spine. Indications and technic of anterior arthrodesis (especially C.2-C.3)]. J Chir (Paris) **96**, 423–437 (1968)

23. DeLorme, T.L.: Axis-pedicle fractures. J Bone Joint Surg Br **49**, 1472 (1967)

24. Duggal, N., Chamberlain, R.H., Perez-Garza, L.E., et al.: Hangman's fracture: a biomechanical comparison of stabilization techniques. Spine (Phila Pa 1976) **32**, 182–187 (2007)

25. Dussault, R.G., Effendi, B., Roy, D., et al.: Locked facets with fracture of the neural arch of the axis. Spine (Phila Pa 1976) **8**, 365–367 (1983)

26. Edgar, M.A., Fisher, T.R., McSweeney, T., et al.: Tetraplegia from hangman's fracture: report of a case with recovery. Injury **3**, 199–202 (1972)

27. Effendi, B., Roy, D., Cornish, B., et al.: Fractures of the ring of the axis. A classification based on the analysis of 131 cases. J Bone Joint Surg Br **63-B**, 319–327 (1981)

28. Ehni, G., Benner, B.: Occipital neuralgia and the C1-2 arthrosis syndrome. J Neurosurg **61**, 961–965 (1984)

29. Elliott Jr., J.M., Rogers, L.F., Wissinger, J.P., et al.: The hangman's fracture. Fractures of the neural arch of the axis. Radiology **104**, 303–307 (1972)

30. Fielding, J.W., Francis, W.R., Hawkins, R.J., et al.: Traumatic spondylolisthesis of the axis. Clin Orthop Relat Res **239**, 48–52 (1982)

31. Finn, M., Fassett, D.R., Apfelbaum, R.I.: Surgical treatment of nonrheumatoid atlantoaxial degenerative arthritis producing pain and myelopathy. Spine (Phila Pa 1976) **32**, 3067–3073 (2007)

32. Finnegan, M.A., McDonald, H.: Hangman's fracture in an infant. Can Med Assoc J **127**, 1001–1002 (1982)

33. Francis, W.R., Fielding, J.W., Hawkins, R.J., et al.: Traumatic spondylolisthesis of the axis. J Bone Joint Surg Br **63-B**, 313–318 (1981)

34. Fuentes, S., Metellus, P., Dufour, H., et al.: Traumatic spondylolisthesis of the axis: arguments in favor of surgical management after analysis of 8 patients. Neurochirurgie **49**, 25–30 (2003)

35. Garber, J.N.: Abnormalities of the Atlas and Axis Vertebrae–Congenital and Traumatic. J Bone Joint Surg Am **46**, 1782–1791 (1964)

36. Garfin, S.R., Botte, M.J., Waters, R.L., et al.: Complications in the use of the halo fixation device. J Bone Joint Surg Am **68**, 320–325 (1986)

37. Gerlock Jr., A.J., Mirfakhraee, M.: Computed tomography and hangman's fractures. South Med J **76**, 727–728 (1983)

38. Greene, K.A., Dickman, C.A., Marciano, F.F., et al.: Acute axis fractures. Analysis of management and outcome in 340 consecutive cases. Spine (Phila Pa 1976) **22**, 1843–1852 (1997)

39. Grogono, B.J.S.: Injuries of the atlas and axis. J Bone Joint Surg Br **36-B**, 397–410 (1954)

40. Guiot, B., Fessler, R.G.: Complex atlantoaxial fractures. J Neurosurg Spine **91**, 139–143 (1999)

41. Hadley, M.N., Browner, C., Sonntag, V.K.: Axis fractures: a comprehensive review of management and treatment in 107 cases. Neurosurgery **17**, 281–290 (1985)

42. Haughton, S.: On hanging, considered from a mechanical and physiological point of view. Philos Mag J Sci **32**, 23–34 (1866)

43. Ivancic, P.C., Beauchman, N.N., Tweardy, L.: Effect of halo-vest components on stabilizing the injured cervical spine. Spine (Phila Pa 1976) **34**, 167–175 (2009)

44. James, R., Nasmyth-Jones, R.: The occurrence of cervical fractures in victims of judicial hanging. Forensic Sci Int **54**, 81–91 (1992)

45. Jarolimek, A.M., Coffey, C.C., Sandler, C.M., et al.: Imaging of upper cervical spine injuries – part III: C2 bellow the dens. Appl Radiol **33**, 9–21 (2004)

46. Jeanneret, B., Magerl, F., Ward, J.C.: Overdistraction: a hazard of skull traction in the management of acute injuries of the cervical spine. Arch Orthop Trauma Surg **110**, 242–245 (1991)

47. Jeffreys, E.: Disorders of the cervical spine, p. 60. Butterworths, London (1980)

48. Junge, A., El-Sheik, M., Celik, I., et al.: Pathomorphology, diagnosis and treatment of "hangman's fractures". Unfallchirurg **105**, 775–782 (2002)

49. Kocis, J., Wendsche, P., Visna, P., et al.: Traumatic spondylolisthesis of the axis. Acta Chir Orthop Traumatol Cech **70**, 214–218 (2003)

50. Koller, H.: The unstable traumatic spondylolisthesis C2/3. Akt Traumatol **35**, 183–202 (2005)

51. Koller, H., Acosta, F., Forstner, R., et al.: C2-fractures: part II. A morphometrical analysis of computerized atlantoaxial motion, anatomical alignment and related clinical outcomes. Eur Spine J **18**, 1135–1153 (2009)

52. Koller, H., Kathrein, A.: Letter to the editor concerning: a systematic review of the management of hangman's fractures by Xin-Feng Li et al. Eur Spine J **15**, 257–269 (2006). Eur Spine J 15:1415–1418; author reply 1419–1421

53. Laurence, J.: A history of capital punishment, p. 42. Sampson, London (1926)

54. Leconte, P.: Fracture et luxation des deux premieres vertebres cervicales. In: Judet, R. (ed.) Luxation Congenitale de la Hanche. Fractures du Cou-de-pied Rachis Cervical. Actualites de Chirurgie Orthopedique de l'Hospital Raymond-Poincare, vol. 3, pp. 147–166. Masson et Cie, Paris (1964)

55. Lesoin, F., Thomas, C.E., Lozes, G., et al.: Has the safety-belt replaced the hangman's noose? Lancet **1**, 1341 (1985)

56. Levine, A.M., Edwards, C.C.: The management of traumatic spondylolisthesis of the axis. J Bone Joint Surg Am **67**, 217–226 (1985)

57. Li, X.F., Dai, L.Y., Lu, H., et al.: A systematic review of the management of hangman's fractures. Eur Spine J **15**, 257–269 (2006)

58. Lohnert, J., Latal, J.: Fracture of the axis–surgical treatment.

II. Axial isthmus. Acta Chir Orthop Traumatol Cech **60**, 47–50 (1993)

59. Maiman, D.J., Larson, S.J.: Management of odontoid fractures. Neurosurgery **11**, 471–476 (1982)

60. Marar, B.C.: Fracture of the axis arch. "Hangman's fracture" of the cervical spine. Clin Orthop Relat Res **106**, 155–165 (1975)

61. Marotta, T.R., White, L., TerBrugge, K.G., et al.: An unusual type of hangman's fracture. Neurosurgery **26**, 848–850 (1990). discussion 850–841

62. Marshal, J.J.: Judicial executions. Brit Med J **2**, 779–782 (1888)

63. McCall, I., el Masri, W., Jaffray, D.: Hangman's fracture in ankylosing spondylitis. Injury **16**, 483–484 (1985)

64. Mirvis, S.E., Young, J.W., Lim, C., et al.: Hangman's fracture: radiologic assessment in 27 cases. Radiology **163**, 713–717 (1987)

65. Mollan, R.A., Watt, P.C.: Hangman's fracture. Injury **14**, 265–267 (1982)

66. Moon, M.S., Moon, J.L., Moon, Y.W., et al.: Traumatic spondylolisthesis of the axis: 42 cases. Bull Hosp Jt Dis **60**, 61–66 (2001)

67. Muller, E.J., Wick, M., Muhr, G.: Traumatic spondylolisthesis of the axis: treatment rationale based on the stability of the different fracture types. Eur Spine J **9**, 123–128 (2000)

68. Nordstrom, R.E., Lahdenranta, T.V., Kaitila, I.I., et al.: Familial spondylolisthesis of the axis vertebra. J Bone Joint Surg Br **68**, 704–706 (1986)

69. Norrell, H., Wilson, C.B.: Early anterior fusion for injuries of the cervical portion of the spine. JAMA **214**, 525–530 (1970)

70. Norton, W.L.: Fractures and Dislocations of the Cervical Spine. J Bone Joint Surg Am **44**, 115–139 (1962)

71. Okuchi, K., Fujioka, M., Konobu, T., et al.: A case of Hangman's fracture associated with vertebral arteriovenous fistula treated with trapping. No Shinkei Geka **22**, 55–59 (1994)

72. Pepin, J.W., Hawkins, R.J.: Traumatic spondylolisthesis of the axis: Hangman's fracture. Clin Orthop Relat Res **157**, 133–138 (1981)

73. Pinczewski, L., Taylor, T.K., Ryan, M.D.: Hangman's fracture: nonoperative management with the halocast. Aust N Z J Surg **53**, 71–76 (1983)

74. Ramadier, J.O., Bombart, M.: Fractures and dislocations of the cervical spine without spinal cord lesion. I. Generalities. Lesions of the 21st vertebrae. 52 cases. Rev Chir Orthop Reparatrice Appar Mot **49**, 741–764 (1963)

75. Reynier, Y., Lena, G., Diaz-Vazquez, P., et al.: Evaluation of 138 fractures of the cervical spine during a recent 5-year period (1979 to 1983). Therapeutic approaches. Neurochirurgie **31**, 153–160 (1985)

76. Roda, J.M., Castro, A., Blazquez, M.G.: Hangman's fracture with complete dislocation of C-2 on C-3. Case report. J Neurosurg **60**, 633–635 (1984)

77. Rogers, W.A.: Fractures and dislocations of the cervical spine; an end-result study. J Bone Joint Surg Am **39-A**, 341–376 (1957)

78. Roy-Camille, R., de la Caffiniére, J.H., Saillant, G.: Les traumatismes du rachis cervical superieur C1-C2. Masson et Cie, Paris (1973)

79. Roy-Camille, R., Saillant, G.: Surgery of the cervical spine. 4. Osteosynthesis of the upper cervical spine. Nouv Presse Med **1**, 2847–2849 (1972)

80. Roy-Camille, R., Saillant, G.: Spinal injuries without neurologic complications. Int Orthop **8**, 155–162 (1984)

81. Saldeen, T.: Fatal neck injuries caused by use of diagonal safety belts. J Trauma **7**, 856–862 (1967)

82. Samaha, C., Lazennec, J.Y., Laporte, C., et al.: Hangman's fracture: the relationship between asymmetry and instability. J Bone Joint Surg Br **82**, 1046–1052 (2000)

83. Schneider, R.C., Livingston, K.E., Cave, A.J., et al.: "Hangman's fracture" of the cervical spine. J Neurosurg **22**, 141–154 (1965)

84. Seljeskog, E.L., Chou, S.N.: Spectrum of the hangman's fracture. J Neurosurg **45**, 3–8 (1976)

85. Sherk, H.H., Howard, T.: Clinical and pathologic correlations in traumatic spondylolisthesis of the axis. Clin Orthop Relat Res **174**, 122–126 (1983)

86. Smith, J.T., Skinner, S.R., Shonnard, N.H.: Persistent synchondrosis of the second cervical vertebra simulating a hangman's fracture in a child. Report of a case. J Bone Joint Surg Am **75**, 1228–1230 (1993)

87. Starr, J.K., Eismont, F.J.: Atypical hangman's fractures. Spine (Phila Pa 1976) **18**, 1954–1957 (1993)

88. Suchomel, P., Hradil, J., Barsa, P., et al.: Surgical treatment of fracture of the ring of axis – "hangman's fracture". Acta Chir Orthop Traumatol Cech **73**, 321–328 (2006)

89. Taller, S., Suchomel, P., Lukas, R., et al.: CT-guided internal fixation of a hangman's fracture. Eur Spine J **9**, 393–397 (2000)

90. Teo, E.C., Paul, J.P., Evans, J.H., et al.: Experimental investigation of failure load and fracture patterns of C2 (axis). J Biomech **34**, 1005–1010 (2001)

91. Tuite, G.F., Papadopoulos, S.M., Sonntag, V.K.: Caspar plate fixation for the treatment of complex hangman's fractures. Neurosurgery **30**, 761–764 (1992). discussion 764–765

92. Umebese, P.F., Orhewere, F.A.: Hangman's fracture in head injury. East Afr Med J **66**, 611–614 (1989)

93. Vaccaro, A.R., Madigan, L., Bauerle, W.B., et al.: Early halo immobilization of displaced traumatic spondylolisthesis of the axis. Spine (Phila Pa 1976) **27**, 2229–2233 (2002)

94. Verheggen, R., Jansen, J.: Hangman's fracture: arguments in favor of surgical therapy for type II and III according to Edwards and Levine. Surg Neurol **49**, 253–261 (1998). discussion 261–252

95. Vichard, P., Mirbey, J., Pinon, P.: Value of anterior arthrodesis in the treatment of fractures of the pedicles of the axis (author's transl). J Chir (Paris) **118**, 565–572 (1981)

96. Vieweg, U., Schultheiss, R.: A review of halo vest treatment of upper cervical spine injuries. Arch Orthop Trauma Surg **121**, 50–55 (2001)

97. Vlach, O., Leznar, M., Bayer, M.: Diagnosis, classification and treatment of so-called hangman's fractures. Acta Chir Orthop Traumatol Cech **55**, 456–466 (1988)

98. White 3rd, A.A., Johnson, R.M., Panjabi, M.M., et al.: Biomechanical analysis of clinical stability in the cervical spine. Clin Orthop Relat Res **109**, 85–96 (1975)

99. White 3rd, A.A., Moss, H.L.: Hangman's fracture with non-union and late cord compression. A case report. J Bone Joint Surg Am **60**, 839–840 (1978)

100. Wilson, A.J., Marshall, R.W., Ewart, M.: Transoral fusion with internal fixation in a displaced hangman's fracture. Spine (Phila Pa 1976) **24**, 295–298 (1999)

101. Wood-Jones, F.: The ideal lesion produced by judicial hanging. Lancet **181**, 53 (1913)

102. Yarbrough, B.E., Hendey, G.W.: Hangman's fracture resulting from improper seat belt use. South Med J **83**, 843–845 (1990)

103. Zapletal, J., de Valois, J.C.: Radiologic prevalence of advanced lateral C1-C2 osteoarthritis. Spine (Phila Pa 1976) **22**, 2511–2513 (1997)

104. Zavanone, M., Guerra, P., Rampini, P., et al.: Traumatic fractures of the craniovertebral junction. Management of 23 cases. J Neurosurg Sci **35**, 17–22 (1991)

第13章 混杂类型的枢椎骨折

P. Suchmel, J. Hradil

混杂型枢椎骨折由 Hadley[6] 描述，包含除齿突骨折和 Hangman 骨折之外的所有其他类型枢椎骨折，这些"无法分类的枢椎损伤"约占所有枢椎骨折的 25%。除了这种广义的定义，还有一些狭义的分类方法。有些作者将某些种类的枢椎骨折单独归类，取名为枢椎椎体骨折和泪滴骨折，使之与前述的混杂型枢椎骨折相区别。但是，任何详细的分型都会面临命名和分类的问题，当然也要面临这种类型枢椎损伤分类唯一性的问题。有关混杂类型枢椎骨折的文献报道很少，也缺乏统一的命名，还没有确凿的证据来指导治疗策略。

13.1 发病率与分类

我们采用 Hadley 广义的分类方法，其他一些不同的骨折可以罗列在此分类下：(a) 冠状面骨折，(b) 矢状面骨折，(c) 横断面骨折，(d) 枢椎椎体爆裂性骨折，(e) 泪滴样骨折，(f) 非 Hangman 损伤的椎板和棘突骨折，(g) 上关节面区域骨折，(h) 经过椎孔（横突）的骨折。不同类型骨折之间的界限无法精确定义，这种分类方法仅作为一般性的指导。实际上，每一种"非典型"枢椎损伤都需要严格的个体化判断。

混杂型枢椎骨折的人群发生率很难估计，文献非常有限。某些类型的骨折也报道不全，如多发伤伴严重骨折脱位早期死亡的患者，而轻症患者如棘突骨折会在当地医院治疗，某些类型如经上关节面产生压迫的骨折则常常会被漏诊。

P. Suchmel and J. Hradil
Department of Neurosurgery,
Neurocenter, Regional Hospital Liberec,
Husova St.10, 46063 Liberec, Czech Republic

混杂型枢椎骨折占所有枢椎骨折的 19% ~ 32%，这是由已经确认为是此类型骨折的病例统计出来的结果。根据 Greeme 的最大样本研究，在转入三级脊柱中心的枢椎外伤患者中，非齿突骨折和非 Hangman 骨折的枢椎骨折类型约占 20%，但此数据并未及时更新，它仅代表一家医院不同时间的研究结果 [5-7]。

Hadley 等 [6] 描述 23 例混杂型骨折的病例特点及处理方法，包括 8 例椎体骨折、7 例侧块骨折、3 例椎板骨折、2 例椎弓根骨折、2 例棘突骨折和 1 例椎弓峡部骨折。作者采用 Halo 架或 SOMI 颈围固定 8 ~ 12 周，对比较稳定的损伤采用硬/软颈围或其他传统外固定联合方法。该机构还进一步报道 1989[7]—1997 年 [5] 340 例枢椎骨折中非齿突和非 Hangman 骨折共 67 例，但在诊断及治疗理念上并无明显差别；报道指出因未融合导致的二期手术率为 1.6%，但没有提供深入的远期效果分析。

Fujimura[3] 在研究 31 例枢椎椎体骨折（其中包括 17 例矢状位骨折）的基础上提出一种分类方法，共分 4 类：撕脱型、横型、爆裂型及矢状型。除了矢状型外，其他类型骨折经过保守治疗后效果令人满意；17 例矢状型骨折中有 8 例经外固定支具治疗后出现 C1/C2 关节早期退变引起的颈痛不适，需要进行 C1-C2 融合手术。他们推荐对于那些寰枢关节严重紊乱的病例采用外科手术治疗。

German 等 [4] 报道 21 例垂直型枢椎骨折病例，在 208 例上颈椎损伤中占 9.7%，其中 16 例为冠状位骨折、5 例为矢状位骨折。有学者将一些冠状位骨折归为非典型 Hangman 骨折，主张保守治疗能带来良好的效果，但未提供基于患者的结果评价。

Korres 等 [10] 报道 172 例枢椎损伤病例，其中 11% 为枢椎椎体骨折，此外还有 2% 侧块骨折及 19% 混杂型骨折等孤立性骨折。治疗方法包括 2 ～ 6 周颅骨牵引，然后应用 Minerva 或 Halo 架固定，疗效满意，但未提供功能方面的结果分析。他们还报道了 14 例通过外固定治疗的伸展性损伤所致的撕脱性骨折[11]。

Benzel 等[1] 对 15 例枢椎椎体骨折病例进行回顾性研究，其中包括 12 例冠状位骨折和 3 例矢状位骨折，分析其可能的生物力学损伤机制。基于对两组病例的评估，他们建议在 C2 椎体骨折分类中补充 Ⅲ 型齿突骨折及非典型 Hangman 骨折，但未推荐以上分类所对应的治疗策略。

Taller 等[23] 将 2 例枢椎后壁完全撕脱骨折归于 Hangman 骨折，CT 引导下行后路经峡部拉力螺钉固定，保证骨折间隙经 C1/C2 关节安全复位，同时提供了即时稳定性。

Burke 等[2] 报道 31 例混杂型骨折，其中泪滴型骨折 21 例，发生率偏高，推测很可能是分类标准的问题。

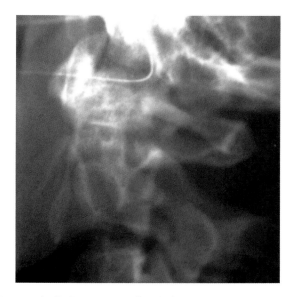

图 13.1　侧位片显示 C2 椎体骨折伴 C2/3 前脱位

13.2　临床症状

和其他上颈椎损伤一样，大多数住院患者仅表现为非特异性颈部疼痛，常放射至枕部，同时伴轻度活动受限。有些患者用手托住颈部以减轻疼痛，极少出现神经功能损伤症状。但即使伴有神经症状，差别也很大，由轻度颅神经麻痹至瘫痪、昏迷不等。常见于多发伤患者，20% ～ 25% 合并有颅脑损伤。

13.3　影像学检查

放射学评估与其他上颈椎损伤相似。平片用来初步判断患者病情，通常仅用于确认有无脱位，但无法判断准确的骨折类型（图 13.1）。薄层 CT 扫描加三维重建是判断骨折类型及脱位形态学特征的主要方法（图 13.2）。MRI 检查主要用来了解韧带结构情况以及排除神经压迫及其他软组织损伤（图 13.3）。必要时可加做其他更复杂的检查，如颈椎动力位片、动态 CT 和（或）MRI、MRA 和 CTA 等。

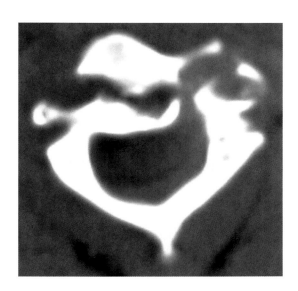

图 13.2　轴位 CT 可见斜形骨折线（与图 13.1 为同一患者）

13.4　治疗策略和我们的建议

对于所谓的枢椎混杂型骨折来说，大多数作者倾向于保守治疗，但他们的处理方法会根据特定的骨折类型而稍有不同。

如前所述，对于入院影像学图片提示不稳，或颈椎动力位 X 线片证实不稳的可以合作的患者，我们会采用更加积极的方法。考虑到远期疗效以及恢复脊柱冠状位和矢状位序列的需要，我们建议对不可复性骨折脱位，尤其是那些波及关节面

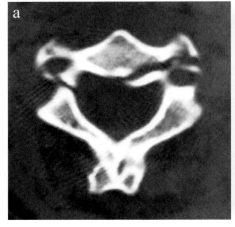

图 13.3　2例患者矢状位MRI T2加权像。（a）C2椎体粉碎性骨折同时合并C7-T1水平骨折脱位，导致横向脊髓损伤；（b）不稳定的C2椎体粉碎性骨折危及脊髓

或压迫神经结构的病例进行外科矫形手术。通常，我们将混杂型骨折分为两种，即C2椎体骨折和其他类型骨折。

13.4.1　枢椎体冠状面骨折

许多作者将这一类型认作是"不典型"或"不常见"Hangman骨折[15,20,21,23]；而有些作者将它们作为C2椎体创伤的特殊类型[1,4]。Hangman骨折常累及C2椎体后壁，至少会包括后壁的一部

分，因此，两种分类方法并不能明确地划分界限。冠状面骨折的确切范围包括从枢椎前柱外下侧面的小骨折（图13.4）到完全的后壁撕脱骨折，骨折可通过上关节面、横突或椎间孔向前延伸（图13.5）。上方的骨折线从齿突延伸到前方骨折碎片位置，下方的骨折线贯穿下终板。经过枢椎前表面的骨折应被视为C2椎体横行骨折或Ⅲ型齿突骨折（图13.6）。骨折大多数是不对称的，因此经常见到这种无法明确分类的病例。

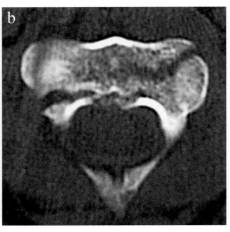

图 13.4　部分累及椎体后壁的C2冠状面骨折CT表现。（a）骨折仅累及一侧后壁；（b）整个后壁几近断裂

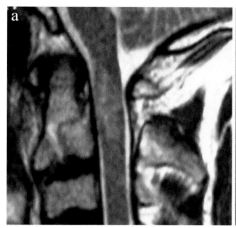
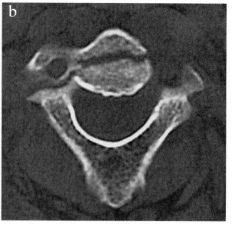

图 13.5　稳定型冠状面 C2 骨折，累及椎体后壁重要部分，C2 椎体有更多骨折，通过 Philadelphia 颈围固定成功治愈。(a) 矢状位 MRI；(b) 轴位 CT 扫描

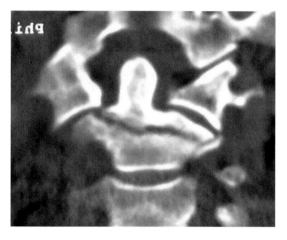

图 13.6　冠状面 CT 示 C2 椎体横形骨折，可归类为"深在"的Ⅲ型齿突骨折

13.4.1.1　我们的建议

　　垂直型 C2 椎体骨折（包括 Hangman 骨折、非典型 Hangman 骨折和冠状位 C2 椎体骨折）显然是由一类具有相似生物力学机制的创伤所引起。在英文发表的文献中，人们明显倾向于使用外固定制动，但我们建议对不稳定骨折病例行早期前路手术[21]，以提供即刻稳定性，并对移位的骨折块进行复位（图 13.7）。对于最初经 CT 扫描证实、骨折移位 > 3 mm、椎间盘未损伤的稳定性骨折，可通过后路椎弓根拉力螺钉缩小骨折间隙，并获得良好复位[12]。在第 12 章，我们介绍一种非常安全的 CT 引导下螺钉置入方法[23]，但这种后路手术方法的适应证有限。

13.4.2　枢椎体矢状面骨折

　　矢状面骨折不仅限于枢椎椎体，常累及真正的枢椎椎弓根以及上关节面覆盖的区域，往往是单侧和（或）斜行的（图 13.8）。骨折平面的上方靠近齿突基底部或在上关节面内侧，而在其下方骨折常累及 C2/3 椎间盘。通过头顶的高速轴向载荷是矢状面骨折主要的致伤原因，常合并严重的颅脑损伤[4]。然而，单纯的轴向载荷通常会导致寰椎 Jefferson 爆裂骨折，这就意味着致伤需要额外的剪切力[8]，伴有撞击前 C1-2 关节间的侧屈或旋转运动。这种外力会留下一些痕迹，如齿突基底部的碎片、骨折位于单侧以及骨折碎片的前后移位等。

13.4.2.1　我们的建议

　　由于骨折涉及大块的松质骨，保守疗法通常能治愈骨折[3]。但对于有严重 C1-2 关节移位的病例，保守治疗功能恢复差，需要考虑 C1-2 融合（图 13.9）。

13.4.3　枢椎体横向骨折

　　这里需要提及的是"深在的"Ⅲ型齿突骨折，几位作者[1,4]主张将其重新归于枢椎椎体骨折。这些骨折确实经过 C2 椎体上部，但作者们却将齿突与后方结构分割开来，究竟属于齿突骨折还是椎体骨折，争论非常激烈。真正的横向枢椎骨折极其罕见，通常涉及伸展性损伤机制，致使齿突连

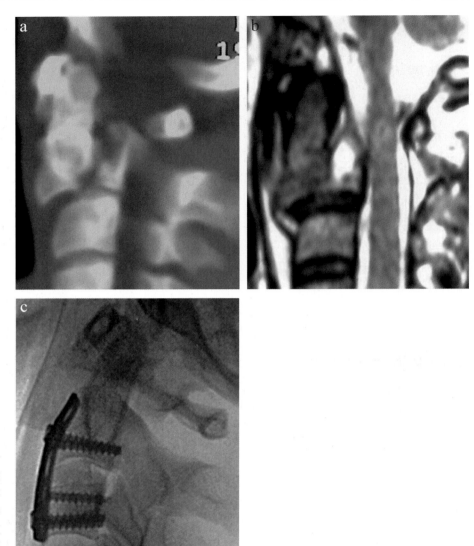

图 13.7　冠状面 C2 椎体劈裂骨折，采用前路钢板固定植骨融合。（a）CT 矢状面重建示骨折移位；（b）MRI T2 加权像显示 C2-3 椎间盘损伤；（c）前路钢板固定植骨融合，请注意采用的是双皮质螺钉固定

同后方结构一起分离移位[9]。两类骨折最大的区别在于骨折是否有潜在移位的可能（可因此造成脊髓压迫），Ⅲ型齿突骨折相当稳定，而真正的横向椎体骨折经常是不稳定的。伸展性损伤机制使 C2/3 椎间连接的韧带易于发生断裂。为了说明与前述轴向骨折的差别，这里介绍 Maki[14] 报道的 1 个有趣的病例，其由于身体在前方支点（方向盘）上屈曲造成"chance 型"骨折。

13.4.3.1　我们的建议

如第 11 章所述，我们认为Ⅲ型齿突骨折的纳入标准是骨折线至少已到达颅侧上关节突的一个关节面，但至今仍未建立界定Ⅲ型齿突骨折与椎体水平骨折的尾侧边界线。也许，至少有一处骨折线位于 C2 上关节面以下的损伤才能视为 C2 椎体骨折。尽管骨折区域有较大的接触表面，但此类骨折经常是不稳定的，无法维持颈椎的正常矢状位排列。对于水平骨折线未到达 C2-3 椎间隙的不稳定损伤，因为 C2 基底部缺乏足够坚固的可用于直接齿突螺钉固定的骨组织，我们建议采用后路固定融合手术（图 13.10）。如果 C2 椎体基底部能够提供充足的骨质，则可实施前路齿突双螺钉固定。对于合并有 C2-3 椎间盘破裂的病例，可加做前路钢板固定植骨融合手术。有关手术局限性的描述参见第 6 章"特殊技术"部分。

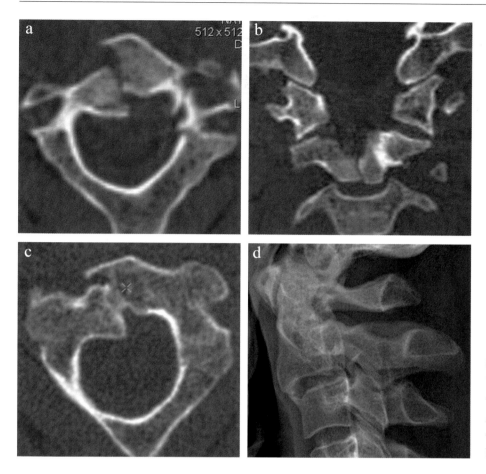

图 **13.8**　矢状面方向的 C2 椎体骨折。(a) 轴位 CT 扫描；(b) 冠状面 CT 重建可见椎体劈裂；(c) 轴位 CT 扫描示异位融合；(d) 外伤后 6 个月侧位 X 线片可见 "C2 椎体肥大征" 和不完全的 C2/3 自发性融合

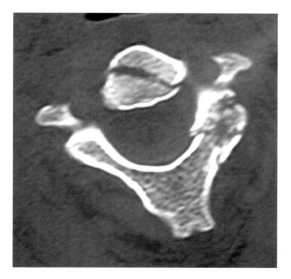

图 **13.9**　轴位 CT 显示 C2 椎体矢状面斜行骨折延伸至上关节面

13.4.4　枢椎爆裂骨折

多发粉碎性损伤是由严重的轴向暴力造成的。枢椎椎体和椎弓根非常坚固，所以此种类型的骨折少见。大部分的轴向暴力会引起寰椎 Jefferson 骨折或枢椎以下节段的脊柱损伤。如在矢状面骨折中，剪切应力、旋转应力和（或）侧屈应力有助于通过寰椎侧块转移足够的应力，高速度也增加爆裂骨折的可能性，甚至会同时合并 C1 环破裂。

13.4.4.1　我们的建议

使用外固定支具行保守治疗通常是合理的治疗选择。然而，对于昏迷或依靠机械通气的多发伤患者来说，颅骨牵引或 Halo 架固定有一定的局限性，后路稳定手术能显著增加患者的可移动性，提高呼吸道管理的效率（图 13.11、图 13.12）；对于老年患者，固定融合手术（图 13.13）也显著优

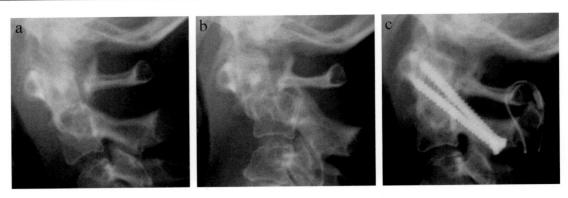

图 13.10 不稳定冠状面 C2 椎体骨折，齿突与椎体后部结构分离，采用后路植骨经关节螺钉固定融合。(a) 牵引后骨折复位；(b) 去除牵引后骨折发生再脱位；(c) 术后情况

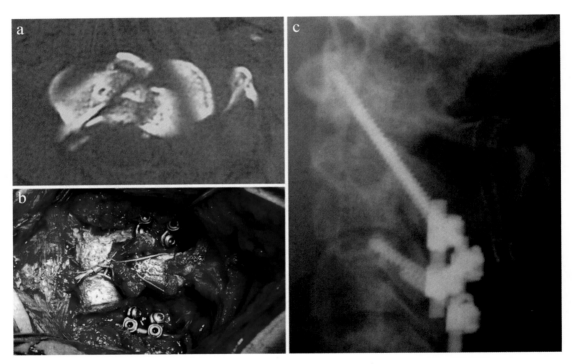

图 13.11 C2 椎体粉碎性骨折从齿突延伸到椎体基底部，患者意识障碍伴多发伤，胸部骨折不稳定，采用呼吸机辅助支持。(a) 轴位 CT 显示骨折呈粉碎性；(b) 术中图片；(c) C1-3 组合式固定

于 Halo 架固定（第 6 章）。

13.4.5 泪滴骨折

轴向屈曲负荷或伸展牵拉是泪滴骨折的主要形成原因。治疗集中于 C2/3 节段椎间盘韧带的损伤，C2-3 固定融合是首选方法（图 13.14）。尽管

如此，仍有学者倾向于使用外固定[11]。

13.4.6 椎板和棘突非 Hangman 损伤

对于正常人来说，直接外伤是唯一的原因。枢椎棘突附着很多肌肉组织，但位于下关节面后方的骨折被认为是稳定的，支撑头颅的能力没有

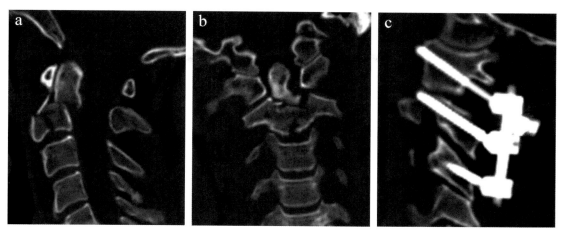

图 13.12 另 1 例多发伤昏迷患者的 C2 椎体粉碎性骨折，以齿突型骨折为主，伴寰枢椎不稳。（a）CT 矢状面重建；（b）冠状位 CT；（c）C1-3 坚强固定，Harms 固定器下方延长至 C3 的侧块螺钉

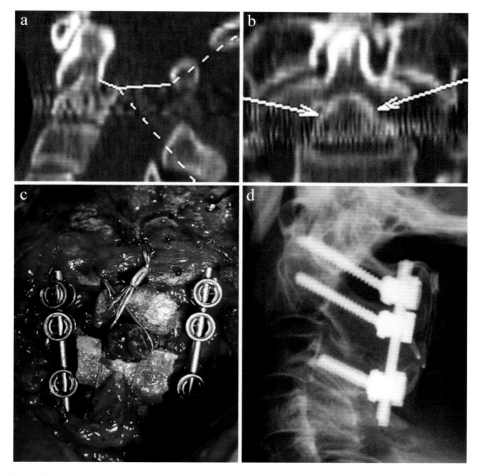

图 13.13 老年患者 C2 粉碎性骨折，拒绝使用 Halo 架固定。（a）矢状面重建显示 C2 椎体呈粉碎性；（b）冠状面重建显示并发左侧关节面损伤；（c）术中照片可见内固定位置好，后方椎板间自体植骨块植骨；（d）术后侧位平片

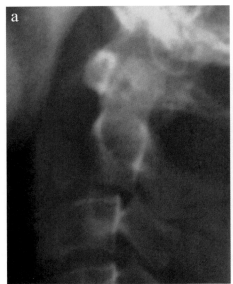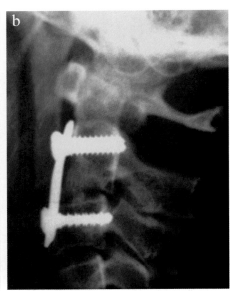

图 13.14   泪滴骨折伴后脱位。（a）术前侧位片；（b）侧位片显示钢板固定植骨融合

明显改变，也没有发生脊髓损伤的风险。由于不会造成关节错位和继发退变，所以佩戴硬颈围治疗是足够的。患者往往不需要转送到专科中心处理，因此此类骨折在文献中可能很多被漏报。

随访结果也是不清楚的。

13.4.7   上关节面区域骨折

骨折线经常贯穿支撑上关节面（一些作者称之为"侧块"、"关节块"或是"上关节突"）的区域。除了横向/冠状位骨折和矢状位/爆裂骨折外，还有一种独特的单侧压缩骨折，表现为位于上关节面下方的松质骨塌陷，X线平片上显示为密度增高影。这种骨折是由类似于矢状位/爆裂骨折中的较小轴向负荷引起的。作为一个独立的损伤，它有可能被漏诊。据文献报道[8,18]，这种骨折与有侧方移位的齿突骨折关系密切，通常早期采用保守治疗。如果合并齿突骨折，可通过前路齿突螺钉固定治疗；C1-C2 融合则被用于治疗因 C1/2 关节错位和（或）继发的退行性改变所引起的 C1/2 关节疼痛。

13.4.7.1   我们的建议

大多数上关节面骨折都属于不同分类方法损伤中的一部分。与早前提到的一样，Ⅲ 型齿突及非典型 Hangman 骨折经常涉及关节面。虽然少见，但确实也有一类损伤由于轴向载荷对称性传导至 C2 关节柱（没有寰椎爆裂骨折）造成上关节面骨折及椎体增宽（图 13.15）。需要稳定的对称性牵引来维持良好的冠状位脊柱序列，保守治疗难以实现这一目的。在这种情况下，采用临时的 C1-3 固定手术以维持良好对线是合理的治疗选择。

13.4.8   经过横突孔的骨折

延伸到横突和椎间孔的骨折常见，尤其在冠状位骨折中。大多数无明显症状，但也有椎动脉损伤导致严重后果的报道[13,16,17,19]。一些作者术中行血管造影检查，以发现损伤和增加骨折复位的安全性[22]。

13.5   C1-2 联合骨折

正如第 14 章所述，C1-2 联合骨折治疗方案的选择取决于每个个案最重要的不稳定因素。如果混杂型骨折属于较为不稳定的损伤类型，治疗方案可参照前述推荐的方法。

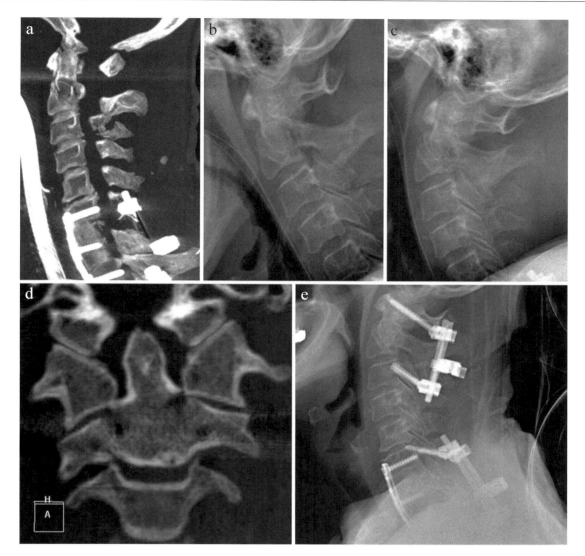

图 13.15　C2 和下颈椎同时损伤（图 13.3a 的患者）。（a）CT 重建示 C2 椎体和 C3 后弓骨折；（b）屈曲位提示 C2 稳定；（c）后伸位示不稳和脱位；（d）冠状面 CT 重建清晰显示双侧关节柱骨折；（e）侧位片可见 C1-3 临时固定于复位状态，C7-T1 骨折脱位通过一期手术得以 360° 复位固定

（艾福志　张　宇译　尹庆水审校）

参考文献

1. Benzel, E.C., Hart, B.L., Ball, P.A., et al.: Fractures of the C-2 vertebral body. J Neurosurg **81**, 206–212 (1994)

2. Burke, J.T., Harris Jr., J.H.: Acute injuries of the axis vertebra. Skeletal Radiol **18**, 335–346 (1989)

3. Fujimura, Y., Nishi, Y., Kobayashi, K.: Classification and treatment of axis body fractures. J Orthop Trauma **10**, 536–540 (1996)

4. German, J.W., Hart, B.L., Benzel, E.C.: Nonoperative management of vertical C2 body fractures. Neurosurgery **56**, 516–521 (2005). discussion 516–521

5. Greene, K.A., Dickman, C.A., Marciano, F.F., et al.: Acute axis fractures. Analysis of management and outcome in 340 consecutive cases. Spine (Phila Pa 1976) **22**, 1843–1852 (1997)

6. Hadley, M.N., Browner, C., Sonntag, V.K.: Axis fractures: a comprehensive review of management and treatment in 107 cases. Neurosurgery **17**, 281–290 (1985)

7. Hadley, M.N., Dickman, C.A., Browner, C.M., et al.: Acute axis fractures: a review of 229 cases. J Neurosurg **71**, 642–647 (1989)

8. Hahnle, U.R., Wisniewski, T.F., Craig, J.B.: Shear fracture through the body of the axis vertebra. Spine (Phila Pa 1976) **24**, 2278–2281 (1999)

9. Jakim, I., Sweet, M.B.: Transverse fracture through the body of the axis. J Bone Joint Surg Br **70**, 728–729 (1988)

10. Korres, D.S., Papagelopoulos, P.J., Mavrogenis, A.F., et al.: Multiple fractures of the axis. Orthopedics **27**, 1096–1099 (2004)

11. Korres, D.S., Zoubos, A.B., Kavadias, K., et al.: The "tear drop" (or avulsed) fracture of the anterior inferior angle of the axis. Eur Spine J **3**, 151–154 (1994)

12. Leconte, P.: Fracture et luxation des deux premieres vertebres cervicales. In: Judet, R. (ed.) Luxation Congenitale de la Hanche. Fractures du Cou-de-pied Rachis Cervical. Actualites de Chirurgie Orthopedique de l'Hospital Raymond-Poincare, vol. 3, pp. 147–166. Masson et Cie, Paris (1964)

13. Lohnert, J., Latal, J.: Fracture of the axis–surgical treatment. II. Axial isthmus. Acta Chir Orthop Traumatol Cech **60**, 47–50 (1993)

14. Maki, N.J.: A transverse fracture through the body of the axis. A case report. Spine (Phila Pa 1976) **10**, 857–859 (1985)

15. Marotta, T.R., White, L., TerBrugge, K.G., et al.: An unusual type of hangman's fracture. Neurosurgery **26**, 848–850 (1990). discussion 850–841

16. Okuchi, K., Fujioka, M., Konobu, T., et al.: A case of Hangman's fracture associated with vertebral arteriovenous fistula treated with trapping. No Shinkei Geka **22**, 55–59 (1994)

17. Pelker, R.R., Dorfman, G.S.: Fracture of the axis associated with vertebral artery injury. A case report. Spine (Phila Pa 1976) **11**, 621–623 (1986)

18. Signoret, F., Feron, J.M., Bonfait, H., et al.: Fractured odontoid with fractured superior articular process of the axis. Report of three cases. J Bone Joint Surg Br **68**, 182–184 (1986)

19. Simonsen, J.: Massive subarachnoid haemorrhage and fracture of the transverse process of the atlas. Med Sci Law **16**, 13–16 (1976)

20. Starr, J.K., Eismont, F.J.: Atypical hangman's fractures. Spine (Phila Pa 1976) **18**, 1954–1957 (1993)

21. Suchomel, P., Hradil, J., Barsa, P., et al.: Surgical treatment of fracture of the ring of axis – "hangman's fracture". Acta Chir Orthop Traumatol Cech **73**, 321–328 (2006)

22. Takahashi, T., Tominaga, T., Ezura, M., et al.: Intraoperative angiography to prevent vertebral artery injury during reduction of a dislocated hangman fracture. Case report. J Neurosurg **97**, 355–358 (2002)

23. Taller, S., Suchomel, P., Lukas, R., et al.: CT-guided internal fixation of a hangman's fracture. Eur Spine J **9**, 393–397 (2000)

14.1　枢椎多处骨折

枢椎椎体形态比较复杂，存在许多骨折的不同组合，因此根据脊柱骨折传统分类方法对枢椎多处骨折进行分类是有难度的。有些传统分类上的单一骨折实际上涉及两个独立的骨折部位（如 Hangman 骨折、矢状面椎体骨折），有些单一的骨折线会贯穿枢椎的多个部位，如冠状面骨折涉及椎体、椎弓根、上关节面和横突。枢椎多处骨折的确切发病率因作者所做分类的不同而不同，与此相关的文献较少，亦缺乏与治疗方法相关的证据。因此，所有的枢椎多处骨折都应基于严格的个体化方案进行治疗，而方案的制订应根据外科医师的意见及个人经验。大多数作者推荐外固定保守治疗，但有几种骨折类型需要外科手术才能获得较好的效果。

据 Korres 等报道，他们的病例中 5% 的患者合并有 2 种甚至 3 种不同的枢椎骨折类型[14]，其中 Hangman 骨折合并泪滴骨折 3 例。齿突骨折合并 Hangman 骨折 2 例、齿突骨折合并侧块骨折 2 例、齿突骨折合并泪滴骨折及 Hangman 骨折 1 例。Daum 和 Archer 描述了 1 例齿突骨折合并 Hangman 骨折[3]。Signoret 等则分析了齿突骨折与上关节压缩性骨折并发可能的生物力学背景[15]。在这些病例中，我们常会发现侧屈及侧方应力导致上关节面支撑区域的压缩性骨折和齿突骨折。Hahnle 等报道了上关节面区域压缩性骨折合并齿突基底部骨折，导致齿突从正中矢状面向一侧倾斜[12]。Iizuka 等报道了 1 例非典型 Hangman 骨折合并棘突骨折[13]。

14.1.1　我们的建议

泪滴骨折合并 Hangman 骨折可能最为常见。当提示椎间盘有损伤时，泪滴骨折的治疗原则会有所变化。我们的观点是对此类病例采取前路椎间盘切除、椎体间植骨融合及钢板固定（ACDF）（图 14.1）。对于可疑的病例，如患者可以配合，应拍摄颈椎侧位动力位片，尤其在所谓"稳定的" I 型 Hangman 骨折病例。

第二种较常遇到的情况是齿突骨折合并 Hangman 骨折。外固定治疗 II 型及浅 III 型齿突骨折骨不连发生率较高，我们认为手术治疗应作为首选。齿突螺钉联合 C2-3 ACDF 是简单有效的选择（图 14.2），该方法也同样适用于 Hangman- 泪滴 - 齿状突三联骨折病例的治疗。其他类型的合并骨折很少见，需要对不稳定程度、骨折愈合能力及患者个体差异等进行单独评估。当对处于临界状态或不明确的病例采取保守治疗时，需对患者进行频繁密切的随访，但这些往往强调得不够。

14.2　寰枢椎联合骨折

事实上任何枢椎骨折都可能伴有寰椎骨折，反之亦然。据统计，所有急性颈椎损伤中约 3% 的病例合并 C1-2 骨折[5,9]，其治疗需要严格遵循个性

P. Suchomel and J. Hradil
Department of Neurosurgery，
Neurocenter，Regional Hospital Liberec，
Husova St. 10,46063 Liberec，Czech Republic

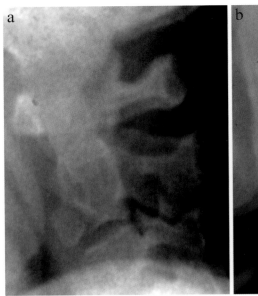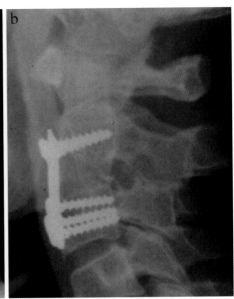

图 14.1　C2 泪滴骨折同时伴有 Hangman 骨折。(a) 侧位片；(b) 术后片显示前路植骨融合钢板固定，注意 C3 椎体置入 3 枚螺钉以增加钢板杠杆臂的强度

化原则。大多数作者借助于外固定，而有些病例早期手术效果较好[1,2,4,9]。

Gleizes 等[7] 对与上颈椎外伤相关的 784 例颈椎骨折病例进行综合分析，116 例（14.8%）涉及上颈椎，其中 C1-C2 联合骨折 19 例（占上颈椎损伤的 16.4%），包括 17 例寰枢椎双骨折和 2 例 3 处骨折。在这 19 例上颈椎联合骨折中，Hangman 骨折合并齿突骨折占 21.0%、齿突骨折合并 C1 后弓骨折占 31.6%、齿突骨折合并 Jefferson 骨折占 10.5%、齿突骨折合并 C2 上关节面骨折占 10.5%，其余 26.4% 为独特的骨折类型。

Dickman 等[5] 报道 25 例寰枢椎联合骨折，占所有寰椎骨折的 43% 及所有枢椎骨折的 16%。寰椎骨折中 40% 为 Jefferson 骨折、28% 为后弓骨折、24% 为单侧椎弓环骨折、8% 为侧块骨折，枢椎骨折包括 40% 为的 II 型齿突骨折、28% 的混杂型骨折、20% 的 III 型齿突骨折和 12% 的 Hangman 骨折。C1/2 骨折神经功能损伤的发生率达到 12%，比单独的寰椎或枢椎骨折高。Hadley 等和 Greene 等在同一家医疗中心收治一大批枢椎外伤患者，未详细报道寰枢椎联合骨折情况，但有描述 41% 的枢椎损伤合并有寰椎骨折[8,10,11]。

有文献报道一组 Hangman 骨折病例，其中 17.5% 合并寰椎骨折[16]。Effendi[6] 在其基本资料中记录，C2 环骨折中 6% 合并寰椎后弓骨折，1.5% 合并齿突骨折。

14.2.1　我们的建议

寰枢椎联合骨折的一般治疗原则目前仍缺乏任何可用证据、系列分析或结果评价的支持，其中大多数是基于每个外科医师的认识，以及寰枢椎复合体骨质与椎间盘韧带生物力学性能受损伤影响的相关机制。

如果寰椎和枢椎损伤都是稳定的，不伴有脱位，外固定支具即可获得成功融合；如果寰枢椎中任何一个或两个椎体存在不稳定或移位，或是椎间盘韧带不能维持良好的脊柱序列，可采取手术固定（通常在牵引复位后）加速愈合过程，维持上颈椎的适度平衡。

主要不稳位置通常可指导治疗方法的选择。大多数联合损伤包括齿突骨折和 Hangman 骨折，符合手术适应证的病例应首选手术固定。如果伴发的 C1 环（前弓或后弓）损伤是稳定的，需佩戴硬颈围 6 ~ 12 周，并定期进行影像学随访；如果寰椎骨折不稳定（如寰椎横韧带断裂等）或无法维持脊柱序列，可同时行寰枢椎固定。联合手术常可通过单一的前入路完成（图 14.3），不稳定的寰枢椎联合骨折也可采取后路寰枢或枕颈固定融合手术（图 14.4、图 14.5）。

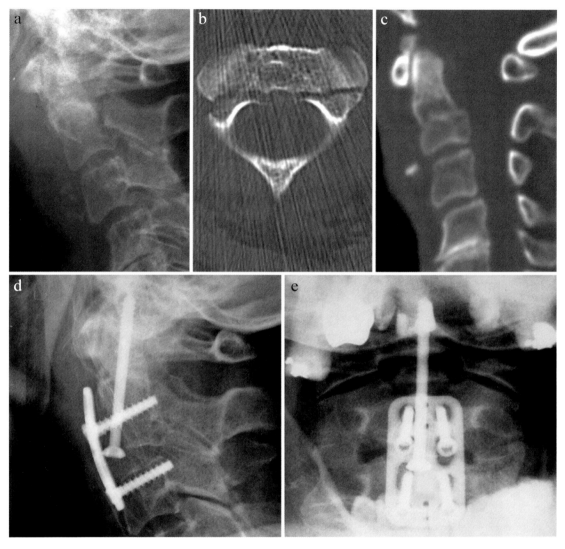

图 14.2　浅 Ⅲ 型齿突骨折合并 Hangman 骨折，采用单枚前路齿突螺钉及随后的 C2-3 颈前路椎前盘切除融合术。(a) X 线侧位片；(b) 轴位 CT 扫描可见 Hangman 骨折；(c) 矢状位 CT 重建示 Ⅱ 型齿突骨折；(d) 术后钢板固定 X 线侧位片；(e) 术后钢板固定 X 线正位片

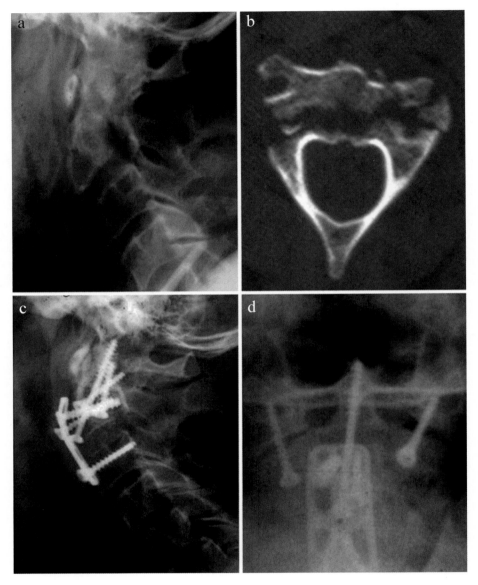

图 14.3　1 例 64 岁男性患者，上颈椎多处损伤包括浅 Ⅲ 型齿突骨折、Hangman 骨折和 Jefferson 骨折，采用一期前路固定手术。(a) 术前侧位片；(b) 轴位 CT 扫描可见类似 Hangman 骨折的 C2 冠状面骨折；(c) X 线侧位片示 C2-3 植骨钢板固定联合前路单枚齿突螺钉固定及经关节双螺钉寰枢融合；(d) 同一患者的 X 线正位片

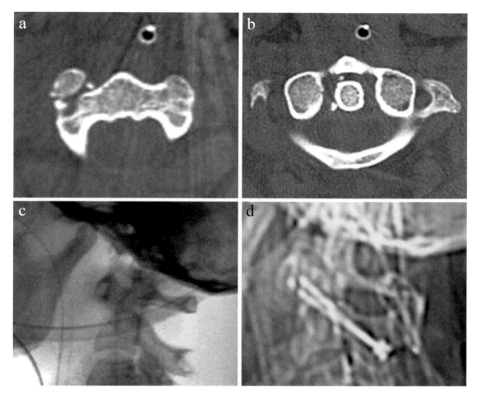

图 14.4　C2 混杂型骨折合并寰椎横韧带（TAL）断裂引起的寰枢失稳病例，采用后路 Magerl 经关节螺钉寰枢融合手术。（a）轴位 CT 示 C2 侧柱骨折；（b）轴位 CT 可见 TAL 断裂；（c）颈椎动力位片屈曲时寰齿前间隙增加，明确寰枢失稳诊断；（d）后路 C1-2 经关节固定辅以钢丝椎板下固定植骨融合

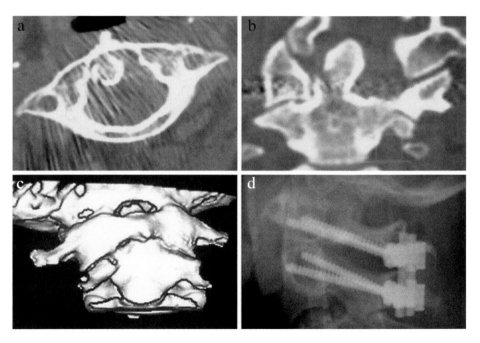

图 14.5　寰枢椎旋转半脱位合并 C2 关节柱骨折和 II 型齿突骨折，采用后路 Goel-Harms 融合手术。（a）轴位 CT 见寰椎旋转半脱位，齿突位置异常；（b）冠状位 CT；（c）三维 CT 前面观可见 C2 关节突骨折；（d）后路固定侧位 X 线片

（艾福志　张　宇译　尹庆水　审校）

参考文献

1. Agrillo, U., Mastronardi, L.: Acute combination fracture of atlas and axis: "triple" anterior screw fixation in a 92-year-old man: technical note. Surg Neurol **65**, 58–62 (2006)

2. Apostolides, P.J., Theodore, N., Karahalios, D.G., et al.: Triple anterior screw fixation of an acute combination atlas-axis fracture. Case report. J Neurosurg **87**, 96–99 (1997)

3. Daum, W., Archer, C.R.: Fracture of the odontoid associated with pedicle fracture of the axis: a previously undescribed entity. J Trauma **17**, 381–386 (1977)

4. Dean, Q., Jiefu, S., Jie, W., et al.: Minimally invasive technique of triple anterior screw fixation for an acute combination atlas-axis fracture: case report and literature review. Spinal Cord **48**, 174–177 (2010)

5. Dickman, C.A., Hadley, M.N., Browner, C., et al.: Neurosurgical management of acute atlas-axis combination fractures. A review of 25 cases. J Neurosurg **70**, 45–49 (1989)

6. Effendi, B., Roy, D., Cornish, B., et al.: Fractures of the ring of the axis. A classification based on the analysis of 131 cases. J Bone Joint Surg Br **63**, 319–327 (1981)

7. Gleizes, V., Jacquot, F.P., Signoret, F., et al.: Combined injuries in the upper cervical spine: clinical and epidemiological data over a 14-year period. Eur Spine J **9**, 386–392 (2000)

8. Greene, K.A., Dickman, C.A., Marciano, F.F., et al.: cute axis fractures. Analysis of management and outcome in 340 consecutive cases. Spine (Phila Pa 1976) **22**, 843–1852 (1997)

9. Guiot, B., Fessler, R.G.: Complex atlantoaxial fractures. J Neurosurg Spine **91**, 139–143 (1999)

10. Hadley, M.N., Browner, C., Sonntag, V.K.: Axis fractures: a comprehensive review of management and treatment in 107 cases. Neurosurgery **17**, 281–290 (1985)

11. Hadley, M.N., Dickman, C.A., Browner, C.M., et al.: Acute axis fractures: a review of 229 cases. J Neurosurg **71**, 642–647 (1989)

12. Hahnle, U.R., Wisniewski, T.F., Craig, J.B.: Shear fracture through the body of the axis vertebra. Spine (Phila Pa 1976) **24**, 2278–2281 (1999)

13. Iizuka, H., Shimizu, T., Hasegawa, W., et al.: Fractures of the posterior part of the body and unilateral spinous process of the axis: a case report. Spine (Phila Pa 1976) **26**, 528–530 (2001)

14. Korres, D.S., Papagelopoulos, P.J., Mavrogenis, A.F., et al.: Multiple fractures of the axis. Orthopedics **27**, 1096–1099 (2004)

15. Signoret, F., Feron, J.M., Bonfait, H., et al.: Fractured odontoid with fractured superior articular process of the axis. Report of three cases. J Bone Joint Surg Br **68**, 182–184 (1986)

16. Suchomel, P., Hradil, J., Barsa, P., et al.: Surgical treatment of fracture of the ring of axis – "hangman's fracture". Acta Chir Orthop Traumatol Cech **73**, 321–328 (2006)

第15章 成人急性创伤性寰枢椎脱位

P. Suchomel, R. Frič

外伤性寰枢椎脱位（AAD）的发病率往往低于寰枕关节脱位（AOD），常因高速创伤引起，致死率高[1,2]。一般来说，由于外伤撞击的原因，寰椎可能相对于枢椎椎体出现任何方向的移位。C1脱位常伴有齿突骨折，亦可同时合并其他类型的上颈椎骨折，但单纯合并韧带损伤的脱位非常少见。

外伤性AAD可分为3类：移位型（前后向或侧向）、旋转型及分离型[34]。

成人外伤性移位型AAD最常见的原因是齿突骨折、其他C2骨折（第14章图14.4）或寰椎骨折（第10章图10.12）所导致的寰枢椎不稳（AAI）；继发于单纯寰椎横韧带（TAL）损伤者则要少得多（第10章图10.3、图10.11）[24]。

单纯因韧带损伤所致的旋转脱位在成人极其罕见[4,6,20,27,33]，文献报道的大部分病例均合并C2的骨折（第14章图14.5）[8,13,17,21,26,34]。

青少年非外伤性寰枢椎旋转固定分为2类（通常分为4类）[10,31]，这种分类方法亦可用于评估成人外伤性AAD。不过需要注意的是，寰枢关节间的活动范围是比较大的，因此非旋转脱位易被误认为旋转脱位。最近，Mönckeberg等[25]报道40例健康志愿者（实际上受试者均为作者的同事）

P. Suchomel
Department of Neurosurgery,
Neurocenter, Regional Hospital Liberec,
Husova St. 10,46063 Liberec, Czech Republic

R. Frič
Department of Neurosurgery, Rikshospitalet,
Oslo University Hospital, Sognsvannsveien 20,
0027 Oslo, Norway

的CT分析结果，发现寰枢关节在向一侧极度旋转时（平均38°），有70%的寰枢关节面脱离接触；而只有在中立位时，寰枢关节面才会完全对合。

分离暴力通常也能引起不伴椎体骨折的AAD，而Przybyloski和Welsh[30]则报道1例值得借鉴的病例，此病例由他院转送而来，合并Ⅲ型齿突骨折，在以5磅重量牵引以纠正齿突骨折成角移位之后，患者出现四肢瘫，CT扫描提示水平方向寰枢复合体断裂伴Ⅲ型齿突骨折，导致了AAD伴垂直方向上的严重失稳。

1969年Haralson和Boyd首次报道未合并骨折的分离型AAD[16]，直到1980年，也仅见2例报道[28,32]。由于急救服务水平的提高及现代影像学的发展，越来越多单纯合并韧带损伤的AAD见诸报道[7,11,18,19,22,29,36,37]；然而，此类致命性损伤临床上仍非常少见。发生此种脱位时，翼状韧带和齿突尖韧带也必然损伤，硬膜囊可能撕裂并出现脑脊液漏[37]；TAL即使未断裂，亦很可能严重损伤。

有文献报道AOD同时合并AAD损伤，但更加少见，迄今仅有3例[14,15,22]。

先天性寰枕融合、各类颅脊交界区畸形及严重的齿突发育不良是寰枢椎失稳的诱因[35]。在这些情况下，仅轻微暴力即可引发严重的AAD。

如前所述，TAL强度和齿突发育完整性是保持寰枢椎稳定的重要因素，但韧带、筋膜及关节囊在AAD发病机制中亦起到较为重要的作用，尤其是在单纯外伤性旋转性脱位时。如果脱位在损伤早期就已自行复位，那么单纯的韧带损伤很可能被漏诊，患者可能因发展为慢性AAI而返院。

成人外伤性AAD与儿童常见的寰枢椎旋转半

脱位 / 固定（鹅颈姿势）不同，后者常由口面部感染、轻度外伤、眼科疾病或遗传性疾病引起。其他病变亦可造成寰枢椎移位，当外伤因素合并肿瘤、类风湿关节炎（RA）或感染等导致寰枢椎移位时，这种情况当然也不能被视为典型的 AAD。

15.1 病因学及流行病学

在急性颈椎损伤入院的患者中，外伤性 AAD 仅占 1% ~ 2%[5,12]。

伴或不伴有上颈椎骨折的移位和旋转型 AAD 其损伤机制可能是外力所致的前方、侧方屈曲移位和（或）旋转移位的综合作用。

分离型 AAD 的可能机制是上颈椎过伸损伤导致的翼状韧带、齿突尖韧带及副韧带的损伤，原则上寰枕膜和前纵韧带也必须受损。其损伤机制与 AOD 类似，但此时损伤的并非寰枕关节囊，而是寰枢关节囊及其韧带破裂，随后导致寰枢分离和（或）脱位。此外，两个上颈椎关节可同时受损，导致 AAD/AOD 联合损伤。大部分病例报道认为其真正的损伤机制是颈椎在放松状态下的突然过伸，典型案例是街道上行走的行人被从后方驶来的车辆突然撞伤。

15.2 临床诊断

约有一半的创伤性 AAD 伤员当场死亡，然而大部分幸存伤者并无严重的神经障碍症状。症状可能仅为非特异性疼痛及上颈椎活动受限；也可能因旋转性 AAD 造成寰枢关节前脱位，进而导致头部旋转固定；有患者因 C2 神经根的牵拉而出现枕下神经痛；椎动脉受压患者可能出现基底动脉供血不足的症状。与其他上颈椎损伤相同，约 20% 的住院伤员其症状可能被合并的颅脑损伤或多发伤症状所掩盖。

15.3 影像学检查

如果未合并骨折或后弓脱位，侧位 X 线片往往难以发现寰枢椎的病理变化，张口位片仅能显示齿突位置的对称情况，因此 X 线平片对诊断作用有限。如果患者能够配合，动力位片可以显示

寰枢椎稳定情况，但从未作为首要的检查手段。

外伤患者如今可首先在急诊科接受螺旋 CT 检查，缩短了明确诊断的时间。通常骨折容易被发现，但旋转脱位则需要特别注意。扫描时必须针对寰椎位置采取正确的角度，获取连续的图像来对寰枢间旋转进行量化[3]。近年来使用的三维 CT 能更好地显示脱位情况。如需观察 TAL、翼状韧带和脊髓可用空间（space available for spinal cord，SAC），则需行 MRI 检查。存在明显 AAD 的患者椎动脉可能会受到牵拉，可行 CTA 检查予以明确。

15.4 治疗策略

AAD 的治疗目标是解除或预防可能的神经压迫，并重建颈椎的稳定性。对仅合并韧带损伤的轻度 AAD 患者，需尽量恢复寰枢关节的无痛正常运动功能。

移位性脱位合并骨折患者主要根据骨折情况决定手术或是保守治疗[17,34]。如果 TAL 受到损伤，大部分外科医师会选择后路寰枢融合[9,24]。术前常需进行牵引复位。

单纯的旋转脱位可首先进行手法复位，也可使用手指经口复位法，牵引或用支具固定 6 周 ~ 3 个月[23]。如果保守治疗失败，应考虑行后路寰枢椎融合手术。

对合并骨折的旋转脱位，骨折的稳定程度是决定治疗方案的关键，详见前述章节。如合并 II 型齿突骨折者应予以齿突螺钉直接固定，术后寰枢椎通常稳定，少有后遗症。

对于合并寰椎向后方移位的单纯分离型损伤，常需要对分离进行闭合、复位和松解，复位后可进行后路融合[16,18,36,37]，也可以不融合[32]，均能达到治愈效果。曾有 1 例患者行经口切除齿突以松解脱位[11]，另有 1 例采取高位前外侧齿突部分切除、寰椎复位及前路寰枢螺钉固定[19]。不管采用何种复位方法，均应注意不可过度牵引寰枢关节。有些作者倾向于闭合复位，复位困难的患者在直接开放显露后方结构的情况下进行头部手法复位将更加安全。Yoon 等[37] 报道在牵引时进行 C2 棘突后方加压可帮助 AAD 复位，不过需在侧位透视及术中电生理监测（IOM）下进行。

15.5　我们的建议

人类是直立行走的动物，颅脊部位不能承受分离的力量。对于任何疑有分离暴力的损伤（如系安全带的乘客出现滑移且下颌部有皮肤擦伤、暴力冲撞运动等），均需对潜在的分离损伤进行全面检查。尽管在此方面经验不足，但我们仍建议遭受轻度分离暴力的患者，在明确诊断及后续随访检查时均应行寰枢和寰枕关节的 CT 和（或）MRI 评估，以发现或排除关节面的分离。损伤的韧带在愈合后未必能承受头部的牵引力，特别是在某些年龄较大及有特殊生活习惯的病患。

如前所述，对于不稳定型骨折脱位及确诊的 TAL 损伤患者，我们采取积极的手术治疗。在单纯旋转性韧带损伤而无明显 TAL 损伤的患者，治疗方案需视旋转脱位超出正常活动范围的程度决定。大多数患者适合应用牵引复位及颈围固定治疗。

（王新宇　艾福志　译　马向阳　审校）

参考文献

1. Alker Jr., G.J., Oh, Y.S., Leslie, E.V.: High cervical spine and craniocervical junction injuries in fatal traffic accidents: a radiological study. Orthop Clin North Am **9**, 1003–1010 (1978)
2. Alker, G.J., Oh, Y.S., Leslie, E.V., et al.: Postmortem radiology of head neck injuries in fatal traffic accidents. Radiology **114**, 611–617 (1975)
3. Bono, C.M., Vaccaro, A.R., Fehlings, M., et al.: Measurement techniques for upper cervical spine injuries: consensus statement of the Spine Trauma Study Group. Spine (Phila Pa 1976) **32**, 593–600 (2007)
4. Boos, N., Khazim, R., Kerslake, R.W., et al.: Atlanto-axial dislocation without fracture: case report of an ejection injury. J Bone Joint Surg Br **79**, 204–205 (1997)
5. Carroll, E.A., Gordon, B., Sweeney, C.A., et al.: Traumatic atlantoaxial distraction injury: a case report. Spine (Phila Pa 1976) **26**, 454–457 (2001)
6. Castel, E., Benazet, J.P., Samaha, C., et al.: Delayed closed reduction of rotatory atlantoaxial dislocation in an adult. Eur Spine J **10**, 449–453 (2001)
7. Chaudhary, R., Chaudhary, K., Metkar, U., et al.: Posterior atlantoaxial dislocation without odontoid fracture. Skeletal Radiol **37**, 361–366 (2008)
8. Cheng, S.G., Blackmore, C.C., Mirza, S.K., et al.: Rotatory subluxation and fracture at C1-C2. AJR Am J Roentgenol **175**, 540 (2000)
9. Dickman, C.A., Mamourian, A., Sonntag, V.K., et al.: Magnetic resonance imaging of the transverse atlantal ligament for the evaluation of atlantoaxial instability. J Neurosurg **75**, 221–227 (1991)
10. Fielding, J.W., Hawkins, R.J.: Atlanto-axial rotatory fixation. (Fixed rotatory subluxation of the atlanto-axial joint). J Bone Joint Surg Am **59**, 37–44 (1977)
11. Fox, J.L., Jerez, A.: An unusual atlanto-axial dislocation. Case report. J Neurosurg **47**, 115–118 (1977)
12. Freeman, B.J., Bisbinas, I., Nelson, I.W.: Traumatic atlanto-axial subluxation and missed cervical spine injuries. Hosp Med **59**, 330–331 (1998)
13. Fuentes, S., Bouillot, P., Palombi, O., et al.: Traumatic atlantoaxial rotatory dislocation with odontoid fracture: case report and review. Spine (Phila Pa 1976) **26**, 830–834 (2001)
14. Gonzalez, L.F., Klopfenstein, J.D., Crawford, N.R., et al.: Use of dual transarticular screws to fixate simultaneous occipitoatlantal and atlantoaxial dislocations. J Neurosurg Spine **3**, 318–323 (2005)
15. Hamai, S., Harimaya, K., Maeda, T., et al.: Traumatic atlanto-occipital dislocation with atlantoaxial subluxation. Spine (Phila Pa 1976) **31**, E421–E424 (2006)
16. Haralson 3rd, R.H., Boyd, H.B.: Posterior dislocation of the atlas on the axis without fracture. Report of a case. J Bone Joint Surg Am **51**, 561–566 (1969)
17. Hopf, S., Buchalla, R., Elhoft, H., et al.: Atypical dislocated dens fracture type II with rotational atlantoaxial luxation after a riding accident. Unfallchirurg **112**, 517–520 (2009)
18. Jamshidi, S., Dennis, M.W., Azzam, C., et al.: Traumatic posterior atlantoaxial dislocation without neurological deficit: case report. Neurosurgery **12**, 211–213 (1983)
19. Jiang, L.S., Shen, L., Wang, W., et al.: Posterior atlantoaxial dislocation without fracture and neurologic deficit: a case report and the review of literature. Eur Spine J **28**, 28 (2009)
20. Jones, R.N.: Rotatory dislocation of both atlanto-axial joints. J Bone Joint Surg Br **66**, 6–7 (1984)
21. Kim, Y.S., Lee, J.K., Moon, S.J., et al.: Post-traumatic atlantoaxial rotatory fixation in an adult: a case report. Spine (Phila Pa 1976) **32**, E682–E687 (2007)
22. Kleweno, C.P., Zampini, J.M., White, A.P., et al.: Survival after concurrent traumatic dislocation of the atlanto-occipital and atlanto-axial joints: a case report and review of the literature. Spine (Phila Pa 1976) **33**, E659–E662 (2008)
23. Levine, A.M., Edwards, C.C.: Treatment of injuries in the C1-C2 complex. Orthop Clin North Am **17**, 31–44 (1986)
24. Miyamoto, H., Doita, M., Nishida, K., et al.: Traumatic anterior atlantoaxial subluxation occurring in a professional rugby athlete: case report and review of literature related to atlantoaxial injuries in sports activities. Spine (Phila Pa 1976) **29**, E61–E64 (2004)
25. Monckeberg, J.E., Tome, C.V., Matias, A., et al.: CT scan study of atlantoaxial rotatory mobility in asymptomatic adult subjects: a basis for better understanding C1-C2 rotatory fixation and subluxation. Spine (Phila Pa 1976) **34**, 1292–1295 (2009)
26. Moore, K.R., Frank, E.H.: Traumatic atlantoaxial rotatory subluxation and dislocation. Spine (Phila Pa 1976) **20**, 1928–1930 (20)
27. Ono, K., Yonenobu, K., Fuji, T., et al.: Atlantoaxial rotatory fixation. Radiographic study of its mechanism. Spine (Phila Pa 1976) **10**, 602–608 (1985)
28. Patzakis, M.J., Knopf, A., Elfering, M., et al.: Posterior dislocation of the atlas on the axis: a case report. J Bone Joint Surg Am **56**, 1260–1262 (1974)
29. Payer, M., Wetzel, S., Kelekis, A., et al.: Traumatic vertical atlantoaxial dislocation. J Clin Neurosci **12**, 704–706 (2005)
30. Przybylski, G.J., Welch, W.C.: Longitudinal atlantoaxial dislocation with type III odontoid fracture. Case report and review of the literature. J Neurosurg **84**, 666–670 (1996)

31. Roche, C.J., O'Malley, M., Dorgan, J.C., et al.: A pictorial review of atlanto-axial rotatory fixation: key points for the radiologist. Clin Radiol **56**, 947–958 (2001)

32. Sassard, W.R., Heinig, C.F., Pitts, W.R.: Posterior atlanto-axial dislocation without fracture. Case report with successful conservative treatment. J Bone Joint Surg Am **56**, 625–628 (1974)

33. Sinigaglia, R., Bundy, A., Monterumici, D.A.: Traumatic atlantoaxial rotatory dislocation in adults. Chir Narzadow Ruchu Ortop Pol **73**, 149–154 (2008)

34. Spoor, A.B., Diekerhof, C.H., Bonnet, M., et al.: Traumatic complex dislocation of the atlanto-axial joint with odontoid and C2 superior articular facet fracture. Spine (Phila Pa 1976) **33**, E708–E711 (2008)

35. Weiner, B.K., Brower, R.S.: Traumatic vertical atlantoaxial instability in a case of atlanto-occipital coalition. Spine (Phila Pa 1976) **22**, 1033–1035 (1997)

36. Wong, D.A., Mack, R.P., Craigmile, T.K.: Traumatic atlantoaxial dislocation without fracture of the odontoid. Spine (Phila Pa 1976) **16**, 587–589 (1991)

37. Yoon, D.H., Yang, K.H., Kim, K.N., et al.: Posterior atlanto-axial dislocation without fracture. Case report. J Neurosurg **98**, 73–76 (2003)

第 16 章　创伤后畸形

P. Suchomel, R. Frič

虽然病理学研究的描述很少，创伤后脊柱畸形自然而然与脊柱创伤有关，大多数发生于胸腰段[9]。Weber 等[26] 报道过 1 例中世纪男性遗骸上 Anderson-Alozo Ⅲ 型齿突骨折后所形成的假关节。创伤后畸形可见于所有发生骨折和脱位的上颈椎部位，文献报道以齿突假关节形成最为常见[1,3,15,20,22,24,25]。

由于活动度大，上颈椎畸形将会导致矢状位和（或）冠状位失平衡，患者易出现明显疼痛；此外，重要稳定结构（如齿状突）的愈合不良可能导致潜在危及生命的严重不稳。

创伤后上颈椎畸形或不稳可引起顽固性疼痛，通常需要接受手术治疗，老年及高手术风险患者除外。手术的基本目的是神经结构减压、脊柱矢状位和冠状位矫形以及稳定性重建。

16.1　病因学

一般来讲，上颈椎畸形是创伤后愈合不良的结果，漏诊、不恰当治疗或治疗失败均可导致畸形的发生。

有些类型的骨折平片上观察很容易被忽略，特别是那些不合并脱位的线性骨折（第 11 章图 11.3 和图 11.9）[4]。保守治疗后的畸形和失稳往往归因

P. Suchomel
Department of Neurosurgery,
Neurocenter, Regional Hospital Liberec,
Husova St. 10,46063 Liberec, Czech Republic

R. Frič
Department of Neurosurgery,
Rikshospitalet, Oslo University Hospital,
Sognsvannsveien 20,0027 Oslo, Norway

于外固定的不足（第 11 章图 11.11，第 10 章图 10.9）。如果没有骨折愈合的影像学证据而过早去除外固定，就有可能发生畸形。另一个原因可能是对于明显需要手术干预的不稳病例选择了保守治疗（图 16.1）。手术指征错误或手术操作不规范也可能造成上颈椎畸形（图 16.2）。即便是手术指征正确，施行了恰当的手术，上颈椎创伤患者也可能出现手术失败，从而导致创伤后脊柱畸形或不稳[7]。

16.2　临床症状

创伤后上颈椎畸形临床表现无特异性，与其他原因导致的上颈椎失稳大体相同。患者可以完全没有症状，但大部分患者表现为头部旋转时疼痛、枕部疼痛、颈部僵硬和颈椎活动受限。症状表现与上颈椎受伤类型和选择的治疗方式有关。尽管并不多见，但仍有患者在受伤数年后发生因延迟性脊髓或血管受压引起的脊髓病[18,19]。

16.3　影像学表现

平片通常可显示明显的畸形或畸形愈合，动力位片则可提示脊柱的潜在不稳（图 16.3）。如果要详细观察上颈椎解剖结构的畸形情况，需要行 CT 扫描和重建（图 16.4）。MRI 可评估椎管容积以及神经受压的范围（图 16.5）。

16.4　治疗策略

外固定、限制活动、镇痛等保守治疗仅适用于不伴有神经症状的稳定的轻度畸形，特别是疼痛可得到充分缓解的患者；亦适用于老年和（或）有严

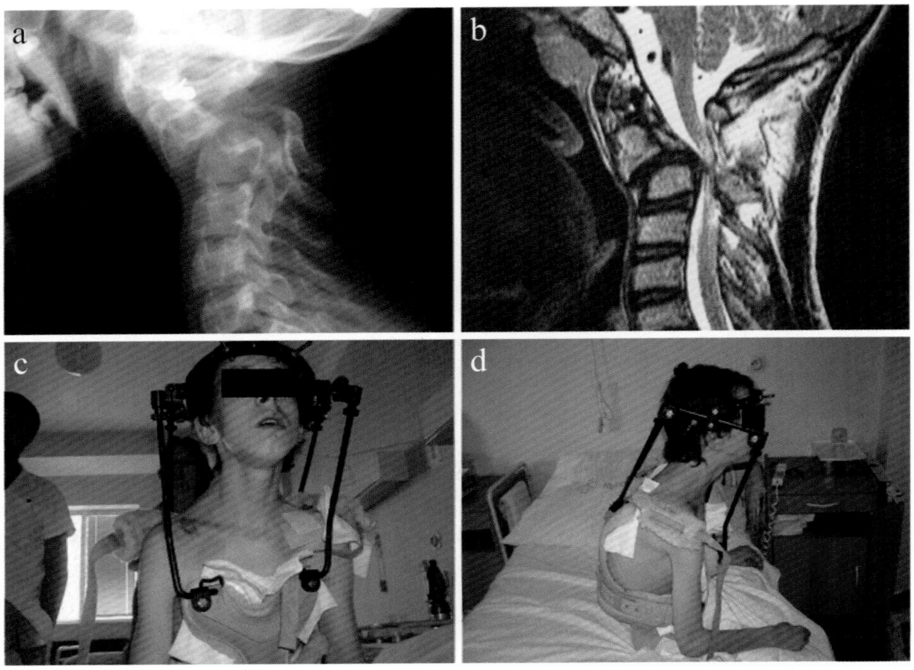

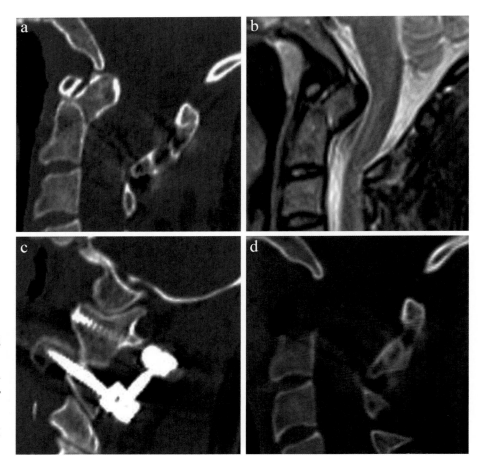

图 16.1　1 例 14 岁马方综合征病例在国外行 Halo 架外固定治疗 3 个月，治疗失败后来到我院，患儿出现进行性四肢无力症状，1 年前有脊柱外伤史，具体不详。(a) 平片显示 C2-3 后凸畸形；(b) 矢状位 MRI 平扫显示脊髓受压；(c，d) 佩戴 Halo 架引起压疮，请注意全身衰竭外观

图 16.2　对合并寰枢椎后方半脱位，齿突向后成角压迫脊髓的 II 型齿突骨折患者行不恰当的 Goel-Harms 固定。(a) 正中矢状位 CT 扫描；(b) 矢状位 MRI T2 加权像；(c) 半脱位寰枢关节层面的 CT 重建；(d) 经口成功减压术后 CT

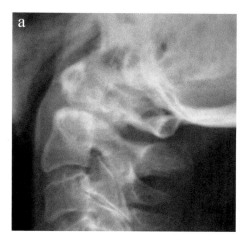
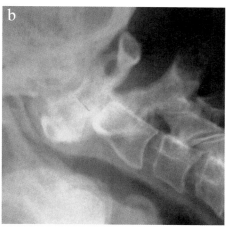

图 16.3　1 例 Ⅱ 型齿突骨折患者外固定支具固定治疗后形成齿突假关节，动力位侧位 X 线片示寰枢关节不稳。（a）过伸位；（b）过屈位

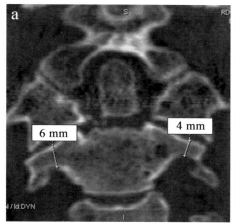
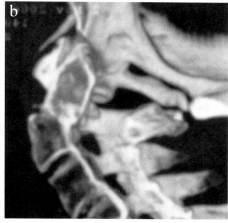

图 16.4　2 例齿突假关节患者影像学图片。（a）冠状位 CT 重建；（b）正中矢状位三维 CT 扫描

重合并症、手术风险非常大的患者。但是，绝大多数有症状的创伤后畸形 / 不稳患者需要手术治疗。对于伴有其他上颈椎病变的病例，手术的首要目的是神经结构减压，其次是矫形和稳定性重建。

16.5　齿突假关节

在我们这里就诊的创伤后畸形患者中，齿突假关节是手术干预的最常见原因，因此我们将予以详细论述。

文献报道齿突假关节的发生率为 1% ～ 64%，依据骨折类型和处理方式而不同[12]。据 Anderson 和 D'Alonso 分析，Ⅱ 型齿突骨折愈合失败是最常见的原因。假关节形成的原因与其他治疗上颈椎损伤失败的原因相似。骨折漏诊漏治仍非常普遍[4]，并几乎都将导致不愈合[12]。Ⅱ 型齿突骨折非常不稳定，外固定治疗失败率达 30% ～

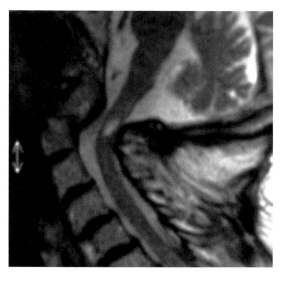

图 16.5　MRI 显示齿突假关节患者脊髓受压情况，与图 16.4b 为同一患者

50%[8,10,13,14,23]，如果患者＞60岁，失败率会进一步飙升至77%～86%[10,21]。但如果接受恰当的治疗，采取前路加压固定，畸形愈合的概率最多为15%[7]。

齿突假关节的诊断主要依靠受伤史、临床症状以及影像学改变。颈椎正侧位、张口位X线片和CT扫描（含骨窗和三维重建）可以明确诊断，齿突稳定性检查则主要依靠过伸过屈位X线片（图16.3，图16.8）。

椎管容积可通过MRI进行评估，特别是对于假关节引起肥大骨痂病例。动态MRI对考虑保守治疗的患者有指导价值。

然而对于个别病例，明确假关节的诊断很困难。Rudzki等[19]报道1例长期无临床症状的55岁男性患者，外伤39年后脊髓型颈椎病症状加剧，诊断为Ⅱ型齿突骨折伴假关节形成。

Blauth等[1]根据其在脊柱损伤方面取得的丰富经验，对齿突假关节进行分类。Ⅰ型为"固定型假关节"，可见骨折块间的骨折线，但过伸过屈位X线片未见脱位，患者通常没有症状，定期行影像学检查即可。Ⅱ型为"稳定型假关节"，骨折明显移位，远端骨块与寰椎一起向腹侧移位，动力位片可发现这种改变，较难复位。由于患者症状会加重，且存在神经压迫风险，因此建议行手术治疗。Ⅲ型为"不稳定型假关节"，动力位片提示移位明显，患者有临床症状，通常需要进行手术治疗。Ⅳ型为"创伤后游离齿突"，以明显不稳为主要特征，有时是偶然检查才被发现。手术指征取决于患者的临床症状、健康情况和年龄等因素。

由于齿突假关节可导致慢性脊髓病和（或）急性脊髓损害，因此多数学者主张对此类患者（即使是无症状的患者）施行寰枢椎稳定手术[2,3,5,16]；亦有学者推荐保守治疗，尤其是对于那些并发症风险高（与年龄、内固定或健康情况相关）的患者[11,17]。寰枢稳定手术常采用后路C1-C2固定[1,3,6,18]；亦有报道采用经口减压手术治疗肥大性纤维性畸形愈合的病例[3,5]。为了保留寰枢椎的活动功能，Ruf等推荐经口清除齿突假关节联合松质骨植骨，同时行前路或后路螺钉临时固定寰枢椎3～4个月[20]。

16.6 我们的建议

根据畸形和失稳的不同类型，对于能从手术中获益的患者行减压、重建和稳定手术。就无症状患者而言，手术与否的关键取决于对失稳可能导致的潜在风险的评估。对于有明显神经压迫症状的患者，以及因失稳而导致顽固性疼痛的患者，必须进行外科减压和重建手术。例如，Hangman骨折保守治疗后引起的畸形如果只是偶尔有疼痛症状，可以保守治疗（第12章图12.11）；一旦引起神经症状，我们主张必须进行手术治疗（图16.6，图16.7）。

齿突假关节患者出现渐进性神经损害的实际风险并不明确，文献报道数例患者出现了严重的临床后果，因此我们建议对大部分此类患者采取积极的手术干预。

对于寰枢椎不稳和畸形导致神经受压并出现神经症状的患者，我们主张必须予以外科治疗（图16.8）；保守治疗后假关节稳定，特别是年轻

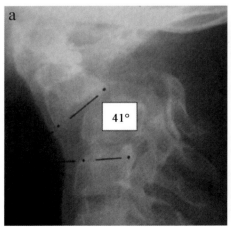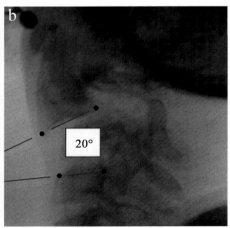

图16.6 与图16.1为同一患者。简单手法牵引后畸形角度从41°降至20°，表明Halo架固定是不稳定的。（a）侧位透视；（b）手法牵引后畸形角度改变

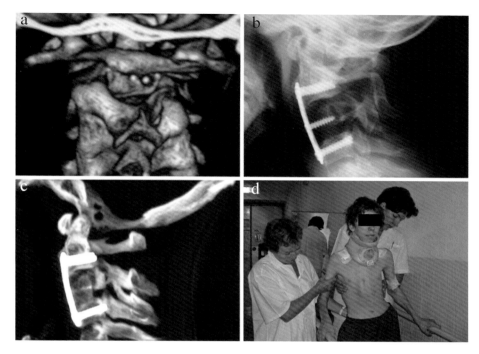

图 16.7　与图 16.1 和图 16.6 为同一患者。CT 扫描三维重建显示右侧 C2/3 陈旧性脱位，脊椎峡部变长，诊断为 Ⅲ 型 Hangman 骨折。由于患者全身情况差，且手法牵引可以部分复位，故仅行一期 C3 次全切植骨钢板内固定。(a) 矢状位三维 CT 扫描显示右侧 C2/3 关节突关节脱位；(b) 术后侧位片；(c) 前路植骨融合钢板内固定后 CT 扫描，可见双皮质螺钉置入；(d) 1 周后患者戴硬颈围行走照片

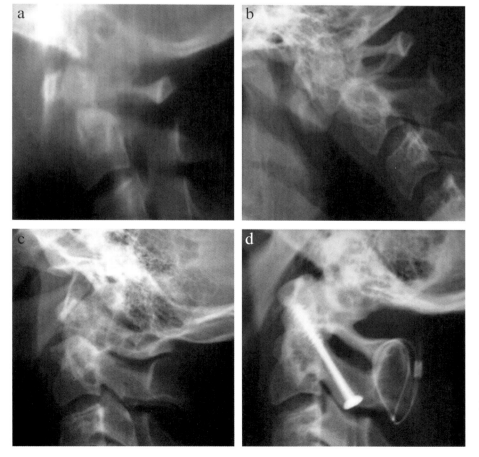

图 16.8　1 例齿突骨不连伴寰枢不稳患者行后路经关节螺钉固定植骨融合术。(a) 典型齿突假关节 X 线片；(b) 过屈位动态 X 线片；(c) 过伸位动态 X 线片；(d) 术后 1 年骨折融合

及活动量较大的患者也建议手术治疗（图 16.9）；高龄或手术风险大、难以完成手术的患者保守治疗是可行的，但要定期拍片复查；对于齿突加压螺钉固定后 CT 检查提示骨折线处未形成连续骨桥，特别是有明显骨折间隙的患者，我们也选择积极处理。

内固定失败可能会带来灾难性的后果。我们偶尔会见到不恰当的齿突螺钉固定手术患者，内

固定失败的风险是很明显的（图 16.10）。

我们通常根据 Magerl 或 Goel-Harms 技术行后路寰枢椎稳定手术，同时辅以椎板间植骨。对于极少数肥大性假关节导致神经结构前方直接受压的患者，我们采取前路经口齿突切除术同时切除纤维组织减压，然后再行后路寰枢椎固定术（图 16.11）。

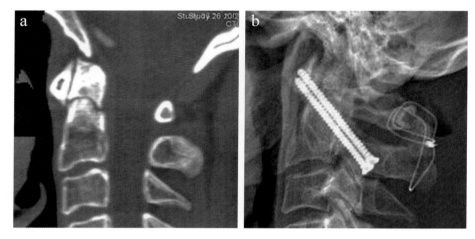

图 16.9　1 例 40 岁男性运动员齿突假关节稳定性好，行后路经关节螺钉固定植骨融合术。（a）矢状位 CT 重建；（b）后路寰枢椎融合

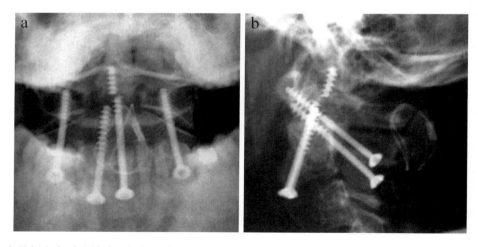

图 16.10　Ⅱ 型齿突骨折患者采取前路双螺钉固定失败，拉力螺钉未起到骨折加压作用，防旋螺钉太短，未穿过骨折端，反而可能使骨折分离。采取后路 Magerl 螺钉固定联合椎板间自体骨融合治疗失稳。（a）张口位 X 线片；（b）侧位 X 线片

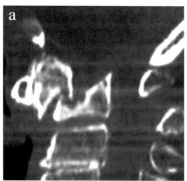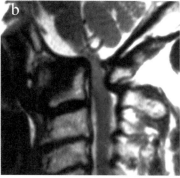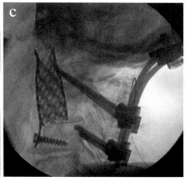

图 16.11 不可复齿突骨不连导致寰枢畸形压迫脊髓，同期采用经口减压、钛笼支撑和后路融合手术。（a）矢状位 CT 扫描显示寰枢椎畸形；（b）MRI 显示脊髓受压；（c）前路 Harms 钛笼下端固定于 C3 椎体，上端叉型固定于斜坡，后路行 O-C3 螺钉固定融合术

（李宝丰 章 莹译 夏 虹审校）

参考文献

1. Blauth, M., Richter, M., Kiesewetter, B., et al.: Operative versus non operative treatment of odontoid non unions. How dangerous is it not to stabilize a non union of the dens? Chirurg **70**, 1225–1238 (1999)

2. Clark, C.R., White 3rd, A.A.: Fractures of the dens. A multicenter study. J Bone Joint Surg Am **67**, 1340–1348 (1985)

3. Crockard, H.A., Heilman, A.E., Stevens, J.M.: Progressive myelopathy secondary to odontoid fractures: clinical, radiological, and surgical features. J Neurosurg **78**, 579–586 (1993)

4. Cusmano, F., Ferrozzi, F., Uccelli, M., et al.: Upper cervical spine fracture: sources of misdiagnosis. Radiol Med **98**, 230–235 (1999)

5. Fairholm, D., Lee, S.T., Lui, T.N.: Fractured odontoid: the management of delayed neurological symptoms. Neurosurgery **38**, 38–43 (1996)

6. Finn, M.A., Apfelbaum, R.I.: Atlantoaxial transarticular screw fixation: update on technique and outcomes in 269 patients. Neurosurgery **66**, A184–A192 (2010)

7. Fountas, K.N., Kapsalaki, E.Z., Karampelas, I., et al.: Results of long-term follow-up in patients undergoing anterior screw fixation for type II and rostral type III odontoid fractures. Spine (Phila Pa 1976) **30**, 661–669 (2005)

8. Fujii, E., Kobayashi, K., Hirabayashi, K.: Treatment in fractures of the odontoid process. Spine (Phila Pa 1976) **13**, 604–609 (1988)

9. Gerszten, P.C., Gerszten, E., Allison, M.J.: Diseases of the spine in South American mummies. Neurosurgery **48**, 208–213 (2001)

10. Greene, K.A., Dickman, C.A., Marciano, F.F.: Acute axis fractures. Analysis of management and outcome in 340 consecutive cases. Spine (Phila Pa 1976) **22**, 1843–1852 (1997)

11. Hart, R., Saterbak, A., Rapp, T., et al.: Nonoperative management of dens fracture nonunion in elderly patients without myelopathy. Spine (Phila Pa 1976) **25**, 1339–1343 (2000)

12. Knoller, S., Jeszenszky, D., Willms, R., et al.: Transaxial spongiosa-plasty and ventral, temporary atlanto-axial fixation for therapy of dens pseudarthrosis. Z Orthop Ihre Grenzgeb **137**, 232–235 (1999)

13. Koivikko, M.P., Kiuru, M.J., Koskinen, S.K., et al.: Factors associated with nonunion in conservatively-treated type-II fractures of the odontoid process. J Bone Joint Surg Br **86**, 1146–1151 (2004)

14. Lennarson, P.J., Mostafavi, H., Traynelis, V.C., et al.: Management of type II dens fractures: a case-control study. Spine (Phila Pa 1976) **25**, 1234–1237 (2000)

15. Muller, E.J., Wick, M., Russe, O., et al.: Accident-induced pseudarthroses of the dens axis. Etiology, follow-up and therapy. Unfallchirurg **101**, 750–754 (1998)

16. Paradis, G.R., Janes, J.M.: Posttraumatic atlantoaxial instability: the fate of the odontoid process fracture in 46 cases. J Trauma **13**, 359–367 (1973)

17. Pepin, J.W., Bourne, R.B., Hawkins, R.J.: Odontoid fractures, with special reference to the elderly patient. Clin Orthop Relat Res **193**, 178–183 (1985)

18. Platzer, P., Vecsei, V., Thalhammer, G., et al.: Posterior atlanto-axial arthrodesis for fixation of odontoid nonunions. Spine (Phila Pa 1976) **33**, 624–630 (2008)

19. Rudzki, J.R., Lenke, L.G., Blanke, K., et al.: Pseudarthrosis of a thirty-nine-year-old dens fracture causing myelopathy. A case report. J Bone Joint Surg Am **86-A**, 2509–2513 (2004)

20. Ruf, M., Welk, T., Muller, M., et al.: Ventral cancellous bone augmentation of the dens and temporary instrumentation C1/C2 as a function-preserving option in the treatment of dens pseudarthrosis. J Spinal Disord Tech **23**, 285–292 (2010)

21. Ryan, M.D., Taylor, T.K.: Odontoid fractures in the elderly. J Spinal Disord **6**, 397–401 (1993)

22. Schwarz, N., Bauer, J.: Post-traumatic os odontoideum. Unfallchirurg **98**, 483–486 (1995)

23. Seybold, E.A., Bayley, J.C.: Functional outcome of surgically and conservatively managed dens fractures. Spine (Phila Pa 1976) **23**, 1837–1845 (1998). discussion 1845–1836

24. Suchomel, P., Stulik, J., Klezl, Z., et al.: Transarticular fixation of C1-C2: a multicenter retrospective study. Acta Chir Orthop Traumatol Cech **71**, 6–12 (2004)

25. Wang, G.J., Mabie, K.N., Whitehill, R., et al.: The nonsurgical management of odontoid fractures in adults. Spine (Phila Pa 1976) **9**, 229–230 (1984)

26. Weber, J., Vieweg, U., Dollhopf, K.D., et al.: Type III odontoid fracture with pseudarthrosis in a skeleton from the early Middle Ages. Acta Neurochir (Wien) **146**, 1379–1381 (2004). discussion 1381

第17章　非特异性炎症

P. Suchomel, O. Choutka

上颈椎的化脓性感染非常少见，然而一旦出现，骨和韧带的脓性破坏可能导致危及生命的寰枢椎不稳（AAI），因此我们认为很有必要与各位读者分享我们的经验[1]。随着欧洲国家来自发展中国家移民数量的增加，人口老龄化及整体免疫力的下降，非特异性感染性寰枢椎骨髓炎的发生率逐渐增加。其主要原因有：免疫缺失人群数量增加、广谱抗生素滥用以及城市病（如动脉粥样硬化、糖尿病）患者数量增加，诊断技术的重大进展使该类病患的诊断确诊率提高，全球范围内HIV 感染、吸毒、大量吸烟及酗酒人数激增也是主要原因[20,21,27]。

在亚洲以及近年来有大量移民涌入的许多国家（如英国）不断发现上颈椎结核病例，但迄今为止我们仍未见到 1 例这样的患者。尽管如此，每一例上颈椎化脓性感染的诊断仍需要与上颈椎结核相鉴别。

在过去 15 年内，我们接诊的化脓性脊柱炎患者不断增多，其中有 5 例上颈椎感染非常严重且需要外科干预治疗。

17.1　发病率

在全身骨骼化脓性骨髓炎中，颈椎感染的比例

P. Suchomel
Department of Neurosurgery,
Neurocenter, Regional Hospital Liberec,
Husova St. 10,46063 Liberec, Czech Republic

O. Choutka
University of Cincinnati, Medical Center,
Department of Neurosurgery,
Albert Sabin Way 231,
Cincinnati, OH 45267-0515, USA

不高（3% ~ 6%）[6,7,15]。1896 年 Malkins 及 Abbott 首次报道 3 例寰枢椎骨髓炎，由于当时没有抗生素，3 例患者均死亡[16]。现代仅有个例[13,14,27]或非常小样本[24,29]的上颈椎化脓性炎症病例报道。1994年 Gormley 和 Rock[8] 对 17 例既往文献报道的病例进行了回顾性分析，结果显示绝大部分病例是近10 年报道的，可见上颈椎骨髓炎是当代越来越常见的问题。

寰枢椎骨髓炎常继发于口面部感染（这些感染可能是原发或继发于扁桃体切除、牙科手术等的感染），炎症直接或经静脉引流到达上颈椎，但也存在血源扩散感染的可能性。上颈椎感染患者中发现的病原体与其他中轴骨骨髓炎病原体一致，金黄色葡萄球菌最多，其次是绿脓杆菌、大肠杆菌及奇异变形杆菌。

17.2　临床症状及诊断

除发热、疲劳等全身症状外，上颈椎骨髓炎的特有症状及体征包括机械性颈痛加剧（尤其是旋转时）、颈部僵硬或吞咽困难及颈部淋巴结肿痛[8,12,24]。

炎症加剧可引起神经功能损害，患者可能出现脑神经麻痹和（或）颈脊髓压迫症状，轻者四肢麻木无力，重者瘫痪，甚至造成死亡[1]。

血清学炎症指标通常会升高，可能伴随红细胞沉降率加快、C 反应蛋白升高及白细胞增多、幼稚细胞比率发生变化等。入院时需进行血细菌培养，但在培养结果出来之前就应予以抗菌治疗。

接诊医生应特别注意询问患者可能损害免疫功能的疾病病史（如糖尿病、艾滋病），长期服用类固醇激素、治疗变态反应的免疫调节剂等药物

史，以及重度吸烟或其他滥用药物史。

17.3 影像学

X线平片可发现典型的寰枢椎半脱位或骨质破坏（图 17.1、图 17.2），然而平片最常见的只是椎前间隙增加和咽后壁组织水肿[8,23]，对于初诊没有发现寰枢椎脱位的患者，拍摄过伸过屈位片是绝对需要的，可尽早排除是否有潜在的 AAI。

CT 扫描检查能够观察到更为详细的骨结构形态学改变（图 17.3），增强 CT 可显示脓肿及脓肿壁；ECT 检查虽不十分具有特异性，也未能提供足够清晰的解剖学影像，但在感染早期可显示"热点"和其他病灶[9,19]。诊断的主要影像学依据是增强 MRI（图 17.4），可辅以过伸过屈位 MRI（图 17.5），在显示液性脓肿（图 17.6）、明确是否存在

脊髓压迫（图 17.7）及判断椎前组织受累范围等方面具有优势[8,17,24]。

17.4 鉴别诊断

某些病例影像学可仅表现为上颈椎区域非特异性破坏性团块，没有典型化脓性炎症的扩散图像。需要注意与结核、真菌感染及伴有坏死液化的原发或继发性肿瘤进行鉴别诊断，手术切除或针刺活检[18]有助于明确诊断及判断感染性质。绝大部分上颈椎感染病例是齿突感染，但也有单纯寰椎感染的病例报道[26]。

17.5 治疗策略

对于上颈椎感染而言，未能对 AAI 进展及

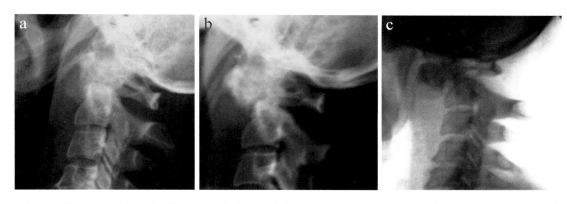

图 17.1 侧位片显示化脓性咽炎后上颈椎炎症持续进展并出现寰枢椎半脱位。（a）颈痛始发时 X 线平片，齿突轮廓显示不清、咽后间隙增宽；（b）3 周后侧位片示明显寰枢椎脱位；（c）首次拍片后 4 周转入我院时的侧位透视片，注意有进展明显的后凸畸形

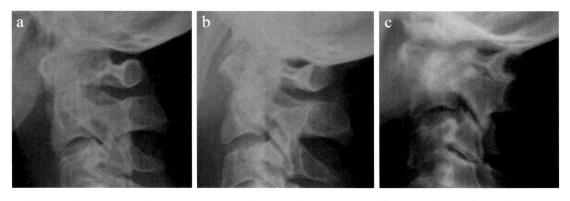

图 17.2 侧位片示腮腺炎后 5 个月内出现进行性 C2 骨质破坏和寰椎下沉。（a）第一次颈痛时 X 线片，仅见咽后间隙中度增宽；（b）2 个月后侧位片示齿突轮廓消失；（c）首发症状 5 个月后出现明显的 C2 破坏伴寰枢椎脱位

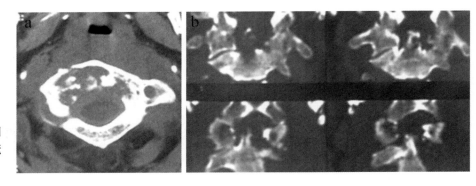

图 17.3 CT 显示齿突及左侧 C1 侧块明显破坏。(a) 轴位片；(b) 冠状位重建

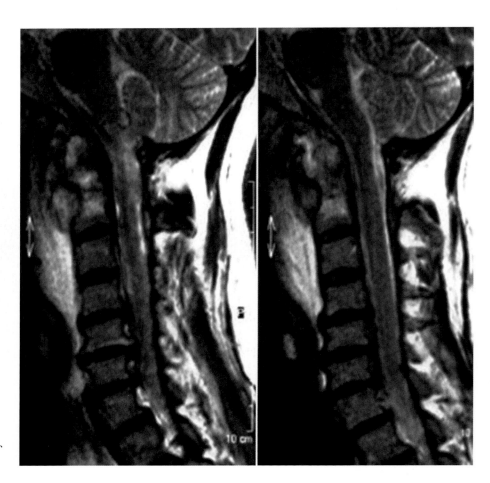

图 17.4 MRI T2 加权像示 C2 破坏、脓液播散至咽后

早做出诊断是相当危险的（图 17.1，图 17.2）。Gormley 及 Rock 对现有文献进行回顾性研究，发现平片上骨质破坏较晚出现是延误诊断的主要原因[8]。他们认为一旦怀疑患者存在上颈椎感染，就应尽快对寰枢椎的稳定性进行评估，及早明确感染的性质。许多作者将针刺活检作为影像学评估后的首选诊断步骤[8,23]，它不仅是病原学的诊断工具，而且还可对样本进行药敏试验以选择对感染菌敏感的抗生素。大部分学者建议对没有神经功

能损害和（或）压迫的患者采用 Halo 架外固定和长疗程抗生素治疗[8,12,17]；只有外固定架保守治疗失败的病例才需进行手术干预。对于存在上颈椎不稳或力线不良的病例可行后路寰枢椎固定融合；如果患者存在前方脊髓直接压迫和（或）硬膜外脓肿扩散，建议选择经口前路减压并后路融合术[8,14,28]。如果齿突被炎症完全破坏，有牵引闭合复位后再行后路固定治疗的报道[4]。

另有一些学者倾向于采取积极的外科手术，

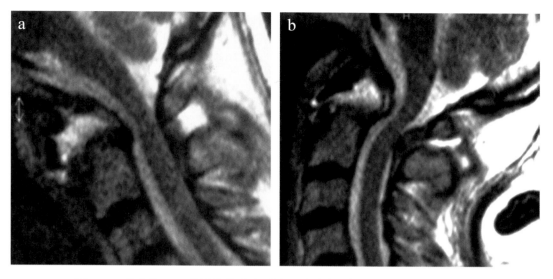

图 17.5　动力位 MRI 显示体位改变时神经无压迫。(a) 屈曲位；(b) 后伸位

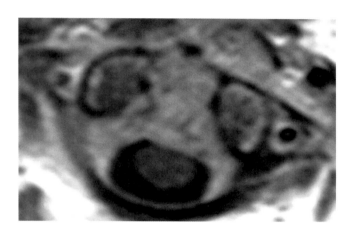

图 17.6　轴位 MRI 扫描图像可见齿突为硬膜外脓液替代

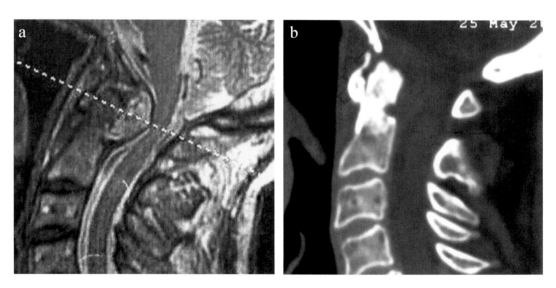

图 17.7　齿突受到破坏，炎性组织向后扩展引起脊髓压迫，患者出现四肢轻瘫。(a) 正中矢状位 MRI T2 加权像显示齿突后方炎性软组织肿形成；(b) CT 示齿突后部破坏

他们认为保守治疗效果不确切，特别是在保守治疗后期出现 AAI 时[29]。

上颈椎骨髓炎患者往往需要长疗程的抗生素治疗，应根据细菌培养及药敏结果，静脉给予敏感抗生素药物 6～12 周，之后予以超过 6 个月的抑菌药口服治疗[24]。

17.6 我们的建议

在我们治疗的 5 例上颈椎感染病例中 4 例最初按咽炎治疗而未行任何影像学检查，转入我院时已有明显的上颈椎骨质破坏和（或）不稳，这也是我们对所有病例实施早期外科干预的原因。

只有对 MRI 未发现脓肿的患者才采取保守治疗；对于脓肿形成者，应遵循一贯的外科准则，即"切开引流排脓"。根据过伸过屈位影像结果判断是否存在 AAI，决定选择软颈围或硬的外固定支具。后者我们推荐使用 Philadelphia 或 SOMI 支具而不建议使用 Halo 架，具体原因见第 11 章所述。不管 MRI、CT 扫描显示的是包裹性脓肿还是弥散性脓肿（咽后壁或硬膜外积脓），我们都建议采用最短、最安全的治疗路径切开排脓。一旦 MRI 疑有感染，应尽快行直接针刺活检吸出脓液，进行显微镜检查、细菌培养及药敏试验。以往认为穿刺可能导致结核性瘘管[2,22,25]，但目前未有病例记载。上颈椎针刺活检有 2 种方式，一种是透视引导下经咽入路，另一种是经 CT 引导的侧方入路。

对于无上颈椎不稳或神经损害的病例，手术清除脓液后予以外固定、长疗程抗生素并定期影像学随访即可。但如果患者存在明显的骨组织炎症损害（脊柱炎），我们建议广泛清除所有感染组织（可能包括齿突切除）后局部进行抗生素治疗（庆大霉素泡沫、球等）；当存在广泛的骨质破坏时，宜对感染处行持续灌洗引流，当然，最重要的是脊髓减压。由于这些操作主要经口咽部进行（图 17.8），而经口固定的可能性相当有限，所以我们通常在清创操作的同时予以后路枕颈内固定以限制感染节段的运动（图 17.9）。

尽管上颈椎化脓性感染非常危险，可导致患者死亡，但如能及时诊断并予以正确的治疗，则可获得良好的预后。

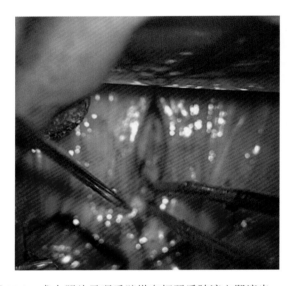

图 17.8 术中照片示咽后壁纵向切开后脓液立即流出

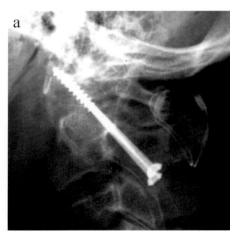 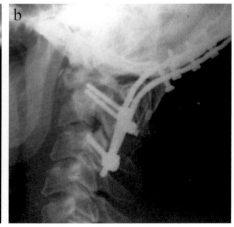

图 17.9 经口减压后同期行后路内固定手术。（a）经关节 Magerl 螺钉固定，注意将金属夹固定在残留 C1 前弓（前结节切除），作为 Magerl 螺钉引导点；（b）对寰枕及寰枢关节明显破坏病例行枕颈融合

17.7 上颈椎结核

1779 年 Percival Pott 报道首例脊柱结核引起截瘫的病例,之后外科医生称之为"Pott 病"或"脊柱龋"。1893 年 Victor Horsley 对"颈部硬脑脊膜炎"引起的结核性脊髓压迫患者进行首例颈椎椎板切除减压术[11]。目前尚不清楚究竟是谁最先开始对上颈椎结核进行外科治疗,但 Berchtold Hadra 可能是 20 世纪初最早将银丝圈用于手术治疗的医生之一[11]。目前脊柱结核约占所有结核患者的 1%[2],其中上颈椎结核又占脊柱结核的 0.3% ~ 1.0%[3,5]。如今欧洲新确诊的上颈椎结核病例逐步增多,尽管这不是本章的主题,但需要强调的是,随着病例的增加,我们对结核与上颈椎化脓性感染的鉴别诊断方法和经验将会更加了解。目前,已有来自亚洲的文献报道一组结核病治疗病例,并获得了大量的治疗经验[25]。

(杨进城 杨双石 译 马向阳 审校)

参考文献

1. Ahlback, S., Collert, S.: Destruction of the odontoid process due to atlanto-axial pyogenic spondylitis. Acta Radiol Diagn (Stockh) **10**, 394–400 (1970)
2. Behari, S., Nayak, S.R., Bhargava, V.: Craniocervical tuberculosis: protocol of surgical management. Neurosurgery **52**, 72–80 (2003). discussion 80-71
3. Bhojraj, S.Y., Shetty, N., Shah, P.J.: Tuberculosis of the craniocervical junction. J Bone Joint Surg Br **83**, 222–225 (2001)
4. Busche, M., Bastian, L., Riedemann, N.C.: Complete osteolysis of the dens with atlantoaxial luxation caused by infection with *Staphylococcus aureus*: a case report and review of the literature. Spine (Phila Pa 1976) **30**, E369–E374 (2005)
5. Edwards, R.J., David, K.M., Crockard, H.A.: Management of tuberculomas of the craniovertebral junction. Br J Neurosurg **14**, 19–22 (2000)
6. Forsythe, M., Rothman, R.H.: New concepts in the diagnosis and treatment of infections of the cervical spine. Orthop Clin North Am **9**, 1039–1051 (1978)
7. Frederickson, B., Yuan, H., Olans, R.: Management and outcome of pyogenic vertebral osteomyelitis. Clin Orthop Relat Res **131**, 160–167 (1978)
8. Gormley, W., Rock, J.: Spontaneous atlantoaxial osteomyelitis: no longer a rare case? Case report. Neurosurgery **35**, 132–135 (1994). discussion 135-136
9. Handmaker, H., Leonards, R.: The bone scan in inflammatory osseous disease. Semin Nucl Med **6**, 95–105 (1976)
10. Heary, R.F., Hunt, C.D., Wolansky, L.J.: Rapid bony destruction with pyogenic vertebral osteomyelitis. Surg Neurol **41**, 34–39 (1994)
11. Keller, T.: Victor Horsley's surgery for cervical caries and fracture. The centennial anniversary. Spine (Phila Pa 1976) **21**, 398–401 (1996)
12. Lam, C.H., Ethier, R., Pokrupa, R.: Conservative therapy of atlantoaxial osteomyelitis. A case report. Spine (Phila Pa 1976) **21**, 1820–1823 (1996)
13. Leach, R.E., Goldstein, H.H., Younger, D.: Osteomyelitis of the odontoid process. A case report. J Bone Joint Surg Am **49**, 369–371 (1967)
14. Limbird, T.J., Brick, G.W., Boulas, H.J., et al.: Osteomyelitis of the odontoid process. J Spinal Disord **1**, 66–74 (1988)
15. Malawski, S.K., Lukawski, S.: Pyogenic infection of the spine. Clin Orthop Relat Res **272**, 58–66 (1991)
16. Malkins, G.H., Abbot, F.C.: On acute primary osteomyelitis of the vertebrae. Ann Surg **23**, 510–539 (1896)
17. Noguchi, S., Yanaka, K., Yamada, Y.: Diagnostic pitfalls in osteomyelitis of the odontoid process: case report. Surg Neurol **53**, 573–578 (2000). discussion 578-579
18. Ottolenghi, C.E., Schajowicz, F., Deschant, F.A.: Aspiration biopsy of the cervical spine. Technique and results in thirty-four cases. J Bone Joint Surg Am **46**, 715–733 (1964)
19. Palestro, C.J., Kim, C.K., Swyer, A.J., et al.: Radionuclide diagnosis of vertebral osteomyelitis: indium-111-leukocyte and technetium-99m-methylene diphosphonate bone scintigraphy. J Nucl Med **32**, 1861–1865 (1991)
20. Sapico, F.L., Montgomerie, J.Z.: Pyogenic vertebral osteomyelitis: report of nine cases and review of the literature. Rev Infect Dis **1**, 754–776 (1979)
21. Sapico, F.L., Montgomerie, J.Z.: Vertebral osteomyelitis. Infect Dis Clin North Am **4**, 539–550 (1990)
22. Sinha, S., Singh, A.K., Gupta, V.: Surgical management and outcome of tuberculous atlantoaxial dislocation: a 15-year experience. Neurosurgery **52**, 331–338 (2003). discussion 338–339
23. Spies, E.H., Stucker, R., Reichelt, A.: Conservative management of pyogenic osteomyelitis of the occipitocervical junction. Spine (Phila Pa 1976) **24**, 818–822 (1999)
24. Suchomel, P., Buchvald, P., Barsa, P.: Pyogenic osteomyelitis of the odontoid process: single stage decompression and fusion. Spine (Phila Pa 1976) **28**, E239–E244 (2003)
25. Teegala, R., Kumar, P., Kale, S.S.: Craniovertebral junction tuberculosis: a new comprehensive therapeutic strategy. Neurosurgery **63**, 946–955 (2008). discussion 955
26. Ueda, Y., Kawahara, N., Murakami, H.: Pyogenic osteomyelitis of the atlas: a case report. Spine (Phila Pa 1976) **34**, E342–E345 (2009)
27. Venger, B.H., Musher, D.M., Brown, E.W., et al.: Isolated C-2 osteomyelitis of hematogenous origin: case report and literature review. Neurosurgery **18**, 461–464 (1986)
28. Wiedau-Pazos, M., Curio, G., Grusser, C.: Epidural abscess of the cervical spine with osteomyelitis of the odontoid process. Spine (Phila Pa 1976) **24**, 133–136 (1999)
29. Zigler, J.E., Bohlman, H.H., Robinson, R.A., et al.: Pyogenic osteomyelitis of the occiput, the atlas, and the axis. A report of five cases. J Bone Joint Surg Am **69**, 1069–1073 (1987)

第18章 类风湿关节炎

P. Suchomel, P. Buchvald, O. Choutka

类风湿关节炎（RA）为滑膜无菌性侵蚀性炎症引起的多关节病变，可造成韧带、软骨和骨性结构的破坏并引起结构性畸形和不稳，这一破坏性过程还将导致血管翳形成、关节软骨病变、关节周围组织侵蚀以及邻近结构破坏。颈椎RA在上颈椎疾患中高达86%[33,68]，该病的确诊需符合美国风湿病协会的修订标准[4]。

18.1 病因学和上颈椎病理生理学

RA是一种慢性自身免疫反应，确切原因仍不清楚。对RA免疫学方面的深入研究始于1940年Waaler[56]首次发现的类风湿因子（rheumatoid factor，RF），并由Rose等[66]于1948年证实。该病与遗传有关，遗传易感性与不明诱发因素共同作用导致疾病的发生[57,64]。RA在上颈椎区域可造成横韧带和翼状韧带缺损，进而导致寰枢椎不稳和半脱位；随后的寰枢和寰枕关节结构破坏则可导致垂直不稳定、寰椎向下沉降、齿突垂直向颅内陷入——即所谓的"颅底下沉"。

齿突进入颅内后挤压枕骨大孔，甚至压迫脑干；但简单的血管翳形成和（或）寰枢椎半脱位导致的C1后弓压迫亦可造成这一水平面的神经损害[38,41]。大部分患者病情会逐渐加重，从相对

P. Suchomel and P. Buchvald
Department of Neurosurgery,
Neurocenter, Regional Hospital Liberec,
Husova St. 10,46063 Liberec, Czech Republic

O. Choutka
University of Cincinnati, Medical Center,
Department of Neurosurgery,
Albert Sabin Way 231,
Cincinnati, OH 45267-0515, USA

简单的寰枢椎不稳（AAI）逐渐进展为颅脊交界区后凸畸形；最初的可复性畸形也最终演变成不可复性畸形；还会存在侧块和齿突侵蚀性骨折[41]。累及下颈椎的RA常表现为韧带、小关节及椎间盘、椎体复合体破坏所造成的多平面颈椎半脱位，即所谓的"梯状畸形"（图18.1）。不过，这种畸形在上述颅脊交界区RA患者中并不常见，约占颈椎RA的20%。

18.2 历史及发病率

A. J. Landre-Beauvais首次具体描述该病[35]，但RA这一术语最早由A. B. Garrod于1854年提出[22]，

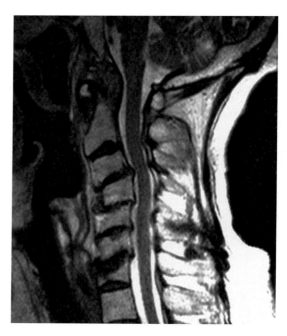

图18.1 矢状位MRI T2序列图像示类风湿关节炎（RA）齿突血管翳形成伴下颈椎"梯状畸形"

其子 A. E. Garrod 在 1890 年报道 RA 对颈椎的影响[23]。他发现一组 500 例 RA 患者中 36% 为颈椎受累。Englander[21]、Davis 和 Markley[19] 首次描述寰枢椎及枕颈区 RA 所造成的实际破坏性病理变化，还第一次描述 1 例因寰枢椎半脱位致死的颈椎 RA 病例。

RA 全球发病率为 3/10 000 例，女性发病率是男性的 2 或 3 倍。成人患者如有 RA 临床表现，血清 RF 阳性或 X 线片提示侵蚀性改变，即可确诊为 RA。成年人发病率约占 1%，40 ~ 50 岁人群多发，80% 的患者在 35 ~ 50 岁之间病情加重[61]。

颈椎受累的 RA 患者占 44% ~ 88%[5,15,45,59,63]。多项研究证实，5% ~ 73% 患者病情会加重，发展为寰枢椎半脱位，约 20% 有明显下颈椎病变，17% 出现神经后遗症[15,27,37,40,50]。据 Mikulowski 等、Paus 等和 Hamilton 等估算，有 10% 的患者在未发现 RA 前就因脑干受压而导致猝死[28,42,49]；Oostveen 等报道，伴随颈椎半脱位（经影像学证实）的颈椎 RA 患者总死亡率为 17%[48]；Crockard 和 Grob 报道的死亡率最高，50% 有脊髓病变的 RA 患者将于 1 年内死亡[18]。但青少年 RA 患者中只有 10% 会继续发展，导致破坏性多关节病变并可能累及颈椎；其他患儿可获得完全康复[16]。

18.3　临床症状

颈椎 RA 起病早，临床和影像学提示的病变进展与外周关节同时进行。大多数患者最初无症状，但事实上外围侵蚀破坏的严重性与颈椎结构损伤的程度是具有相关性的[11,54]。60% ~ 80% 颈椎 RA 患者症状会日趋严重[16]。其临床表现各异，但颈部疼痛与枕部放射痛常为首发症状，臂痛和"冻结肩"也更为常见，患者可出现四肢感觉异常、无力、眩晕、脑神经麻痹、括约肌障碍、行走困难等临床表现，可能是脊髓、脑干和脑神经压迫致脊髓病 / 神经病所造成的结果。

Ranawat 根据患者的临床病史和体检结果进行分类，最常用于类风湿脊髓病患者[52]。

RA 患者神经功能障碍的 Renawat 分类：

Ⅰ级——无神经功能障碍

Ⅱ级——主观无力、感觉迟钝和反射亢进

ⅢA 级——客观无力、长束征；患者可下床走动

ⅢB 级——客观无力、长束征；患者无法下床走动

常常难以区分临床症状中哪些是神经压迫引起的、哪些是疾病本身导致的。皮质类固醇、非甾体抗炎药（NSAID）、风湿病慢作用药、生物疗法等协同性药物治疗可使患者的临床表现发生改变，间接导致神经压迫的诊断延误，从而影响早期手术干预的实施。Marks 和 Sharp 报道，从神经症状的首次出现到脊髓病的确诊平均约延迟 31 周[36]。

18.4　影像学

X 线平片仍是颈椎 RA 患者首选的成像检查方法，需综合评估骨的力线、质量和软组织肿胀情况。通过屈 / 伸位颈椎 X 线片观察 AAI（图 18.2）。如考虑 RA 可能，则需要行 CT 和 MRI 检查，进一步了解骨和软组织的病理解剖学变化。还可视疾病阶段及手术指征增加其他成像方法，如三维骨 CT、CTA、动态 MRI 或放射性核素成像等。

寰枢椎脱位（AAD）是 RA 患者脊柱最常见的临床表现[8]。前脱位常见，但只有 50% 是有症状的[50]。寰齿前间隙（AADI）为 4 ~ 6 mm，提示早期不稳、横韧带损伤或松弛；AADI > 6 mm，表明翼状韧带亦受损。在所有寰枢椎半脱位中，伴有 C1 前弓缺失或齿突破坏的寰枢椎后脱位发生率约为 7%，通常无神经压迫。侧方脱位约占所有 AAD 的 20%，常因侧块损坏或旋转畸形所致，侧块移位 > 2 mm 即可确诊[7,62]。

纵向脱位最初被定义为齿突尖突出并超过 McGregor 线[39]7 mm 以上，占所有脱位的 22%。从 X 线片获得的其他测颅线和指标一直以来都被用于齿突纵向移位的测量[52,53]；然而最近的文献证实，这些方法精确度有限，尤其是当解剖学标志边缘遭到 RA 侵蚀时，原因是其主要依赖于 X 线平片解剖学标志的可视性，因此只有对平片检查结果综合分析，才可能具有一定的实用价值[55]。

目前主要应用 CT 扫描对骨结构破坏进行评估，重新格式化的矢状位图像扫描可精确显示齿突位置及 AAD 的程度（图 18.3）；通过 CT 扫描，能够直接观察所有关节和实际病灶（寰枢或寰枕关节）。CT 三维重建可用来评估上颈椎病变的总体情况；还可对内固定手术前显示精确形态、评估

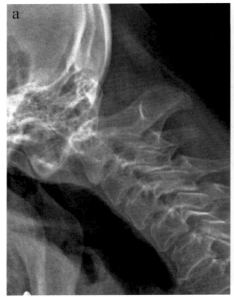
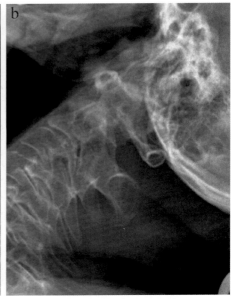

图 18.2 动态 X 线片示 RA 患者寰枢椎不稳。(a) 屈曲位；(b) 伸展位

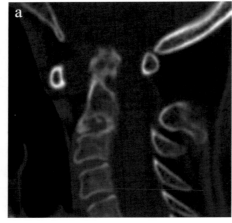
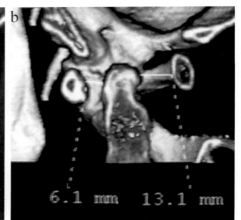

图 18.3 (a) CT 矢状位图像示寰枢椎脱位（AAD）、齿突受 RA 破坏；(b) 三维 CT 重建示 AAD（来自另一患者）

螺钉置入所需骨量等起到重要作用。Chen 等[12] 和 Myiata 等[44] 的最近研究显示，在合并 AAI 或其他上颈椎区域 RA 的患者中，30% ~ 70% 可见椎动脉高跨（图 18.4），提示对存在这种情况、且计划行后路内固定手术的患者需进行 CTA 检查、三维重建和导航手术，以减少椎动脉损伤风险。MRI 目前已成为评估颅脊交界区疾病的首选方法[46]，可直接观察延髓、脑干、软组织破坏、韧带、血管翳形成、骨骼肿胀情况、齿突和（或）血管翳与神经组织的关系、延髓脊髓角变化等（图 18.5）。对于不能进行 MRI 检查的患者（如安装起搏器），也可选择 CT 脊髓造影，准确度较好。

MRI 检查不适用于显示大的、柔软的压迫性齿突血管翳，对 AAD 程度和（或）骨质破坏的显示更差。近年来出现的动态（屈伸）MRI（图 18.6）能显示不稳，进一步提供颅脊交界区动力学信息，特别是对颈椎屈曲状态下后蛛网膜下腔变窄的显示[3,48]。MRI 检查亦是患者随访过程中监测疾病进展的重要的无创性工具。

18.5 治疗策略

RA 病因不明确，目前尚无病因疗法。治疗主要有包括药物治疗、患者教育、康复、关节保护

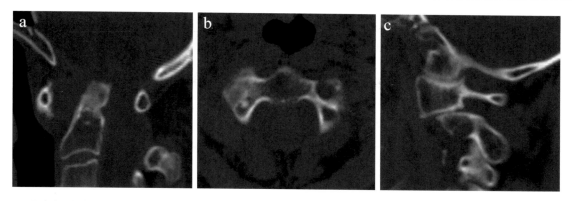

图 18.4　RA 患者椎动脉高跨。（a）矢状位示 AAD；（b）轴位扫描示 C2 左侧横突孔扩大；（c）矢状位示峡部缺乏置入螺钉的空间

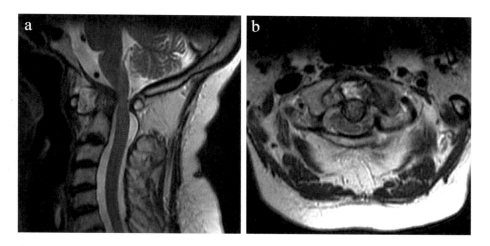

图 18.5　没有神经症状的 RA 伴 AAD 患者的 T2 加权图像 。（a）矢状位图像提示齿突前炎性滑膜囊肿形成；（b）轴位图像提示脊髓变形并向后外侧移位（同一患者）

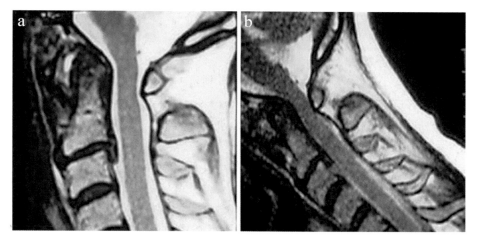

图 18.6　RA 患者的动态 MRI。（a）伸展位示脊髓容纳空间充足；（b）屈曲位可造成寰椎向前脱位，后弓压迫脊髓

等在内的综合疗法，以及以关节融合术、关节置换为主的外科手术；普遍认为早期治疗效果更好。

对于临床无症状而影像学证实存在上颈椎不稳或畸形的 RA 患者，手术目的是建立脊柱稳定性，防止神经系统后遗症的发生；对于有症状、影像学提示脊髓受压的 RA 患者，不论是否伴有神经系统体征或症状，都需要进行减压和脊柱稳定手术。一旦出现脊髓病变，RA 患者的预后都较差，难以通过干预发生逆转[28]。认真随访和早期手术治疗是预防进展性 RA 患者神经功能衰退、降低死亡风险的关键。

RA 患者的手术指征是顽固性疼痛和（或）神经功能损害，且症状与影像学表现要相互一致。预防性手术对某些不伴有神经损害或疼痛不明显的患者也会带来帮助，尤其是对于因长期自然进展而导致 AAD 的病例。在 Smith 关于一组 RA 患者的研究中[63]，随访 4.5 年时 55% 的 RA 患者出现 AADI 变宽，平均距离最初为 3.5 ~ 5.0 mm，45% 达到 5.0 ~ 8.0 mm，10% 为 8.0mm 以上。但没有单一参数能够直接预测脊髓病变的未来发展，所以多数学者对预测参数进行了多种组合[9,10,13,14,20,67]。

Schizas 等认为，对于颈椎屈曲时 AADI > 6 mm，或存在颅底下沉、AADI > 3 mm 的 RA 患者，应采取手术治疗[58]。Boden 报道，寰齿后间隙（PADI）与脊髓压迫的最终出现更具相关性，并建议对 PADI < 14 mm 的 RA 患者进行手术[6]。Shen 等提出，动态平片上 PADI < 14 mm、脊髓可用空间（SAC） < 13 mm 或 MRI 上颈髓角 < 135°，需进行手术治疗。如寰枢椎脱位伴颅底下沉，他们建议采取更为积极的治疗方式，一旦出现脊髓压迫，即行手术干预；如未出现神经压迫和临床症状，也可采取保守治疗[60]。

毫无疑问，RA 患者如果伴有脊髓受压所导致的神经损害，必须进行手术。但手术采取前路、后路还是联合入路，以及对固定和融合节段的确定，仍然存在争议。

为进一步做好外科决策，需要明确脱位和（或）畸形是否能够复位。可复性的定义是通过恢复颅脊交界区的解剖关系以解除脑干颈髓的压迫[41]。往往通过简单的体位调整或牵引就可以完成复位，颈椎骨牵引适用于颅底下沉和（或）难复性后凸畸形患者，术前牵引时间长短取决于医生的临床经验。

简单的可复性 AAD 最常采用后路复位固定融合手术，目前首选即刻稳定固定方法。故多数行后路 C1-C2 经关节螺钉（Magerl 螺钉）、后路 C1 侧块和 C2 椎弓根螺钉（Goel-Harms 螺钉）固定；一旦出现椎动脉高跨，可采用后路 C1 侧块螺钉通过连接棒与 C2 椎板螺钉（Wright 螺钉）连接的方法。这些方法的技术细节详见第 6 章。RA 患者骨质差，愈合潜力有限，必须在后路寰枢椎手术中辅以自体骨移植。

伴有血管翳形成的无症状 RA 患者可施行简单的寰枢椎固定融合术，已知至少有部分血管翳组织因机械性刺激而变大，融合手术可予清除[26,43,70,72]；寰枢椎融合还将减少纵向齿突移位的发生率[25]。

对于较为固定的 AAD，建议行后路 C1 椎板切除融合或经口减压植骨融合[41]。如果 RA 进程中寰枕关节受累，则可采用后路枕颈固定以稳定整个颅脊交界区，融合范围不应超过受损节段[25]。

对于伴或不伴有颅脊交界区后凸的颅底下沉病例，有必要明确牵引是否能使畸形复位。如齿突可从枕骨大孔中成功拉出，那么后路枕颈固定融合被认为是足够的[41,60]；该术式还可用于复位不充分、但神经受压不明显的患者[60]。但如果复位不够充分，脑干仍有受压，则必须在融合前施行减压手术。明显累及前方的难复性脱位需行经口减压[32]。1972 年 Sukoff 等对上颈椎 RA 畸形患者首次施行经口手术[65]。前路减压常联合后路稳定手术[17,25,41,60]。Harms 推荐在 C1 侧块和 C2 椎体之间置入前路钢板[29]；而 Kandziora 等[31]则证实，如果没有进行寰枢椎植骨和钢丝融合，上述钢板还是存在稳定性不足的问题。随后涌现出其他钢板系统，可以进行单独的前路固定，有些甚至能使寰枢椎后凸复位[31,69]。尽管这些钢板所提供的稳定性在生物力学方面可媲美 Magerl 技术[30]，但仅有少数病例见诸报道[2,32]。

其他选择还包括 Abumi[1] 描述的 C2 经椎弓根螺钉通过连接棒锚定于枕骨板，通过产生一个前凸的力，将脱位寰枢椎复位；或对塌陷寰枢椎关节进行直接牵引、钛笼和 C1-2 钢板固定[24]等。

Zygmunt 等[71]发现，大多数 RA 患者枕颈融合失败是由于逐渐进展的下颈椎不稳（37/163），特别是在 C3-4、C4-5 节段；Krause 等[34]描述，枕颈融合后下颈椎不稳总发生率为 36%。术前拍摄动态平片来评估下颈椎是否存在不稳定，有助于最大限度地减少上述并发症的发生。如颈椎更低节段存在不稳，则需要将枕颈固定节段向下方延长。另一个重要的关键点是在枕颈固定术中维持矢状面上的序列，以免相邻运动节段的过度超负荷[47,51]。

18.6 我们的建议

对颈椎受累 RA 患者的发病率、预后等的评估结果各不相同，为便于临床实践，我们假设有超过半数的 RA 累及颈椎，其中上颈椎占 80%，下颈椎占 20%。上颈椎 AAD 是最易被发现的异常，其中 70% 为前方脱位，侧方、后方和旋转半脱位不常见。上颈椎患者中 20% 出现颅底凹陷；当然亦有可能合并前脱位。约 50% 的颈椎受累 RA 患者将出现影像学进展，1/4 的病例在超过 10 年的时间内出现神经损害。

一般来说，对于有影像学证据，但无明显不稳、神经损害或顽固性疼痛的患者可予保守治疗；一旦出现临床体征和（或）影像学进展，需考虑外科干预治疗。

对那些 X 线平片上 AADI > 6 mm、PADI < 14 mm 和（或）SAC < 13 mm、MRI 提示神经受压的 AAD 患者（甚至包括无神经损害、症状控制良好的患者），我们都可以采取手术治疗；AAI 伴顽固性疼痛和（或）神经损害无疑是手术的指征。而与这两种情况比较，同时伴有颅底凹陷的患者更需手术干预。

可复性 AAD 可通过后路 C1-2 融合手术给以治疗，我们绝大多数患者借助 Magerl 技术行经关节 C1-2 融合联合后路自体骨移植、钛缆固定椎板的手术（图 18.7）。

对于部分可复性 AAD，我们选择 Goel-Harm C1-2 后路固定，以保证寰枢关节可以适当撑开、处理 C1 和最终实施 C1 后弓切除术（图 18.8）。

对于椎动脉高跨的病例，我们常在术前进行虚拟三维置钉规划。如果椎弓根或峡部螺钉不安全，则选用患侧椎板螺钉（Wright）+ 其他部位椎

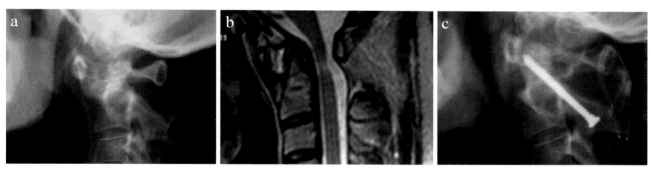

图 18.7 经 Magerl 螺钉联合后路自体骨 Gallic 移植、钛缆固定复位的寰枢椎脱位。（a）术前侧位 X 线片；（b）术前 MRI；（c）术后侧位 X 线片

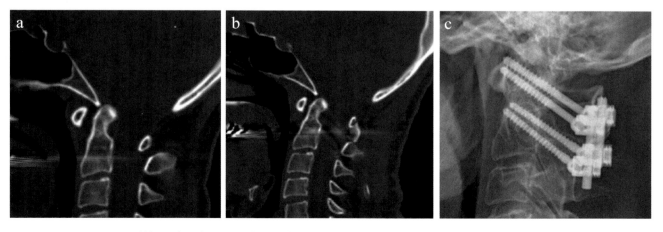

图 18.8 经 Goel-Harms 系统 C1 侧块螺钉固定复位的寰枢椎。（a）术前 CT 示 AAD、开始出现颅底下沉；（b）术后 CT 示寰枢椎获得复位；（c）Harms 固定（同一患者）

弓根／峡部螺钉的组合。如两侧都存在椎动脉高跨，C2 交叉椎板螺钉固定不失为一种选择。

对于主要位于 C1-2 节段的不可复性后凸畸形，我们无法通过牵引纠正畸形，只能选择经口齿突切除、寰枢椎关节松解和一期后路置钉植骨融合手术（图 18.9）。

如影像学证据证实有类风湿血管翳压迫脊髓／脑干，但无临床神经症状或体征，且脊柱任意伸展时，可使患者的无症状脱位复位，我们将选择简单的后路固定融合手术。对于伴有神经损害的患者，我们首先施行经口减压，这可能不是一个常见的方法，但在我们这里，经口减压可获得良好的远期效果。常规齿突切除术意味着大约 1 个小时相对安全的手术。长期骨牵引不但会引起患者不适，还非常不适用于存在明显脊髓压迫和常见 RA 相关系统性疾病的患者（图 18.10）。如欲尝试牵引复位 AAD，需在操作前进行麻醉和电生理监控。

对于颅脊交界区不稳患者，如果 CT 提示明显的寰枕关节受累证据，我们将选择把固定和融合

部位扩展到枕部。

对于因 RA 引起的罕见复杂性颅脊交界区畸形，我们的治疗策略各不相同。常伴有颅脊交界区后凸的齿突颅内移位／颅底凹陷症有些是可复的，有些是不可复的；有些伴有神经损害，有些无神经功能障碍。对于无神经损害的患者，我们认为可尝试骨牵引，时间上甚至可以更长一些。如畸形是可复性的，且 MRI 证实有神经受压，通常会采取后路枕颈融合；如不能成功复位，MRI 又提示无明显压迫，也可以选择枕颈融合手术（图 18.11）。

对于伴神经损害并有影像学受压证据的不可复性畸形患者，建议采取直接减压固定融合手术，我们最常采用的是经腭咽前路减压，同期联合后路枕颈融合手术。

总之，经过精心挑选的颈椎受累 RA 患者可从外科手术中获益，其中 2/3 能获得改善。因此，与相关医生合作对挑选合适的有手术指征的早期 RA 患者，以及对手术远期效果进行评估都是极为重要的。

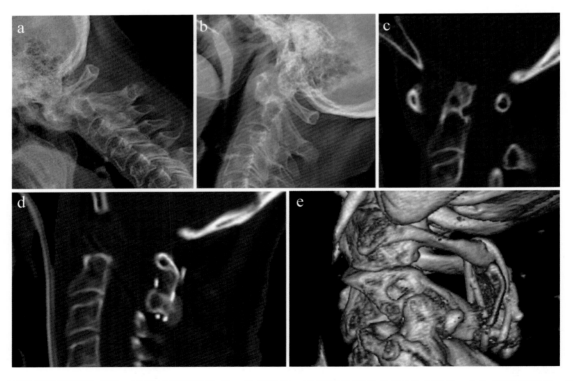

图 18.9　不可复性寰枢椎畸形，予经口齿突切除术、关节松解、后路复位和经关节 C1-2 融合。（a）屈曲位平片；（b）伸展位平片；（c）矢状位 CT 重建；（d）术后矢状位 CT 提示经口齿状突切除术的范围；（e）三维 CT 示成功复位，注意螺钉和 C2 横突孔的毗邻关系

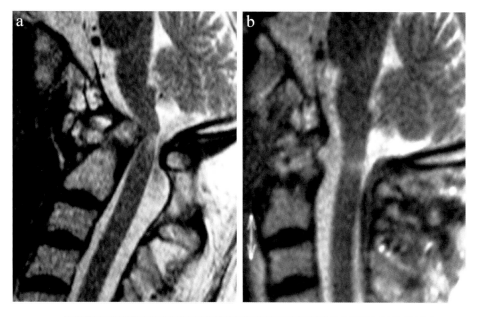

图 18.10　患者因脊髓受压而致四肢瘫痪、卧床不起，采取经口减压和后路融合手术，术前未行牵引。（a）术前 MRI；（b）术后 MRI

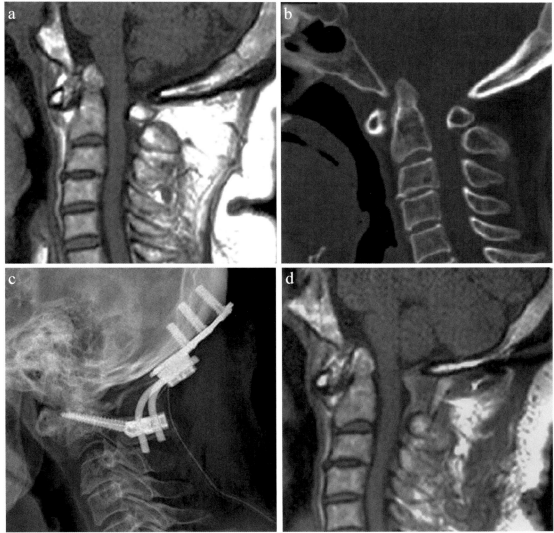

图 18.11　无神经症状的颅底凹陷患者，牵引不能复位，行 C1 后路椎板切除术联合简单的枕颈固定。（a）T1 MRI 矢状位图像示垂直性齿突颅内移位；（b）同一患者的 CT；（c）O-C2 椎弓根固定的 X 线平片；（d）术后 MRI

（郑小飞　黄华扬　译　夏　虹　审校）

参考文献

1. Abumi, K., Takada, T., Shono, Y., et al.: Posterior occipitocervical reconstruction using cervical pedicle screws and plate-rod systems. Spine (Phila Pa 1976) **24**, 1425–1434 (1999)

2. Ai, F., Yin, Q., Wang, Z., et al.: Applied anatomy of transoral atlantoaxial reduction plate internal fixation. Spine (Phila Pa 1976) **31**, 128–132 (2006)

3. Allmann, K.H., Uhl, M., Uhrmeister, P., et al.: Functional MR imaging of the cervical spine in patients with rheumatoid arthritis. Acta Radiol **39**, 543–546 (1998)

4. Arnett, F.C., Edworthy, S.M., Bloch, D.A., et al.: The American Rheumatism Association 1987 revised criteria for the classification of rheumatoid arthritis. Arthritis Rheum **31**, 315–324 (1988)

5. Bland, J.: Rheumatoid arthritis of the cervical spine. J Rheumatol **1**, 319–342 (1974)

6. Boden, S.D.: Rheumatoid arthritis of the cervical spine. Surgical decision making based on predictors of paralysis and recovery. Spine (Phila Pa 1976) **19**, 2275–2280 (1994)

7. Bogduk, N., Major, G.A., Carter, J.: Lateral subluxation of the atlas in rheumatoid arthritis: a case report and post-mortem study. Ann Rheum Dis **43**, 341–346 (1984)

8. Bouchaud-Chabot, A., Liote, F.: Cervical spine involvement in rheumatoid arthritis. A review. Joint Bone Spine **69**, 141–154 (2002)

9. Bundschuh, C.V., Alley, J.B., Ross, M., et al.: Magnetic resonance imaging of suspected atlanto-occipital dislocation. Two case reports. Spine (Phila Pa 1976 **17**, 245–248 (1992)

10. Bundschuh, C., Modic, M.T., Kearney, F., et al.: Rheumatoid arthritis of the cervical spine: surface-coil MR imaging. AJR Am J Roentgenol **151**, 181–187 (1988)

11. Cassar-Pullicino, V.N.: The spine in rheumatological disorders. Imaging **11**, 104–118 (1999)

12. Chen, T.Y., Lin, K.L., Ho, H.H.: Morphologic characteristics of atlantoaxial complex in rheumatoid arthritis and surgical consideration among Chinese. Spine (Phila Pa 1976) **29**, 1000–1004 (2004). discussion 1005

13. Clark, C.R., Goetz, D.D., Menezes, A.H.: Arthrodesis of the cervical spine in rheumatoid arthritis. J Bone Joint Surg Am **71**, 381–392 (1989)

14. Conaty, J.P., Mongan, E.S.: Cervical fusion in rheumatoid arthritis. J Bone Joint Surg Am **63**, 1218–1227 (1981)

15. Conlon, P.W., Isdale, I.C., Rose, B.S.: Rheumatoid arthritis of the cervical spine. An analysis of 333 cases. Ann Rheum Dis **25**, 120–126 (1966)

16. Crockard, H.A.: Surgical management of cervical rheumatoid problems. Spine (Phila Pa 1976) **20**, 2584–2590 (1995)

17. Crockard, H.A., Calder, I., Ransford, A.O.: One-stage transoral decompression and posterior fixation in rheumatoid atlanto-axial subluxation. J Bone Joint Surg Br **72**, 682–685 (1990)

18. Crockard, H.A., Grob, D.: Rheumatoid arthritis: upper cervical involvement. In: Clark, C.R. (ed.) The cervical spine, pp. 705–714. Lippincot, Philadelphia (1998)

19. Davis Jr., F.W., Markley, H.E.: Rheumatoid arthritis with death from medullary compression. Ann Intern Med **35**, 451–454 (1951)

20. Dickman, C.A., Sonntag, V.K., Papadopoulos, S.M., et al.: The interspinous method of posterior atlantoaxial arthrodesis. J Neurosurg **74**, 190–198 (1991)

21. Englander, O., Prague: Non-traumatic occipito-atlanto-axial dislocation. Br. J. Radiol. **15**, 341–345 (1942)

22. Garrod, A.B.: On the blood and effused fluids in gout, rheumatism and Bright's disease. Tran Med Chir Soc Edinb **37**, 49 (1854)

23. Garrod, A.E.: A Treatise on Rheumatism and Rheumatoid Arthritis. Griffin, London (1854)

24. Goel, A.: Craniovertebral stabilization. J Neurosurg Pediatr **1**, 173–175 (2008). author reply 175

25. Grob, D.: Atlantoaxial immobilization in rheumatoid arthritis: a prophylactic procedure? Eur Spine J **9**, 404–409 (2000)

26. Grob, D., Wursch, R., Grauer, W., et al.: Atlantoaxial fusion and retrodental pannus in rheumatoid arthritis. Spine (Phila Pa 1976) **22**, 1580–1583 (1997). discussion 1584

27. Halla, J.T., Hardin Jr., J.G.: The spectrum of atlantoaxial facet joint involvement in rheumatoid arthritis. Arthritis Rheum **33**, 325–329 (1990)

28. Hamilton, J.D., Johnston, R.A., Madhok, R., et al.: Factors predictive of subsequent deterioration in rheumatoid cervical myelopathy. Rheumatology (Oxf) **40**, 811–815 (2001)

29. Harms, J., Schmelze, R., Stolze, D.: Osteosynthesen im occipito-cervikalen Übergang vom transoralen Zugang aus. XVII SICOT World Congress Abstracts. Demeter Verlag, Munich (1987)

30. Kandziora, F., Kerschbaumer, F., Starker, M., et al.: Biomechanical assessment of transoral plate fixation for atlanto-axial instability. Spine (Phila Pa 1976) **25**, 1555–1561 (2000)

31. Kandziora, F., Pflugmacher, R., Ludwig, K., et al.: Biomechanical comparison of four anterior atlantoaxial plate systems. J Neurosurg **96**, 313–320 (2002)

32. Kerschbaumer, F., Kandziora, F., Klein, C., et al.: Transoral decompression, anterior plate fixation, and posterior wire fusion for irreducible atlantoaxial kyphosis in rheumatoid arthritis. Spine (Phila Pa 1976) **25**, 2708–2715 (2000)

33. Kolen, E.R., Schmidt, M.H.: Rheumatoid arthritis of the cervical spine. Semin Neurol **22**, 179–186 (2002)

34. Kraus, D.R., Peppelman, W.C., Agarwal, A.K., et al.: Incidence of subaxial subluxation in patients with generalized rheumatoid arthritis who have had previous occipital cervical fusions. Spine (Phila Pa 1976) **16**, S486–S489 (1991)

35. Landre-Beauvais A.J.: La goutte asthénique primitive (doctoral thesis). Paris (1800)

36. Marks, J.S., Sharp, J.: Rheumatoid cervical myelopathy. Q J Med **50**, 307–319 (1981)

37. Mathews, J.A.: Atlanto-axial subluxation in rheumatoid arthritis. Ann Rheum Dis **28**, 260–266 (1969)

38. Mathews, J.A.: Atlanto-axial subluxation in rheumatoid arthritis. A 5-year follow-up study. Ann Rheum Dis **33**, 526–531 (1974)

39. McGregor, M.: The significance of certain measurements of the skull in the diagnosis of basilar impression. Br J Radiol **21**, 171–181 (1948)

40. Meikle, J.A., Wilkinson, M.: Rheumatoid involvement of the cervical spine. Radiological assessment. Ann Rheum Dis **30**, 154–161 (1971)

41. Menezes, A.H., VanGilder, J.C., Clark, C.R., et al.: Odontoid upward migration in rheumatoid arthritis. An analysis of 45 patients with "cranial settling". J Neurosurg **63**, 500–509 (1985)

42. Mikulowski, P., Wollheim, F.A., Rotmil, P., et al.: Sudden death in rheumatoid arthritis with atlanto-axial dislocation. Acta Med Scand **198**, 445–451 (1975)

43. Milbrink, J., Nyman, R.: Posterior stabilization of the cervical spine in rheumatoid arthritis: clinical results and magnetic resonance imaging correlation. J Spinal Disord **3**, 308–315 (1990)

44. Miyata, M., Neo, M., Ito, H., et al.: Is rheumatoid arthritis a risk factor for a high-riding vertebral artery? Spine (Phila Pa 1976) **33**, 2007–2011 (2008)

45. Nakano, K.K., Schoene, W.C., Baker, R.A., et al.: The cervical myelopathy associated with rheumatoid arthritis: analysis of patients, with 2 postmortem cases. Ann Neurol **3**, 144–151 (1978)

46. Narvaez, J.A., Narvaez, J., Serrallonga, M., et al.: Cervical spine involvement in rheumatoid arthritis: correlation between neurological manifestations and magnetic resonance imaging findings. Rheumatology (Oxf) **47**, 1814–1819 (2008)

47. O'Brien, M.F., Casey, A.T., Crockard, A., et al.: Histology of the craniocervical junction in chronic rheumatoid arthritis: a clinicopathologic analysis of 33 operative cases. Spine (Phila Pa 1976) **27**, 2245–2254 (2002)

48. Oostveen, J.C., Roozeboom, A.R., van de Laar, M.A., et al.: Functional turbo spin echo magnetic resonance imaging versus tomography for evaluating cervical spine involvement in rheumatoid arthritis. Spine (Phila Pa 1976) **23**, 1237–1244 (1998)

49. Paus, A.C., Steen, H., Roislien, J., et al.: High mortality rate in rheumatoid arthritis with subluxation of the cervical spine: a cohort study of operated and nonoperated patients. Spine (Phila Pa 1976) **33**, 2278–2283 (2008)

50. Pellicci, P.M., Ranawat, C.S., Tsairis, P., et al.: A prospective study of the progression of rheumatoid arthritis of the cervical spine. J Bone Joint Surg Am **63**, 342–350 (1981)

51. Pham, X.V., Bancel, P., Menkes, C.J., et al.: Upper cervical spine surgery in rheumatoid arthritis: retrospective study of 30 patients followed for two years or more after Cotrel-Dubousset instrumentation. Joint Bone Spine **67**, 434–440 (2000)

52. Ranawat, C.S., O'Leary, P., Pellicci, P., et al.: Cervical spine fusion in rheumatoid arthritis. J Bone Joint Surg Am **61**, 1003–1010 (1979)

53. Redlund-Johnell, I., Pettersson, H.: Radiographic measurements of the cranio-vertebral region. Designed for evaluation of abnormalities in rheumatoid arthritis. Acta Radiol Diagn (Stockh) **25**, 23–28 (1984)

54. Resinck, D.: Diagnosis of Bone and Joint Disorders, pp. 891–974. Saunders, Philadelphia (2002)

55. Riew, K.D., Hilibrand, A.S., Palumbo, M.A., et al.: Diagnosing basilar invagination in the rheumatoid patient. The reliability of radiographic criteria. J Bone Joint Surg Am **83-A**, 194–200 (2001)

56. Rose, H.M., Ragan, C., et al.: Differential agglutination of normal and sensitized sheep erythrocytes by sera of patients with rheumatoid arthritis. Proc Soc Exp Biol Med **68**, 1–6 (1948)

57. Saag, K.G., Cerhan, J.R., Kolluri, S., et al.: Cigarette smoking and rheumatoid arthritis severity. Ann Rheum Dis **56**, 463–469 (1997)

58. Schizas, C., de Goumoens, P., Fragniere, B.: Rheumatoid arthritis of the cervical spine: surgical management. Rev Med Suisse Romande **124**, 575–578 (2004)

59. Sharp, J., Purser, D.W.: Spontaneous atlanto-axial dislocation in ankylosing spondylitis and rheumatoid arthritis. Ann Rheum Dis **20**, 47–77 (1961)

60. Shen, F.H., Samartzis, D., Jenis, L.G., et al.: Rheumatoid arthritis: evaluation and surgical management of the cervical spine. Spine J **4**, 689–700 (2004)

61. Silman, A.J., Pearson, J.E.: Epidemiology and genetics of rheumatoid arthritis. Arthritis Res **4**(Suppl 3), S265–S272 (2002)

62. Silvaggio, V., Donaldson, W.F., Kraus, D.R.: Surgery of rheumatoid arthritis of cervical spine. In: Bridwell, K.H., DeWald, R.L. (eds.) Textbook of Spinal Surgery, pp. 1435–1455. Lippincot, Philadelphia (1997)

63. Smith, P.H., Benn, R.T., Sharp, J.: Natural history of rheumatoid cervical luxations. Ann Rheum Dis **31**, 431–439 (1972)

64. Stolt, P., Bengtsson, C., Nordmark, B., et al.: Quantification of the influence of cigarette smoking on rheumatoid arthritis: results from a population based case-control study, using incident cases. Ann Rheum Dis **62**, 835–841 (2003)

65. Sukoff, M.H., Kadin, M.M., Moran, T.: Transoral decompression for myelopathy caused by rheumatoid arithritis of the cervical spine. Case report. J Neurosurg **37**, 493–497 (1972)

66. Waaler, E.: On the occurrence of a factor in human serum activating the specific agglutination of sheep red corpuscles. Acta Pathol Microbiol Scand **17**, 172–188 (1940)

67. Weissman, B.N., Aliabadi, P., Weinfeld, M.S., et al.: Prognostic features of atlantoaxial subluxation in rheumatoid arthritis patients. Radiology **144**, 745–751 (1982)

68. Winfield, J., Cooke, D., Brook, A.S., et al.: A prospective study of the radiological changes in the cervical spine in early rheumatoid disease. Ann Rheum Dis **40**, 109–114 (1981)

69. Yin, Q., Ai, F., Zhang, K., et al.: Irreducible anterior atlanto-axial dislocation: one-stage treatment with a transoral atlantoaxial reduction plate fixation and fusion. Report of 5 cases and review of the literature. Spine (Phila Pa 1976) **30**, E375–E381 (2005)

70. Young, W.F., Boyko, O.: Magnetic resonance imaging confirmation of resolution of periodontoid pannus formation following C1/C2 posterior transarticular screw fixation. J Clin Neurosci **9**, 434–436 (2002)

71. Zygmunt, S.C., Christensson, D., Saveland, H., et al.: Occipito-cervical fixation in rheumatoid arthritis – an analysis of surgical risk factors in 163 patients. Acta Neurochir (Wien) **135**, 25–31 (1995)

72. Zygmunt, S., Saveland, H., Brattstrom, H., et al.: Reduction of rheumatoid periodontoid pannus following posterior occipito-cervical fusion visualised by magnetic resonance imaging. Br J Neurosurg **2**, 315–320 (1988)

第19章 肿 瘤

P. Suchomel, V. Benes, M. Kaiser

脊柱肿瘤治疗的基本目标是解除神经压迫，最理想的是对肿瘤进行完全切除，同时通过维持脊柱正常矢状面平衡以及尽可能减少脊柱运动节段的丢失，对脊柱进行重建。但由于脊柱的解剖学限制以及神经血管结构的毗邻或包绕，脊柱肿瘤手术难以甚至无法实现上述目标。一些原发性良性骨肿瘤可以通过部分切除予以控制或达到临床治愈；但绝大多数肿瘤需要在手术技术可行范围内行肿瘤全切，以防止肿瘤的进展和复发。

目前尚无上颈椎肿瘤的全面研究，其一般发病情况与下颈椎肿瘤相似，少数肿瘤除外（较为典型的有 C2 脊索瘤）。总的来说，C2 较 C1 更易受到肿瘤侵犯[60]。

19.1　上颈椎硬膜外肿瘤

上颈椎硬膜外最常见的是转移性肿瘤，约占90%；原发性肿瘤较为少见，往往难以处理和治愈[113]。目前的治疗方法涉及多个学科，治疗团队通常由脊柱外科医师、肿瘤科医师、病理科专家和器官相关专家（如治疗肾肿瘤的泌尿病学专家、治疗黑色素瘤的皮肤科专家等）组成。团队对患者的一般情况进行评价，明确诊断，判断预后，制订最有效的治疗方案。理论上团队还要跟进患者的治疗过程和最终疗效，但遗憾的是，临床实践中并不多见。

P. Suchomel，V. Benes，and M. Kaiser
Department of Neurosurgery，
Neurocenter，Regional Hospital Liberec，
Husova St. 10,46063 Liberec，Czech Republic

19.1.1　影像学检查

对疑似硬膜外脊柱肿瘤的患者首先行 X 线平片检查。只有当骨密度降低 30% ~ 50% 时，才能检测到椎体内的破坏性情况（图 19.1）[32]。X线平片可明确肿瘤的位置和累及范围，并通过动态图像评价脊柱的稳定性。对于已知的原发性肿瘤，骨扫描一直是标准的检测方法，但近年来人们通过 PET 扫描来筛选转移性病灶。骨扫描对骨高代谢转换状态和（或）丰富血供的检测不敏感，不能区分感染、骨折愈合过程与肿瘤之间的差异。CT 扫描可直观了解患者有无骨破坏，还可对最终内固定手术方案的制订予以解剖学评估（图19.2）。MRI 可帮助了解肿瘤周围软组织的情况，包括肿瘤侵犯的范围（图 19.3）、神经受压情况等；也有助于判断脊柱受累的节段。钆用于 T1 加权图

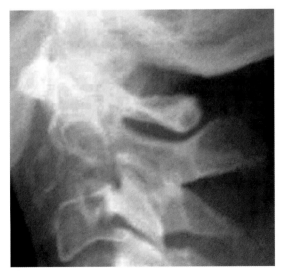

图 19.1　1 例 50 岁女性患者乳腺癌转移致 C2 椎体破坏 X线平片图像

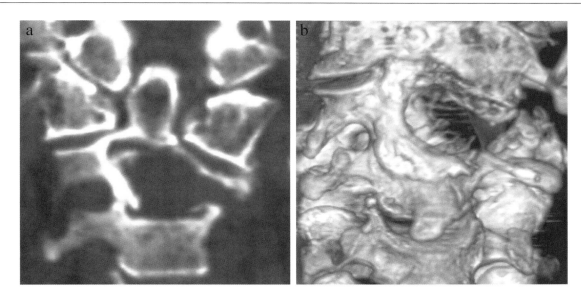

图 19.2 肾癌转移致 C2 椎体破坏。(a) 冠状面 CT 重建；(b) 三维 CT 前面观

像可增强对肿瘤组织的显像，进而鉴别出正常组织和病变组织。对于颈椎肿瘤，影像学检查不仅需确定病灶的范围，还要了解病灶与椎动脉（图 19.4)[53]、毗邻神经结构以及与口咽部的关系（图 19.5)[77]。

19.1.2 治疗策略

根据肿瘤分期、组织学特征和患者年龄、基本状况，可综合评价治疗的风险效益比。最终的治疗方案各异，包括保守观察（预计生存期少于 6 周）、辅以放化疗的积极根治性外科手术等。本书的重点是外科手术，因此需要重点强调"任何肿瘤的切除都有可能影响脊柱的稳定性，需予以恰当的脊柱重建"的观点。

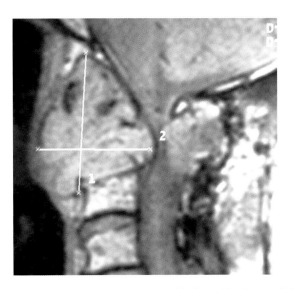

图 19.3 肾癌转移致 C2 受累，椎管受压（与图 19.2 为同一患者）

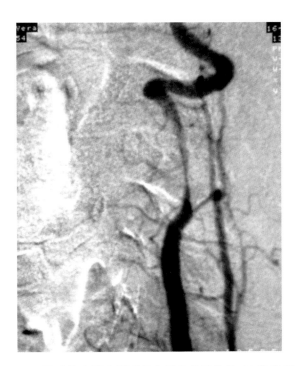

图 19.4 椎动脉血管造影可见向脊柱外扩散的 C2 脊索瘤部位有狭窄的椎动脉经过

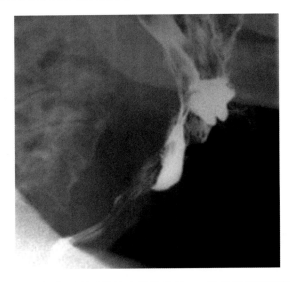

图 19.5　侧位吞咽造影检查示椎体前 C2 脊索瘤前侧扩散导致咽部移位

19.1.3　外科肿瘤学术语

过去描述手术切除范围的术语一直是混乱的。常常可以看到，肿瘤切除术用"整块（en bloc）"、"整体（gross total）"或"根治性切除（radical resection）"等词语来描述；同样，对于"边缘"一词，"手术切除边缘"和"组织学边缘"的概念经常被混淆。

临床上很难将适用于长骨和软组织的肿瘤定义应用于脊柱手术。因为脊髓的原因，上颈椎整个椎体的单块切除是不可能实现的。同样，如果肿瘤侵犯到硬膜外，并且贯穿整个脊柱时，采用间室外边缘切除的定义也是不行的。

很显然，手术边缘切除的范围是由手术医生主观判断获得的，切除边缘可能是由反应区组织形成的包膜或假包膜，或是一层包绕浸润性肿瘤的正常组织；而组织学边缘的"无肿瘤"证据则是通过切除术后标本活检结果获得的。

参照文献，我们对每个术语定义如下[45,49,133]。

关于肿瘤手术切除边缘：

- 病灶内切除——术中肿瘤边缘被破坏
- 边缘切除——沿手术边界进行孤立瘤体切除
- 广泛切除——对连续组织层或正常组织包围的单块肿瘤进行整体切除

手术切除方法可以分为以下几类：

- 分块切除——循序渐进地对肿瘤进行逐步切除（典型例子是肿瘤刮除术）
- 整块切除——不考虑边缘，进行整块肿瘤切除
- 脊椎切除——采用各种方法切除整块椎体

总之，如果椎体的肿瘤通过双侧椎弓根向后扩散，肿瘤边缘广泛切除是行不通的。如果恶性肿瘤侵犯上颈椎整个椎体，那么整块切除也是不可行的。腰椎有可能实施整块切除手术，但可能损伤马尾神经，需要患者能接受手术引起的术后致残。一些特定的成骨性肉瘤（osteogenic sarcoma，OS）或脊索瘤病例的手术结果可证实这一点。

19.1.4　上颈椎原发性骨肿瘤

原发性脊柱肿瘤相对少见，约占所有脊柱肿瘤的 4.2%[1,16]。

19.1.4.1　原发性良性骨肿瘤

上颈椎良性肿瘤发病率低于恶性肿瘤[14,43,77]，主要发生在 20 ~ 30 岁人群，男性是女性的 2 倍[77]。颈椎肿瘤中最常见的是骨瘤（44%）、成骨细胞瘤（15%）和动脉瘤样骨囊肿（15%），而嗜酸细胞肉芽肿（12%）、巨细胞瘤（5%）和骨软骨瘤（5%）较为少见[77]，血管瘤、骨纤维异常增生症、Gorham 病罕见[76,77]。寰枢椎均可累及，但枢椎椎体骨松质含量较多，更容易受到侵犯。

颈椎良性肿瘤有很多组织学类型，这些类型有很多相同点和不同点，现描述如下。

分类、分级和分期

为合理评估预后、治疗可行性及疗效随访方法，有必要对良性肿瘤进行分组归类，建立肿瘤分类体系。根据 Enneking 等[44,45]基于长骨肿瘤临床特征、影像学和组织学行为制定的原发性四肢肿瘤分期方法，对脊柱原发性良性骨肿瘤进行分期[21,77]。良性肿瘤分为 3 期，恶性原发性脊柱肿瘤分为 6 期，此分类体系遂以 Enneking 命名。

原发性良性脊柱肿瘤 Enneking 分期

S1	第一期，无症状潜伏期，由真性包膜包裹形成清晰边界
S2	第二期，有症状缓慢生长期，由反应性组织形成薄包膜
S3	第三期，快速生长有症状侵袭期，包膜不连续或缺失，或形成反应性假包膜，侵犯周边组织

Weinstein 最早提出一种重复性较好的分类体系，描述肿瘤范围、定位及手术可行性，Boriani 等在此基础上进行改良，后来被命名为 Weinstein-Boriani-Biagini（WBB）外科分期[21,131]。

WBB 外科分期

WBB 外科分期体系将脊柱肿瘤横向延伸分成 12 个辐射区和 5 个同心层。辐射区按顺时针依次编号为 1～12，棘突左侧编号为 1；同心层包括 A～E 同心区域，从（A）椎旁骨外软组织至（E）波及硬膜部分和（F）椎动脉孔区域。可靠性测试结果表明，该分期体系具有良好的评分者内信度；但评分者间信度仅为中等[34]。

Enneking 分期、WBB 分期评估及肿瘤活检组织学结果可以为治疗和预后提供思路，也可在不同肿瘤中心之间进行肿瘤疗法及治疗效果的比较。

例如，位于 C2 右侧后弓的一个小骨瘤可定义为：骨瘤，Enneking S1 和 WBB 11 B。可以用这一综合性信息到肿瘤中心进行咨询，制订治疗策略和预后评估方法。如能结合 CT 影像学检查显示肿瘤的大小，那么对于保守治疗患者的长期随访和观察而言，信息已足够充分。

临床症状

原发性骨肿瘤的临床症状是非特异性的。年轻人的首发症状可能是不常见的持续性或间断性颈痛。症状取决于肿瘤位置、范围以及晚期的病理性椎体骨折（可导致单纯的神经根型颈椎病或进展为严重的脊髓型颈椎病）。骨样骨瘤以夜间疼痛为特征性表现，可出现在约 50% 的患者中[101]。侵袭性肿瘤，如动脉瘤样骨囊肿播散可导致斜颈，甚至出现可触及的颈后肿块。

影像学表现

平片很容易观察到侵袭性溶骨性肿瘤，通常表现为椎体畸形或塌陷。大部分良性肿瘤需要通过 CT 和 MRI 获得更为精确的诊断。CT 骨窗扫描可以明确骨的病理形态；MRI 在评价骨性解剖学方面略逊一筹，但可以清晰揭示肿瘤与毗邻软组织及神经结构的关系；而对于有反应性假包膜的活跃期肿瘤，放射性同位素骨扫描可以显示需要进一步检查的热区。至于上颈椎的其他病变，只要计划施行外科减压和重建手术，就必须清楚了解上颈椎的所有解剖结构。

总的诊疗策略

S1 期肿瘤患者如果未出现病理性骨折或发生严重的疼痛，通常不需要治疗；进展性病变（S2～S3 期）则需要及早进行手术，以防止临床症状的发生。就组织学和手术可行性而言，根治性肿瘤切除术是首选方法。术前穿刺活检往往是有帮助的。在某些病例，病灶内或边缘切除就已足够；而对于已知有复发倾向的侵袭性肿瘤，需要在上颈椎复杂解剖结构的允许范围内进行根治性切除。广泛切除手术如果对椎体、椎弓根、关节面等结构造成影响，破坏了脊柱的稳定性，就必须进行一期上颈椎重建。对于儿童上颈椎肿瘤，手术时必须考虑未成熟脊柱的潜在生长情况，应主要采用自体骨，通过无生长限制的方法（钢丝往往优于螺钉）加以固定。第 4 章中介绍的所有入路（后正中、高位前外侧、外侧、经口入路）都可以显露肿瘤。直接或间接栓塞可治疗血管性肿瘤。有些肿瘤尽管是良性的，但有复发的可能性，需要进行辅助治疗。虽然证据有限，一些学者仍推荐对成骨细胞瘤、动脉瘤样骨囊肿、朗格汉斯细胞组织细胞增多症（Langerhans cell histiocytosis，LCH），尤其是可能复发的肿瘤采取针对性放射治疗[31,47,70]。临床对一些病例尝试做双磷酸盐类化疗，但结果证实标准化疗药物对这些肿瘤没有明显效果。

骨样骨瘤和成骨细胞瘤

在上颈椎部位，骨源性的肿瘤（如骨样骨瘤和成骨细胞瘤）较为少见。相比骨样骨瘤，成骨细胞瘤发病率更低，占原发性脊柱骨肿瘤的

10% ～ 25%[6]，青少年患者中男性多见，男女比例
2：1；骨样骨瘤主要发生在椎体后方结构，椎弓、
关节面和椎弓根[18,77]，但很少发生在椎体[118]。上
述两种肿瘤组织学形态相似，但成骨细胞瘤侵袭
性更强、体积更大（超过 20 mm），经常同时累及
椎体前后部分，复发率可达 20%[76]。既有文献仅
见 1 例报道骨样骨瘤转化为成骨细胞瘤[25]，但文
献中并未明确两种肿瘤的差异。只有极少的病例，
如小的骨样骨瘤和大的播散性成骨细胞瘤之间，
可以通过放射学表现加以明确区分。

诊断

　　临床症状往往是非特异性的，患者可表现为
颈部疼痛，夜间明显，服用水杨酸盐和非甾体类
抗炎药（NSAI）后可明显缓解。成骨细胞瘤平
片上通常可见溶骨性破坏，常导致椎体畸形（图
19.6）；但小的骨样骨瘤却不然。CT 扫描有助于区
分肿瘤类型。典型骨瘤可见骨性硬化，周围有可
透过射线的卵圆形外生型团块（图 19.7）。成骨细
胞瘤可见多房性海绵状溶骨性结构（图 19.8），或
表现为无硬化边界的侵袭性大骨瘤（超过 20 mm）。

治疗策略

　　目前病灶内切除（刮除）治疗骨瘤的方法已
获广泛接受，甚至在上颈椎区域也是可行的[89]；
射频消融亦成功用于治疗此类肿瘤[28,29,74]；对于那

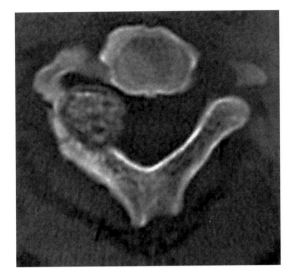

图 19.7　矢状位 CT 示向内生长的 C2 椎板骨瘤

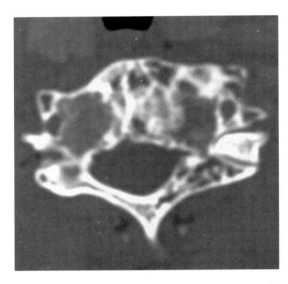

图 19.8　矢状位 CT 可见 C6 成骨细胞瘤累及整个椎体，出现蜂巢结构（与图 19.6 为同一患者）

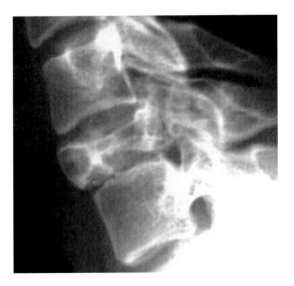

图 19.6　1 例 16 岁女性 C6 成骨细胞瘤患者，肿瘤的溶骨性过程导致椎体塌陷——"扁平椎"表现

些无症状以及对阿司匹林、NSAID 敏感的患者，
可以采用保守治疗[26,91]。

　　成骨细胞瘤也常累及脊柱后方结构，但肿瘤
尺寸较大，具有侵袭性，有可能扩散到椎弓根、
椎体，甚至进入椎管[59]。Lichtenstein 和 Sawyer[79]
1964 年首次报道 20 例成骨细胞瘤，认为对于发
生于整个骨骼系统的此类肿瘤，一般应给予保守
治疗；但他们也强调，位于脊柱轴线的成骨细胞
瘤应行减压手术联合术后放疗。据报道，成骨细
胞瘤单纯切除手术的复发率为 10% ～ 19%[66,81]。
Mayo 诊所对 17.5 年间搜集的 306 例脊柱成骨细

胞瘤患者进行一项最大的系统回顾，最后完成治疗和临床随访的只有 75 例。研究结果显示，病灶内切除复发率 19.0%（10/52），边缘切除复发率 5.6%（1/18），令人惊奇的是整块切除复发率高达 20.0%。但根治性切除或许并不意味着对肿瘤边缘的广泛边缘，作者指出不全切除后残留病灶有局部复发的可能[81]。从现有文献来看，病灶内切除适用于非侵袭性成骨细胞肿瘤（Enneking 2 期），广泛边缘切除适用于侵袭性成骨细胞瘤（Enneking 3 期）[59]。

对复发或行不全切除手术的骨瘤患者是否进行放疗，目前仍具有争议。放射疗法对大部分病例无效，仅少数病例有效[134]。Marsh 等对 197 例成骨细胞瘤病例进行回顾分析，指出"放疗不会改变疾病的过程，似乎不适用于此类肿瘤"[83]。术后辅助放疗对于 3 期成骨细胞瘤和复发肿瘤可能有效[18,59]；化疗对复发侵袭性成骨细胞瘤作用有限，仅见数例文献报道[59]。

我们的建议

根据 Harrop 等的系统评价结果[59]，对于无症状以及位于脊柱非功能区的肿瘤我们倾向于保守观察。如果患者开始出现症状，可采取 CT 引导的射频消融或骨瘤切除术（图 19.9）。

对于非侵袭性成骨细胞瘤（Enneking S2 期），尽管病灶内清除已经足够，但只要解剖学允许，还是应该采取根治性切除术；而对于不断进展的

侵袭性肿瘤（Enneking S3 期），则需要尽可能彻底切除。到现在我们还没有遇到上颈椎 S3 期成骨细胞瘤病例；但有一例患有 C6 椎体成骨细胞瘤的 16 岁女性患者，行全椎体切除术后效果良好，随访期间肿瘤无复发，目前已存活 7 年以上（图 19.10）。

动脉瘤样骨囊肿

动脉瘤样骨囊肿（aneurysmal bone cyst，ABC）本质上是非肿瘤性的，但可膨胀性生长，常由充满血液的薄壁囊性区构成，最早由 Jaffe 和 Lichtenstein[67] 于 1942 年描述。在所有原发性脊柱

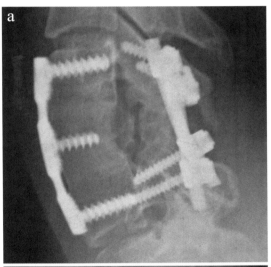

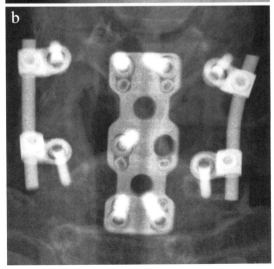

图 19.10 成骨细胞瘤脊柱切除术后 7 年 X 线平片提示骨融合良好，肿瘤未复发（与图 19.6、19.8 为同一患者）。（a）侧位片；（b）前后位片

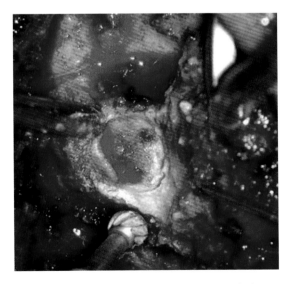

图 19.9 术中图片示高速磨钻截骨后遗留的骨瘤囊

肿瘤中，ABC 约占 15%，其中扁平骨（骨盆）最为常见[3,39]。10%～30% 的 ABC 累及脊柱，多发于胸腰椎[61]，约 25% 可累及颈椎[30,77]。通常发病于 20 岁之前，无性别差异，常位于椎体后部，但椎体周围累及的病例也不少见。即使囊肿发展到很大，也有患者没有临床症状。有报道称 ABC 可自行消失，但疾病进展更为常见[30,61,77,127]。

诊断

临床上 ABC 可仅表现为颈痛，处于静止期；亦可出现椎体塌陷、畸形或神经压迫体征。X 线平片可见骨皮质"气球样"溶骨性病变，典型 CT 表现（图 19.11）为薄壁腔令充满血液的椎体骨性边界变形；MRI 可显示 ABC 与椎管之间的关系（图 19.12）；选择性血管造影可用于栓塞治疗以及显示供应脊髓的常见动脉。

治疗策略

可采用伴或不伴骨移植的简单刮除术、完整切除术、单纯栓塞治疗、放疗或多种方法联合治疗 ABC[59]。整块切除的治愈率似乎最高；但彻底切除肿瘤是非常困难的，尤其是上颈椎 ABC。Boriani 等报道只有 2/41 的病例可不用辅助放疗而进行整块切除[19]。有文献报道，利用高速钻头行病灶内整块切除手术可获得长期治愈[3,19,40,61]。亦有学者指出，病灶内不全切除与相对高的进

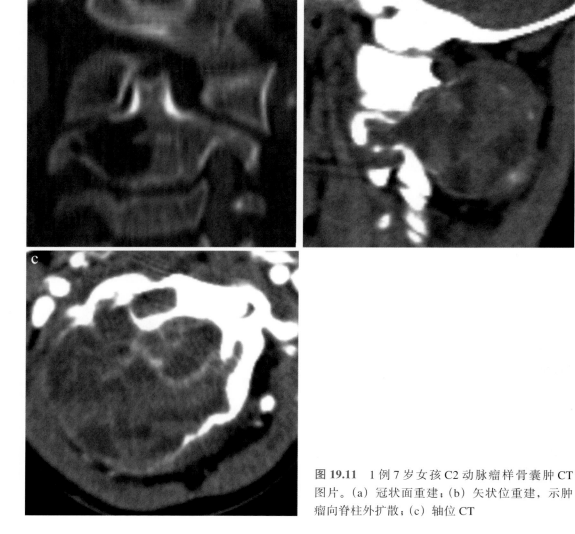

图 19.11 1 例 7 岁女孩 C2 动脉瘤样骨囊肿 CT 图片。（a）冠状面重建；（b）矢状位重建，示肿瘤向脊柱外扩散；（c）轴位 CT

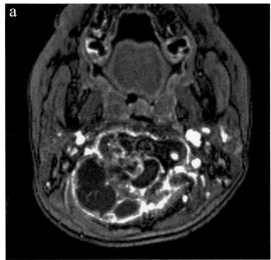

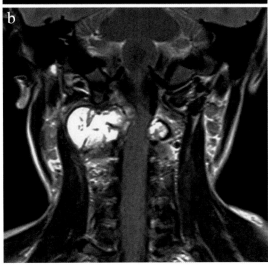

图 19.12 MRI 提示动脉瘤样骨囊肿，显示其与神经结构的关系，可见肿瘤向外扩散（与图 19.11 为同一患者）。(a) 轴位图像示椎管受压；(b) T1 图像正面观

展率有关（90% 的患者在术后 2 年内进展率升至 25%）[19,30,61,128]。对于不能手术、侵袭性肿瘤复发、手术风险高以及肿瘤不全切除的患者，由于基本适应证的限制，放疗仅能作为辅助治疗手段。Boriani 报道 4 例患者单纯放疗后未出现局部肿瘤进展[19]；Capanna 等报道 6 例放疗患者中 3 例出现局部进展[30]。术前选择性动脉栓塞已成功用于骨盆和长骨的 ABC 病例，但能否作为单独的脊柱治疗方法仍备受质疑[76,88]。单纯性栓塞可考虑用于术后复发或不能耐受手术治疗的患者，或出现病理性骨折、脊柱畸形、脊柱失稳、神经并发症的病例[19]。需要注意的是，有文献报道栓塞过程

中出现死亡的病例，颈椎肿瘤尤需重视[96]。

我们的建议

对于上述类型的上颈椎原发骨肿瘤，我们的治疗经验非常有限，因此必须遵循 Harrop 等在系统评价中的推荐意见[59]。ABC 应尽可能彻底切除，以避免病情进一步发展。但由于解剖学的限制，上颈椎 ABC，尤其是累及椎体周边的病变，彻底切除的目标很难实现。通常这些病变将破坏椎体结构的稳定，故需进行脊柱的功能重建。年龄是需要考虑的因素，青少年患者骨的生长并未停止，因此，动态固定（钢丝固定）联合自体骨移植似乎比牢固的静态固定更为合适。其他方法包括后期可去除内固定物的临时性金属 - 骨固定。为减少术中失血，可在术前先行选择性动脉栓塞或直接经皮穿刺栓塞。

对于根治性切除无法进行和（或）出现复发的患者，可辅以针对性放疗，但具体疗效存疑。据报道，ABC 复发率高达 25%；但不一定是真正的复发，可能是非根治手术后残留肿瘤组织生长所致。如果切除区域重新骨化，术后随访 4 年 CT 检查未见肿瘤，则可视为完全治愈。

骨巨细胞瘤

骨巨细胞瘤（giant cell tumor，GCT）是来源于组织成纤维细胞成分的局部侵袭性骨肿瘤，行为各异，10% 的 GCT 可能转变为恶性，偶发肺转移[48,76]，进展难以预测。与其他原发性肿瘤相反，GCT 多发于女性，20 ～ 30 岁是高发年龄段。占原发性骨肿瘤的 4% ～ 8%，其中 10% 累及脊柱[38]，侵犯颈椎的病例不多见，累及上颈椎的更为少见。GCT 部位通常起自椎体，逐渐累及椎体后部结构。无论采取何种治疗方式，脊柱 GCT 复发率都很高，预后不甚清楚。

诊断

GCT 常见的起病症状是疼痛，神经障碍症状后期才出现，常因此延误诊断。X 线平片上表现为单纯的溶骨性病变，CT 扫描不具有特异性，可见溶骨性破坏、反应性新骨形成的不同区域。MRI（图 19.13）通常无法提供更多的诊断信息，因此需要进行徒手或 CT 引导下组织活检。组织病理学检查可见破骨巨细胞、梭形细胞和纤维组织区[87]；

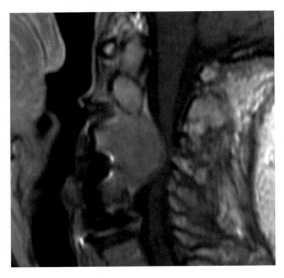

图 19.13 复发性巨细胞肿瘤 MRI 图像（致谢：资料来自挪威奥斯陆国家大学医院的 Frič 医师）

由于常存在活跃的血管过度形成，骨扫描结果通常是阳性的。

治疗策略

所有的肿瘤疗法均被用于治疗骨巨细胞瘤。一些文献报道单纯放疗[33]或单纯栓塞[62]长期疗效好；如果可能的话，根治性手术联合辅助治疗似乎更加有效[59]；对于实施部分切除的 GCTs 患者，放疗是值得推荐的。

朗格汉斯细胞组织细胞增多症（LCH）——嗜酸性肉芽肿、组织细胞增多症

LCH 常被称为嗜酸性肉芽肿，由不明来源的网状内皮组织增殖而导致良性溶骨性破坏过程。LCH 的首次描述应归功于 Otani 和 Ehrlich、Lichtenstein 和 Jaffe[78,95]。该病多见于 20 岁之前，好发于男性，发病率约为 1∶1 500 000[93]。脊柱 LCH 可能是单发或多发，往往仅累及椎体。Wilner 及其他学者认为，在脊柱 LCH 中，最常累及的部位是胸椎（54%），其次是腰椎（35%）和颈椎（11%）[132]。Bertram 等对截止 2002 年自己收治的患者及其他文献报道的 53 例患者的临床资料进行 Meta 分析，发现 LCH 累及上颈椎的成人患者占 54%、儿童占 40%，两组中有大多数病例累及椎体[12]。

诊断

颈部疼痛、活动受限和斜颈是 LCH 最常见的症状。影像学资料仅见溶骨性改变，通常只有进行组织活检才可明确诊断。

治疗策略

目前报道的颈椎 LCH 治疗方法有简单固定、放疗、类固醇局部注射、外科切除联合前路脊柱重建等。在大多数发表的文献中，无论采取哪种治疗方法，都取得了良好的治疗效果[12]。总的来说，外科手术的指征是伴有畸形和（或）神经障碍的椎体塌陷患者。

其他良性肿瘤和瘤样病变

发生在上颈椎部位的血管瘤罕见。治疗手段各异，主要包括保守观察、手术切除和（或）骨水泥填充等，治疗方法的选择取决于症状和累及结构。

Gorham 病表现为极其罕见的溶骨过程，可自限，上颈椎部位偶有报道[76]。由错构瘤组织起源的骨软骨瘤在上颈椎也是极为罕见的；如果出现症状并进一步发展，可导致神经压迫甚至死亡[76,106]。

纤维性结构不良属于另一种错构瘤，可导致骨小梁结构稀疏，偶尔致椎体塌陷，通常可自限，但如导致畸形，则需要进行外科矫形手术。

19.1.4.2 原发性恶性骨肿瘤

良性肿瘤好发于 40 ~ 60 岁，而原发性恶性肿瘤则好发于年龄更大的患者。在所有的脊柱原发性恶性肿瘤中，累及颈椎的大约占 20%，其中约 25% 发生于上颈椎区域，尤其是 C2 椎体。男性患病率是女性的 3 倍[20]。

诊断

原发性恶性肿瘤多数到病程晚期才得以确诊，常累及全部椎体和（或）波及邻近组织。肿瘤可缓慢、无症状地生长，也可能进展极快。临床主诉以非特异性颈痛和肌肉痉挛最为常见，通常是当累及邻近软组织和（或）神经血管结构时肿瘤才被发现。肿瘤快速生长时患者病情急剧恶化，出现进展性神经损害；肿瘤侵犯颈椎前外侧时

还将引起吞咽困难或顽固性疼痛，导致患者不得不以手支撑头部。平片通常可见溶骨性改变（图19.14）。如肿瘤侵犯到颈椎前方，则可见咽部（图19.5）甚至气管移位，或位于椎体前方的肿瘤团块影。CT 和 MRI 对明确诊断、判断预后和施行外科手术很有必要。通常采用骨扫描或更为常见的PET 来评价可能存在的多个肿瘤灶，亦可行全身CT 或脊柱 MRI 检查。CTA 或 MRI 常用来揭示肿瘤与椎动脉的毗邻关系，显示肿瘤血管形成，有

助于对术前可能施行的肿瘤栓塞或椎动脉孤立术进行规划。手术的第一个步骤往往是采用经皮针刺或切开活检的方法来鉴别肿瘤类型，根据组织学形态进行肿瘤分级。为避免因活检穿刺管道而导致的肿瘤污染，目前优先选择的是 CT 引导的经手术切口针刺活检[80,98]。考虑到穿刺通道肿瘤污染的风险很高，因此对易于整块切除的孤立扩散病灶（如仅累及后弓）建议采取直接手术（切开活检）的方式[116]。但对于复杂肿瘤切除手术决策的制定，明确诊断仍然是关键。

分类、分级和分期

良性肿瘤的扇形 WBB 外科分期系统也适用于对原发性恶性骨肿瘤的分期，为选择手术方式提供帮助。据 Boriani 最初的推荐意见，肿瘤如在扇区 4 ~ 8 和 5 ~ 9 范围内播散，可通过椎体切除术得以彻底切除；位于扇区 2 ~ 5 和 7 ~ 11 的肿瘤可行矢状面椎体切除；在扇区 10 ~ 3 的肿瘤可行后弓切除。彻底的根治性切除手术仅限于在前述范围内进行。

Enneking 分期系统亦可用于脊柱原发性恶性肿瘤分期[21,116]。

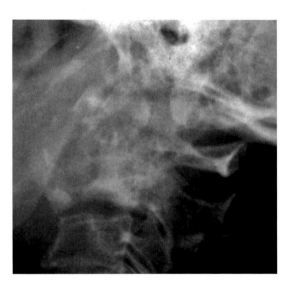

图 19.14 侧位平片提示 C2 有明显的溶骨性损害（由脊索瘤所致）

S1	低度恶性原发性骨肿瘤（如脊索瘤、软骨肉瘤）
1a	骨内、脊柱内
1b	肿瘤侵犯仅有假包膜的椎旁组织
S2	高度恶性肿瘤（如尤文肉瘤、OS）
2a	骨内
2b	骨外扩散
S3	有第二个病灶（转移灶）的高度恶性肿瘤
3a	脊柱内
3b	脊柱外侵犯

治疗

治疗通常是复杂的，决策的制定需要依据多学科肿瘤团队讨论的结果。患者及家属必须参与其中，并确保其依从性，尤其当决定采取术后并发症风险很高的根治性手术之时。经常有报道肿瘤广泛切除明显降低局部复发率甚至零复发的病例[35,49,69,75,104,119]。对于大部分肿瘤，根治性手术是理想的治疗方式，但绝大多数晚期确诊及位于上

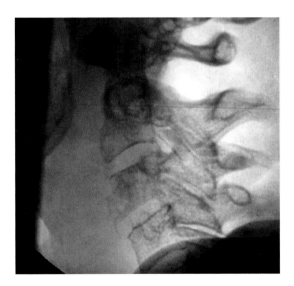

图 19.15 侧位平片提示颅底 C3 边缘仅有中度溶骨性损害（由脊索瘤所致，与图 19.16、19.17 是同一患者）

颈椎的肿瘤患者往往无法施行这一手术。外科手术的范围取决于上颈椎的解剖结构、相关重要结构以及患者的一般情况。根治性手术难度大，术后并发症发生率及死亡率高，这些都迫使术者必须思考患者是否适合做此类手术[49,50]。通常会加做新辅助疗法和（或）辅助放疗和化疗，但通常并不能增加长期存活时间。原发性恶性肿瘤的治愈标准是患者无病生存超过 10 年[116]。上颈椎部位最常见的是脊索瘤、软骨肉瘤、尤文肉瘤和骨肉瘤，恶性纤维组织细胞瘤、滑膜肉瘤、横纹肌肉瘤少见，孤立性骨髓瘤和非霍奇金淋巴瘤偶发。

19.1.4.3 脊索瘤

脊索瘤是由原始脊索残留物形成的原发性恶性骨肿瘤，生长缓慢，最常累及斜坡和骶骨[15,17,41]，颈椎少见，如累及上颈椎，则主要是第 2 颈椎受累[8,64,72]。目前已知脊索瘤具有局部侵袭性，可复发，化疗不敏感；尽管老年女性也可发病，但大部分患者是年龄超过 50 岁的老年男性；远期死亡率很高。

诊断

大部分患者在病程后期才出现非特异性颈部疼痛、吞咽困难和枕部疼痛，通常在未拍片的情况下已接受保守治疗。脊髓直接受压所致的神经系统体征（四肢轻瘫）属于迟发症状，常提示椎管内肿瘤已侵袭到脊柱之外。

平片可见伴咽后间隙扩大的溶骨性改变；或因椎体破坏而导致的畸形（图 19.14）；如肿瘤大部分位于脊柱外，那么 X 线表现也可几近正常（图 19.15）。CT 扫描可显示脊柱内溶骨性改变，以及常见的肿瘤脊外扩散（图 19.16）。MRI 检查易于明确软组织之间的关系（图 19.17）。肿瘤常从椎体向前外侧扩散，硬膜外腔也可受累。尽管肿瘤本身没有太多血管化，但椎动脉常被肿瘤组织包裹，需行椎动脉 CT 血管造影。肿瘤治疗团队对肿瘤做出正确的 WBB 和 Eneking 分期，据此指导治疗策略的制定，评估根治性手术的可行性。

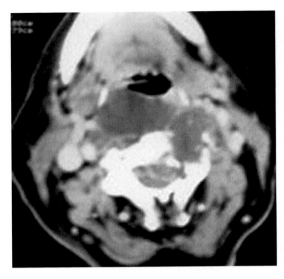

图 19.16　C3 脊索瘤轴位 CT 扫描，可见肿瘤同时向咽后和硬膜外扩散

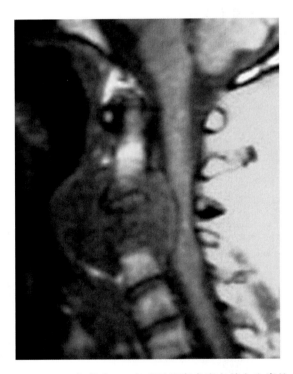

图 19.17　MRI 矢状位 T1 序列显示脊索瘤向前方和脊柱内扩散（与图 19.15、19.16 为同一患者）

治疗策略

目前已知的证据，以及对脊柱其他部位的研究证实，只有对肿瘤进行根治性手术切除，才能使患者获得长期治愈[17,35,103,124]。化疗对于脊索瘤是无效的，辅助放疗的效果有待商榷[4,115,117]。研究表明，

肿瘤切除后单纯高能粒子（质子）束或联合质子光子照射控制肿瘤的远期效果良好[22,63,86,92]。但肿瘤切除的范围和受侵犯组织残留量的多少，对任何辅助放疗的疗效均起到关键性作用。

事实上，对颈椎脊索瘤的根治性切除只适用于肿瘤生长的极早期，但即使已同时累及椎体前方和后方结构（累及是从解剖学和肿瘤外科专业术语角度来看的），整块切除（全脊椎切除）仍是较好的治疗选择。脊柱其他部位的诸多病例已证明这一点[2,36,52,82,124]，然而，C2 解剖学上与椎动脉毗邻，因此从技术角度而言，C2 全椎体切除手术很有挑战，尤其是在需要保护椎动脉的时候[103,108,114]。根治性手术的目的不仅是为了切除肿瘤，还在于切除任何潜在的可能受累的骨质，进而降低复发的风险[65]。需要对根治性切除手术的益处进行评估，必须高于风险方可实施；只有预期生存时间超过 2 年，患者才可考虑进行扩大的根治性切除手术[21,103,114]。

我们的建议

结合对二期根治性切除术脊索瘤早期复发病例（图 19.18）的治疗经验，我们认为，只有最大程度地对单节段病变进行根治性切除，才能延长患者的无病期。

手术伤口内的肿瘤细胞可能会发生潜在的播散，出于这样的考虑，可采取广泛边缘切除手术。全脊椎切除似乎是恶性骨肿瘤患者较好的手术方式，可降低术后复发率[2,36,108]。但上颈椎解剖结构复杂，毗邻椎动脉，这一区域的全脊椎切除术是复杂的。有报道指出，为实现肿瘤及可能累及软组织的广泛边缘切除，全脊椎切除术常被迫牺牲受肿瘤侵犯的椎动脉[8,103]。

我们对 1 例 64 岁老年男性脊索瘤（Enneking 1b 期、WBB A-D，F/3-8）患者实施全脊椎切除术[114]，CT 扫描显示骨内肿瘤范围（图 19.19），MRI 则揭示硬膜外扩散及左侧椎动脉累及情况（图 19.20）。术前椎动脉球囊闭塞试验结果阳性（图 19.21），神经功能损害持续 48 h。与患者谈话后决定采用经口入路联合后路单节段 C2 全椎体切除术。首先经口入路行椎体前方节段切除和重建（图 19.22），然后从后路切除 C2 椎体后部残留部分，在保留左侧椎动脉的同时进行中柱重建和枕

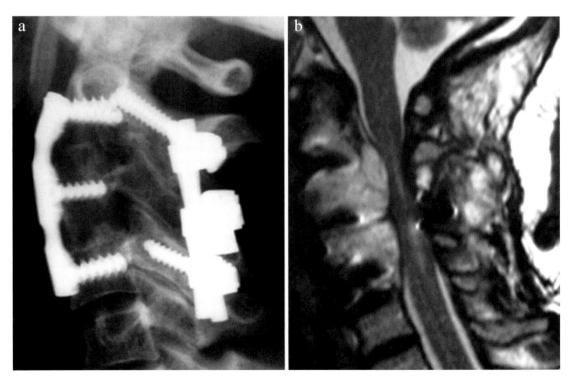

图 19.18　保留椎动脉的二期病灶内脊柱全切术后（与图 19.15～19.17 是同一患者）。（a）术后 3 个月侧位 X 线片未见复发征象；（b）9 个月后患者出现四肢轻瘫，插管入院，不适于作任何手术干预，MRI 示复发肿瘤直接压迫脊髓

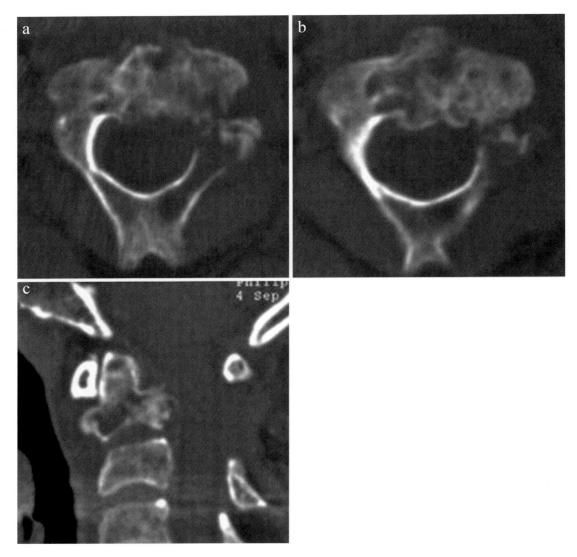

图 19.19   颈椎术前 CT 显示溶骨过程（累及整个前后结构的第 2 颈椎脊索瘤）。（a，b）轴位片；（c）矢状位图像

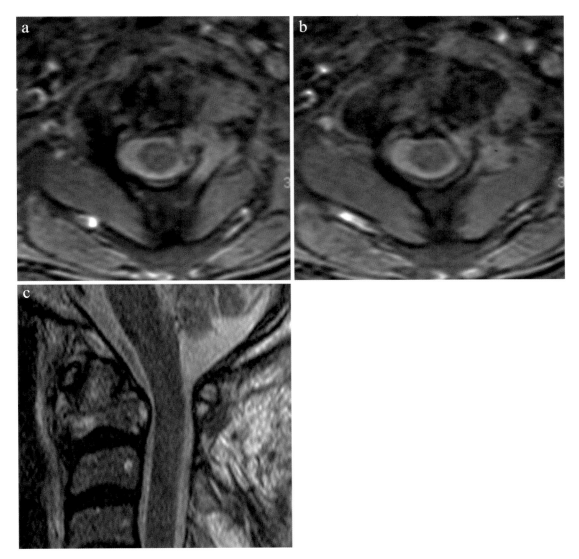

图 19.20 颈椎术前 MRI 证实脊索瘤先累及枢椎椎体和左侧横突，肿瘤未向旁边累及左侧椎动脉，而是扩散到硬膜外和椎体外（与图 19.19 是同一患者）。(a，b) 横断面；(c) 矢状面

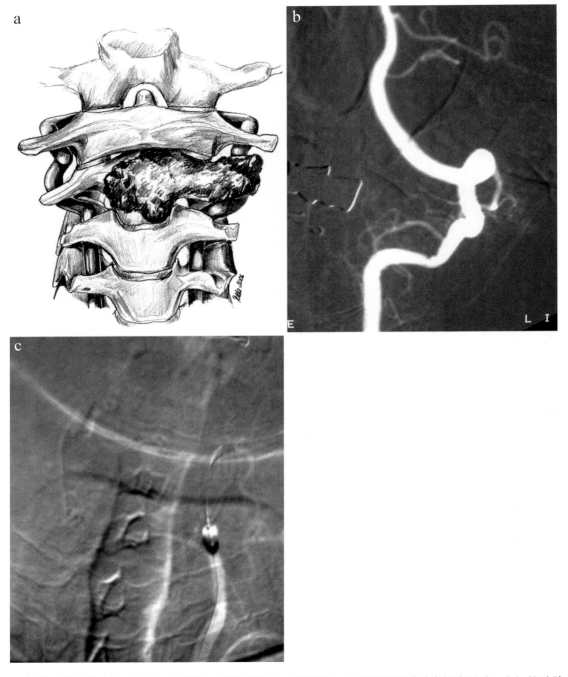

图 19.21 左侧椎动脉被肿瘤侧面包绕，诊断性血管造影证实血管受损，患者不能耐受球囊闭塞试验。（a）椎动脉 - 肿瘤关系示意图；（b）左侧椎动脉血管造影；（c）球囊闭塞试验中获得的血管造影片（×2）

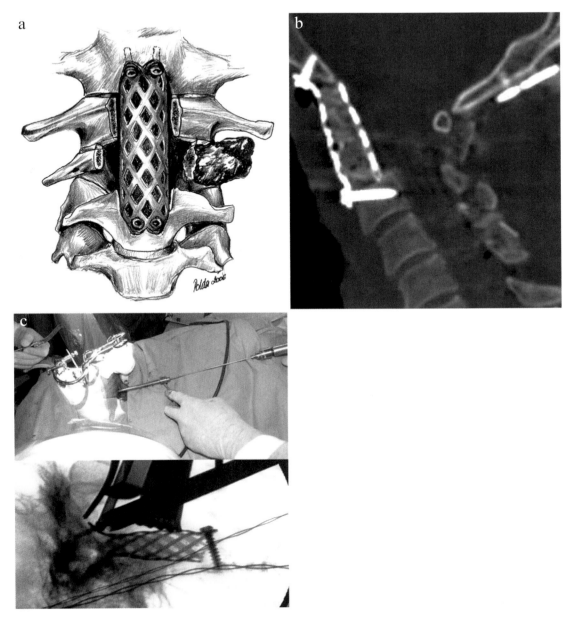

图 19.22　前路重建手术（Harms 网笼 + 自体骨移植 + 羟基磷灰石粘接）用螺丝将 Cage 置入颅底斜坡和 C3 椎体尾侧之间。（a）Cage 位置前后观示意图；（b）正中矢状面 CT 重建提示斜坡螺钉的精确置入（注意角度）；（c）下颌下入路图像引导下获得的螺钉打入斜坡的正确角度

颈融合术（图 19.23）。患者术后本应常规行放射治疗，但因经济原因未行质子照射。

患者状态良好，1 年随访多次 MRI（图 19.24）和 CT 检查均未见肿瘤复发；后期出现左侧复发，至今又施行 2 次手术，结果可接受，仍可行走。

尽管脊索瘤手术的主要目标是彻底切除肿瘤，但重建肿瘤切除后形成的缺损区域有一定难度。既往病例报道证实，脊椎切除术后的颈椎重建易于失败[103]。钛笼虽可在前方固定于寰椎，但也许无法提供足够的生物力学支撑，特别是在可能发

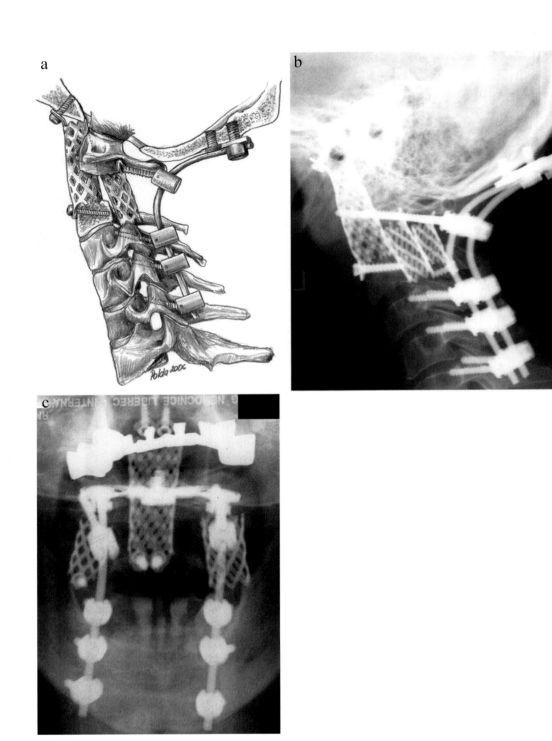

图 19.23　整个系统包括前方的 Cage，置于 C1 侧块和 C3 右侧、C4 左侧之间的 2 个网笼，行扩展到 C6 的枕颈固定和融合手术，C1 侧块螺钉贯穿 2 个网笼以支撑侧块。（a）左侧观示意图；（b）侧位轻微倾斜片；（c）经口平片

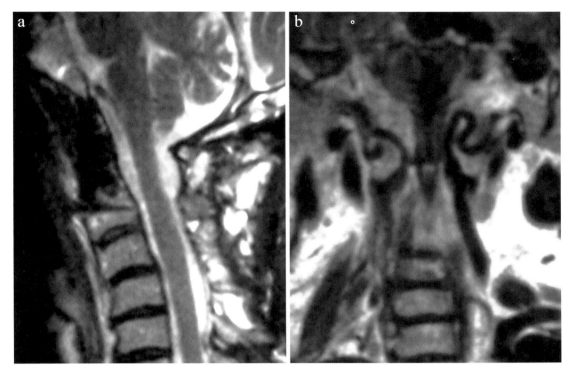

图 19.24　术后 1 年 MRI 示损伤椎动脉，未见肿瘤复发。(a) 矢状面 T2 序列；(b) 冠状面图像

生复发的情况下；前方对寰椎前弓的保留亦使齿突的安全切除变得非常困难。我们认为斜坡直接固定较既往描述的固定技术更加坚强可靠；导航系统的应用使网笼和螺钉可以安全置入，也有助于确定合适的螺钉长度。经口入路无法获得到达斜坡的角度以及螺钉垂直斜坡进钉所需要的角度，经口下颌下入路可解决这一难题。脊柱中柱重建时将钛笼置于关节面之间，可增加骨性融合机会，也可缓解枕颈后路固定的压力，特别适用于有潜在复发可能性的患者。所有侧块螺钉均采用双皮质固定，以进一步增加重建强度；此外，将自体移植骨置于枕骨与棘突之间，可提高骨性融合率。

尽管近期文献证实，广泛边缘整块切除为脊柱脊索瘤患者提供延长无病期的最好机会[8,35,52,103,124]，但我们和其他一些学者报道的病例研究结果表明，上述方法并不适用于所有的颈椎脊索瘤。我们相信，随着此类罕见病例手术经验的积累，重建技术会不断改良，以适应上颈椎肿瘤切除手术的进步。

19.1.4.4　软骨肉瘤

脊柱软骨肉瘤罕见，尤其是颈椎区域，只有上颈椎病例的相关报道[13,42,71]。文献记载脊柱软骨肉瘤的发病率超过 6%[27]，Törmä[126] 描述经组织学证实的 250 例恶性脊柱肿瘤中，11 例为软骨肉瘤。它由具有软骨细胞分化倾向的细胞组成，溶骨病灶混有软骨样组织和骨化癌巢。生长缓慢，常见于脊柱后侧，以骨外肿块的形式向外播散，亦可呈周围性生长。组织学分级十分重要，低分级肿瘤（Gr Ⅰ）可通过手术得到长期控制，但高分级肿瘤（Gr Ⅱ + Ⅲ）将出现早期复发[121]。软骨肉瘤转移并不常见，一旦出现转移，通常已到了晚期。主要转移部位是肺部，软骨肉瘤可以由 Paget 病恶变而来，也可能由骨软骨瘤转化而来。

诊断

肿瘤侵犯神经结构之前临床上无特殊症状，肿瘤累及脊柱后部时以枕骨下神经痛为主要症状。CT 或 MRI 图片上可见不规则、分叶状团块，可伴有颗粒状骨质形成，常扩展至脊椎之外。

治疗策略

不全切除术后的肿瘤复发常见，患者在多次手术和多次补救治疗后死亡（复发患者5年存活率平均为20%）[27]。由于辅助性治疗效果不佳，虽然受前文所述的上颈椎解剖结构的限制，根治性肿瘤切除仍是唯一可行的选择[20,112]。

19.1.4.5 尤文肉瘤

尤文肉瘤是一种起源于骨和软组织的侵袭性低分化恶性肿瘤，在儿童原发性恶性骨肿瘤中属第二常见[129]，脊柱受累患者约占全部尤文肉瘤的3.5%，上颈椎病例极为罕见。该类型肿瘤常侵犯椎间盘间隙，并向多个节段播散。转移性扩散常见。

诊断

临床症状首先可表现为脊髓受压导致的神经损害，肿瘤生长快速，可使这一症状早期出现。

影像学诊断基于对椎体边缘不清的溶骨性病变的观察，因肿瘤侵犯椎间盘，常导致椎体塌陷和畸形。

治疗策略

长骨尤文肉瘤的传统治疗方法是根治性肿瘤切除术（通常意味着截肢手术）联合放化疗。已知该肿瘤对化疗敏感，既往研究表明，有效的化疗可将患者的5年生存率从5%提高到10%；随着现代药物治疗技术水平的提高，目前在术前采用新辅助化疗可将患者的5年生存率提高到65%～70%[7,90]。尽管如此，在上颈椎区域仍然不可能施行真正的根治性肿瘤切除术，只能尽可能彻底地予以切除。Sciubba等[110]最近发表的系统评价认为，新辅助化疗有助于对局部肿瘤的控制，同时显著提高患者的长期生存率，因此化疗应在手术之前进行；整块切除对局部控制更为有效，但无法增加整体的远期存活率；肿瘤不全切除（常用于上颈椎区域）术后推荐辅助性放射治疗。

19.1.4.6 骨肉瘤

骨肉瘤是最常见的一种恶性骨肿瘤，占原发性骨肿瘤的35%。脊柱部位少见（3.5%），多发于骶骨，鲜有侵犯上颈椎的报道[108]。Shives等[111]报道30例脊柱骨肉瘤，颈椎仅4例。部分脊柱骨肉瘤继发于Paget病或放疗之后[10]。

该病进展迅速，肿瘤侵及整个脊椎，大部分病例出现转移。临床和影像学表现与其他肉瘤相似，骨质的急剧破坏将快速导致神经压迫和脊柱畸形，死亡率通常很高。Sciubba等[110]在最近的一篇系统评价中分析了6个骨肉瘤病例，指出术前予以新辅助化疗可明显增强对肿瘤的局部控制，提高远期存活率。据此结论，根治性切除对局部肿瘤控制和生存率的提高亦有效果。

19.1.4.7 孤立性浆细胞瘤

浆细胞瘤源自具有向浆细胞分化性质的B淋巴细胞，属于全身性恶性骨髓肿瘤。因此，对于其是否以孤立性病灶存在，目前存在争议[85]。脊柱的各个部位均可出现单发或多发性浆细胞瘤，但包括上颈椎在内的颈椎区域不多见[54,68,99,120]。

影像学表现往往是非特异性的，与其他缓慢生长的肿瘤相似。CT和MRI图片可见一局限性透明病灶，常位于C2椎体内（图19.25、图19.26）。对于排除多发性脊柱肿瘤可能的病例，MRI优于骨扫描。血清中出现副蛋白以及对骨髓涂片的组织学检查可明确诊断，CT引导或徒手穿刺活检可为病理检查提供所需要的组织（如肿瘤位于C2，则需要经口活检）。

尽管可采取放化疗联合治疗此类肿瘤，但在一些特殊情况下仍需要更加积极的方法，尤其是对于那些出现椎体塌陷及因脊髓受压而导致畸形的病例。对于枢椎肿瘤，经口减压和寰枢椎固定可能是正确的选择[99,120]；但是，绝不可采用广泛边缘切除的方式。如齿突被肿瘤包绕，或C2侧块被大量侵蚀，采用穿刺骨水泥椎体成形术强化骨质也是一种可行的方法，入路方式包括经口（图19.25）、高位前外侧微创切口及与齿突螺钉穿刺相同的椎体穿刺入路（图19.26）。

19.1.5 继发性骨肿瘤

在处理脊柱肿瘤时，肿瘤转移可能是脊柱外科医生遇到的最重要的问题。由于这一问题的广度和复杂性，很难在一章中描述其各个内容，因

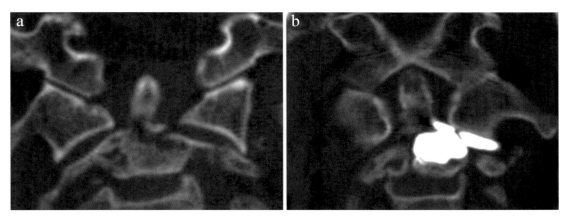

图 19.25　经口骨水泥针刺椎体成形术部分填充 C2 孤立性浆细胞瘤。(a) C2 侧块下透亮区；(b) 骨水泥部分填充支撑侧块

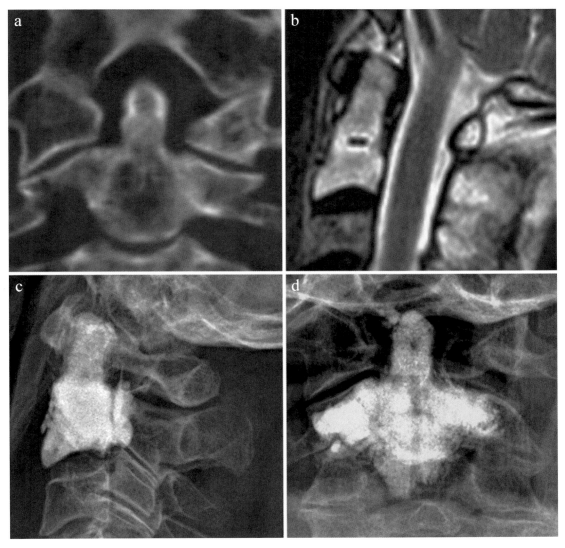

图 19.26　高位前外侧微创切口行骨水泥针刺椎体成形术治疗孤立性浆细胞瘤。(a) 冠状面 CT 重建示 C2 椎体透亮区；(b) MRI 示 C2 椎体和齿突的强度变化；(c) 侧位平片提示 C2 填充骨水泥；(d) 前后位片证实骨水泥均匀扩散

此这里仅给以简短的概述。

恶性肿瘤患者中70%可发生脊柱转移，转移发生率很高，其中颈椎部位最低，据报道占脊柱转移肿瘤的8%～20%[23,100]。患者平均年龄58～61岁，无性别差异[5]。

如转移发生在上颈椎，C2椎体和（或）椎弓较常受累[97]，C1侧块或枕骨髁罕见。文献报道颈椎各类转移肿瘤的发生率各不相同，颅脊交界区未受特殊关注[23,37,116]。

根据我们的经验，上颈椎转移肿瘤的常见原发部位是肺（图19.27）、肾（图19.28）、甲状腺和乳房，黑色素瘤（图19.29）和妇科肿瘤（图19.30）亦是常见的原发肿瘤。到现在为止，我们还未见过前列腺、胃肠肿瘤转移至上颈椎，但这些情况都是可能发生的。

19.1.5.1 诊断

临床症状各异，有局部和反射性疼痛、病理性骨折引起的机械性疼痛、不稳、神经根和脊髓压迫表现等。90%的患者出现疼痛，尤以上颈椎明显，头部的任何运动均可诱发疼痛。在转移性脊柱肿瘤中，5%～10%的患者出现神经损害。下颈椎区域常出现脊髓压迫及脊髓病症状体征，而

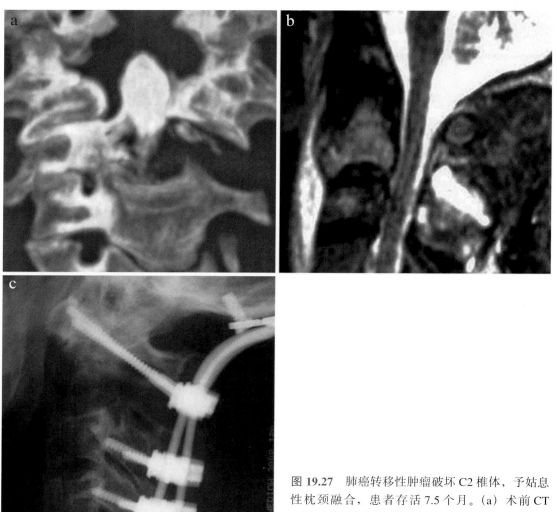

图 **19.27** 肺癌转移性肿瘤破坏 C2 椎体，予姑息性枕颈融合，患者存活 7.5 个月。（a）术前 CT 三维重建；（b）矢状面 MRI；（c）未予植骨的枕颈融合（未融合 C2）

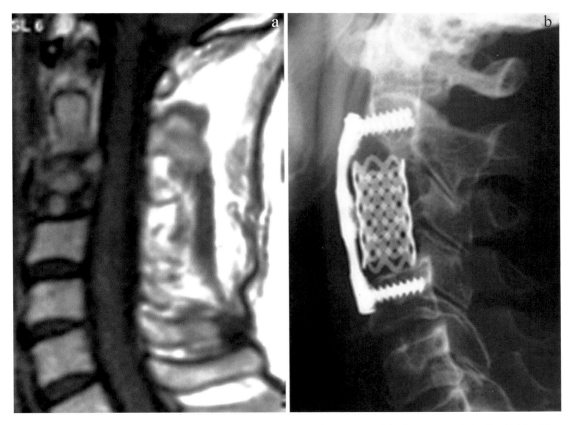

图 19.28　肾癌转移至 C3，采用前路椎体切除术、Cage 和钢板内固定。（a）术前矢状位 MRI；（b）术后侧位平片

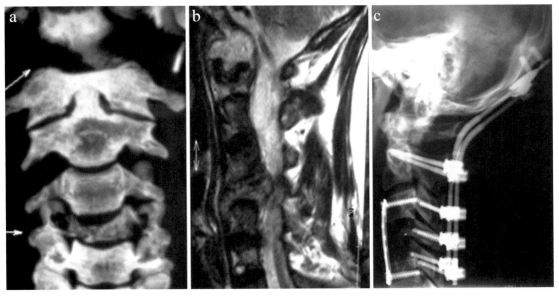

图 19.29　全身黑色素瘤（27 岁）转移至右侧枕骨髁，同时破坏 C4 椎体，采取联合术式治疗，患者术后仅生存 6 周，回顾病例在手术适应证的选择上存在问题。（a）冠状面重建；（b）MRI 矢状观显示脊髓受到严重威胁；（c）侧位平片显示前方 Cage 置入、C3-C5 钢板融合及后路枕颈内固定

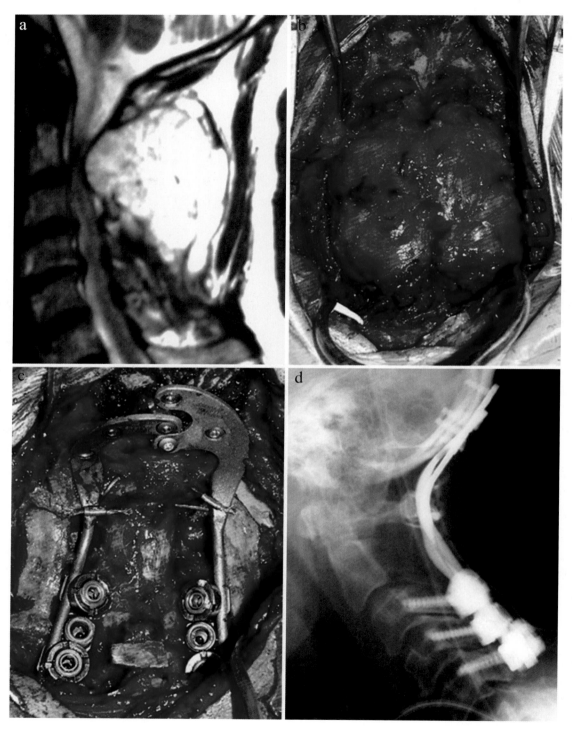

图 19.30 妇科肿瘤（黏液样平滑肌肉瘤）转移至后方 C2 结构，采用边缘根治性切除、后路枕颈融合辅以自体骨移植手术，患者术后存活 1.5 年。（a）MRI 提示肿瘤向后方扩散；（b）术后图片可见被包裹的巨大肿瘤；（c）枕颈融合的术后图片；（d）融合颈椎侧位片

上颈椎区域不常见，可能是由于上颈椎和下颈椎节段椎管的大小不同所致[94]。可出现体质量下降、食欲减退等全身症状。恶性肿瘤脊柱转移的病史往往会有疑问，需要进一步检查明确。对于其他肿瘤类型，CT 和 MRI 检查对于确诊和评估手术可行性都是必需的。活检有助于对可疑病例明确诊断。对独立的上颈椎肿块，需行全身检查以排除其他部位原发性肿瘤的可能。

19.1.5.2 分类、分级和评分

目前已建立肿瘤分类系统，以评估预后、指导合适的个性化治疗方法以及进行评估结果的信息交换。Harrington[58] 提出 5 级分类体系；Kostuik 分类系统通过评价病灶是否引起机械性不稳以及是否适合外科干预来进行分级[73]；Raycroft 等[102] 提出专门用于颈椎转移性肿瘤治疗的分类系统；Tomita 等和 Tokuhashi 等制定的评分系统可帮助鉴别何种患者适于行外科手术[122,123,125]。然而，没有一个分类系统是专门为上颈椎设计的，且大多数分类方法是用来评估患者生存时间的。

19.1.5.3 治疗策略

颈椎转移性肿瘤的保守治疗包括放疗、激素治疗、化疗以及高剂量类固醇治疗。

上颈椎转移瘤的手术指征是患者出现因力学异常或直接肿瘤压迫而导致的颈椎严重不稳和神经损害症状；还包括那些原发肿瘤已根治性切除、适于行肿瘤切除手术的孤立性转移灶病例。

19.1.5.4 我们的建议

对于判断肿瘤患者手术与否的外科医生来说，上颈椎是一个独特的脊柱区域。众所周知，单纯胸腰椎椎板切除术可使神经结构解除压迫，有助于缓解疼痛和维持运动功能。而在上颈椎，随着脊髓压迫的加重，可导致意识清楚患者的死亡，这种结果大家都不能接受；另一方面，如果存活期患者无法活动，那么手术只是一次技术性练习，对不幸的患者只是徒增压力罢了。

约 80% 的转移性肿瘤病情复杂，肿瘤向脊柱外扩散，此刻幻想根治性切除是不切实际的；唯有那些仅侵犯骨内或仅涉及硬膜的病例，才有可能施行根治性切除。

对于来源不明的孤立性肿瘤病例，需要明确诊断和治疗方法，手术治疗也是势在必行的。

总之，我们认为，在手术决策过程中，多学科肿瘤团队对患者拥有"良好生活质量"的生存时间进行预测，这是最重要的，"良好生活质量"在我们的定义中意味着离床功能和无痛。

- 对于预计生存期少于 6 周的病例，我们的意见是任何手术都毫无意义。
- 对于预计生存期在 6 周至 6 个月之间的病例，我们建议行脊髓减压及尽可能简单的脊柱固定手术（如钢丝）。
- 对于预计生存期在 6 个月至 1 年之间的病例，建议采取不联合植骨的椎管减压内固定手术（常为后侧结构的固定）。
- 对于预计生存期超过 1 年的病例，可尝试进行根治性切除（如有可能）和脊柱重建手术（重建术式与无肿瘤患者相同）。

当然，上述方法并非绝对，但考虑到每个患者的个人情况，这些方法还是行之有效的。医生必须考虑患者的全身状况，尊重患者的意愿和预期。

19.1.6 脊柱周围结缔组织肿瘤

脊柱周围所有组织类型的肿瘤均不常见，良性肿瘤如脂肪瘤、软骨瘤、血管瘤、脊柱外神经鞘瘤，以及肌肉和滑膜肉瘤理论上都存在。

图 19.31 是 1 例累及 C2-3 关节的滑膜肉瘤病例。

19.2 硬膜内肿瘤（髓外和髓内）

此类肿瘤不是本书的重点，但我们在此还是要简短介绍一下位于上颈椎和颅脊交界区域的硬膜内肿瘤。讨论的目的不是为了全面描述显微外科切除的原则，而是为了提醒读者硬膜内肿瘤病变可出现在上颈椎，肿瘤切除手术有时将破坏脊柱稳定系统，因此需要进行脊柱重建。极少情况下，硬膜内肿瘤会与前文提到的病变类似，因此

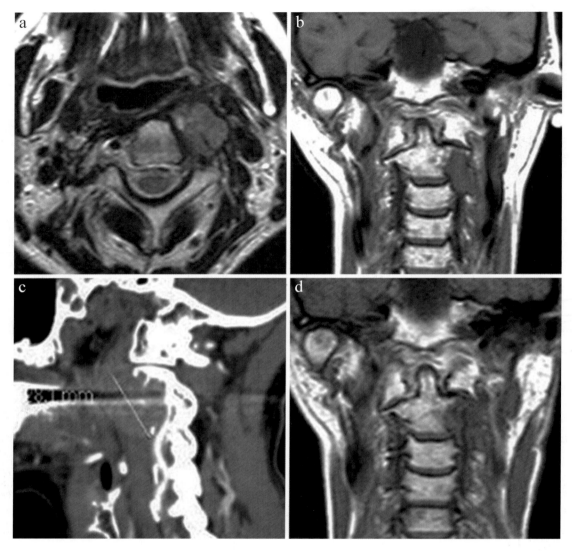

图 19.31　高位前外侧入路边缘切除 C2-3 滑膜肉瘤。（a）轴位 MRI；（b）MRI 前面观；（c）矢状面 CT 重建；（d）肿瘤切除术后冠状面 MRI

了解其病理解剖学形态是有益的。

　　脊膜瘤、神经鞘瘤是最为常见的原发性椎管内肿瘤[109]。事实上，38% ～ 46% 的脊膜瘤位于枕骨大孔[55,56]。前方脊膜瘤被定义为位于脊髓腹侧中线两侧附着于枕骨大孔的脊膜瘤（图 19.32）；外侧肿瘤被定义为在中线和齿状韧带之间；后方肿瘤（图 19.33）指的是附着于齿状韧带后侧的肿瘤[55,56]。基于这一定义，神经鞘瘤通常属于外侧肿瘤（图 19.34），亦可向后侧或前侧扩展。腹侧枕骨大孔肿瘤手术风险很大，因为肿瘤可能包绕椎体、颅底或其滋养动脉、脑神经等，并与脑干紧密附着。颅脊交界区的骨性结构可能被侵犯[107]。

鉴于肿瘤本身的性质，根治性肿瘤切除手术较为复杂，术后并发症发生率较高。然而，谨慎的术前计划、精细的显微外科技术、颅底入路的正确选择、术中采用神经电生理监测以及精心的术后处理，将降低患者并发症的发生率，延长生存期。

　　脊膜瘤常累及颅脊交界区，与之相反，这一部分的髓内肿瘤并不多见，对外科医生而言是一个特殊的挑战。在一个高度专业化的三级肿瘤中心，十年间累积的髓内肿瘤病例仅 43 例[130]。室管膜瘤和星形细胞瘤是最常见的组织亚型，其他类型肿瘤罕见[130]。髓内肿瘤的手术目的是完整切除肿瘤，但在这一区域手术需要以神经损害为代

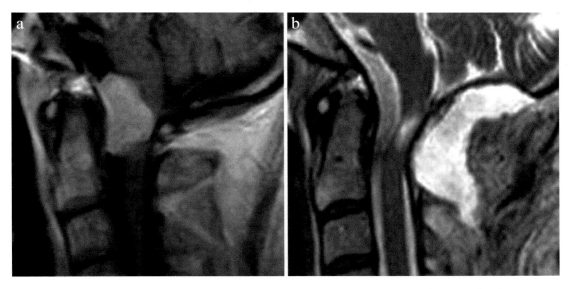

图 19.32　颅脊交界前外侧脊膜瘤。(a) 术前矢状面 MRI；(b) 肿瘤切除后 MRI（注意脑脊液假性囊肿）

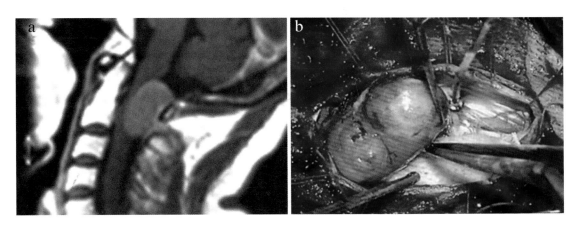

图 19.33　颅脊交界延髓后方脊膜瘤。(a) 矢状面 MRI；(b) 术中图片显示全切之前被游离的肿瘤

价，很显然是行不通的。**室管膜瘤**（图 19.35）与浸润型星形细胞瘤相反，完整切除肿瘤后患者可能痊愈，或至少可以维持一段较长的无复发存活期（分级高的肿瘤除外）[24,46,57,84]；而**星形细胞瘤**（图 19.36）手术治疗难以治愈，常导致复发，制定手术策略时必须考虑到这种差异[111]。

其他髓外或髓内肿瘤罕见（图 19.37），本章不做详细的讨论。

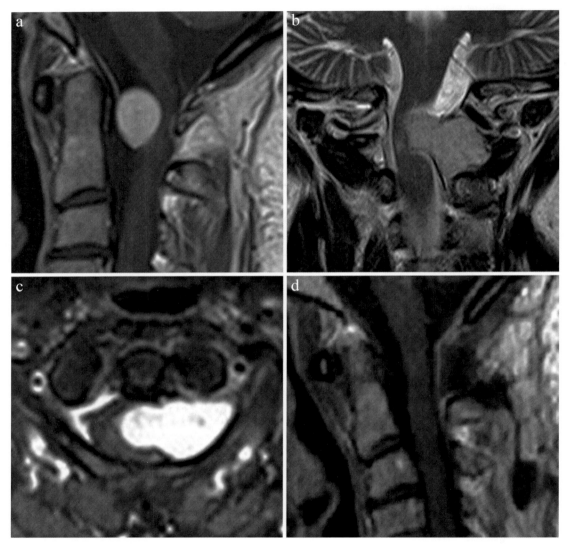

图 19.34   C2 根部哑铃型神经鞘瘤。（a）术前矢状面 MRI；（b）冠状面 MRI 提示肿瘤向外生长；（c）轴位 MRI 显示肿瘤与脊髓的毗邻关系；（d）术后 MRI 显示整个肿瘤被切除

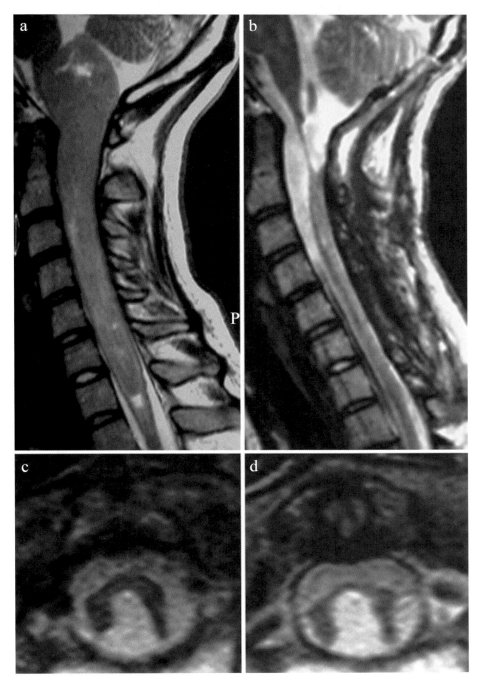

图 19.35 巨大室管膜瘤由脑干向 C6 扩展，行微创手术切除，10 余年后未复发，仍存活。（a）矢状面 MRI 显示肿瘤范围；（b）术后 MRI 矢状面观，无明显残留肿瘤；（c、d）轴位截面示肿瘤切除后"香蕉皮"样脊髓表现

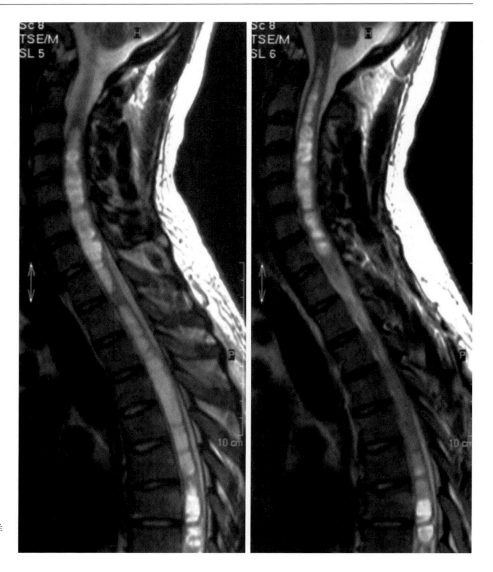

图 19.36　不能手术的浸润型囊样
脊髓星形细胞瘤

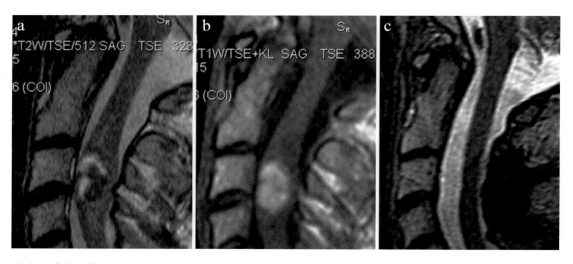

图 19.37　髓内海绵状血管瘤罕见地位于 C3 椎体后。（a）术前 MRI T1 序列；（b）术前 MRI T2 序列；（c）术后 3 个月 MRI
提示无残留病损征象

（陈加荣　张　余　吴　优译　夏　虹审校）

参考文献

1. Abdu, W.A., Provencher, M.: Primary bone and metastatic tumors of the cervical spine. Spine (Phila Pa 1976) **23**, 2767–2777 (1998)
2. Abe, E., Sato, K., Tazawa, H., et al.: Total spondylectomy for primary tumor of the thoracolumbar spine. Spinal Cord **38**, 146–152 (2000)
3. Ameli, N.O., Abbassioun, K., Saleh, H., et al.: Aneurysmal bone cysts of the spine. Report of 17 cases. J Neurosurg **63**, 685–690 (1985)
4. Amendola, B.E., Amendola, M.A., Oliver, E., et al.: Chordoma: role of radiation therapy. Radiology **158**, 839–843 (1986)
5. Atanasiu, J.P., Badatcheff, F., Pidhorz, L.: Metastatic lesions of the cervical spine. A retrospective analysis of 20 cases. Spine (Phila Pa 1976) **18**, 1279–1284 (1993)
6. Azouz, E.M., Kozlowski, K., Marton, D., et al.: Osteoid osteoma and osteoblastoma of the spine in children. Report of 22 cases with brief literature review. Pediatr Radiol **16**, 25–31 (1986)
7. Bacci, G., Toni, A., Avella, M., et al.: Long-term results in 144 localized Ewing's sarcoma patients treated with combined therapy. Cancer **63**, 1477–1486 (1989)
8. Bailey, C.S., Fisher, C.G., Boyd, M.C., et al.: En bloc marginal excision of a multilevel cervical chordoma. Case report. J Neurosurg Spine **4**, 409–414 (2006)
9. Barsa, P., Suchomel, P., Lukas, R., et al.: Percutaneous CT-guided radiofrequency ablation in spinal osteoid osteoma treatment. Acta Chir Orthop Traumatol Cech **74**, 401–405 (2007)
10. Barwick, K.W., Huvos, A.G., Smith, J.: Primary osteogenic sarcoma of the vertebral column: a clinicopathologic correlation of ten patients. Cancer **46**, 595–604 (1980)
11. Benes 3rd, V., Barsa, P., Benes Jr., V., et al.: Prognostic factors in intramedullary astrocytomas: a literature review. Eur Spine J **18**, 1397–1422 (2009)
12. Bertram, C., Madert, J., Eggers, C.: Eosinophilic granuloma of the cervical spine. Spine (Phila Pa 1976) **27**, 1408–1413 (2002)
13. Blaylock, R.L., Kempe, L.G.: Chondrosarcoma of the cervical spine. Case report. J Neurosurg **44**, 500–503 (1976)
14. Bohlman, H.H., Sachs, B.L., Carter, J.R., et al.: Primary neoplasms of the cervical spine. Diagnosis and treatment of twenty-three patients. J Bone Joint Surg Am **68**, 483–494 (1986)
15. Boriani, S., Bandiera, S., Biagini, R., et al.: Chordoma of the mobile spine: fifty years of experience. Spine (Phila Pa 1976) **31**, 493–503 (2006)
16. Boriani, S., Biagini, R., De Iure, F., et al.: Primary bone tumors of the spine: a survey of the evaluation and treatment at the Istituto Ortopedico Rizzoli. Orthopedics **18**, 993–1000 (1995)
17. Boriani, S., Biagini, R., De Iure, F., et al.: En bloc resections of bone tumors of the thoracolumbar spine. A preliminary report on 29 patients. Spine (Phila Pa 1976) **21**, 1927–1931 (1996)
18. Boriani, S., Capanna, R., Donati, D., et al.: Osteoblastoma of the spine. Clin Orthop Relat Res **278**, 37–45 (1992)
19. Boriani, S., De Iure, F., Campanacci, L., et al.: Aneurysmal bone cyst of the mobile spine: report on 41 cases. Spine (Phila Pa 1976) **26**, 27–35 (2001)
20. Boriani, S., Nandiera, S., Weinstein, J.N.: Primary malignant tumors of the cervical spine. In: Clark, C.R., Benzel, E.C., Currier, B.L., et al. (eds.) The cervical spine, vol. 4, pp. 840–857. Lippincott, Philadelphia (2004)
21. Boriani, S., Weinstein, J.N., Biagini, R.:) Primary bone tumors of the spine. Terminology and surgical staging. Spine (Phila Pa 1976) **22**, 1036–1044 (1997)
22. Brada, M., Pijls-Johannesma, M., De Ruysscher, D.: Proton therapy in clinical practice: current clinical evidence. J Clin Oncol **25**, 965–970 (2007)
23. Brihaye, J., Ectors, P., Lemort, M., et al.: The management of spinal epidural metastases. Adv Tech Stand Neurosurg **16**, 121–176 (1988)
24. Brotchi, J., Dewitte, O., Levivier, M., et al.: A survey of 65 tumors within the spinal cord: surgical results and the importance of preoperative magnetic resonance imaging. Neurosurgery **29**, 651–657 (1991)
25. Bruneau, M., Polivka, M., Cornelius, J.F., et al.: Progression of an osteoid osteoma to an osteoblastoma. Case report. J Neurosurg Spine **3**, 238–241 (2005)
26. Burn, S.C., Ansorge, O., Zeller, R., et al.: Management of osteoblastoma and osteoid osteoma of the spine in childhood. J Neurosurg Pediatr **4**, 434–438 (2009)
27. Camins, M.B., Duncan, A.W., Smith, J., et al.: Chondrosarcoma of the spine. Spine (Phila Pa 1976) **3**, 202–209 (1978)
28. Cantwell, C.P., O'Byrne, J., Eustace, S.: Radiofrequency ablation of osteoid osteoma with cooled probes and impedance-control energy delivery. AJR Am J Roentgenol **186**, S244–S248 (2006)
29. Cantwell, C.P., Obyrne, J., Eustace, S.: Current trends in treatment of osteoid osteoma with an emphasis on radiofrequency ablation. Eur Radiol **14**, 607–617 (2004)
30. Capanna, R., Albisinni, U., Picci, P., et al.: Aneurysmal bone cyst of the spine. J Bone Joint Surg Am **67**, 527–531 (1985)
31. Caudell, J.J., Ballo, M.T., Zagars, G.K., et al.: Radiotherapy in the management of giant cell tumor of bone. Int J Radiat Oncol Biol Phys **57**, 158–165 (2003)
32. Chabot, M., Herkowitz, H.N.: Spine tumors: Patient evaluation. In: Weisel, S. (ed.) Seminars in spine surgery, vol. 7, pp. 260–268. Saunders, Philadelphia (1995)
33. Chakravarti, A., Spiro, I.J., Hug, E.B., et al.: Megavoltage radiation therapy for axial and inoperable giant-cell tumor of bone. J Bone Joint Surg Am **81**, 1566–1573 (1999)
34. Chan, P., Boriani, S., Fourney, D.R., et al.: An assessment of the reliability of the Enneking and Weinstein-Boriani-Biagini classifications for staging of primary spinal tumors by the Spine Oncology Study Group. Spine (Phila Pa 1976) **34**, 384–391 (2009)
35. Choi, D., Melcher, R., Harms, J., et al.: Outcome of 132 operations in 97 patients with chordomas of the craniocervical junction and upper cervical spine. Neurosurgery **66**, 59–65 (2010). discussion 65
36. Cohen, Z.R., Fourney, D.R., Marco, R.A., et al.: Total cervical spondylectomy for primary osteogenic sarcoma. Case report and description of operative technique. J Neurosurg **97**, 386–392 (2002)
37. Constans, J.P., de Divitiis, E., Donzelli, R., et al.: Spinal metastases with neurological manifestations. Review of 600 cases. J Neurosurg **59**, 111–118 (1983)
38. Dahlin, D.C., Cupps, R.E., Johnson Jr., E.W.: Giant-cell tumor: a study of 195 cases. Cancer **25**, 1061–1070 (1970)
39. Dahlin, D.C., McLeod, R.A.: Aneurysmal bone cyst and other nonneoplastic conditions. Skeletal Radiol **8**, 243–250 (1982)
40. de Kleuver, M., van der Heul, R.O., Veraart, B.E.: Aneurysmal bone cyst of the spine: 31 cases and the importance of the surgical approach. J Pediatr Orthop B **7**, 286–292 (1998)
41. Di Lorenzo, N., Delfini, R., Ciappetta, P., et al.: Primary tumors of the cervical spine: surgical experience with 38 cases. Surg Neurol **38**, 12–18 (1992)
42. Dominguez, C.J., Martin-Ferrer, S., Rimbau, J., et al.: Upper

cervical chondrosarcoma. Neurocirugia (Astur) **16**, 261–265 (2005). discussion 265

43. Dreghorn, C.R., Newman, R.J., Hardy, G.J., et al.: Primary tumors of the axial skeleton. Experience of the Leeds Regional Bone Tumor Registry. Spine (Phila Pa 1976) **15**, 137–140 (1990)

44. Enneking, W.F.: A system of staging musculoskeletal neoplasms. Clin Orthop Relat Res **204**, 9–24 (1986)

45. Enneking, W.F., Spanier, S.S., Goodman, M.A.: A system for the surgical staging of musculoskeletal sarcoma. Clin Orthop Relat Res **153**, 106–120 (1980)

46. Epstein, F.J., Farmer, J.P., Freed, D.: Adult intramedullary spinal cord ependymomas: the result of surgery in 38 patients. J Neurosurg **79**, 204–209 (1993)

47. Feigenberg, S.J., Marcus Jr., R.B., Zlotecki, R.A., et al.: Megavoltage radiotherapy for aneurysmal bone cysts. Int J Radiat Oncol Biol Phys **49**, 1243–1247 (2001)

48. Fidler, M.W.: Surgical treatment of giant cell tumours of the thoracic and lumbar spine: report of nine patients. Eur Spine J **10**, 69–77 (2001)

49. Fisher, C.G., Keynan, O., Boyd, M.C., et al.: The surgical management of primary tumors of the spine: initial results of an ongoing prospective cohort study. Spine (Phila Pa 1976) **30**, 1899–1908 (2005)

50. Fourney, D.R., Rhines, L.D., Hentschel, S.J., et al.: En bloc resection of primary sacral tumors: classification of surgical approaches and outcome. J Neurosurg Spine **3**, 111–122 (2005)

51. Frank, E., Chamberland, D., Ragel, B.: A proposed technique for intraoperative measurement of cervical spine stiffness. Neurosurgery **39**, 147–150 (1996)

52. Fujita, T., Kawahara, N., Matsumoto, T., et al.: Chordoma in the cervical spine managed with en bloc excision. Spine (Phila Pa 1976) **24**, 1848–1851 (1999)

53. Gabrielsen, T.O., Seeger, J.F.: Vertebral angiography in the diagnosis of intraspinal masses in upper cervical region. Neuroradiology **5**, 7–12 (1973)

54. Gebes, S., Winking, M.: Plasmacytoma involving the atlas and axis. Neurochirurgia (Stuttg) **32**, 187–188 (1989)

55. George, B., Lot, G., Boissonnet, H.: Meningioma of the foramen magnum: a series of 40 cases. Surg Neurol **47**, 371–379 (1997)

56. George, B., Lot, G., Velut, S., et al.: French language Society of Neurosurgery. 44th Annual Congress. Brussels, 8-12 June 1993. Tumors of the foramen magnum. Neurochirurgie **39**(1), 1–89 (1993)

57. Guidetti, B., Mercuri, S., Vagnozzi, R.: Long-term results of the surgical treatment of 129 intramedullary spinal gliomas. J Neurosurg **54**, 323–330 (1981)

58. Harrington, K.D.: The use of methylmethacrylate for vertebral-body replacement and anterior stabilization of pathological fracture-dislocations of the spine due to metastatic malignant disease. J Bone Joint Surg Am **63**, 36–46 (1981)

59. Harrop, J.S., Schmidt, M.H., Boriani, S., et al.: Aggressive "benign" primary spine neoplasms: osteoblastoma, aneurysmal bone cyst, and giant cell tumor. Spine (Phila Pa 1976) **34**, 39–47 (2009)

60. Hastings, D.E., Macnab, I., Lawson, V.: Neoplasms of the atlas and axis. Can J Surg **11**, 290–296 (1968)

61. Hay, M.C., Paterson, D., Taylor, T.K.: Aneurysmal bone cysts of the spine. J Bone Joint Surg Br **60**, 406–411 (1978)

62. Hosalkar, H.S., Jones, K.J., King, J.J., et al.: Serial arterial embolization for large sacral giant-cell tumors: mid- to long-term results. Spine (Phila Pa 1976) **32**, 1107–1115 (2007)

63. Hug, E.B., Fitzek, M.M., Liebsch, N.J., et al.: Locally challenging osteo- and chondrogenic tumors of the axial skeleton: results of combined proton and photon radiation therapy using three-dimensional treatment planning. Int J Radiat Oncol Biol Phys **31**, 467–476 (1995)

64. Hyun, S.J., Rhim, S.C., Riew, K.D.: A combined posterior, lateral, and anterior approach to ventrolaterally situated chordoma of the upper cervical spine. Surg Neurol **72**, 409–413 (2009). discussion 413

65. Jackson, R.P.: Recurrent osteoblastoma: a review. Clin Orthop Relat Res **131**, 229–233 (1978)

66. Jackson, R.P., Reckling, F.W., Mants, F.A.: Osteoid osteoma and osteoblastoma. Similar histologic lesions with different natural histories. Clin Orthop Relat Res **128**, 303–313 (1977)

67. Jaffe, H., Lichtenstein, I.: Solitary unicameral bone cyst with emphasis on the roentgen picture, the pathologic appearance and the pathogenesis. Arch Surg **44**, 1004–1025 (1942)

68. Kaibara, T., Hurlbert, R.J., Sutherland, G.R.: Transoral resection of axial lesions augmented by intraoperative magnetic resonance imaging. Report of three cases. J Neurosurg **95**, 239–242 (2001)

69. Kaiser, T.E., Pritchard, D.J., Unni, K.K.: Clinicopathologic study of sacrococcygeal chordoma. Cancer **53**, 2574–2578 (1984)

70. Khan, D.C., Malhotra, S., Stevens, R.E., et al.: Radiotherapy for the treatment of giant cell tumor of the spine: a report of six cases and review of the literature. Cancer Invest **17**, 110–113 (1999)

71. Kingdom, T.T., Nockels, R.P., Kaplan, M.J.: Transoral-transpharyngeal approach to the craniocervical junction. Otolaryngol Head Neck Surg **113**, 393–400 (1995)

72. Konya, D., Ozgen, S., Gercek, A., et al.: Transmandibular approach for upper cervical pathologies: report of 2 cases and review of the literature. Turk Neurosurg **18**, 271–275 (2008)

73. Kostuik, J., Weinstein, J.N.: Differential diagnosis and surgical treatment of metastatic spine tumors. In: Frymoyer, J. (ed.) The adult spine: principles and practice, pp. 861–888. Raven, New York (1991)

74. Laus, M., Albisinni, U., Alfonso, C., et al.: Osteoid osteoma of the cervical spine: surgical treatment or percutaneous radiofrequency coagulation? Eur Spine J **16**, 2078–2082 (2007)

75. Lee, F.Y., Mankin, H.J., Fondren, G., et al.: Chondrosarcoma of bone: an assessment of outcome. J Bone Joint Surg Am **81**, 326–338 (1999)

76. Levine, A.M., Boriani, S.: Benign tumors of cervical spine. In: Clark, C.R., Benzel, E.C., Currier, B.L., et al. (eds.) The cervical spine, vol. 4, pp. 816–839. Lippincott, Philadelphia (2005)

77. Levine, A.M., Boriani, S., Donati, D., et al.: Benign tumors of the cervical spine. Spine (Phila Pa 1976) **17**, 399–406 (1992)

78. Lichtenstein, L., Jeffe, H.L.: Eosinophilic granuloma of bone: with report of a case. Am J Pathol **16**(595–604), 593 (1940)

79. Lichtenstein, L., Sawyer, W.R.: Benign osteoblastoma. Further observations and report of twenty additional cases. J Bone Joint Surg Am **46**, 755–765 (1964)

80. Lis, E., Bilsky, M.H., Pisinski, L., et al.: Percutaneous CT-guided biopsy of osseous lesion of the spine in patients with known or suspected malignancy. AJNR Am J Neuroradiol **25**, 1583–1588 (2004)

81. Lucas, D.R., Unni, K.K., McLeod, R.A., et al.: Osteoblastoma: clinicopathologic study of 306 cases. Hum Pathol **25**, 117–134 (1994)

82. Marmor, E., Rhines, L.D., Weinberg, J.S., et al.: Total en bloc lumbar spondylectomy. Case report. J Neurosurg **95**, 264–269 (2001)

83. Marsh, B.W., Bonfiglio, M., Brady, L.P., et al.: Benign osteoblastoma: range of manifestations. J Bone Joint Surg

Am **57**, 1–9 (1975)

84. McCormick, P.C., Torres, R., Post, K.D., et al.: Intramedullary ependymoma of the spinal cord. J Neurosurg **72**, 523–532 (1990)

85. McLain, R.F., Weinstein, J.N.: Solitary plasmacytomas of the spine: a review of 84 cases. J Spinal Disord **2**, 69–74 (1989)

86. Munzenrider, J.E., Liebsch, N.J.: Proton therapy for tumors of the skull base. Strahlenther Onkol **175**(Suppl 2), 57–63 (1999)

87. Murphey, M.D., Andrews, C.L., Flemming, D.J., et al.: From the archives of the AFIP. Primary tumors of the spine: radio-logic pathologic correlation. Radiographics **16**, 1131–1158 (1996)

88. Murphy, W.A., Strecker, E.B., Schoenecker, P.L.: Transcatheter embolisation therapy of an ischial aneurysmal bone cyst. J Bone Joint Surg Br **64**, 166–168 (1982)

89. Nagashima, H., Nishi, T., Yamane, K., et al.: Case report: osteoid osteoma of the C2 pedicle: surgical technique using a navigation system. Clin Orthop Relat Res **468**, 283–288 (2010)

90. Nesbit Jr., M.E., Gehan, E.A., Burgert Jr., E.O., et al.: Multimodal therapy for the management of primary, non-metastatic Ewing's sarcoma of bone: a long-term follow-up of the First Intergroup study. J Clin Oncol **8**, 1664–1674 (1990)

91. Neumann, D., Dorn, U.: Osteoid osteoma of the dens axis. Eur Spine J **16**(Suppl 3), 271–274 (2007)

92. Noel, G., Feuvret, L., Calugaru, V., et al.: Chordomas of the base of the skull and upper cervical spine. One hundred patients irradiated by a 3D conformal technique combining photon and proton beams. Acta Oncol **44**, 700–708 (2005)

93. Nyholm, K.: Eosinophilic xanthomatous granulomatosis and Letterer-Siwe's disease. Acta Pathol Microbiol Scand Suppl **216**, 211+ (1971)

94. Ono, K., Ebara, S., Fuji, T., et al.: Myelopathy hand. New clinical signs of cervical cord damage. J Bone Joint Surg Br **69**, 215–219 (1987)

95. Otani, S., Ehrlich, J.C.: Solitary granuloma of bone: Simulating primary neoplasm. Am J Pathol **16**(479–490), 477 (1940)

96. Peraud, A., Drake, J.M., Armstrong, D., et al.: Fatal ethibloc embolization of vertebrobasilar system following percutane-ous injection into aneurysmal bone cyst of the second cervi-cal vertebra. AJNR Am J Neuroradiol **25**, 1116–1120 (2004)

97. Phillips, E., Levine, A.M.: Metastatic lesions of the upper cervical spine. Spine (Phila Pa 1976) **14**, 1071–1077 (1989)

98. Pierot, L., Boulin, A.: Percutaneous biopsy of the thoracic and lumbar spine: transpedicular approach under fluoro-scopic guidance. AJNR Am J Neuroradiol **20**, 23–25 (1999)

99. Prasad, V.S., Raju, B.S., Sundaram, C.: Plasmacytoma of dens as a cause of atlanto-axial instability. Spinal Cord **36**, 661–663 (1998)

100. Rao, S., Badani, K., Schildhauer, T., et al.: Metastatic malignancy of the cervical spine. A nonoperative history. Spine (Phila Pa 1976) **17**, 407–412 (1992)

101. Raskas, D.S., Graziano, G.P., Herzenberg, J.E., et al.: Osteoid osteoma and osteoblastoma of the spine. J Spinal Disord **5**, 204–211 (1992)

102. Raycroft, J.F., Hockman, R.P., Southwick, W.O.: Metastatic tumors involving the cervical vertebrae: surgical palliation. J Bone Joint Surg Am **60**, 763–768 (1978)

103. Rhines, L.D., Fourney, D.R., Siadati, A , et al.: En bloc resec-tion of multilevel cervical chordoma with C-2 involvement. Case report and description of operative technique. J Neurosurg Spine **2**, 199–205 (2005)

104. Rich, T.A., Schiller, A., Suit, H.D., et al.: Clinical and pathologic review of 48 cases of chordoma. Cancer **56**, 182–187 (1985)

105. Robins, S.L.: Pathology, 3rd edn, pp. 1649–1650. Saunders, Philadelphia (1967)

106. Rose, E.F., Fekete, A.: Odontoid osteochondroma causing sudden death. Report of a case and review of the literature. Am J Clin Pathol **42**, 606–609 (1964)

107. Samii, M., Klekamp, J., Carvalho, G.: Surgical results for meningiomas of the craniocervical junction. Neurosurgery **39**, 1086–1094 (1996). discussion 1094–1085

108. Sar, C., Eralp, L.: Transoral resection and reconstruction for primary osteogenic sarcoma of the second cervical ver-tebra. Spine (Phila Pa 1976) **26**, 1936–1941 (2001)

109. Schellinger, K.A., Propp, J.M., Villano, J.L., et al.: Descriptive epidemiology of primary spinal cord tumors. J Neurooncol **87**, 173–179 (2008)

110. Sciubba, D.M., Okuno, S.H., Dekutoski, M.B., et al.: Ewing and osteogenic sarcoma: evidence for multidisciplinary management. Spine (Phila Pa 1976) **34**, 58–68 (2009)

111. Shives, T.C., Dahlin, D.C., Sim, F.H., et al.: Osteosarcoma of the spine. J Bone Joint Surg Am **68**, 660–668 (1986)

112. Shives, T.C., McLeod, R.A., Unni, K.K., et al.: Chondrosarcoma of the spine. J Bone Joint Surg Am **71**, 1158–1165 (1989)

113. Simmons, E.D., Zheng, Y.: Vertebral tumors: surgical ver-sus nonsurgical treatment. Clin Orthop Relat Res **443**, 233–247 (2006)

114. Suchomel, P., Buchvald, P., Barsa, P., et al.: Single-stage total C-2 intralesional spondylectomy for chordoma with three-column reconstruction. Technical note. J Neurosurg Spine **6**, 611–618 (2007)

115. Suit, H.D., Goitein, M., Munzenrider, J., et al.: Definitive radiation therapy for chordoma and chondrosarcoma of base of skull and cervical spine. J Neurosurg **56**, 377–385 (1982)

116. Sundaresan, N., Boriani, S., Okuno, S.: State of the art management in spine oncology: a worldwide perspective on its evolution, current state, and future. Spine (Phila Pa 1976) **34**, 7–20 (2009)

117. Sundaresan, N., Galicich, J.H., Chu, F.C., et al.: Spinal chordomas. J Neurosurg **50**, 312–319 (1979)

118. Suttner, N.J., Chandy, K.J., Kellerman, A.J.: Osteoid osteo-mas of the body of the cervical spine. Case report and review of the literature. Br J Neurosurg **16**, 69–71 (2002)

119. Talac, R., Yaszemski, M.J., Currier, B.L., et al.: Relationship between surgical margins and local recurrence in sarcomas of the spine. Clin Orthop Relat Res **397**, 127–132 (2002)

120. Thiry, S., Steenebruggen, A., Hotermans, J.M., et al.: Complete destruction of the body of the axis by a myelo-plasmacytoma. Resection by the transoral route and recon-struction of the vertebral body by a bone graft. Presentation of a case 2 years after intervention. Neurochirurgie **14**, 799–808 (1968)

121. Thomson, A.D., Turner-Warwick, R.T.: Skeletal sarcomata and giant-cell tumour. J Bone Joint Surg Br **37-**, 266–303 (1955)

122. Tokuhashi, Y., Matsuzaki, H., Oda, H., et al.: A revised scor-ing system for preoperative evaluation of metastatic spine tumor prognosis. Spine (Phila Pa 1976) **30**, 2186–2191 (2005)

123. Tokuhashi, Y., Matsuzaki, H., Toriyama, S., et al.: Scoring system for the preoperative evaluation of metastatic spine tumor prognosis. Spine (Phila Pa 1976) **15**, 1110–1113 (1990)

124. Tomita, K., Kawahara, N., Baba, H., et al.: Total en bloc spondylectomy. A new surgical technique for primary malignant vertebral tumors. Spine (Phila Pa 1976) **22**, 324–333 (1997)

125. Tomita, K., Kawahara, N., Kobayashi, T., et al.: Surgical strategy for spinal metastases. Spine (Phila Pa 1976) **26**, 298–306 (2001)

126. Torma, T.: Malignant tumours of the spine and the spinal extradural space; a study based on 250 histologically verified cases. Acta Chir Scand Suppl **225**, 1–176 (1957)

127. Verbiest, H.: Giant-cell tumours and aneurysmal bone cysts of the spine. With special reference to the problems related to the removal of a vertebral body. J Bone Joint Surg Br **47**, 699–713 (1965)

128. Vergel De Dios, A.M., Bond, J.R., Shives, T.C., et al.: Aneurysmal bone cyst. A clinicopathologic study of 238 cases. Cancer **69**, 2921–2931 (1992)

129. Weber, K.L.: Current concepts in the treatment of Ewing's sarcoma. Expert Rev Anticancer Ther **2**, 687–694 (2002)

130. Weiner, H.L., Freed, D., Woo, H., et al.: Intra-axial tumors of the cervicomedullary junction: surgical results and long-term outcome. Pediatr Neurosurg **27**, 12–18 (1997)

131. Weinstein, J.M.: Spine neoplasms. In: Weinstein, J.M. (ed.) The pediatric spine, pp. 887–916. Raven, New York (1994)

132. Wilner, D.: Radiology of bone tumors and allied disorders, vol. 2. Saunders, Philadelphia (1982)

133. Yamazaki, T., McLoughlin, G.S., Patel, S., et al.: Feasibility and safety of en bloc resection for primary spine tumors: a systematic review by the Spine Oncology Study Group. Spine (Phila Pa 1976) **34**, 31–38 (2009)

134. Zileli, M., Cagli, S., Basdemir, G., et al.: Osteoid osteomas and osteoblastomas of the spine. Neurosurg Focus **15**, E5 (2003)

颅脊交界区发育性畸形多由解剖和病理学者首先发现。Ackerman 于 1790 年首次认识到颅底凹陷的存在，后来 McGregor 引用了这一发现[26]。据 Gladstone 和 Erickson 所述[13]，1815 年 Meckel 最早描述了"枕椎"病例。根据 Ebenius 的报道[9]，在维也纳工作的捷克病理学家 Rokitanski 可能是将颅底凹陷作为发育性畸形加以描述（1844 年）的第一人。1865 年，Boogaard 在尸体标本上测量了与枕骨大孔直径相关的斜坡角度[26]。1880 年，Grawitz 对 6 例颅底凹陷的标本进行了解剖学描述[5]。1901 年 Homén 发现，齿突上移和斜坡肥大所导致的枕骨大孔狭窄是引起死亡的可能原因之一，并用画图的方式加以说明[18]。1905 年，Schüler 首次采用 X 线技术对颅底凹陷患者进行确诊[31]。

颅脊交界区最常见的畸形是颅底凹陷（占 38%～74%），其次是寰椎枕骨化、寰枢椎脱位（AAD）、Klippel-Feil 综合征、后脑疝和脊髓积水[8,10,14,27]。但在大多数有症状的手术病例中，人们观察到各种畸形的同时存在。

20.1　病因学

本章不准备对颅脊交界区胚胎发育不良做详细讨论，但事实上相当数量的该部位畸形是由于

P. Suchomel
Department of Neurosurgery,
Neurocenter, Regional Hospital Liberec,
Husova st. 10,46063 Liberec, Czech Republic

O. Choutka
University of Cincinnati, Medical center,
Department of Neurosurgery,
Albert Sabin way 231,
Cincinnati, OH 45267-0515, USA

出生前该区结构发育不良及没有正确融合所致。这些先天性畸形包括寰椎分节不全、颅底凹陷、寰椎枕骨化、枕骨髁发育不良、枢椎齿突发育不全、半椎体及分节不全等[27]。

出生后至骨骼发育成熟期间出现的畸形称为发育性畸形，包括游离齿突、扁平颅底，以及其他有症状的畸形[27]。上述两类畸形统称为原发性颅脊交界区畸形[2,26]。

儿童时期的颅脊交界区发育不良原因各异，包括遗传性和继发性因素。它可以是罕见综合征的一部分（如成骨不全症、骨骼发育不良、Goldenhar 综合征、Conradi 综合征、Down 综合征、脊椎骨骺发育不良综合征等），可能合并出生前和出生后发育不良，后期或因轴向负荷而导致失代偿[27]。

上述畸形可作为颅脊交界区复杂先天性或发育性畸形的一部分，常合并各种神经异常，其中以 Chiari 畸形和脊髓空洞症最为常见。

部分颅脊交界区畸形也可继发于累及骨骼系统的某些疾病，如甲状旁腺功能亢进、骨软化、骨质疏松、Paget 病、类风湿关节炎（RA）、创伤及肿瘤等[2,30]。

20.2　临床表现

由于我们仅治疗成人患者，因此本章对儿童颅脊交界区发育不良的临床表现不作讨论。

颅脊交界区发育异常的临床表现多种多样。Menezes 认为其最有趣的特点是临床表现的多样性[27]。疼痛以及其他常见症状均与神经结构（如脊髓、脑干、小脑及低位脑神经）压迫有关，一些体征则与畸形累及血管有关。

运动和（或）感觉异常、括约肌功能障碍一般与脊髓受压有关；脑干与小脑受压则表现为眼球震颤、共济失调、测距不准；下位脑神经受压的临床特点为吞咽困难、构音障碍、舌肌萎缩。临床症状通常进展缓慢，但有可能急性加重，尤其是遭受创伤之后[14]。患者初期症状常表现为眩晕、斜颈和（或）共济失调，后期进展为诸如呼吸紊乱等严重症状，甚至有猝死风险[29]。

与其他上颈椎疾病类似，几乎所有病例均有疼痛症状，但成人畸形因病程迁延和患者耐受，疼痛反而不甚明显；常合并短颈、颈部活动受限及低发际（Klippel-Feil 综合征尤为典型）；其他发育性畸形还包括腭裂、面容不对称、脊柱侧凸、泌尿系畸形等。

20.3　影像学

自 Schüler 于 1905 年报道颅底凹陷症患者 X 线片表现[31]以来，学界就致力于建立标准化的 X 线测量方法，以诊断上颈椎的纵向移位和其他颅脊交界区畸形。

Chamberlain[5] 在侧位 X 线片硬腭与枕骨大孔后缘之间画一条直线，称之为"基线"；还提出改良枕部 X 线片投照体位的"额顶投影"方法，便于直观观察照片中的枕骨大孔及其畸形。他用这种方法测量 4 位患者，其中 2 例死亡者（1 例曾行后路减压术）的尸检结果证实了上述观点。根据他的原始文献，正常人寰椎和整个枢椎应位于基线下方。Saunders 随后分析 100 例正常成人的侧位 X 线片，对 Chamberlain 的说法进行了量化[30]：齿突尖应位于 Chamberlain 基线下方平均 1 mm 处（SD = 3.6 mm）。这一数值甚至在 MRI 及 CT 颅骨测量时依然有效，唯一的区别就是可信区间（3 ~ 7 mm）范围更大[2,23,34]。

McGregor 认为，在侧位 X 线片上确定枕骨大孔后上缘（枕后点）比较困难，建议通过枕骨鳞部最低点作一条线到硬腭[26]来作为基线。他对204 例来自南非不同种族个体的侧位片进行测量，统计学分析结果提示，齿突尖不应超过基线上 4.5 mm，最大不超过 7 mm。McGregor 所做的另一件非常重要但鲜为提及的工作是测量斜坡线与前侧颅底基线的夹角——基底角，正常值为平均 134°（121° ~ 148°），与之前 Brailsford 的数据一致[3]。

McRae 采用 X 线断层摄影术对颅脊交界区畸形进行观察，描述了 25 例寰椎枕骨化病例。他建议定位枕骨大孔时可将颅底点与枕后点的连线作为一个重要参数。

此后，描述颅脊交界区正常和病理性解剖结构的影像学（X 线平片或断层技术）测量参数层出不穷，其中仅有部分参数沿用至当今的 CT 和 MRI 时代，但其重要性是值得推崇的[34]。

常用的 Wackenheim 斜坡线沿后斜坡画线并跨过齿突尖[37]，其与 C2 椎体后缘平行线的夹角称为"斜坡椎管角"，此角在颈部屈曲时不应 < 150°，颈部后伸时应达到 180°。如果基底角超过 140°，则提示有颅底扁平的存在[34]。冠状位寰枕关节角范围为 124° ~ 127°，此角过大说明枕骨髁发育不良。原用于寰枕关节脱位的其他参数也适于测量颅脊交界区畸形，如 Harris 提出的颅底点至齿突尖的距离（BDI），正常值为 7.4 mm（SD = 4.3 mm），畸形时可明显异常[17]。

延髓脊髓角是指在 MRI 矢状位片上枕骨大孔水平的脊髓与延髓前缘的夹角[4,28]，正常值为135° ~ 175°，< 135° 可作为预测脊髓受压加剧的指标。Abumi[1] 等对 50 例健康日本人的测量结果表明，正常颈髓角为 163°（154° ~ 179°）。

目前，X 线平片仅用于颅脊交界区及上颈椎畸形的初筛，MRI 和 CT 才是主要的影像学检查手段，可以精确显示颅脊交界区畸形的病理性解剖结构。医生还经常采用更为先进的现代显影技术来检测畸形的可复性或不稳定性。动态 MRI 能直观显示神经压迫的部位和范围[27]，动态 CT 可精确显示牵引和（或）屈伸状态下骨脱位的不稳定性和可复性[16]；MRI 或 CT 血管造影有助于判断畸形区域常出现的血供异常[38]；三维 CT 建模则可用于内固定螺钉钉道的术前规划，有助于避免术中神经血管损伤。

20.4　枕部畸形

枕骨发育异常往往与颅底高度丢失及颅底凹陷有关。

20.5　第三枕骨髁

第三枕骨髁是前寰椎（第四枕骨生骨节）与枕骨融合失败导致的结果。在大多数情况下，寰椎前缘残留物可形成单一骨块的第三枕骨髁（图20.1），少数时候是多个小骨块；可与齿突或寰椎前弓形成一个关节或假关节。CT或MRI可显示这一畸形，常伴有游离齿突。较大的第三枕骨髁可导致寰枕关节屈曲活动受限。

20.6　枕骨髁发育不良

单侧或双侧枕骨髁发育不充分理论上会缩短齿突到枕骨大孔的距离，常导致颅底凹陷。该畸形还常合并寰椎枕骨化。既往通过正位X线片上对寰枕关节角度变化的观察来判断这种畸形，现在通过CT额状位扫描可精确显示枕骨髁的形状和大小（图20.2）。畸形可导致寰枕关节活动受限，进而限制头部的屈伸运动。

20.7　枕骨基底发育不良

枕骨基底发育不良可导致枕骨斜坡变短，病情可轻可重。由于常伴有齿突上移和（或）齿突与枕骨融合，X线平片难以清晰显示此类畸形；MRI和CT（图20.3）能较为精确地显示该骨性畸形以及其与周围神经结构的关系。枕骨基底的异常肥大联合齿突上移可导致枕骨大孔继发性狭窄，这一异常可能与Homen在1901年描绘的病理改变类似（图20.4）。

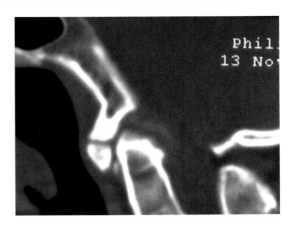

图 20.1　第三枕骨髁、部分后侧寰枕融合、C1前弓假关节形成

20.8　寰枕融合

寰枕融合是第二常见的颅脊交界区发育性异常，往往伴有其他畸形。寰椎与枕骨可部分或完全融合（图20.5），负荷过重的寰枢关节常导致半脱位的发生，C2-3融合（Klippel-Feil综合征）也是常见的伴发畸形。

20.9　寰椎畸形

除寰枕融合外，常见的寰椎畸形还包括各种寰椎椎弓不连和（或）发育不良。多为偶然发现，不伴有其他畸形，不影响颈椎稳定性。4%的成人尸体标本上可发现先天性寰椎后弓不连（又称为"后侧脊柱裂"）[34]，前弓不连更为少见，仅有几例经外科处理的伴后弓不连（寰椎裂）的病例（图

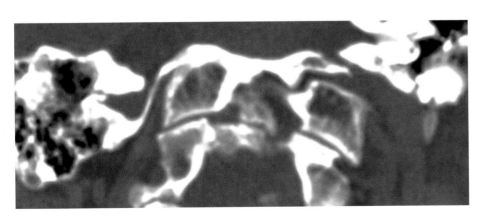

图 20.2　左侧枕骨髁发育不良、右侧枕骨髁发育不良与寰枕融合

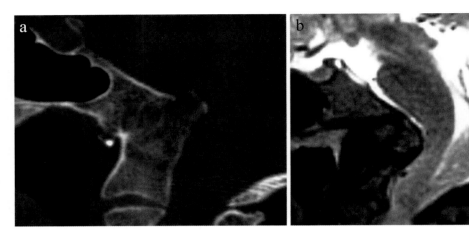

图 20.3 枕骨基底发育不良伴齿突融合。(a) CT 矢状位重建；(b) MRI 的 T2 加权成像

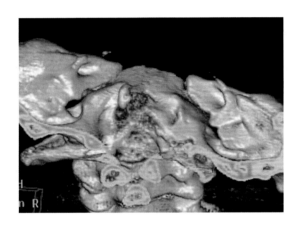

图 20.4 三维 CT 示枕骨基底向枕骨大孔膨胀（与 1901 年 Homen 所画图片相似）

20.6）见诸报道[19]。单纯的寰椎椎弓不连临床意义不大，但在外伤和（或）其他原因需要手术的病例中，椎弓缺失具有重要的临床意义。它将影响上颈椎稳定性；此外，由于缺少可锚定的寰椎后弓，外科手术将更具挑战性。有时很难区分患者现有的椎弓不连是由于骨折引起的，还是先天发育性异常造成的。

20.10 枢椎畸形

除复杂的融合畸形外，C2 椎体畸形通常是由单纯的齿突发育异常引起。

20.11 永久齿突终末小骨

齿突终末小骨（Bergman 小骨）是由于齿突尖骨化中心未与齿突融合所致。影像上与罕见的 I

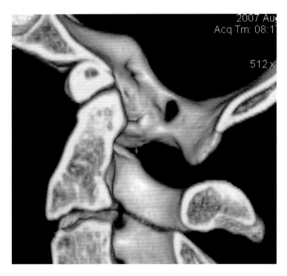

图 20.5 三维 CT 示寰枕部分融合（二维 CT 矢状位重建示寰椎后弓融合，称为"逗号征"）

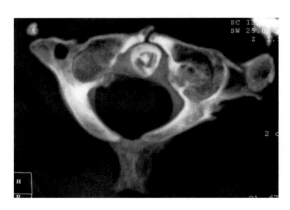

图 20.6 CT 轴位片示寰椎裂

型齿突骨折类似，通常对上颈椎稳定性不造成任何影响（图 20.7）。

20.12　齿突发育不全和缺如

齿突发育不良比较少见，可以是发育不全（图 20.8），也可以是完全缺如（图 20.9）。齿突畸形取决于发育程度及其与寰椎横韧带的关系，将对寰枢椎复合体的稳定性造成严重影响。

20.13　游离齿突

1886 年 Giacomini[12] 首次描述游离齿突，为齿突尖端游离、周围有皮质骨、边缘光滑的小骨，与枢椎体部无任何骨性连接。

游离齿突的成因究竟是出生前发育异常致骨片无法连接所引起，还是围产期或出生后创伤所致，一直存在争议。

此类畸形往往没有明显的症状，通常是因其他原因行放射学检查时偶然发现的。有症状者临床体征各异，可仅表现为枕下疼痛和头痛，部分

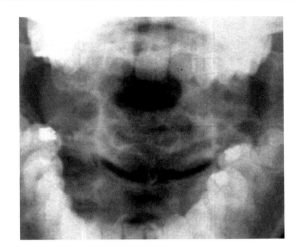

图 20.9　张口位 X 线片可见齿突缺如

患者伴有一过性或进行性脊髓病症状。

侧位和张口位 X 线平片检查仍是目前主要的诊断手段，可清晰显示游离齿突。影像学上可分为 2 种解剖类型：原位型（图 20.10），游离齿突和 C1 前弓一起活动；异位型（图 20.11），游离齿突与颅底融合，随其一起活动，可造成 C1 前弓半脱位。C1 前弓常表现为增生肥厚，呈圆形而非"半月"形。文献对各种游离齿突小骨进行描述和分类[25]，这些畸形多合并寰枕融合或前弓（C1 环）缺如。

颈椎动力位平片可提示寰枢椎不稳（AAI）的存在。当寰齿后间隙（PADI）< 14 mm、脊髓可用间隙（SAC）< 13 mm 时，提示脊髓损害有潜在进展可能的重要指标。并没有证据显示寰枢椎不稳程度与神经症状严重程度相关[32,35,40]。既往认为 CT、MRI 等先进的影像学手段对该畸形的诊断并不重要，但实际上它们可以更加清晰地显示骨性结构的解剖学信息，尤其是 CT，能更好地显示异常的骨性结构。MRI 还可以显示纤维血管翳的存在以及其与脊髓的关系。事实上，只有 MRI 才能直接显示中立位和临界位的 SAC，特别是进行动力位 MRI 检查时。

约 20% 的游离齿突患者动力位片寰枢椎复合体是稳定的[11]。尽管 C1 后不稳亦有文献报道[11,32]，但游离齿突导致 AAI 的病例多表现为 C1 前脱位。如果游离齿突是更复杂畸形的一部分，那么将会出现难复性寰枢椎半脱位，半脱位的 C1 后弓随后将对脊髓前方或后方造成明显的直接压迫。

即使是伴有不稳定寰枢椎半脱位的病例，大

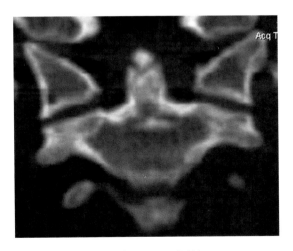

图 20.7　齿突终末小骨（Bergman 小骨）

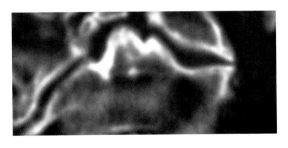

图 20.8　CT 冠状面示作为复杂畸形一部分的齿突发育不全

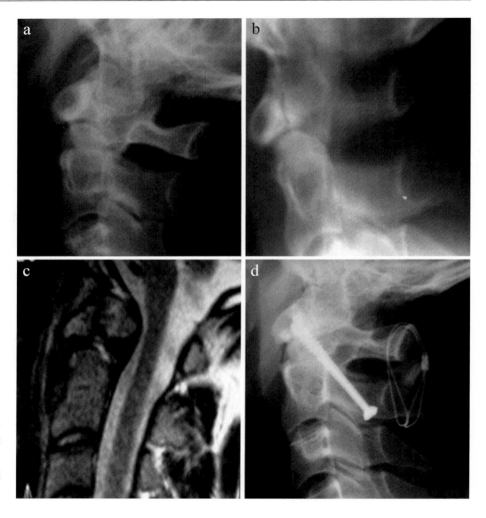

图 2.10 原位型游离齿突（与 C1 前弓固定）。（a）侧位平片；（b）矢状位断层片；（c）矢状面 MRI；（d）经关节后路 C1-2 螺钉改良 Margel 固定治疗寰枢椎不稳

部分患者也未出现进行性神经功能损害，临床过程良好。手术干预的效果不尽如人意，因此大部分学者倾向于保守治疗[7,35]。亦有文献报道，形态学稳定、无临床症状的患者也可能出现病情的进一步恶化[6,22]。随着影像学技术和外科固定手术技术的提高，手术治疗的临床效果越来越理想。Klimo 等[22]报告了 78 例患者采用 Magerl 后路经关节固定融合术，临床效果优良，融合率达到 100%。对寰枢椎生物力学的合理分析结果表明，游离齿突患者一旦遭受创伤，脊髓损伤将是灾难性的，因此这类患者均需要接受外科治疗。

20.14 我们的建议

毫无疑问，有症状、不稳定的游离齿突患者需要行外科手术。我们同意 Klimo 等[22]的观点，寰枢椎原本稳定的游离齿突患者受到创伤后失

稳风险大，尤其对于那些生活方式积极、车祸和运动损伤好发的人群，倾向于进行手术治疗。"等待和观察"仅限于偶然发现的无症状稳定的老年患者。

对于无纤维血管翳组织压迫的可复性 AAD，我们建议采用 Magerl 和（或）Goel-Harms 技术进行后路寰枢融合，对原位型游离齿突加做后方植骨（图 20.10）。如果 MRI 示游离齿突周围的纤维组织在中立位或已复位位置压迫脊髓，可采取经口减压后路融合手术。

异位型游离齿突与颅底相连，随头部活动。单纯后路手术时必须行枕颈融合，这就意味着牺牲了枕颈关节的运动，上颈椎的屈伸活动度将明显降低。因此，我们倾向于使用前后路联合手术，经口从颅底分离并切除游离齿突，然后再行后路 C1-2 融合（图 20.11）。

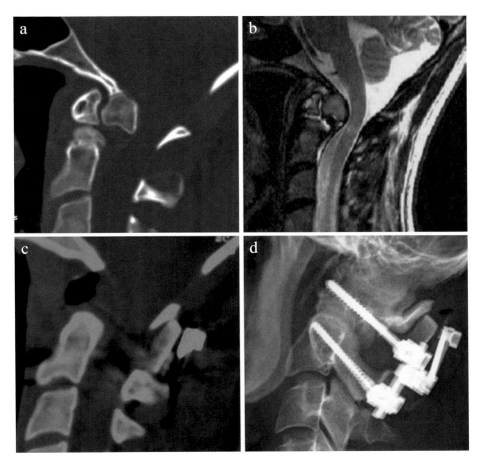

图 20.11　异位型游离齿突（与颅底相连并随头部活动）。(a) 矢状位 CT 扫描示游离齿突与颅底的骨性连接；(b) MRI；(c) 经口切除游离齿状突后矢状位 CT 扫描；(d) Goel-Harms 固定、C1-2 融合手术，保留 C0-1 关节的完整性

20.15　颅底凹陷

　　颅底凹陷、颅底内陷、颅下沉和齿突纵向移位等术语均被用于描述上颈椎向颅内异常上移这一畸形，对不同病变表现的定义较为混乱，对畸形的命名也有一些混淆。

　　Crockard[2] 认为，术语"颅底内陷"和"颅底凹陷"可以通用，但需要严格区分畸形是发育性因素造成的（原发性颅底凹陷），还是由影响颅脊交界区骨结构的其他病变所导致的（继发性颅底凹陷），这一分类最初是由 Saunders[30] 提出的。Menezes 等 [27] 建议制定手术决策前应考虑畸形的可复性。Smith 等则认为应严格区分由发育性畸形导致的颅底凹陷，以及由继发性颅底骨软化所致的颅底压迫 [33]。根据齿突和枕骨大孔的关系，Goel[14] 对颅底凹陷进行重新分类，包括 A 型和 B 型，两型齿突尖均在 Chamberlain 基线和 McGregor 基线之上。本质的区别在于，A 型齿突突入枕骨大孔，可见齿突尖位于 McRae 线和

Wackenheim 斜坡线之上；B 型由于颅底本身凹陷畸形（枕部颅底），整个上颈椎移位至硬腭水平之上，但齿突并未进入枕骨大孔（图 20.12）。A 型最初被视为一个固定的寰枢椎畸形，后来 Goel 等认为 A 型可能存在寰枢关节的纵向不稳定，固定的寰枢关节有复位倾向（常伴有寰枕融合），通过单纯牵引可将齿突从枕骨大孔中拉出并复位 [16]。早前 Goel 认为只有齿突进入枕骨大孔的畸形才被定义为颅底凹陷，Kovero 也支持这一观点，还精确描述伴上颈椎纵向移位的各种颅脊交界区畸形 [23]。

　　对有神经压迫症状的畸形患者，手术指征明确；无症状但影像学提示不稳进展性加重的患者也应考虑外科介入。病因学、可复性、压迫方向、骨骼发育程度均对手术策略的选择有重要意义 [27]。

　　对于可复性畸形，头颅牵引和（或）头部定位联合后路固定治疗已经足够 [15]；对于不可复性畸形，文献报道了各种神经结构减压和颅脊交界区重建技术。既往无论压迫来自何方，均采用后路减压手术，35% ~ 40% 的患者效果不佳 [27]。随

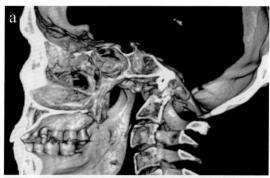

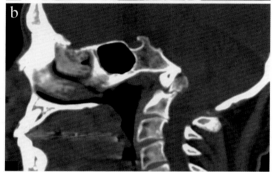

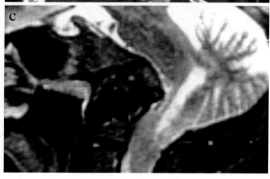

图 20-12 33 岁有症状颅底压迫患者，先后 2 次经口减压手术失败。（a）矢状位三维 CT 重建可见颅底压迫和扁平颅底；（b）二维 CT 矢状面重建提示寰椎枕骨化、齿突部分切除；（c）矢状位 MRI T2 加强图像清晰显示神经受压（延髓脊髓角呈锐角）和 Chiari 畸形

着影像设备，尤其是手术技术和脊柱植入物的飞速发展，涌现了更多有针对性的手术方法，内固定的安全性也大为提高。目前对于以前方为主的压迫，可以采用单纯或扩大经口前路减压联合一期后路枕颈融合[27,36]。如果需要后窝减压（如 Chiari 畸形），可行分期手术。另一种获得前路减压的可行方法是对颅脊交界区畸形进行复位，对脊髓和脑干间接减压。Goel 等[14,16]采用后路寰枢关节牵引复位 + 寰枢关节间植骨或放置融合器 + 经关节突螺钉钢板固定[27]。Abumi 等[1]设计了一种 U 形环装置，一端 U 型头部旋紧后可通过棒固

定于枕骨，另一端固定于 C2 椎弓螺钉，利用单轴螺钉的杠杆力对颅脊交界区后凸进行复位。王超等提出经口前路寰枢关节松解（不切除齿突）、一期后路采用类似 Abumi 器械复位的方法，治疗 33 例难复性寰枢椎脱位（IAAD）病例，大部分获得复位或使寰枢椎处于可活动的状态[39]。理论上，RA 导致的寰枢椎纵向脱位和后凸畸形[20,21]可采用前路钢板复位固定（relordotization），但迄今为止，据我们所知，只有 1 例采用此方法治疗发育性 IAAD 的病例报道[41]。

20.16 我们的建议

总的来说，对于先天性颅脊交界区畸形，相关的治疗经验有限，尤其是对于已建立系统性产前筛查的国家，以及那些积极开展早期诊断治疗的地区，畸形在失代偿或进展为难复状态前就已经得到治疗。由于缺乏持续的经验积累，不同国家、不同医生的治疗方法存在很大差别。我们的经验也局限于少量治疗病例，几乎都是成人患者。

为使术语更加明确，我们将齿突进入枕骨大孔定义为"颅底凹陷"（Goel A 型）；将整个上颈椎上移伴扁平颅底、但齿突未进入枕骨大孔的畸形定义为"颅底内陷"（Goel B 型）。对于发育性畸形，我们不考虑其病因和发生时间，亦采用上述方法进行命名。

"扁平颅底"和"齿突纵向移位"均为及时评估畸形解剖关系和（或）变化的描述性词语。RA 患者常使用"颅底下沉"这一名词，在描述齿突垂直移位的同时，提示寰椎向枢椎的嵌入过程（向下脱位）。

事实上，任何引起 C2 上方（包括 C2 侧块）支撑头颅重量的骨性结构的破坏、发育不良甚至缺如的疾病，均可导致齿突向颅内移位。

对于伴有疼痛和（或）神经损害症状，且症状与影像学一致的颅底畸形患者，可以采用手术干预；对于影像学上有不稳和（或）畸形，可能存在或加剧神经结构受压的无症状患者，我们也可采取手术治疗。

对可复性病例，先行牵引治疗，复查 MRI 如提示复位，可直接行后路融合手术；如不能复位或复位不理想，则行减压固定手术。减压术的入路通常选择脊髓受压侧，因此单纯或扩大经口前

路手术最为常用（图 20.13）。前路寰枢关节松解的目的是便于复位，如松解时切骨量较多，导致脊柱前方载荷能力下降，有时可将钛网头端固定于斜坡、尾端固定于能足以支撑钛网的首个椎体（一般是 C3），以支撑前柱（图 20.14）。需要一期行后路枕颈融合术，如伴有 Chiari 畸形，还需采取后颅窝减压和寰椎椎板切除术。转换体位为俯卧位时，用 Halo 架临时固定是很有帮助的；但无论如何，即使是徒手翻身，都必须常规进行体感和运动诱发电位（MEP）监测，因为翻身是手术过程中最危险的步骤，如果没有电生理监测，患者很有可能在毫无知觉的情况下遭受脊髓损伤。为重建颈椎脊柱序列和矢状位平衡，需用手将头部复位，保持后仰角度，通过 Halo 架予以临时固定，并再次行诱发电位监测；亦可在术中通过 C2 椎弓根螺钉的杠杆作用或牵引钳，获得寰枢关节的后路牵引复位或成角矫正。

（昌耘冰 夏远军 王 非译 夏 虹审校）

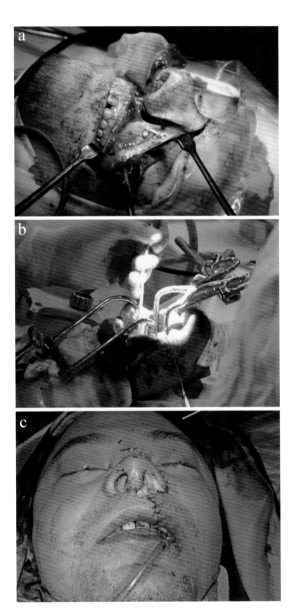

图 20.13 前路经口腔 - 上颌骨入路（患者同图 20.12）。（a）上颌骨截骨术切开范围；（b）两侧使用 Crockard 口咽深部撑开器；（c）上颌骨扩大切口的美容缝合

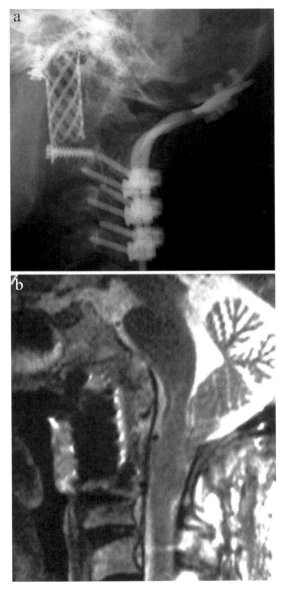

图 20.14 前路扩大减压、钛网支撑 + 后路 C1 后弓切除、颅窝减压、枕颈融合内固定术（患者同图 20.12）。（a）侧位平片；（b）MRI 提示减压范围和延髓脊髓角改变

参考文献

1. Abumi, K., Takada, T., Shono, Y., et al.: Posterior occipitocervical reconstruction using cervical pedicle screws and plate-rod systems. Spine (Phila Pa 1976) **24**, 1425–1434 (1999)

2. Bhangoo, R.S., Crockard, H.A.: Transmaxillary anterior decompressions in patients with severe basilar impression. Clin Orthop Relat Res **359**, 115–125 (1999)

3. Brailsford, J.F.: The Radiology of Bones and Joints, 3rd ed., J&A Churchill (London), p: 257 (1945)

4. Bundschuh, C., Modic, M.T., Kearney, F., et al.: Rheumatoid arthritis of the cervical spine: surface-coil MR imaging. AJR Am J Roentgenol **151**, 181–187 (1988)

5. Chamberlain, W.E.: Basilar impression (platybasia): A bizarre developmental anomaly of the occipital bone and upper cervical spine with striking and misleading neurologic manifestations. Yale J Biol Med **11**, 487–496 (1939)

6. Clements, W.D., Mezue, W., Mathew, B.: Os odontoideum–congenital or acquired? – that's not the question. Injury **26**, 640–642 (1995)

7. Dai, L., Yuan, W., Ni, B., et al.: Os odontoideum: etiology, diagnosis, and management. Surg Neurol **53**, 106–108 (2000). discussion 108–109

8. Di Lorenzo, N., Fortuna, A., Guidetti, B.: Craniovertebral junction malformations. Clinicoradiological findings, long-term results, and surgical indications in 63 cases. J Neurosurg **57**, 603–608 (1982)

9. Ebenius, B.: The roentgen appearance in four cases of basilar impression. Acta Radiol **15**, 652–656 (1934)

10. Erbengi, A., Oge, H.K.: Congenital malformations of the craniovertebral junction: classification and surgical treatment. Acta Neurochir (Wien) **127**, 180–185 (1994)

11. Fielding, J.W., Hensinger, R.N., Hawkins, R.J.: Os Odontoideum. J Bone Joint Surg Am **62**, 376–383 (1980)

12. Giacomini, C.: Sull esistenza dell os odontoideum nell uomo. Gior Accad Med Torino **49**, 24–28 (1886)

13. Gladstone, J., Erickson-Powell, W.: Manifestation of occipital vertebra and fusion of atlas with occipital bone. J Anat Physiol **49**, 190–199 (1914–1915)

14. Goel, A.: Treatment of basilar invagination by atlantoaxial joint distraction and direct lateral mass fixation. J Neurosurg Spine **1**, 281–286 (2004)

15. Goel, A., Kulkarni, A.G.: Mobile and reducible atlantoaxial dislocation in presence of occipitalized atlas: report on treatment of eight cases by direct lateral mass plate and screw fixation. Spine (Phila Pa 1976) **29**, 520–523 (2004)

16. Goel, A., Shah, A., Rajan, S.: Vertical mobile and reducible atlantoaxial dislocation. Clinical article. J Neurosurg Spine **11**, 9–14 (2009)

17. Harris Jr., J.H., Carson, G.C., Wagner, L.K.: Radiologic diagnosis of traumatic occipitovertebral dissociation: 1. Normal occipitovertebral relationships on lateral radiographs of supine subjects. AJR Am J Roentgenol **162**, 881–886 (1994)

18. Homén, E.A.: Deformationen der Schädelbasis und der basalen Schädelhyperostosen. Dtsch Z Nervenheilkd **20**, 3–15 (1901)

19. Hu, Y., Ma, W., Xu, R.: Transoral osteosynthesis C1 as a function-preserving option in the treatment of bipartite atlas deformity: a case report. Spine (Phila Pa 1976) **34**, 418–421 (2009)

20. Kandziora, F., Kerschbaumer, F., Starker, M., et al.: Biomechanical assessment of transoral plate fixation for atlantoaxial instability. Spine (Phila Pa 1976) **25**, 1555–1561 (2000)

21. Kerschbaumer, F., Kandziora, F., Klein, C., et al.: Transoral decompression, anterior plate fixation, and posterior wire fusion for irreducible atlantoaxial kyphosis in rheumatoid arthritis. Spine (Phila Pa 1976) **25**, 2708–2715 (2000)

22. Klimo Jr., P., Kan, P., Rao, G., et al.: Os odontoideum: presentation, diagnosis, and treatment in a series of 78 patients. J Neurosurg Spine **9**, 332–342 (2008)

23. Kovero, O., Pynnonen, S., Kuurila-Svahn, K., et al.: Skull base abnormalities in osteogenesis imperfecta: a cephalometric evaluation of 54 patients and 108 control volunteers. J Neurosurg **105**, 361–370 (2006)

24. Krauss, W.E., Bledsoe, J.M., Clarke, M.J., et al.: Rheumatoid arthritis of the craniovertebral junction. Neurosurgery **66**, A83–A95 (2010)

25. Matsui, H., Imada, K., Tsuji, H.: Radiographic classification of Os odontoideum and its clinical significance. Spine (Phila Pa 1976) **22**, 1706–1709 (1997)

26. McGregor, M.: The significance of certain measurements of the skull in the diagnosis of basilar impression. Br J Radiol **21**, 171–181 (1948)

27. Menezes, A.H.: Craniocervical developmental anatomy and its implications. Childs Nerv Syst **24**, 1109–1122 (2008)

28. Reijnierse, M., Bloem, J.L., Dijkmans, B.A., et al.: The cervical spine in rheumatoid arthritis: relationship between neurologic signs and morphology of MR imaging and radiographs. Skeletal Radiol **25**, 113–118 (1996)

29. Rosomoff, H.L.: Occult respiratory and autonomic dysfunction in craniovertebral anomalies and upper cervical spinal disease. Spine (Phila Pa 1976) **11**, 345–347 (1986)

30. Saunders, W.M.: Basilar Impression: the position of the normal odontoid. Radiology **41**, 589–590 (1943)

31. Schüler, A.: Die Schädelbasis in Röntgenbilde. Fortschr.a.d. Geb.d.Röntgenstrahlen, Erg.Bd.11. Gräfe u. Sillem, Hamburg (1905)

32. Shirasaki, N., Okada, K., Oka, S., et al.: Os odontoideum with posterior atlantoaxial instability. Spine (Phila Pa 1976) **16**, 706–715 (1991)

33. Smith, J.S., Shaffrey, C.I., Abel, M.F., et al.: Basilar Invagination. Neurosurgery **66**, A39–A47 (2010)

34. Smoker, W.R.: Craniovertebral junction: normal anatomy, craniometry, and congenital anomalies. Radiographics **14**, 255–277 (1994)

35. Spierings, E.L., Braakman, R.: The management of os odontoideum. Analysis of 37 cases. J Bone Joint Surg Br **64**, 422–428 (1982)

36. Subin, B., Liu, J.F., Marshall, G.J., et al.: Transoral anterior decompression and fusion of chronic irreducible atlantoaxial dislocation with spinal cord compression. Spine (Phila Pa 1976) **20**, 1233–1240 (1995)

37. Wackenheim, A.: Roentgen Diagnosis of the Craniovertebral Region, pp. 82–83. Springer, New York (1974)

38. Wang, S., Wang, C., Liu, Y., et al.: Anomalous vertebral artery in craniovertebral junction with occipitalization of the atlas. Spine (Phila Pa 1976) **34**, 2838–2842 (2009)

39. Wang, C., Yan, M., Zhou, H.T., et al.: Open reduction of irreducible atlantoaxial dislocation by transoral anterior atlantoaxial release and posterior internal fixation. Spine (Phila Pa 1976) **31**, 306–313 (2006)

40. Watanabe, M., Toyama, Y., Fujimura, Y.: Atlantoaxial instability in os odontoideum with myelopathy. Spine (Phila Pa 1976) **21**, 1435–1439 (1996)

41. Yin, Q., Ai, F., Zhang, K., et al.: Irreducible anterior atlantoaxial dislocation: one-stage treatment with a transoral atlantoaxial reduction plate fixation and fusion. Report of 5 cases and review of the literature. Spine (Phila Pa 1976) **30**, 375–381 (2005)

第 21 章 退变性疾病

P. Suchomel, P. Barsa

解剖学上，寰枢关节指包括寰齿关节和两侧侧块关节的三关节复合体。退行性骨关节炎（即通常所说的骨关节病）的发病过程中上述 3 个关节均有可能受累。寰枢骨关节炎（atlantoaxial osteoarthritis，AAOA）形态学上与脊柱其他部位关节炎并无差异，临床上常与四肢骨关节炎或脊柱退变性疾病相关，尤其是老年人。AAOA 大多数无临床症状，但也有少数可引起严重的颈痛、枕部神经痛甚至是脊髓损害症状。AAOA 进展下去可导致韧带松弛、不稳，极少数甚至造成脊髓受压。影像学资料显示 AAOA 中有 4.8% 出现关节突关节的退行性改变，且年龄与退变程度存在相关性。文献报道，60 ~ 70 岁人群中有 5.4% 存在退变，而 90 岁以上人群中则有 18.2%。目前流行病学方面尚缺乏系统性研究。

21.1 背景

1821 年 Brunoy Lantijo 和 Ramosin 首次报道枕颈区神经痛症状 [9]，随后许多学者将一些特定的枕下头痛归因于颈椎骨关节炎 [7,10]。然而，Ehni 和 Benner 于 1984 年首次提示 AAOA 可导致枕颈区疼痛，并第一次尝试手术治疗 [2]；Ghanayem 等首先报道后路寰枢椎融合手术成功治疗 AAOA[4]；最大宗的报道是 Grob 等采用经关节螺钉寰枢椎融合治疗 35 例症状性 AAOA 患者 [5]；Finn 等则报道一组后路寰枢椎经关节融合或经口前路联合后路融合手术治疗 26 例 AAOA 患者 [3]。

P. Suchomel and P. Barsa
Department of Neurosurgery,
Neurocenter, Regional Hospital Liberec,
Husova st. 10,46063 Liberec, Czech Republic

21.2 病因学

很多骨关节炎患者的发病原因尚不清楚。详细询问病史，可能偶然获知个别患者数年前曾有外伤史。与其他脊柱部位一样，由负荷过重而引起的寰枢关节退变，骨赘、滑囊形成等，可能是节段不稳、关节复合体松弛及软骨下硬化的反映，也有可能是反复（微）创伤后软骨下成骨修复的结果。颅脊交界区骨关节炎患者的疼痛与天气变化相关，其关联机制可通过软组织炎性改变以及疼痛产生过程中交感神经系统的参与来加以解释。

21.3 临床症状

疼痛是 AAOA 患者最常见的症状。典型的疼痛由一侧颈部向枕部、头顶部放射，有时放射至同侧眼部，患者可能因视力问题而就诊于眼科。患者主诉转头时有疼痛感觉，有时可听见异响 [12]，疼痛性质为刺痛。力学特性导致患者在颈部轴向旋转时疼痛加重，一部分患者在头部活动时可能需要通过双手支撑或预防性佩戴颈围来减轻症状。Dreyfuss 通过实验显示，寰枢侧块关节应力增加可导致与 AAOA 患者性质相类似的疼痛，从而证明侧块关节是疼痛产生的部位之一 [11]。疼痛症状可能与天气相关，低温情况可使患者出现与其他部位关节炎相似的关节僵硬。无论是否有症状，AAOA 患者出现退行性改变都很常见，但问题在于患者的临床症状与影像学异常是否真正吻合。患者可能并未出现属于颅脊交界区关节炎进程中的特定临床症状，目前亦无 AAOA 特异性实验室检测指标，因此需要完善实验室研究（C 反应蛋白、类风湿因子、红细胞沉降率）和临床检查，以彻底排除任何系统性炎症疾病及其他关节病变（牛皮癣性关节病、Reiters 综合征、肠病性关节病）。寰齿骨关节炎可能导致退变性血管翳（图 21.1）或滑膜囊肿（图 21.2）形成，继而出现中度枕下神经痛以及由 C1/2 节段脊髓受压所致的脊髓病[11]。

21.4　影像学

标准影像学检查包括张口位和颈椎侧位 X 线片检查，可用于观察颅脊交界区各关节最开始的改变。张口位 X 线片应完整显示颅底、齿突及 C1-C2 关节，多数情况下可发现伴或不伴软骨下骨硬化的寰枢关节间隙变窄或消失（图 21.3a）；关节周围明显的骨赘增生亦可支持 AAOA 的诊断。为排除潜在的寰枢椎不稳（AAI），还需拍摄动力位 X 线片。但有时由于关节面的轻微倾斜或关节面骨性结构的重叠，我们往往难以从 X 线片评估中获得完整、可靠的信息。此时，冠状位和（或）矢状位的骨窗 CT 扫描重建可提供关于 C1/C2 关节更加精确的形态学信息（图 21.3b）。CT 扫描不仅有助于诊断，而且对于寰枢椎固定手术的术前准备而言也是必不可少的；骨性结构周围水肿、可能存在的滑膜囊肿或炎性反应、脊椎 - 脊髓位置关系的精确解剖学形态则需要通过 MRI 扫描来评估（图 21.4）。此外，还可能需要诊断性骨扫描检查。然而，"热点"并非活动性关节炎的特异性表现，更多的是提示形态学上的异常。侧块关节骨关节炎典型的形态学改变为寰枢关节变窄伴软骨下骨硬化，骨和软骨组织均开始被侵蚀，骨组织内出现囊性改变，称为"晶球"。冠状位、矢状位、CT扫描三维重建可见关节面边缘变得不规则。MRI上可见软骨下水肿、纤维化或硬化。一般来说，骨组织增生性改变（骨赘形成）在关节炎患者中并不典型，但仍符合骨关节炎诊断。寰齿（中央型）骨关节炎最终导致退变性血管翳形成、滑膜或小关节囊肿，可能原因是关节滑膜衬里的退行性改变。在未发现其他病因的情况下，齿突内骨囊肿（图 21.5）也可作为寰齿关节炎形态学改变[3]的一种。

21.5　治疗策略

传统的治疗方法包括使用非甾体抗炎药（NSAID）、中等重量颅骨牵引、临时性外固定

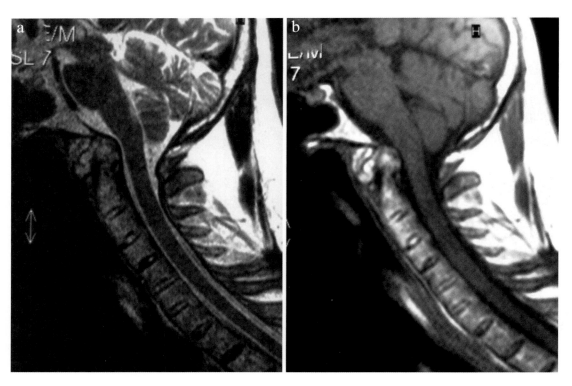

图 21.1　强直性脊柱炎患者齿突前血管翳生成。（a）T2 MRI 序列；（b）同一患者的 T1 MRI 序列

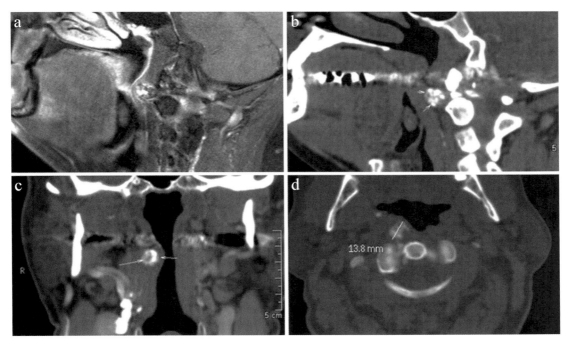

图 21.2　从右侧寰枢椎关节向咽后突出的已钙化的滑膜囊肿（直径为 14 mm）。（a）T1 MRI；（b）矢状面 CT 重建；（c）冠状面 CT 重建；（d）轴位 CT 骨窗

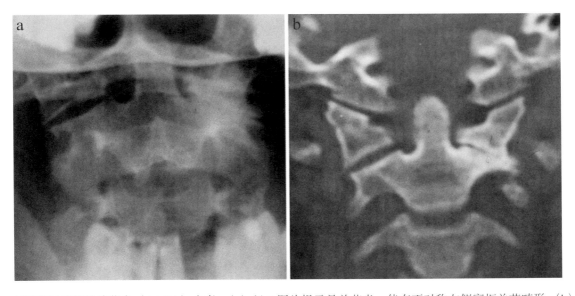

图 21.3　左侧寰枢关节骨关节炎（AAOA）患者。（a）经口图片提示骨关节炎，伴有不对称左侧寰枢关节畸形；（b）同一患者冠状面 CT 扫描

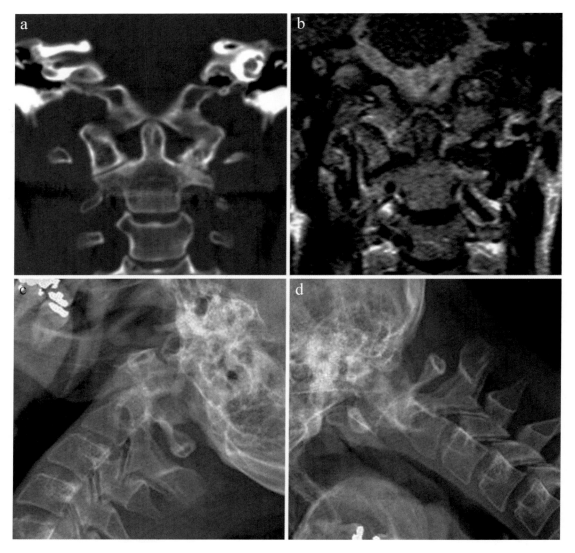

图 21.4　另一例 AAOA 患者。(a) 冠状面 CT 示左侧 AAOA；(b) 同一患者 MRI；(c，d) 动态侧位 X 线片示 AAOA 所致的寰枢椎不稳

等。尽管尚无前瞻性随机临床试验评估其在减轻 AAOA 患者疼痛方面的有效性，但这些治疗可能会将疼痛程度降低至可以忍受的水平。上述治疗方法一旦失败，患者可以考虑寰枢关节局部类固醇药物治疗及软颈围制动，前者短期内非常有效[8]。一些学者推荐术前通过诊断性寰枢关节阻滞来明确疼痛来源。所有 AAOA 患者都应首先使用保守疗法，且在其有效、症状可忍受的前提下持续尽可能长的时间。当患者开始出现顽固性疼痛时，可以考虑行手术治疗。

　　文献报道了 2 种手术方法。Ehni 和 Banner[2] 基于疼痛部位位于 C2 神经根支配区域的考虑，对

7 例患者中的 3 例行 C2 脊神经根切断术，治疗效果满意。更为常用的术式是寰枢椎融合手术。正如其他章节所述，寰枢椎融合可通过多种方法实现，一个特定的融合方式的选择往往由每个患者的解剖结构及术者自身经验、习惯所决定。不管何种融合方法，手术效果都是满意的[4]。据报道，AAOA 患者 C1-C2 经后路关节内固定的融合率高达 100%，90% 的患者疼痛症状得到明显缓解[3,5,12]。退变性血管翳形成导致的脊髓压迫可能引起脊髓病，经口前路颅脊交界区减压手术联合后路内固定是一种可供选择的治疗方法。与类风湿性血管翳相似，对于不伴有脊髓病征象但有退变性血管翳

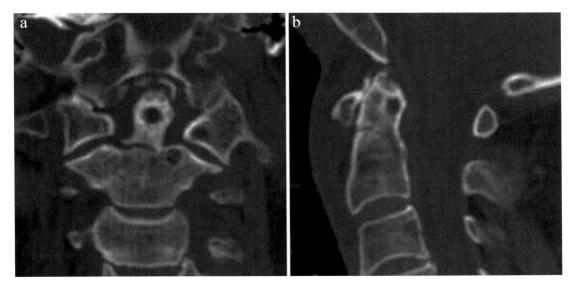

图 21.5 1 例齿突骨折患者检查中偶然发现齿突内退行性囊肿。（a）冠状面观；（b）矢状面重建

的枕下神经痛患者，寰枢椎固定手术效果良好 [3,6]。

21.6 我们的建议

在对不典型头痛，特别是枕部头痛患者进行评估时，需要注意头痛与头部位置、活动的一致性。如头部旋转或头部轴向负荷可诱发枕部头痛时，建议患者行张口位及上颈椎动力位 X 线片检查，特别需要注意寰枢椎节段的形态学改变。如果怀疑 AAI，如前所述，需要更进一步的诊断性检查。大部分患者在选择手术治疗前已进行了长期的保守治疗，但那些治疗可能并不针对寰枢关节，所以我们通常至少会在 CT 引导下进行局部关节内药物注射治疗，这种轻微的干预疗法既是一种治疗手段，也是一种诊断手段。一旦保守治疗失败，则需要进行寰枢椎融合内固定手术，我们更倾向于选择能够提供即时稳定的术式。尤其是对于 AAOA 患者，机械性疼痛是首要问题，建立直接有效的稳定结构能够立即减轻痛苦，是治疗的首要目标。我们对大部分患者采用 Magerl 或 Goel-Harms 融合术式（图 21.6），临床成功率很高。

21.7 实践总结

AAOA 是一种不常被诊断的，以枕下神经痛、特别是单侧疼痛为主要表现的寰枢关节疾病。只要不出现脊髓病和寰枢椎不稳定，保守疗法是首选的治疗手段，还可以采取关节面阻滞或制动治疗；对于非手术治疗失败的患者，寰枢椎融合是首选的高效治疗手段。

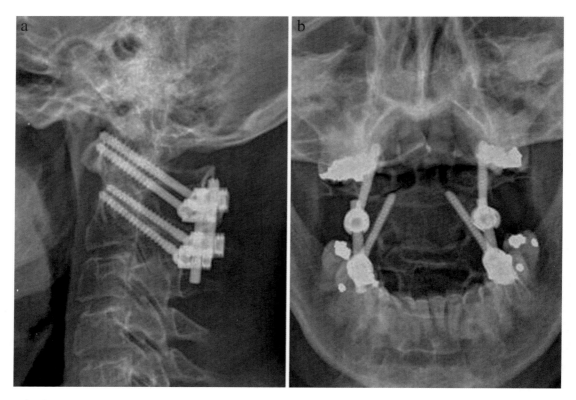

图 21.6　患者（同图 21.4）予 Goel-Harms 寰枢椎固定。（a）侧位 X 线片；（b）前后位 X 线片

（章　凯　肖　进 译　吴增晖 审校）

参考文献

1. Dreyfuss, P., Michaelsen, M., Fletcher, D.: Atlanto-occipital and lateral atlanto-axial joint pain patterns. Spine (Phila Pa 1976) **19**, 1125–1131 (1994)
2. Ehni, G., Benner, B.: Occipital neuralgia and C1-C2 arthrosis. N Engl J Med **310**, 127 (1984)
3. Finn, M., Fassett, D.R., Apfelbaum, R.I.: Surgical treatment of nonrheumatoid atlantoaxial degenerative arthritis producing pain and myelopathy. Spine (Phila Pa 1976) **32**, 3067–3073 (2007)
4. Ghanayem, A.J., Leventhal, M., Bohlman, H.H.: Osteoarthrosis of the atlanto-axial joints. Long-term follow-up after treatment with arthrodesis. J Bone Joint Surg Am **78**, 1300–1307 (1996)
5. Grob, D., Bremerich, F.H., Dvorak, J., et al.: Transarticular screw fixation for osteoarthritis of the atlanto axial segment. Eur Spine J **15**, 283–291 (2006)
6. Grob, D., Wursch, R., Grauer, W.: Atlantoaxial fusion and retrodental pannus in rheumatoid arthritis. Spine (Phila Pa 1976) **22**, 1580–1583 (1997). discussion 1584
7. Horton, B.T., Macy Jr., D.: Treatment of headache. Med Clin North Am **30**, 811–831 (1946)
8. Chevrot, A., Cermakova, E., Vallee, C., et al.: C1-2 arthrography. Skeletal Radiol **24**, 425–429 (1995)
9. Perelson, H.N.: Occipital nerve tenderness: a sign of headache. South Med J **40**, 653–656 (1947)
10. Pollock, L.J.: Head pain: differential diagnosis and treatment. Med Clin North Am **25**, 3–13 (1941)
11. Sato, K., Senma, S., Abe, E.: Myelopathy resulting from the atlantodental hypertrophic osteoarthritis accompanying the dens hypertrophy. Two case reports. Spine (Phila Pa 1976) **21**, 1467–1471 (1996)
12. Schaeren, S., Jeanneret, B.: Atlantoaxial osteoarthritis: case series and review of the literature. Eur Spine J **14**, 501–506 (2005)
13. Zapletal, J., de Valois, J.C.: Radiologic prevalence of advanced lateral C1–C2 osteoarthritis. Spine (Phila Pa 1976) **22**, 2511–2513 (1997)

第 22 章　手术失败

P. Suchomel, O. Choutka

在医学领域，没有哪一种干预治疗是没有并发症的。并发症的发生与患者本身、治疗方式、麻醉方式以及是否进行长期随访有关；可分为即刻、早期和晚期并发症。本章不可能涉及上颈椎和颅脊交界区疾病的所有并发症，在这里仅介绍一些常见的、危险的及术中即刻并发症，并提出相应的解决办法。与其他医学领域一样，外科医生必须面对上颈椎与颅脊交界区重建手术并发症所带来的挑战，尤其是在其学习曲线过程中 [2,6]，而在真正的外科实践中，出现手术并发症的机会可能更多。但颅颈交界区这一功能区域外科失败所导致的并发症是棘手的，因为它不仅招致危险，进一步的治疗也相当昂贵。

任何对神经组织造成的结构性损害都是不可逆的，因此，颅脊交界区重建手术中需要最大程度地保护脊髓、延髓及神经。尽管大脑和脊髓丰富的血运供应可提供一些代偿性保护，颈部大动脉血管损伤仍可导致继发性脑缺血并产生相应的后果。尤其是对于术前未经血管造影加以明确的患者，绝不可依赖这种代偿。静脉出血和（或）气体栓塞可能临床表现不明显，但亦可导致并发症，偶尔会使手术中断，或在达到手术目的之前就早期终止。进钉失误而导致的螺钉位置不当可能造成的影响并不大，尤其是在仅涉及骨骼或脊

P. Suchomel
Department of Neurosurgery，
Neurocenter，Regional Hospital Liberec，
Husova st. 10,46063 Liberec，Czech Republic

O. Choutka
University of Cincinnati, Medical center，
Department of Neurosurgery，
Albert Sabin way 231，
Cincinnati，OH 45267-0515，USA

柱外组织的情况下。但是，固定不牢可导致迟发性的脊柱不稳定，进而威胁到前述重要组织 [1,4,5]。错误置钉的另一个问题是，上颈椎的骨骼区域有限，重新寻找一个补救的进钉路径并非易事。

熟练的外科医生必须有能力及早识别术中出现的并发症，时刻准备着对随时出现的问题进行安全有效的处理。以我们的观点，术前计划是预防并发症最为重要的步骤之一。必须对患者的临床表现及影像学资料进行全面的检查。制订上颈椎重建手术方案时对所有骨骼和血管的解剖学和形态学评估也非常必要。利用三维计算机模拟技术，不仅可以模拟重建手术（第 7 章），还可就潜在术中事件的补救措施提供替代方案。

例如，对于寰枢椎固定与融合手术，外科医生必须考虑到钻孔、穿刺以及经 C1-2 关节螺钉置入有不成功的可能，应做好改变术前规划、进行椎弓根螺钉或椎板螺钉固定的准备。一旦术中出现并发症且其他固定方法无法进行，简单的后路钢丝和植骨固定有时可作为一种补救方法。

一般情况下，上颈椎重建术中并发症的主要原因与入路方式、减压操作、复位操作、内固定物置入等相关。

22.1　入路相关并发症

手术台上患者体位不正确将使整个手术过程从一开始就变得复杂。不仅无法到达手术部位，也不可能完成所需要的固定；还可导致术野静脉出血过多，或因术野较心脏水平过高而导致气体栓塞。神经外科医生重视脊柱的"无血"性显露，这有助于轻松辨认解剖结构，避免对关键部位造成损伤。手术入路的最终目的是清晰显露

脊柱的解剖结构，如术野为血液所覆盖，重要结构看不清，会面临不必要的风险。医生必须充分利用所有的术前影像学资料，掌握任何潜在的解剖变异（第1和第6章）。上颈椎后路手术中需要对椎动脉这一关键解剖结构加以辨别，避免损伤。Wanibuchi等对尸体头部进行研究，采用简单的三步法明确椎动脉的V3节段，其距离C1结节外侧平均距离约为19.1 mm[7]。如果患者存在寰椎后弓骨性变异、椎动脉横跨后弓走行时，即便是简单的C1后弓骨膜下显露方式，椎动脉也可能会遭受损伤。有一种情况极为罕见，即患者存在第一节间椎动脉（即椎动脉出枢椎横突孔后未进入寰椎横突孔，而是从寰椎后弓与枢椎椎板之间进入椎管），如果术前、术中未辨识清楚，那么在采用C2峡部显露方式时椎动脉就有可能受损。血管的异常走行在唐氏综合征等综合征患者中更为常见[8]。

22.2 直接减压手术并发症

充分减压手术要求术者不仅需根据患者术前的影像学资料掌握解剖结构变异的详细信息，还应熟悉重要结构与受压病理变化的相关关系。拿颅脊交界区肿瘤切除手术举例，无论是神经结构与肿瘤的关系，还是肿瘤的血管供给，对于医生而言都是非常重要的。在减压的最后环节，也是最精细的部分，通常是大块肿瘤切除的最后阶段，往往需要尽最大的努力，仔细切除与神经组织有直接接触的肿瘤。这种情况下容易产生并发症，外科医生应全神贯注地准备迎接这样的挑战。

一旦硬脊膜或蛛网膜破裂，脑脊液将会流出硬膜下腔，这是另一种意外出现的并发症。大多数病例无法通过严密缝合得以治愈，只能使用生物胶硬脊膜替代材料。许多患者需要临时的脑脊液分流（如腰大池引流）来避免脑脊液漏的形成，因为一旦形成脑脊液漏，感染的风险将增加。

外科器械使用不当也将导致并发症的发生。当使用高速磨钻进行骨性减压时，我们多选择高转速的钻石钻头，以更高的转速对高危组织进行无压力的磨削，可使硬脊膜或血管上残留的骨组织对术者产生更好的触觉反馈。最近报道的多种骨骼超声抽吸器就是仅作用于骨性结构、不损害周围软组织的手术器械，未来前景可期[3]。

肿瘤外科另一个重点是发现和保留非肿瘤供应血管的自然界面。我们也认为，在上颈椎与颅脊交界区域进行操作，外科显微镜与电生理监测是必备的医疗设备，显微镜有助于对结构的早期辨认，避免不必要的损伤；电生理监测则有助于对其他不可预见事件的早期诊断（如定位中出现的问题）。

22.3 复位相关并发症（间接减压）

一些病例需要通过器械复位对畸形进行间接松解，术者必须了解需要复位的节段到脊髓的距离以及安全区的范围。也有可能出现其他问题，如试图通过实现脊柱矢状面与冠状面上的良好平衡来完全纠正脊柱对线时，将会产生过度矫正（第16章图16.2）与纠正不足（图22.1）。多数情况下，如果对线错误不大，就没有必要再行矫正手术；如果术后出现与对线直接相关的神经症状或

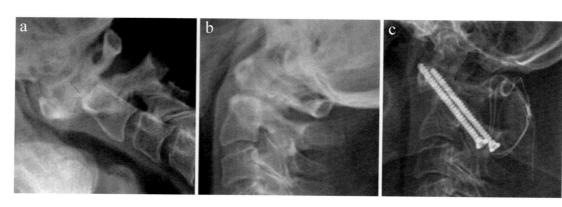

图 22.1 不全复位下经 C1-2 关节螺钉固定可复性齿突假关节。（a）屈曲位显示寰枢椎脱位；（b）过伸位示完全复位；（c）不全复位下 Magerl 固定

疼痛综合征，则需要进行翻修手术；如果韧带出现损伤，需警惕过度撑开的可能性。

22.4 植入物相关并发症

最危险的并发症可能发生在手术的重建阶段，有时的确难以找到一个合适的置钉通道来进行充分安全的骨固定，尤其是对于骨质疏松患者的脆性骨及脊柱退行性变患者的硬化骨而言，需要找到合适的解决方案。对于脆性骨，采用双皮质或 4 皮质螺钉将尽可能减少螺钉松动和拔出的危险；而对于螺钉不易顺利穿过骨松质的硬化骨，需要直接钻孔和攻丝。

一旦发生上述情况，术者需要进行比术前计划更为复杂的重建手术，应在术前准备好替代性方案。

因植入物质量低下而导致的相关并发症发生率越来越低，尤其是在西方国家。然而有必要提醒读者注意的潜在问题是，经济原因是其主要因素之一。过去我们曾遇到上颈椎手术中的螺钉断裂，如齿突螺钉在最后用力旋紧时断裂，尤其当螺钉尖端并未被钻孔、敲入时（图 22.2、图 22.3）。齿突螺钉固定常因缺乏经验而导致失败（图 22.4）。尽管不常见，经关节 C1-2 螺钉进钉错误可损伤椎动脉，特别是在置钉通道选择错误的状况下（图 22.5）。即使所有的解剖标志都获得准确辨认，进钉点准确，也还是需要注意所有螺钉的置钉路径，早期判断螺钉有否突破椎动脉孔。忽视对错误置钉通道影像学表现的观察，将不可避免地造成椎动脉的损伤。

总之，上颈椎与颅脊交界区重建手术中有许多潜在的并发症。避免并发症发生的最佳解决方法是对手术进行精心准备、计划及制订补救方案。如出现并发症，则有必要快速判断以避免长期后

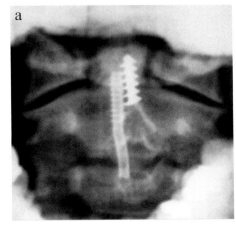
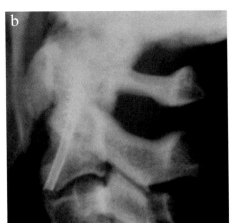

图 22.2 齿突 II 型骨折螺钉加压断钉。右侧为中空钛质螺钉，左侧是 3.5 mm 不锈钢螺钉。(a) 前后位 X 线片示 2 年后已愈合的骨折；(b) 同一个患者侧位 X 线片

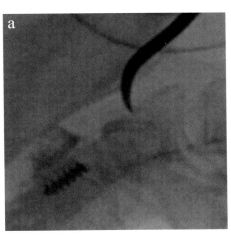
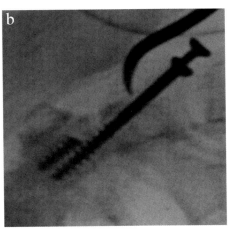

图 22.3 最后加压时第一枚螺钉断裂，需要另置入两枚螺钉。(a) 术中透视显示 3.5 mm 不锈钢螺钉在螺纹和螺杆的移行区域断裂；(b) 另两枚螺钉的置入

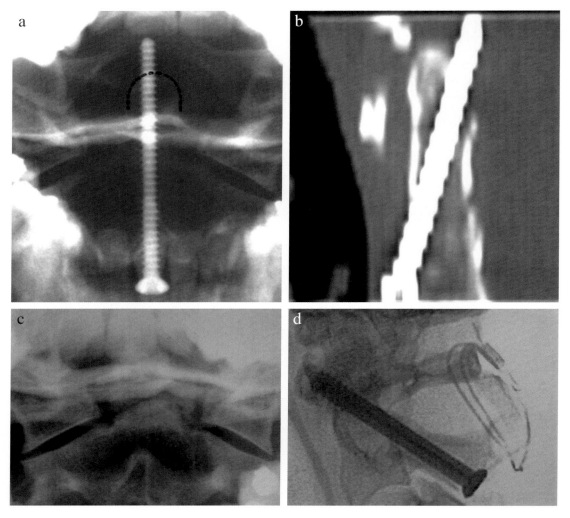

图 22.4 从另一个医院转到我院作常规检查、无任何主诉的患者。（a）经口 X 线片示用于固定齿突 Ⅱ 型骨折的单个齿突螺钉太长；（b）矢状位 CT 重建显示螺钉超过了齿突尖（可见假关节）；（c）经口 X 线片示去除螺钉后的齿突假关节；（d）Magerl 法后路经关节固定

遗症。如条件允许，应采取所有可供选择的方法和工具（监测、X 线透视、电子显微镜等），保护患者术中免受因术者疏忽而导致的损伤。

即使是有经验的外科医生，并发症也还是有可能发生，但这并不是经验不足的医疗中心开展高难度手术的借口。很明显，如果不做颅脊交界区重建，那就不会遇到由此而产生的并发症。术者需要通过手术经验、不断学习及自身总结，最大限度地降低手术死亡率。我们坚信，集中治疗上颈椎与颅颈交界区疾病是减少并发症发生的方法，它能够保证新一代颅脊交界区外科医生的持续教育质量。

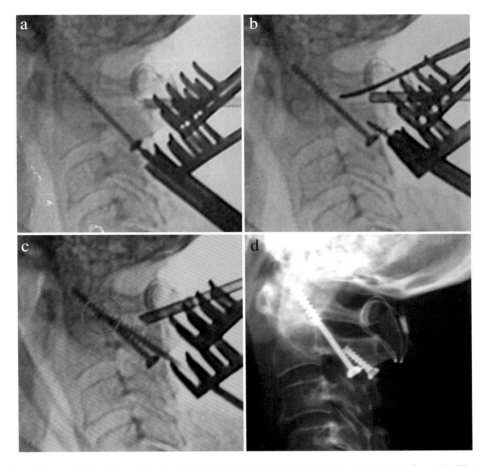

图 22.5　类风湿关节炎寰椎固定患者，术中第 2 个经关节螺钉沿错误钉道攻丝导致椎动脉损伤。(a) 第 1 个螺钉正确置入；(b) 第 2 个螺钉攻丝时 C2 钉道位置太低；(c) 椎动脉损伤点（取出丝攻后可见搏动性动脉出血）；(d) 拧入短螺钉止血

（李凭跃　戴建强 译　夏　虹 审校）

参考文献

1. Cao, Z.L., Ying, Q.S., Liu, J.F., et al.: The reason and prevention of upper cervical reoperations. Zhonghua Wai Ke Za Zhi **41**, 567–569 (2003)
2. Finn, M.A., Apfelbaum, R.I.: Atlantoaxial transarticular screw fixation: update on technique and outcomes in 269 patients. Neurosurgery **66**, A184–A192 (2010)
3. Ito, K., Ishizaka, S., Sasaki, T., et al.: Safe and minimally invasive laminoplastic laminotomy using an ultrasonic bone curette for spinal surgery: technical note. Surg Neurol **72**, 470–475 (2009). discussion 475
4. Rihn, J.A., Winegar, C.D., Donaldson 3rd, W.F., et al.: Recurrent atlantoaxial instability due to fracture of the posterior C1 ring: a late finding following posterior C1-C2 fusion using the Halifax clamp. J Surg Orthop Adv **18**, 45–50 (2009)
5. Rudzki, J.R., Lenke, L.G., Blanke, K., et al.: Pseudarthrosis of a thirty-nine-year-old dens fracture causing myelopathy. A case report. J Bone Joint Surg Am **86-A**, 2509–2513 (2004)
6. Suchomel, P., Stulik, J., Klezl, Z., et al.: Transarticular fixation of C1-C2: a multicenter retrospective study. Acta Chir Orthop Traumatol Cech **71**, 6–12 (2004)
7. Wanibuchi, M., Fukushima, T., Zenga, F., et al.: Simple identification of the third segment of the extracranial vertebral artery by extreme lateral inferior transcondylar-transtubercular exposure (ELITE). Acta Neurochir (Wien) **151**, 1499–1503 (2009)
8. Yamazaki, M., Okawa, A., Hashimoto, M., et al.: Abnormal course of the vertebral artery at the craniovertebral junction in patients with Down syndrome visualized by three-dimensional CT angiography. Neuroradiology **50**, 485–490 (2008)

索 引